传统医学师承人员出师和确有专长人员考核指导

考核研究专家组 编

编者名单（按姓氏笔画排序）

王　浩　王雪丽　王清明　韦毅华　卢瑞华　齐彩芝
李　娟　杨　刚　杨秀芳　杨晓琴　吴苗君　吴春虎
谷兴坤　宋俊霞　陈　玮　陈　翠　陈世君　陈聪意
姜　海　顾连强　董浩磊

中国协和医科大学出版社
北　京

图书在版编目（CIP）数据

传统医学师承人员出师和确有专长人员考核指导 / 考核研究专家组编. —北京：中国协和医科大学出版社，2019. 5（2025. 1 重印）.

ISBN 978-7-5679-1263-2

Ⅰ. ①传… Ⅱ. ①考… Ⅲ. ①中医师-资格考试-自学参考资料 Ⅳ. ①R2

中国版本图书馆 CIP 数据核字（2019）第 043223 号

传统医学师承人员出师和确有专长人员考核指导

编　　者：考核研究专家组
责任编辑：刘　婷
封面设计：邱晓俐
责任校对：张　麓
责任印制：黄艳霞

出版发行：中国协和医科大学出版社
（北京市东城区东单三条 9 号　邮编 100730　电话 010-65260431）
网　　址：www. pumcp. com
经　　销：新华书店总店北京发行所
印　　刷：三河市龙大印装有限公司

开　　本：850mm × 1168mm　1/16
印　　张：30. 5
字　　数：900 千字
版　　次：2019 年 5 月第 1 版
印　　次：2025 年 1 月第 4 次印刷
定　　价：98. 00 元

ISBN 978-7-5679-1263-2

前　言

近年来，全国各地根据《传统医学师承出师考核和确有专长考核实施方案（试行）》和《传统医学出师考核和确有专长考核大纲（试行）》纷纷对传统医学师承人员和确有专长人员开展了具体的考核工作。

凡具有高中以上文化程度或者具有同等学力，并连续跟师学习满 3 年的师承人员和依法从事传统医学临床实践 5 年以上，掌握独具特色、安全有效的传统医学诊疗技术的确有专长人员可报名参加考核。

考核方式分为实践技能和综合笔试。实践技能分为中医基本操作与中医临床答辩；综合笔试包含有中医基础理论、中医诊断学、中药学、方剂学、中医内科学、中医外科学、中医妇科学、中医儿科学、针灸学，共 9 门学科。考核每年进行一次，师承人员出师考核的具体时间由中医药管理部门确定，确有专长人员考核的具体时间由设区的市级卫生行政部门、中医药管理部门确定，考核工作开始前 3 个月在辖区内进行公告。

为更好地帮助广大考生顺利通过考核，编者严格按照《传统医学出师考核和确有专长考核大纲（试行）》的内容精心编写了本书。

本书涵盖了大纲要求掌握的 9 门学科。全书主要分为知识点概要和单元测试两大板块，其中，知识点概要包含了每个单元的主要内容，书中以文字加粗的形式呈现该单元的重要、高频考点，并在考生容易混淆、忽略的考点下插入提醒的内容，要求考生注意和掌握。此外，书中将具有对比性或同类知识点以表格的形式呈现，不仅将繁冗的内容精简化，而且方便考生更加直接地看出两个考点之间的区别，以便快速地理解、记忆。

另外，每一单元之后紧跟单元测试，其题量丰富，涵盖的考点面广。考生学习各单元之后立即进行测试，既可检测相关知识点的掌握水平，又可达到及时纠错、巩固知识、加深记忆的目的。通过大量习题的练习，考生可做到触类旁通，举一反三，真正了解考核重点所在，提前进入考试状态，也对自己当前的知识掌握水平有一个定位，结合实际情况调整复习计划。

绝大多数考生每天忙碌于临床工作，可用来准备参加考核的时间甚少，因此，一本专业、实用的教辅图书必不可少。编者去粗取精、顺从考试风向编写此书的目标：希冀使用本书的考生能在最短的时间内掌握真正的重点考点，同时也不遗漏罕见考点，通过强化复习与大量的习题训练，轻轻松松通过考核。

最后，衷心祝愿广大考生考核顺利！

编　者

2019 年 3 月

目 录

第九章 针灸学

第一章　中医基础理论

第一单元　中医学理论体系的主要特点

知识点概要

一、整体观念

1. 整体观念的概念　人体是一个有机的整体，人体与自然环境、社会环境密切相关。

2. 整体观念的内容

(1) **人体是一个有机的整体**：五脏一体观、形神一体观。

(2) **人与自然环境的统一性**。

(3) **人与社会环境的统一性**。

二、辨证论治

1. 症、证、病的概念

(1) 症：疾病的外在表现，即**症状**。

(2) 病：即**疾病**。

(3) 证：**机体在疾病发展过程中某一阶段的病理概括**，包括病变的部位、原因、性质以及邪正关系。

2. 辨证与论治的概念　辨证，是将四诊（望、闻、问、切）所收集的资料、症状和体征，通过分析、综合，辨清疾病的原因、性质、部位以及邪正之间的关系，从而概括、判断为某种性质证候的过程。论治，是根据辨证分析的结果，确定相应的治疗原则和方法。

(1) 辨病与辨证的关系：中医临床认识和治疗疾病，是既辨病又辨证，并通过辨证而进一步认识疾病。

(2)“同病异治”与“异病同治”

1) 同病异治：同一种疾病，因发病的时间、地区及患者机体的反应性不同，或处于不同的发展阶段，**所表现的证不同**，治法就各异。

2) 异病同治：不同的疾病，在其发展过程中，出现了**相同的病机**，因而可以采用同一种方法来治疗。

◆ **提醒**：同病异治和异病同治中，都是指证候的异同。

单元测试

1. 中医学整体观念的内涵是

A. 人体是一个有机的整体

B. 自然界是一个整体

C. 时令、晨昏与人体阴阳相应

D. 五脏与六腑是一个有机整体

E. 人体是一个有机整体，人与自然相统一

答案：E

2. 关于证候的认识，不正确的是

A. 是疾病过程中某一阶段或某一类型的病理概括

B. 病机是证候的外在反映

C. 证候能够揭示病变的机理及发展趋势

D. 证候可以反映疾病的阶段性本质

E. 证候具有时相性和空间性特征

答案：B

3. “感冒”属于下列哪一项概念

A. 证候

B. 疾病
C. 体征
D. 病机
E. 症状
答案：B
4. 以下属于“证”范畴的是
A. 疟疾
B. 头痛
C. 心脉痹阻
D. 恶寒发热
E. 脉弦
答案：C
5. 以下属于“症状”的是
A. 面红
B. 舌质紫暗
C. 心脉痹阻
D. 恶寒发热
E. 脉数
答案：D
6. “恶寒发热”属于下列哪一项概念
A. 疾病
B. 症状
C. 体征
D. 证候
E. 病机
答案：B
（7~8 题共用备选答案）
A. 因人制宜
B. 同病异治
C. 异病同治
D. 审因论治
E. 辨病论治
7. 胃下垂、脱肛、子宫下垂等疾病，临床上均可采用升提中气法治疗，体现了
答案：C
8. 同一疾病，在治疗过程中，由于疾病发生的时间、地域、年龄、体质等因素而采用不同的治疗方法，体现了
答案：B

第二单元 精 气 学 说

知识点概要

一、精气学说的概念

1. 精 首见于《管子》，指充塞于宇宙之中不断运动又无形的精微物质。
2. 气 指一切细微、精粹的物质，是生成宇宙万物的原始物质。

二、精气学说的基本内容

1. 精气是构成宇宙的本原
（1）宇宙中的一切事物都由精气所构成，万物的发生、发展、演变皆为精气自身运动的结果。
（2）精气是构成天地万物包括人类的共同的原始物质。
2. 精气的运动变化 升降与出入是精气运动的基本形式。
3. 精气是天地万物的中介。
4. 天地精气化生为人。

◆ **提醒**：精气是构成宇宙的本原，是天地万物的中介。

三、精气学说在中医学中的应用

1. 对中医学精气生命理论构建的影响
（1）中医学的精气学说是研究人体内精与气的内涵、来源、分布、功能、相互关系以及与脏腑经络关系的系统理论。
（2）中医学的精气理论融汇了古代哲学精气学说的精髓，将其作为一种思维方法，引入其中，与其自身固有的理论和实践相融合，创立了独特的中医学精气生命理论。
2. 对中医学整体观念构建的影响 精气中介理论的联系观点，进一步构建和完善了中医学的整体观念。

单元测试

1. “精”首见的著作是
A.《吕氏春秋》
B.《论衡》
C.《管子》
D.《淮南子》
E.《道德经》
答案：C
2. 天地万物相互联系的中介是
A. 天气
B. 地气
C. 精气
D. 阴阳
E. 阳气
答案：C
3. 构成宇宙本原的是
A. 天气
B. 精气
C. 阳气
D. 阴气
E. 地气
答案：B

第三单元　阴阳学说

知识点概要

一、阴阳学说的概念

1. 阴阳和阴阳学说的含义

（1）阴阳的含义

1）阴阳是对自然界相互关联的某些事物和现象对立双方属性的概括。

2）阴阳既可代表两个事物相互对立统一的属性，又可用以分析一个事物内部所存在着的相互对立的两个方面。

（2）阴阳学说的含义

1）阴阳学说是通过分析相关事物的阴阳属性及变化规律，从而认识和把握自然界事物错综复杂变化的本质和发生发展基本规律的学说。

2）以天地而言，则“天为阳，地为阴”，天气轻清在上故属阳，地气重浊在下故属阴；以水火而言，则“水为阴，火为阳”，水性寒而润下故属阴，火性热而炎上故属阳；以动静而言，则“静者为阴，动者为阳”；以物质的运动变化而言，则“阳化气，阴成形”，某一物质出现蒸腾气化的运动状态时属阳，出现凝聚成形的运动状态时属阴。

3）凡是剧烈运动的、外向的、上升的、温热的、明亮的，或属于功能方面的，皆为阳；相对静止的、内守的、下降的、寒冷的、晦暗的，或属于有形的器质方面的，皆属于阴。

2. 事物阴阳属性的绝对性和相对性

（1）阴阳的可分性：如昼为阳，夜为阴。白天的上午与下午相对而言，则上午为阳中之阳，下午为阳中之阴；夜晚的前半夜与后半夜相对而言，则前半夜为阴中之阴，后半夜为阴中之阳。

（2）阴阳的相互转化性：如属阴的寒证在一定条件下可转化为属阳的热证，属阳的热证在一定条件下也可转化为属阴的寒证。病变寒热性质的改变，使证候的阴阳属性也随之改变。

二、阴阳学说的基本内容

1. 阴阳的对立制约　属性相反的阴阳双方在一个统一体中的**相互斗争、相互排斥和相互制约**。

（1）阴阳对立：自然界中的一切事物，客观上都存在着相互对立相反的两个方面，这两个方面的属性是相反的、矛盾的。如上与下、左与右、动与静、出与入、升与降以及昼与夜、明与暗、寒与热等，皆具有相互对立之属性。

（2）阴阳制约

1）阴阳制约是指相互对立的阴阳双方，具有相互抑制和约束的特性。如《类经附翼》所说：“**动极者镇之以静，阴亢者胜之以阳**。”

2）阳气不足可出现阴寒的相对亢盛，“**阳虚则阴盛**”；反之，阴液的不足可出现阳热的相对亢盛，“**阴虚则阳亢**”。

3）人体阴阳之间的动态平衡，是阴阳双方相互对立、相互制约的结果。即《素问·生气通天论》所谓“阴平阳秘，精神乃治”。

2. 阴阳的互根互用　事物或现象中相互对立的阴阳两个方面，具有相互依存、相互为用的关系，又称“阴阳相成”。

（1）阴阳互根

1）阴阳互根是指一切事物或现象中相互对立的阴阳两个方面，具有相互依存、互为根本的关系。

2）阳依存于阴，阴依存于阳，而不可分离，每一方都以对立的另一方的存在作为自己存在的前提和条件。阳依赖于阴而存在，阴也依赖于阳而存在。

3）如果阴和阳之间的互根关系遭到破坏，就会导致“**孤阴不生，独阳不长**”，甚则“阴阳离决，精气乃绝”（《素问·生气通天论》）。

（2）阴阳互用

1）阴阳互用是指阴阳双方具有相互资生、促进和助长的关系。

2）《素问》说：“**阴在内，阳之守也；阳在外，阴之使也**。”指出阳以阴为基，阴以阳为偶；阴为阳守持于内，阳为阴役使于外，阴阳相互为用，不可分离。

3）王冰注《素问·生气通天论》说：“阳气根于阴，阴气根于阳，无阴则阳无以生，无阳则阴无以化。”气为阳，血属阴，气能生血、行血和统血，有助于血的生化和运行；血能舍气、养气，血可资助气以发挥其生理效应。这体现了相对物质之间相互资生、相互为用的阴阳关系。

4）老年人“昼不精，夜不瞑”（《灵枢·营卫生会》），就是因为阴阳双方相互为用关系失调而致。

5）如果人体阴阳之间的互滋互用关系失常，就会出现“阳损及阴”或“阴损及阳”的病理变化。就人体而言，其互根互用关系，体现于相对物质之间、相对功能之间、脏腑组织与功能活动之间等方面。

3. 阴阳交感互藏　阴阳二气的升降运动而引起的交感相错、相互作用，是宇宙万物发生发展变化的根源。

（1）阴阳交感：指阴阳二气在运动中相互感应而交合。是阴阳二气在运动中相互感应的一个过程（阶段），是阴阳在运动过程中的一种最佳状态，是生命产生的基本条件。

（2）阴阳互藏：相互对立的阴阳双方中的任何一方都蕴含着另一方，即阴中有阳，阳中有阴。

1）阴阳双方交感合和的动力根源。《素问·六微旨大论》说：“天气下降，气流于地；地气上升，气腾于天。故高下相召，升降相因，而变作矣。”

2）构筑阴阳双方相互依存、相互为用关系的基础。阳以阴为源而生；阴以阳为根而化。若阳中无阴，阴中无阳，就变成“孤阴”“独阳”“孤阴不生”“独阳不长”，阴阳双方会失去相互资生与促进的联系。

3）阴阳消长与转化的内在根据。阴中寓阳，阴才有向阳转化的可能性；阳中藏阴，阳才有向阴转化的可能性。

4. 阴阳消长平衡　阴阳双方处于不断地增长和消减的量变之中，在彼此消长的运动过程中保持着动态平衡。

（1）此消彼长，包括阴消阳长和阳消阴长，是阴阳对立制约关系的体现。

（2）此长彼长，包括阴随阳长和阳随阴长，是阴阳互根互用关系的体现。

5. 阴阳的相互转化　在一定的条件下，阴或阳可以各自向其相反方向转化的运动变化形式，即由阴转阳，由阳转阴。

◆ **提醒**：“动极者镇之以静，阴亢者胜之以阳”“阳虚则阴盛”“阴虚则阳亢”体现的关系是对立制约。“孤阴不生，独阳不长”“阴在内，阳之守也；阳在外，阴之使也”体现的关系是阴阳的互根互用。“天地氤氲，万物化醇；男女构精，万物化生”“阳中有阴，阴中有阳”体现的关系是阴阳交感互藏。“重阴必阳，重阳必阴”“寒极生热，热极生寒”体现的关系是阴阳的相互转化。以上较容易混淆，也是常考内容，考生需重点掌握。

单元测试

1.“阴在内，阳之守也；阳在外，阴之使也”，体现了阴阳之间的哪种关系

A. 对立制约

B. 互根互用

C. 互为消长

D. 平衡协调

E. 互相转化

答案：B

2.“动极者镇之以静，阴亢者胜之以阳”，体现了阴阳之间的哪种关系

A. 阴阳互藏

B. 阴阳互根

C. 阴阳平衡

D. 阴阳转化

E. 阴阳制约

答案：E

3.“寒极生热”所体现的阴阳关系是

A. 阴阳交感

B. 阴阳互根互用

C. 阴阳对立制约

D. 阴阳消长

E. 阴阳转化

答案：E

（4~5 题共用备选答案）

A. 上午

B. 下午

C. 中午

D. 前半夜

E. 后半夜

4. 属于阴中之阳的时间是

答案：E

5. 属于阴中之阴的时间是

答案：D

（6~7 题共用备选答案）

A. 阳中之阴

B. 阳中之阳

C. 阴中之阴

D. 阴中之阳

E. 阴中之至阴

6. 下午被称为

答案：A

7. 后半夜被称为

答案：D

（8~9 题共用备选答案）

A. 阴消阳长

B. 阳消阴长

C. 由阴转阳

D. 由阳转阴

E. 热极生寒

8. 从春天到夏天的过程中，气候变化可以理解为

答案：A

9. 从秋天到冬天的过程中，气候变化可以理解为

答案：B

第四单元 五行学说

知识点概要

一、五行学说的概念

1. 五行与五行学说的含义

（1）五行含义：木、火、土、金、水五类物质元素的运动变化。

（2）五行的特性

五 行	特 性	引 申
木	**木曰曲直**	具有生长、升发、条达舒畅等作用的事物
火	**火曰炎上**	具有温热、升腾等作用的事物
土	**土爰稼穑**	具有生化、承载、受纳等作用的事物
金	**金曰从革**	具有肃降、收敛等作用的事物
水	**水曰润下**	具有寒凉、滋润、向下运行等作用的事物

（3）事物与现象的五行归类

自然界							五行	人　体						
五音	五味	五色	五化	五气	五方	五季		五脏	五腑	五官	形体	情志	五声	变动
角	酸	青	生	风	东	春	木	肝	胆	目	筋	怒	呼	握
徵	苦	赤	长	暑	南	夏	火	心	小肠	舌	脉	喜	笑	忧
宫	甘	黄	化	湿	中	长夏	土	脾	胃	口	肉	思	歌	哕
商	辛	白	收	燥	西	秋	金	肺	大肠	鼻	皮	悲	哭	咳
羽	咸	黑	藏	寒	北	冬	水	肾	膀胱	耳	骨	恐	呻	栗

二、五行学说的基本内容

1. 五行相生与相克的概念和次序

（1）五行相生（图1）

1）相生次序：**木→火→土→金→水→木**。

2）五行中的任何“一行”，都存在着“生我”“我生”2个方面的联系。

3）“生我”和“我生”，在《难经》中比喻为“母”和“子”的关系。“生我”者为“母”，“我生”者为“子”，故五行中的相生关系又可称作“母子”关系。如以火为例，木生火，火生土，故“生我”者为木，“我生”者为土，即木为火之“母”，土为火之“子”，也就是木和火是“母子”，而火和土又是“母子”。

（2）五行相克（图1）

1）相克次序：**木→土→水→火→金→木**。

2）五行中的任何“一行”，都存在着“克我”“我克”2个方面的联系。

3）“克我”和“我克”，在《内经》中称作“所不胜”和“所胜”，即“克我”者为“所不胜”，“我克”者为“所胜”。以火为例，水克火，火克金，故“克我”者为水，“我克”者为金。

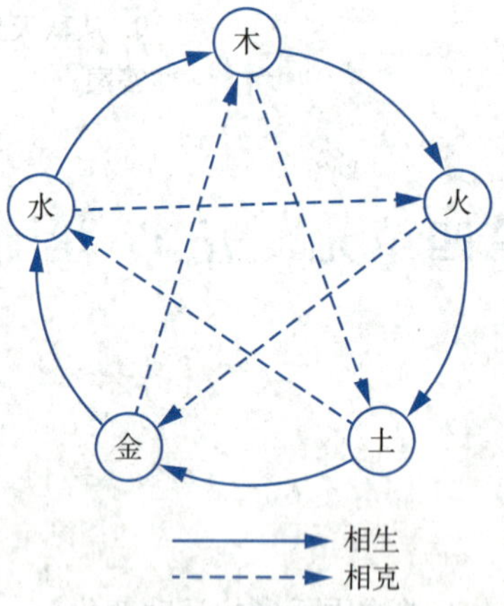

图1　五行生克

◆ **提醒**：相生体现母和子的关系，相克体现所胜和所不胜的关系。

2. 五行制化的概念和规律

（1）概念：五行制化指五行之间既相互资生，又相互制约，以维持平衡协调，推动事物间稳定而有序的变化和发展。

（2）规律：木生火，火生土，而木又克土；火生土，土生金，而火又克金；土生金，金生水，而土又克水；金生水，水生木，而金又克木；水生木，木生火，而水又克火。

（3）“制则生化”：木能制土，火才能生化；火能制金，土才能生化；土能制水，金才能生化；金能制木，水才能生化；水能制火，木才能生化。

（4）母气能制己所胜，则子气方能得母气之滋养而起生化作用。故《素问·五脏生成》说“心，其主肾也”；“肺，其主心也”；“脾，其主肝也”；“肝，其主肺也”；“肾，其主脾也”。这里所说的“主”，即指生化之主，实际上是相克制约之意。因其“克中有生”“制则生化”，所以称其为“主”。

3. 五行相乘与相侮的概念和次序

（1）五行相乘（图2）

1）概念：五行相乘指五行中的一行对其所胜之行的过度制约和克制，即相克太过，又称“过克”，属异常现象。

2）次序：**木乘土，土乘水，水乘火，火乘金，金乘木**。

3）五行相乘的原因

a. 五行中的某一行过于亢盛，对其所胜行进行超过正常限度的克制，产生相乘，如“木旺乘土”。

b. 五行中某一行过于虚弱，难以抵御其所不胜行正常限度的克制，产生相乘，如“土虚木乘”。

◆ **提醒**：五行相乘顺序与相克顺序相同。

（2）五行相侮（图2）

1）概念：五行相侮是指五行中的一行对其所不胜之行的反向制约和克制，又称“反克”。

2）次序：**木侮金，金侮火，火侮水，水侮土，土侮木**。

3）导致五行相侮的原因

a. 五行中的某一行过于强盛，使原来克制它的一行不仅不能克制它，反而受到它的反向克制，产生相侮，如“木亢侮金”。

b. 五行中某一行过于虚弱，不仅不能制约其所胜的一行，反而受到其所胜行的“反克”，产生相侮，如“木虚土侮”等。

4. 五行的母子相及

（1）母病及子

1）概念：五行中的某一行异常，累及子行，导致母子两行皆异常。

2）原因：母行虚弱，引发子行不足，终致母子两行皆虚。如水不足，不能生木，导致木气虚弱，终致水竭木枯，母子俱衰。

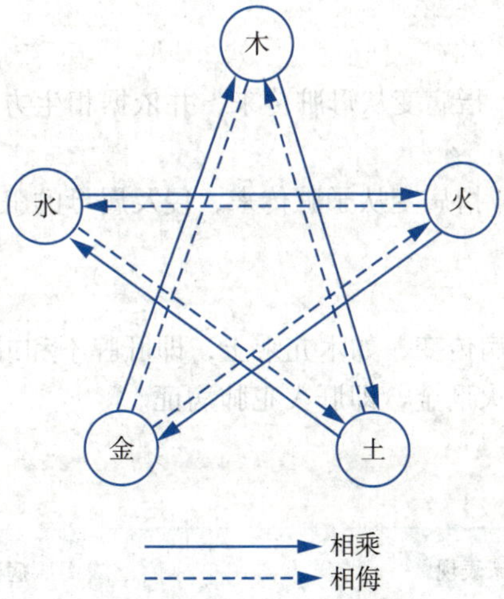

图2　五行乘侮

（2）子病及母

1）概念：五行中某一行异常，影响母行，终致子母两行皆异常。

2）一般规律

a. 子行亢盛，引起母行亦亢盛，结果是子母两行皆亢盛，一般称为“子病犯母”，如火旺导致木亢，终致木火皆亢。

b. 子行虚弱，上累母行，引起母行亦不足，结果是子母俱不足，一般称为“子盗母气”，如木不足导致水枯，终致木水皆不足。

三、五行学说在中医学中的应用

1. 在生理方面的应用

（1）说明五脏的生理特点

五　脏	五行属性	生理功能
肝	木	喜条达而恶抑郁
心	火	心阳有温煦之功能
脾	土	气血生化之源
肺	金	肺气具有清宣、肃降之功
肾	水	肾主水液的蒸化和排泄，并有藏精之功能

（2）构建天人一体的五脏系统，从而使人体内外环境联结成一个密切相关的整体，相互收受通应。

（3）说明五脏之间的生理联系

1）以五行相生说明五脏之间的资生关系：水能生木，肾水滋养肝木；木能生火，肝木上济心火；火能生土，心火温运脾土；土能生金，脾土滋养肺金；金能生水，肺金滋养肾水。

2）五行相克关系说明五脏之间的制约关系：金克木，肺金可抑制肝阳之上亢；木克土，肝气通脾气的壅滞；土克水，脾气调节肾水；水克火，肾水上可制约心火；火克金，心火可制约肺气。

3）以五行的制化和胜复来说明五脏之间的自我调节。

2. 在病理方面的应用

（1）说明五脏疾病的发生：春季肝先受邪，夏季心先受邪，长夏脾先受邪，秋季肺先受邪，冬季肾先受邪。

（2）五脏病变的相互影响和传变

1）相生关系的传变

a. 母病及子：又称“母病累子”，指病变从母脏传来，并依据相生方向侵及属子的脏腑，临床常先见到母脏证候，继则又见子脏证候。

b. 子病犯母：又称“子盗母气”，指病变从子脏传来，侵及属母的脏腑，临床多见先有子脏的证候，继则又见母脏证候。

2）相克关系的传变

a. 相乘传变：相克太过而导致疾病传变，如木亢乘土，即肝脾不和或肝胃不和证。

b. 相侮传变：即反克为害，如木火刑金，即肝火犯肺病证。

3. 在疾病诊断中的运用

（1）判断病变部位

临床表现	病变部位
面见青色，喜食酸味，脉见弦象	肝病
面色赤，口味苦，脉象洪	心火亢盛

（2）判断预后

临床表现	预　后
面色青，见弦脉，色脉相符；或色脉相生，见沉脉	顺，预后良好
面色青，见浮脉	逆，预后不良

4. 在疾病治疗方面的应用

（1）指导脏腑用药：青色、酸味入肝，赤色、苦味入心，黄色、甘味入脾，白色、辛味入肺，黑色、咸味入肾。

（2）控制五脏疾病的传变：《难经·七十七难》所说："见肝之病，则知肝当传之于脾，故先实其脾气。"

◆ **提醒：**"见肝之病，知肝传脾"体现的关系是五行相乘。

（3）根据相生规律确定的治则治法

治则治法	适应证	临床表现
滋水涵木法	水不涵木证	头目眩晕，眼目干涩，颧红耳鸣，五心烦热，腰膝酸软，男子遗精，女子月经不调，舌红少苔，脉弦细而数
金水相生法	肺肾阴虚证	咳嗽气逆，干咳少痰或咳血，音哑，潮热盗汗，腰膝酸软，遗精，体瘦，口干，舌红少苔，脉细数
培土生金法	肺脾气虚证	久咳，痰多清稀，食欲减退，大便溏薄，四肢无力，舌淡脉弱
益火补土法	脾肾阳虚证	畏寒肢冷，腰膝冷痛，腹泻，完谷不化，或五更泄泻，舌淡胖，边有齿痕，苔白滑，脉沉无力

（4）根据相克关系确定的治则治法

治则治法		适应证
抑木扶土法	以抑木为主，扶土为辅	木旺乘土证
	扶土为主，抑木为辅	土虚木乘证
培土制水法		脾虚不运，水湿泛溢
佐金平木法	滋肺阴，清肝火	肺阴不足，肝火上逆犯肺
	清肝火为主，兼以滋肺降气	肝火太盛，耗伤肺阴的肝火犯肺之证
泻南补北法		肾阴不足，心火偏旺，水火不济，心肾不交之证

◆ **提醒：**根据五行相生、相克规律分别对应的治则治法为常考内容，注意重点掌握。

单元测试

1. 五行中具有"稼穑"特性的是
A. 木
B. 火
C. 土
D. 金
E. 水
答案：C

2. 一年季节中，"长夏"所属的是
A. 木
B. 火
C. 土
D. 金
E. 水
答案：C

3. 五行中，水是金的
A. 母

B. 子
C. 所胜
D. 所不胜
E. 所乘
答案：B
4. 属于“五行相乘”的脏病传变是
A. 心病及脾
B. 心病及肾
C. 心病及肺
D. 心病及肝
E. 肝病及心
答案：C
5. 属于“子病犯母”的脏病传变是
A. 心病及脾
B. 心病及肾
C. 心病及肺
D. 心病及肝
E. 肝病及肺
答案：D
6. 下列不按五行相生顺序排列的是
A. 呼、笑、歌、哭、呻
B. 筋、脉、肉、皮、骨
C. 青、赤、黄、白、黑
D. 角、徵、商、宫、羽
E. 酸、苦、甘、辛、咸
答案：D
（7~8 题共用备选答案）
A. 呼
B. 笑
C. 歌
D. 哭
E. 呻
7. 属于“土”的五声是
答案：C
8. 属于“水”的五声是
答案：E
（9~10 题共用备选答案）
A. 曲直
B. 炎上
C. 稼穑
D. 从革
E. 润下
9.“火”的特性是
答案：B
10.“水”的特性是
答案：E

第五单元　五　脏

知识点概要

一、五脏的生理功能与特性

1. 心的生理功能与特性

（1）心的生理功能

1）心主血脉

a. 心有推动血在脉管内运行的作用。

b. 心主血脉，还包括心生血的作用。心的搏动和血液的运行，也有赖于全身血液充盈。如果血液不足，可见心悸、脉数等症。

2）心主神明

a. 又称心藏神，即心有主宰生命活动和主宰意识、思维、情志等精神活动的功能。

b. 广义之神，指整个人体生命活动的主宰和总体现；狭义之神，指人的意识、思维、情志等精神活动。心所藏之神，既是广义之神，又包括狭义之神。

c. 心为“**五脏六腑之大主**”。

d. 心主神明的生理功能正常，主要依赖于心血、心阴对心神的滋养和心气、心阳的鼓动及振奋作用。

（2）心的生理特性

1）心为阳脏而主阳气。

2）心主通明。

3）心气宜降。

2. 肺的生理功能与特性

（1）肺的生理功能

1）肺主气，司呼吸

a. 肺具有主呼吸之气和主一身之气的作用。

b. 肺为体内外气体交换的场所，吸入的清气与脾胃运化的水谷精气在肺相合生成宗气，贯心脉以行心血。

c. 肺气的升降出入运动对全身气机具有调节作用，故“诸气者，皆属于肺”。

2）肺主宣发与肃降

a. 肺主宣发，指肺气具有向上、向外、升宣、发散的生理功能。

b. 肺主肃降，指肺气具有向下、向内、肃降、收敛的生理功能。

c. 肺气的宣发和肃降，是维持呼吸运动、水液代谢正常进行的基础。

3）肺主通调水道：肺气通过宣发和肃降对体内津液代谢具有疏通和调节的作用。

a. 肺气宣发，将津液和水谷精微布散于周身，同时主司腠理开合，调节汗液排泄。

b. 肺气肃降，将体内的水液不断地向下输送，经肾和膀胱的气化作用，生成尿液而排出体外。故又称**“肺为水之上源”**和“肺主行水”等。

4）肺朝百脉，主治节

a. 肺朝百脉，是指全身的血液，都通过经脉而聚会于肺，通过肺的呼吸，进行气体的交换，然后再输布到全身，同时起到辅心行血的作用。

b. 肺主治节，一是治理调节呼吸运动；二是治理调节一身之气的运动；三是治理调节血液的运行；四是治理调节津液的输布代谢。肺主治节，是对肺的主要生理功能的高度概括。

（2）肺的生理特性

1）肺为**娇脏**：六淫等外邪侵袭机体，无论从口鼻还是从皮毛而入，均易犯肺而致病。此外，肺居高位，为**华盖**而覆盖诸脏，又为百脉之所朝，凡其他脏腑的病变，易上及于肺。又因肺不耐寒热，易受邪侵，无论外感、内伤或是他脏病变，多侵袭或累及于肺而为病，故称之为“娇脏”。

2）肺气以降为顺。

3）肺**喜润恶燥**。

3. 脾的生理功能与特性

（1）脾的生理功能

1）脾主运化：包括运化水谷精微和运化水液的功能2个方面。

a. 运化水谷精微，是脾对饮食物的消化，水谷精微的吸收、转输、布散的作用。**“脾为后天之本，气血生化之源”**。

b. 运化水液，指脾对水液的吸收、转输和布散作用。

2）脾主统血：指脾能统摄、控制血循行于脉内，而不逸出脉外。

3）脾主升：一是指升清，指脾气将精微上输心肺、头目，以化生气血，滋养清窍，营养周身。二是指升举，脾气上升对内脏起着升托作用，使其恒定在相应位置。如果脾气虚损升托作用减退，易致下坠感或内脏下垂，如胃下垂、肾下垂、子宫脱垂（也称为阴挺）和直肠脱垂（也称为脱肛）等症，此称之为“脾气下陷”或“中气下陷”。

（2）脾的生理特性

1）脾宜升则健。

2）脾**喜燥恶湿**。

◆ **提醒**：脾气主升，胃主通降。

4. 肝的生理功能与特性

（1）肝的生理功能

1）肝主疏泄

a. 促进血液的运行和津液的输布代谢。

b. 促进脾胃的运化和胆汁的分泌排泄。

c. 调畅情志。

d. 通调男子排精与女子排卵和月经。

2）肝主藏血：指肝具有贮藏血液、调节血量和防止出血的功能。

a. 肝为血海，能贮存一定的血量，以制约肝的阳气升腾，维护肝的疏泄功能，使之冲和条达。

b. 调节血量。

c. 防止出血。

d. 濡养肝及筋目。

e. 肝为经血之源。

（2）肝的生理特性

1）体阴而用阳

a. 肝“体阴”，一是肝与肾同居下焦，故属阴；二是肝藏血，血属阴。肝为刚脏，非柔润而不和调，必赖阴血之滋养方能发挥其正常的生理作用。

b. 肝“用阳”，一是肝主疏泄，其气主升主动，性喜条达，内寄相火，其性属阳；二是肝阳易亢，肝风易动而形成肝阳上亢、肝风内动，临床表现为眩晕、肢麻、震颤、抽搐等症状。故曰肝“体阴而用阳”。

2）肝为**刚脏**。

3）肝主升发。

4）肝性喜条达而恶抑郁。

5. 肾的生理功能与特性

（1）肾的生理功能

1）肾藏精，主生长、发育与生殖

a. 肾藏精，是指肾对精气具有封藏作用。肾所藏之精，包括禀受于父母的生殖之精，它与生俱来，是构成胚胎发育的原始物质，具有生殖、繁衍后代的基本功能，称为“先天之精”。也包括水谷之精气和五脏六腑之精，水谷之精来源于饮食物，通过脾胃运化功能而生成的水谷之精气，其分布于脏腑而成为五脏六腑之精，以发挥滋养濡润作用，称为“后天之精”。

b. 肾藏精的生理效应：一是主生长、发育。二是主生殖。其一，肾藏先天之精，其携带遗传物质，促进人体胚胎发育，是生命起源的物质基础；其二，肾精能化生“天癸”。

c. 肾精还具有推动和调节脏腑气化作用。

2）肾主水：指肾的气化功能，对津液的输布和排泄，维持津液代谢平衡，起着极为重要的调节作用。肾阳蒸腾气化，使水液中清者上升，即含有营养物质的津液，在肾阳的蒸腾作用下，经三焦水道而上升，复归于肺，布散周身；浊者下降，即经过代谢后多余的水液，在肾的气化作用下，注于膀胱而为尿。尿液的生成和排泄，为维持体内津液代谢的平衡起着极其关键的作用。

3）肾主纳气：指肾有摄纳肺所吸入的清气，保持呼吸的深度，防止呼吸表浅的作用。人体的呼吸功能，虽为肺所主，但吸入之气必须由肾摄纳，肾的精气充沛，才能保证呼吸均匀和调。

（2）肾的生理特性

1）肾为封藏之本：《素问·六节藏象论》说：“肾者**主蛰**，封藏之本。”

2）肾为水火之宅：肾为五脏六腑之本，主一身阴阳，为水火之宅，寓真阴（命门之水）而含真阳（命门之火）。五脏六腑之阴，非肾阴不能滋养；五脏六腑之阳，非肾阳不能温煦。肾阴，为人体阴液之根本，谓之命门之水；肾阳，为人体阳气之根本，谓之命门之火。肾阴与肾阳，同居肾中，二者相互制约，相互依存，相互为用，共同维持着人体生理上的动态平衡，故称肾为水火之宅。

3）肾恶燥。

◆ **提醒**：心为“生之本”“君主之官”“五脏六腑之大主”，肺为“水上之源”“娇脏”“华盖”“气之本”，脾为“后天之本，气血生化之源”，肝为“刚脏”，肾为“气之根”。

二、五脏之间的关系

1. 心与肺的关系　主要表现在**心主行血与肺主呼吸**之间的关系。

（1）肺主气，助心行血。肺气正常是血液正常循行的必要条件。

（2）心主血，推动血液循行，方能维持肺呼吸功能的正常进行。

（3）连结心之搏动和肺之呼吸两者之间的中心环节是积于胸中的“宗气”。

2. 心与脾的关系　主要表现在**血液的生成和运行**2个方面。

（1）脾运化水谷精微，以生化血液。脾气旺盛，则血之生化功能正常，血液充盛，则心有所主。心主血，营气和津液化赤为血。

（2）心之阳气可以温养脾土，使脾阳不衰，保证了脾化生血液之正常。另外，心气推动血液循环，脾气统摄血液行于脉中，推动力和固摄力的协调平衡，从而维持血液正常循行。

3. 心与肝的关系　主要表现在血液与神志方面的依存与协同。

（1）血液贮藏与肝，通过心气推动作用而运行于全身。

（2）心行血功能正常，肝有所藏。若肝不藏血，则心无所主，血液的运行必致失常，故“心肝血虚”常同时出现。人的意识、思维、情志等精神活动，虽由心所主，但与肝的疏泄功能亦密切相关，故心、肝病变均可表现为神志活动的异常。

4. 心与肾的关系　主要表现在心肾阴阳**水火既济**与心血肾精之间的依存关系。

（1）心在五行属火，位于上而属阳；肾在五行属水，位居于下而属阴。

（2）心火必须下降于肾，助肾阳以温肾水，使肾水不寒；肾水必须上济于心，助心阴以濡心阳，使心火不亢。如此维持心肾阴阳水火协调平衡，称“水火既济”“心肾相交”。

5. 肺与脾的关系　主要表现在气的生成和津液的输布代谢2个方面。

（1）肺所吸入的清气和脾运化而生成的水谷精气，组成宗气。肺呼吸功能和脾运化功能的强健，是气强盛的基础。

（2）肺宣发肃降和通调水道功能，有助脾运化水液的功能，防止内湿的产生；而脾转输津液，散精于肺，是肺通调水道的前提，也为肺的生理活动提供必要的营养。

6. 肺与肝的关系　主要表现在**气机的调节**。

（1）肺主降而肝主升，二者相互协调，对全身气机的调畅是个重要的环节。

（2）若肝升太过，或肺降不及，则多致气火上逆，可出现咳逆上气，甚则咯血等病理表现，称之为“肝火犯肺”。

7. 肺与肾的关系　主要表现于津液代谢和呼吸运动2个方面。

（1）肾为主水之脏，具有气化功能，升清降浊，主持水液的蒸腾气化，维持津液代谢的正常。

（2）肺为水之上源，具有宣发肃降功能，能使水道通调，可使上焦之水液下输于肾，变为尿液排出体外。

（3）肺主呼吸，肾主纳气。肺从自然界吸入的清气，在肺气肃降的作用下，下归于肾，由肾摄纳，才能为人体所用。若肾中精气充盛，摄纳功能正常，则可见呼吸深沉平稳。故有“肺为气之主，肾为气之根”之说。

（4）肺肾之阴液相互资生，肾阴为一身阴液之根本，对各脏腑之阴液具有滋养作用。肺阴虚可损及肾阴，反之，肾阴虚无以上滋肺阴，可形成肺肾阴虚证。

8. 肝与脾的关系　主要表现在饮食物的消化和血液生成、贮藏及循行方面。

（1）肝疏泄功能正常，则脾的运化功能健旺，饮食消化正常。脾气健运，水谷之精微化源充盛，肝木得养，疏泄功能则能正常。

（2）肝主疏泄而维持血行，藏血而调节血量、防止出血；脾生血、统血，又为气血生化之源。

9. 肝与肾的关系　又称“肝肾同源”或“**乙癸同源**”。

（1）精血同源：肝藏血，肾藏精。血的化生，有赖于肾中精气的气化；肾中精气的充盛，亦有赖于血液的滋养。精血同源于水谷精微，又互生互化，称为“**精血同源**”。

（2）藏泄互用：肝气疏泄可使肾气开阖有度，肾气闭藏可防止精气妄泻。疏泄与封藏调节着女子的排卵、月经来潮和男子的排精功能。

（3）阴阳互资：肝属木，肾属水，水能生木。肾阴滋养肝阴，共同制约肝阳，则肝阳不亢；肾阳资助肝阳，共同温煦肝脉，可防肝脉寒滞。肾阴不足常可引起肝阴不足，阴不制阳而导致肝阳上亢，称为“水不涵木”；如肝阴不足，亦可导致肾阴亏虚，从而导致相火上亢。另外，肝火太盛亦可下劫肾阴，从而形成肾阴不足病证。

◆ **提醒：**“乙癸同源”“精血同源”都体现的是肝与肾的关系。

10. 脾与肾的关系　主要表现于**先天后天相辅相成和津液代谢**方面。

（1）脾为后天之本，肾为先天之本，先天促后天，后天养先天，相互资助和相互促进。

（2）脾主运化水谷精微，有赖于肾中阳气的温煦，而肾中精气的不断充盈和成熟，有赖于水谷精微的培育和充养。

（3）脾主运化，肾主蒸腾气化，脾肾两脏密切配合，方能使津液代谢正常进行。

三、五脏与五体、五官九窍、五志、五液和五时的关系

五脏	五体	五官九窍	五志	五液	外华	五时
心	脉	舌	喜	汗	面	夏
肺	皮	鼻，喉	悲	涕	毛	秋
脾	肌肉，四肢	口	思	涎	唇	长夏
肝	筋	目	怒	泪	爪	春
肾	骨	耳及二阴	恐	唾	发	冬

单元测试

1.“五脏六腑之大主”是
A. 心
B. 肺
C. 肝
D. 脾
E. 肾
答案：A

2. 称为“水之上源”的脏是
A. 肝
B. 心
C. 脾
D. 肺
E. 肾
答案：D

3. 具有“主统血”功能的脏是
A. 肝
B. 心
C. 脾
D. 肺
E. 肾
答案：C

4.《临证指南医案》所说“宜升则健”的脏是
A. 肝
B. 心
C. 脾
D. 肺
E. 肾
答案：C

5. 具有“主藏血”功能的脏是
A. 肝
B. 心
C. 脾
D. 肺
E. 肾
答案：A

6. 具有刚强躁急、主升主动生理特性的脏是
A. 肝
B. 心
C. 脾
D. 肺
E. 肾
答案：A

7. 具有“喜条达而恶抑郁”特点的脏是
A. 肝
B. 心
C. 脾

D. 肺
E. 肾
答案： A
8. 具有主纳气功能的脏是
A. 肝
B. 心
C. 脾
D. 肺
E. 肾
答案： E
（9~10 题共用备选答案）
A. 肝
B. 心
C. 脾
D. 肺
E. 肾
9.“娇脏”指的是
答案： D
10.“刚脏”指的是
答案： A
（11~12 题共用备选答案）
A. 心
B. 脾
C. 肝
D. 肾
E. 肺
11. 喜燥恶湿，是指
答案： B
12. 体阴而用阳，是指
答案： C
（13~14 题共用备选答案）
A. 肝
B. 心
C. 脾
D. 肺
E. 肾
13. 具有司呼吸功能的脏是
答案： D
14. 具有主纳气功能的脏是
答案： E

第六单元　六　腑

知识点概要

一、六腑的生理功能

1. 胆的生理功能

（1）贮藏和排泄胆汁： 胆汁是脾胃运化功能得以正常进行的重要条件，并与肝的疏泄功能密切相关。

（2）胆主决断

1）胆具有对事物进行判断、作出决定的功能。

2）胆汁又称为“精汁”，胆又主决断与精神活动有关，功能与五脏相同，故又属奇恒之腑。

◆ **提醒：** 肝分泌和排泄胆汁，胆贮藏和排泄胆汁。

2. 胃的生理功能和生理特性

（1）胃的生理功能

1）胃主受纳水谷： 指胃有接受和容纳饮食水谷的作用。饮食入口，经过食管进入胃中，由胃接受和容纳，故胃有“**太仓**”“**水谷之海**”之称。

2）胃主腐熟水谷： 指胃气将饮食物初步消化，形成食糜的作用。胃的腐熟，能促进水谷游溢出人体所需要的精微物质，人的气血才能充盛，脏腑组织才能得到水谷精微的充养而发挥各自的功能，故又称胃为“水谷气血之海”“五脏六腑之海”。

（2）胃的生理特性

1）胃主通降：指胃气向下通降运动以下传水谷及糟粕的生理特性。

a. 胃容纳饮食物。

b. 经胃气的腐熟作用而形成的食糜，下传小肠进一步消化。

c. 食物残渣下移大肠，燥化后形成粪便。

d. 粪便有节制地排出体外。

2）**胃喜润恶燥**：指胃当保持充足的津液以利饮食物的受纳和腐熟。

◆ **提醒**：脾喜燥恶湿，胃喜润恶燥。

3. 小肠的生理功能

（1）小肠主受盛和化物

1）小肠接受经胃初步消化的食糜，必须在小肠内停留相当长的时间，称为“受盛”。

2）小肠进一步对食糜进行消化，并吸收水谷之精微，称为“化物”。

（2）小肠泌别清浊

1）食糜经过小肠消化，分别（泌别）为水谷精微和食物残渣2个部分。

2）小肠将清者即水谷精微吸收，并将浊者即食物残渣传输于大肠。

3）小肠在吸收水谷精微的同时，也吸收了大量的水液，使无用的水液渗入于膀胱，故称“小肠主液”。

4. 大肠的生理功能

（1）传化糟粕

1）饮食物在小肠泌别清浊后，其浊者即糟粕则下降到大肠，大肠将糟粕经过燥化变成粪便，经大肠之气的运动，传送至大肠末端，并经肛门有节制地排出体外，故大肠有“传导之官”之称。《素问·灵兰秘典论》说：“大肠者，传导之官，变化出焉。”

2）大肠的传导功能，是胃气降浊功能的体现。

（2）大肠主津

1）大肠接受小肠下传的食物残渣，吸收其中的水液，使之形成粪便，即所谓燥化作用。

2）大肠吸收水液，参与体内的水液代谢，故说“大肠主津”。

3）大肠主津功能失常，水液不得吸收，水与糟粕俱下，可出现肠鸣、腹痛、泄泻等症；若大肠实热，消烁津液，或大肠津亏，肠道失润，又会导致大便秘结不通。

◆ **提醒**：大肠主津，小肠主液。

5. 膀胱的生理功能

（1）膀胱的主要生理功能是**贮尿和排尿**。津液经过肾的蒸腾气化作用，清者经脾达肺，重新参与津液代谢，浊者留而为尿。膀胱可贮留一定量的尿液，开合有度，排出体外。

（2）膀胱的开合有度依赖于肾气的推动和固摄作用调节。

6. 三焦的主要生理功能和生理特点　三焦是上焦、中焦、下焦的合称。因其在人体脏腑中，惟它最大，又无脏与之相表里，故又有“**孤腑**”之称。

◆ **提醒**：脾胃“孤脏”，三焦为“孤腑”。

（1）三焦的生理功能

1）通行诸气。

2）运行津液。

（2）三焦的生理特点

1）“上焦如雾”：指心肺输布气血营养到全身的作用。如《灵枢·决气》说：“上焦开发，宣五谷味，熏肤、充身、泽毛，若雾露之溉，是谓气。”

2）“中焦如沤”：指脾胃等脏腑腐熟水谷、运化精微的作用。如《灵枢·营卫生会》说：“中焦……此所受气者，泌糟粕，蒸津液，化其精微，上注于肺脉，乃化而为血，以奉生身，莫贵于此。”《灵枢·决气》说：“中焦受气取汁，变化而赤，是谓血。”

3）“下焦如渎”：指肾、膀胱、大肠等脏腑的生成和排泄二便的功能。

◆ **提醒**：上焦如雾，中焦如沤，下焦如渎。

二、六腑与五脏之间的关系

1. 心与小肠的关系

（1）心与小肠通过经脉的相互络属构成表里关系。

（2）小肠分别清浊，其清者可转化为心血。心主血脉，将气血输送于小肠，有利于小肠的受盛和化物。

（3）在病理上，心火炽盛，可以循经下移于小肠，引起小肠泌别清浊的功能失常，出现小便短赤、灼热疼痛甚或尿血等症，此即“心火移热于小肠”。反之，小肠有热，也可循经上扰于心，出现心烦、口舌生疮等症。

2. 肺与大肠的关系

（1）肺与大肠通过经脉的相互络属构成表里关系。

（2）肺气的下降可以推动大肠的传导，有助于糟粕下行。大肠传导正常，腑气通畅，有利于肺气的下降。

（3）在病理上，肺失清肃，津液不能下达，大肠失润，传导失常，可见大便干结难下。若肺气虚弱，推动无力，大肠传导无力，可见大便困难，称为“气虚便秘”。在治疗中，中医常用通腑泄热以治疗肺热咳喘，也用宣降肺气治疗大肠腑气不通。

3. 脾与胃的关系　脾与胃通过经脉相互络属而构成表里关系。

（1）纳运协调

1）脾主运化，胃主受纳，一纳一运，相互协调配合，共同完成饮食物的消化吸收及其精微的输布，以营养全身。

2）胃主受纳、腐熟，即初步消化，为脾的运化水谷精微提供物质基础；脾主运化，助胃受纳。

3）在病理上，胃受纳失常则脾之运化不利，脾失健运则胃纳失常，出现恶心呕吐、脘腹胀满、不思饮食等，称为“脾胃不和”。

（2）升降相因

1）脾气上升，水谷之精微得以输布；胃气下降，饮食水谷及其糟粕才得以下行。脾升胃降，气机调畅，方能维持饮食物消化吸收的正常进行。

2）在病理上，脾气不升，水谷夹杂而下，出现泄泻，甚则完谷不化；胃气不降反而上逆，可见恶心呕吐、呃逆嗳气。

（3）燥湿相济

1）脾属阴喜燥而恶湿，胃属阳喜润而恶燥，两脏燥湿相合，协调共济，方能完成饮食物的腐熟和运化过程。

2）病理上脾阳易损，而导致水湿不运；胃阴易伤，而致消化异常。

4. 肝与胆的关系

（1）肝胆经脉互为络属而构成表里关系。

（2）胆汁来源于肝之余气，肝主疏泄，促进胆汁的排泄和发挥作用。肝主疏泄，调畅情志，胆主决断，与人之勇怯相关。

（3）病理上，肝的疏泄功能失常，就会影响胆汁的分泌与排泄。胆汁排泄不畅，就会影响肝的疏泄。临床可见口苦、纳呆、腹胀、胁肋胀痛甚或黄疸。肝胆病变还常引起精神、情志异常，可见多疑善虑、胆怯易惊等。

5. 肾与膀胱的关系

（1）肾与膀胱通过经脉相互络属构成表里关系。

（2）膀胱的贮尿和排尿功能，依赖肾的气化。肾气充足，固摄有权，膀胱开合有度，以维持津液的正常代谢。

（3）在病理上，肾气虚衰，固摄无权，则膀胱开合无度，可见尿频、小便清长、遗尿甚或尿失禁等；若肾阳虚衰，肾与膀胱气化不利，可见小便不利甚或癃闭等。

单元测试

1. 胆的生理功能是
A. 受盛化物
B. 传化糟粕
C. 主持诸气
D. 受纳腐熟
E. 主决断

答案：E

2. 有“太仓”之称的是

A. 胆

B. 胃

C. 小肠

D. 大肠

E. 膀胱

答案：B

3. 具有“通行诸气和运行水液”生理功能的腑是

A. 胆

B. 膀胱

C. 胃

D. 三焦

E. 小肠

答案：D

4. 具有“喜润恶燥”生理特性的是

A. 胆

B. 胃

C. 小肠

D. 大肠

E. 膀胱

答案：B

5. 具有“受盛化物”功能的腑是

A. 胆

B. 胃

C. 小肠

D. 大肠

E. 膀胱

答案：C

6. 大肠的功能是

A. 排泄胆汁

B. 受纳通降

C. 受盛化物

D. 传化糟粕

E. 运行水液

答案：D

7. “孤腑”指的是

A. 胆

B. 胃

C. 小肠

D. 三焦

E. 膀胱

答案：D

8. 与肺相表里的是

A. 胆

B. 胃

C. 大肠

D. 三焦

E. 膀胱

答案：C

（9~10题共用备选答案）

A. 胆

B. 胃

C. 小肠

D. 三焦

E. 膀胱

9. 具有受纳腐熟水谷功能的是

答案：B

10. 具有泌别清浊功能的是

答案：C

（11~12题共用备选答案）

A. 胆

B. 胃

C. 小肠

D. 大肠

E. 膀胱

11. 具有“主津”功能的是

答案：D

12. 具有“主液”功能的是

答案：C

第七单元　奇恒之腑

知识点概要

一、脑

1. 脑的生理功能

（1）**脑为髓海**，主宰生命活动：脑为髓汇聚之处，脑髓的功能对维持人体的生命活动有极其重要的作用。**“脑为元神之府”**，是生命的枢机，主宰人体的生命活动。

（2）脑主司感觉运动：脑髓和脊髓对肢体的运动有着重要的影响。如脑髓或脊髓受到损伤，可致肢体运动失常，如偏瘫、截瘫甚至全身瘫痪。

（3）脑主司精神意识：脑主思维意识和记忆，脑主精神活动的功能正常，则精神饱满，意识清楚，思维灵敏，记忆力强，语言清晰，情志正常，否则，便出现意识思维及情志方面的异常。

2. 脑与五脏的关系　中医藏象学说是以五脏为中心，脑主管思维、意识及情志活动等，又分属于五脏，心藏神，肺藏魄，肝藏魂，脾藏意，肾藏志，由于心主神志、肝主疏泄而调节情志活动，肾藏精而生髓充脑，故精神神志活动与心、肝、肾三脏的联系更为密切。

二、女子胞

1. 女子胞的生理功能

（1）主持月经。

（2）孕育胎儿。

2. 女子胞与脏腑经脉的关系

（1）与天癸的关系

1）天癸可以促进生殖器官发育成熟、女子月经来潮及排卵、男子精气溢泻，因而具有促进生殖能力的作用。如《素问·上古天真论》说："女子二七而天癸至，任脉通，太冲脉盛，月事以时下，故有子……七七，任脉虚，太冲脉衰少，天癸竭，地道不通，故形坏而无子也。"

2）青春期肾精气不充，导致生殖器官发育异常而患不孕症时，中医采用填补肾精肾气的方药；另中老年妇女出现月经异常，也常采用补养肾精肾气的方法进行治疗。

（2）与经脉的关系

1）冲脉与肾经并行且与阳明脉相通，能调节十二经气血，与女子月经排泄关系密切，有"冲为血海"之称。

2）任脉与足三阴经相会，能调节全身阴经，为"阴脉之海"。任脉又与胎儿孕育密切相关，故有"任主胞胎"之称。

（3）与脏腑的关系：月经的排泄，胎儿的孕育，均依赖于血液。脏腑之中，心主血，肝藏血，脾统血，脾与胃同为气血生化之源，女子胞的功能与心、肝、脾的关系更为密切。

单元测试

1. 既属六腑又属奇恒之腑的是

A. 肝

B. 胆

C. 脑

D. 髓

E. 女子胞

答案： B

2."髓海"指的是

A. 骨

B. 胆

C. 髓

D. 脑

E. 女子胞

答案： D

3."元神之府"指的是

A. 脑

B. 胆

C. 骨

D. 髓

E. 女子胞

答案： A

第八单元　气、血、津液

知识点概要

一、气

1. 人体之气的概念　气是人体内活力很强、运行不息的极精微物质，是构成人体和维持人体生命活动的基本物质之一。气运行不息，推动和调控着人体内的新陈代谢，维系着人体的生命进程。

2. 人体之气的生成

（1）人体之气的生成之源：人体之气来源于先天之气（元气）、水谷之气和自然界的清气，后两者又合称为后天之气（即宗气），并通过肺、脾胃和肾等脏腑的生理功能的综合作用，将此三者结合起来而成一身之气。

（2）与气生成的相关脏腑功能：**肾为生气之根，脾胃为生气之源，肺为生气之主**，可见与肾、脾胃和肺的生理功能更为密切。

（3）人体之气的运动

1）气的运动，称作“气机”，**升降出入**是气运动的基本形式。

2）肺主呼吸，有出有入，有宣有降，肺主呼气（出），肾主纳气（入），心火下降，肾水升腾，以及脾主升清，胃主降浊等。

3）气的升降出入运动的平衡协调状态，称为“气机调畅”，是人体生命活动的根本。气的升降出入一旦停止，也就意味着生命活动的停止。

3. 人体之气的功能

（1）推动作用

1）气对人体生长发育、各脏腑组织器官的功能活动、血液的循行、津液的生成输布和排泄等，均能起激发和推动作用。

2）如果气的推动作用减弱，则影响生长发育，甚至出现早衰；使脏腑组织器官、经络等功能减退；或使血液、津液的生成不足，运行滞缓，而发生血虚、血行不利或水液在体内潴留等病变。

（2）温煦作用

1）人体体温的恒定，各脏腑组织器官、经络等生理活动的运行，都需要气的温煦作用。

2）血和津液在体内不停地运行，也依赖气的温煦和调节，故古人说“血得温则行，得寒则凝”。

3）如果体内气虚，温煦作用失常，便会引起畏寒喜热、四肢不温、体温下降、血行滞缓、津液凝聚等病变。

（3）防御作用

1）护卫肌表，防止外邪侵入。

2）与侵入体内的各种邪气进行斗争。

（4）固摄作用：防止精、血、津液等物质的无故流失，维护脏腑器官各自位置相对稳定。

（5）气化作用：精、气、血、津液等物质的新陈代谢及相互转化。

4. 人体之气的分类

	概　念	来　源	分　布	功　能
元气	**人体最基本、最重要的气，是人体生命活动的原动力**	由先天之精化生而来，并受后天水谷之精气的不断补充和培育	根于肾，通过三焦流行于全身，内至脏腑，外达肌肤腠理	推动和促进人体的生长发育，温煦和激发各脏腑、经络等组织器官的生理活动
宗气	积于胸中之气。宗气在胸中积聚之处，称作“气海”，又名“膻中”	由**肺吸入的清气**和**脾胃运化产生的水谷精气**相互结合而成	聚集于胸中，向上分布于肺与息道，向下贯注于心脉，布散全身	**上走息道以行呼吸，贯注心脉以行气血**
营气	又称“荣气”，与卫气相对而言，营气行于脉内而属阴，故又有“营阴”之称	由水谷精气的**精华部分**所化生	行于脉内	**营养人体和化生血液**
卫气	卫气与营气相对而言，卫气行于脉外而属阳，又称“卫阳”	水谷精气中的**悍气**所化生	行于脉外	护卫肌表，防御外邪入侵；温养脏腑、肌肉、皮毛等；调节控制汗孔的开合和汗液的排泄，以维持体温的相对恒定

◆ **提醒**：宗气的生理功能是上走息道以行呼吸，贯注心脉以行气血。故凡语言、声音、呼吸的强弱，气血的运行，肢体的寒温和活动能力，视听功能，心搏的强弱及其节律等，皆与宗气盛衰有关。

二、血

1. 血的基本概念 血是脉管中流动的红色液体，是构成人体和维持人体生命活动的基本物质之一，由脾胃运化的水谷精微所化生。由于血液仅存在于脉管之中，所以称“脉为血之府”。血由心所主，藏于肝，统于脾，循行于脉中，对人体各脏腑组织器官具有濡养作用，是人体不可缺少的营养物质。

2. 血的生成

（1）血的化生之源

1）水谷之精化血：由水谷之精化生的营气和津液是化生血的主要物质基础。

2）肾精化血：肾精充足，则可以化为肝血以充实血液。

（2）与血生成相关的脏腑

1）**脾胃**是血的生化之源：脾胃运化转输饮食水谷精微所产生的营气和津液，是血液化生的主要物质基础。

2）**心肺**对血的生产起重要作用：脾胃运化水谷精微所化生的营气和津液，由脾向上升输于心肺，与肺吸入的清气相结合，贯注心脉，在心气的作用下变化而成为红色血液。

3）**肾**藏精，精生髓，髓化生血：肾中精气充足，则血液化生有源；肾精充足，肾气充沛，也可以促进脾胃的运化功能，有助于血的化生。

3. 血的功能

（1）濡养作用：血含有人体所需的丰富的营养物质。血在脉中循行，内至五脏六腑，外达皮肉筋骨，不断地对全身各脏腑组织器官起着**濡养和滋润**作用，以维持各脏腑组织器官发挥生理功能的正常进行。

（2）化神作用：血是机体精神活动的物质基础，人体血气充盛，才能产生充沛而舒畅的精神情志活动。

4. 血的运行

影响因素	作　用
心	心气的推动，是血液循行的基本动力
肺	全身的血液，汇聚于肺，依赖肺气作用合成宗气，助心行血，分布全身
肝	调畅气机，气行则血行
气	依赖气的固摄作用，使血液运行于脉中而不逸于脉外
寒热变化	寒凉能使血行缓慢，过热能使血行加速

三、津液

1. 津液的基本概念 津液，是体内各种正常水液的总称，包括各脏腑组织器官的内在体液及正常的分泌物，如胃液、唾液、肠液、关节腔液等。

分类	特　点	分　布	作　用
津	**质地较清稀，流动性较大**	布散于体表**皮肤、肌肉和孔窍，渗注于血脉**	滋润
液	**质地较稠厚，流动性较小**	灌注于**骨节、脏腑、脑、髓**等组织	濡养

◆ **提醒：**注意津与液的特点、分布对比。

2. 津液的代谢

（1）津液的生成：津液来源于饮食水谷，通过脾胃的运化及有关脏腑的生理功能而生成。

（2）津液的排泄：津液的排泄主要通过排出尿液和汗液来完成。除此之外，呼气和粪便也将带走一些水分。因此，津液的排泄主要与肾、肺、脾的生理功能有关。由于尿液是津液排泄的最主要途径，肾在津液排泄中的地位最为重要。

3. 津液的功能

（1）滋润和濡养作用。

（2）化生血液。

（3）运输代谢废料。

四、气、血、津液之间的关系

1. 气与血的关系

（1）气为血之帅

1）气能生血：血液的化生以营气、津液和肾精作为物质基础，在这些物质本身的生产以及转化为血的过程中，每一个环节都离不开相应脏腑之气的推动和激发作用。

2）气能行血：指气能推动和调控血在脉内稳定运行。

3）气能摄血：血在脉中循行而不溢出脉外，主要依赖于气对血的固摄作用。

（2）血为气之母

1）血能养气：指气的充盛及功能的发挥均离不开血液的濡养。

2）血能载气：气必须依附于血而存于体内，并赖血之运载而运行全身。

2. 气与津液的关系

（1）气能生津：津液的生成必须依赖于气的推动和气化作用。

（2）气能行津：津液的运行必须依靠气的推动作用，方能输布至全身各处以发挥濡润、滋养作用。

（3）气能摄津：津液的输布与排泄必须依靠气的固摄与调节作用，防止其无故流失。

（4）津液对气的关系：津能载气以养气。

3. 血与津液的关系

（1）血和津液都来源于水谷精气，并可相互化生，故将血与津液的关系称为“津血同源”。

（2）病理上，血与津液的病变常互相影响。

单元测试

1. 临床出现自汗、多尿，说明气的哪项功能减退

A. 推动与调控作用

B. 温煦与凉润作用

C. 防御作用

D. 固摄作用

E. 中介作用

答案：D

2. 主管生长发育是气的何种作用的体现

A. 推动作用

B. 温煦作用

C. 防御作用

D. 固摄作用

E. 中介作用

答案：A

3. 具有行呼吸作用的气是

A. 元气

B. 宗气

C. 营气

D. 卫气

E. 脏腑之气

答案：B

4. 生气之主指的是

A. 肝

B. 心

C. 脾胃

D. 肺

E. 肾

答案：D

5. 由水谷精微之气中的悍气所化生的气是

A. 元气

B. 宗气

C. 营气

D. 卫气

E. 脏腑之气

答案：D

6. 与血液生成及运行关系密切的是

A. 心与肺

B. 心与肾

C. 心与脾

D. 脾与肝

E. 肺与肝

答案：C

7. 与水液代谢关系最密切的脏腑是

A. 脾胃肝

B. 肝胆肾
C. 肝肺脾
D. 肺肾脾
E. 心肾肺
答案：D
8. 中医治疗血虚证时，常加入一定量的补气药，其根据是
A. 气能生血
B. 血能生气
C. 血能载气
D. 气能行血
E. 气能摄血
答案：A
（9~10 题共用备选答案）
A. 元气
B. 宗气
C. 营气
D. 卫气
E. 中气
9. 贯心脉而行气血的气是
答案：B
10. 推动生长发育的气是
答案：A
（11~12 题共用备选答案）
A. 气能生血
B. 气能行血
C. 气能摄血
D. 血能载气
E. 血能养气
11. 大出血病证，常用大剂补气药的理论基础是
答案：C
12.“气随血脱”的理论基础是
答案：D

第九单元 经 络

知识点概要

一、经络学说

1. 经络的基本概念

（1）经络：是运行全身气血、联络脏腑肢节、沟通表里上下内外、调节体内各部分功能活动的通路，是人体特有的组织结构和联络系统。

（2）经络学说：是研究人体经络系统的生理功能、病理变化及其与脏腑、气血津液相互关系的学说，是中医学理论体系的重要组成部分。

2. 经络系统的组成

（1）经脉

1）正经：共有十二条，分为手足三阴经和手足三阳经，合称“十二经脉”，是人体气血运行的主要通道。

2）奇经：指督脉、任脉、冲脉、带脉、阴跷脉、阳跷脉、阴维脉、阳维脉，合称“奇经八脉”。

3）经别：从十二经脉别行分出的重要支脉，又称“十二经别”，主要功能是加强十二经脉中相为表里的两经之间的联系。

（2）络脉

1）别络：是络脉系统中较大的和主要的络脉。十二经脉在四肢部位各分出一支别络，再加上躯干部的任脉之络、督脉之络及脾之大络，合为“十五别络”，简称“十五络”。

2）浮络：是循行于人体浅表部位而常浮现的络脉。

3）孙络：是最细小的络脉，具有“溢奇邪”“通荣卫”的作用。

（3）连属部分

1）经筋：是十二经脉之气“结、聚、散、络”于筋肉、关节的体系，是十二经脉的附属部分，故称“十二经筋”。具有连缀四肢百骸、主司关节运动的作用。

2）皮部：是十二经脉功能活动反映于体表的部位，也是络脉之气散布之所在。

二、十二经脉

十二经脉名称分类表

	阴经（属脏）	阳经（属腑）	分布部分（阴经行内侧、阳经行外侧）	
手	太阴肺经	阳明大肠经	上肢	前缘
	厥阴心包经	少阳三焦经		中线
	少阴心经	太阳小肠经		后缘
足	太阴脾经	阳明胃经	下肢	前缘
	厥阴肝经	少阳胆经		中线
	少阴肾经	太阳膀胱经		后缘

在小腿下半部和足背部，肝经在前，脾经在中线。至内踝上8寸交叉之后，脾经在前，肝经在中线。

1. 十二经脉的走向规律　手三阴经，从脏走手；手三阳经，从手走头；足三阳经，从头走足；足三阴经，从足走腹。即手三阴经均起于胸中，从胸腔走向手指末端，交手三阳经；手三阳经均起于手指，从手指末端走向头面部，交足三阳经；足三阳经均起于头面部，从头面部走向足趾末端，交足三阴经；足三阴经均起于足趾，从足趾走向腹腔、胸腔，交手三阴经。

2. 十二经脉的交接规律

（1）相为表里的阴经与阳经在**四肢部**交接：手太阴肺经在食指端与手阳明大肠经交接，手少阴心经在小指端与手太阳小肠经交接，手厥阴心包经在无名指端与手少阳三焦经交接。足阳明胃经在足大趾与足太阴脾经交接，足太阳膀胱经在足小趾与足少阴肾经交接，足少阳胆经在足大趾爪甲后丛毛处与足厥阴肝经交接。

（2）同名的手、足阳经在**头面部**交接：手阳明大肠经和足阳明胃经交接于鼻旁，手太阳小肠经和足太阳膀胱经交接于目内眦，手少阳三焦经和足少阳胆经交接于目外眦。

（3）手、足阴经在**胸部**交接：足太阴脾经与手少阴心经交接于心中，足少阴肾经与手厥阴心包经交接于胸中，足厥阴肝经与手太阴肺经交接于肺中。

3. 十二经脉的分布规律

（1）四肢部位：阴经分布于内侧面，阳经分布于外侧面。太阴、阳明在前缘，少阴、太阳在后缘，厥阴、少阳在中线。

下肢内侧的经脉分布是**内踝上8寸以下，足厥阴肝经在前，足太阴脾经在中，足少阴肾经在后**，至内踝8寸以上，则足太阴脾经在前，足厥阴肝经在中。

> ◆ **提醒**：内踝上8寸以下，足厥阴在前，内踝8寸以上，足太阴在前。

（2）头面部位：手、足阳明经行于面部、额部，手、足太阳经行于面颊、头顶及头后部，手、足少阳经行于头侧部。

（3）躯干部位：手三阳经行于肩胛部，手三阴经均从腋下走出。足三阳经则是阳明经行于前（胸、腹面），太阳经行于后（背面），少阳经行于侧面，足三阴经均行于腹面。循行于腹面的十二经脉，排列顺序自内向外为足少阴肾经、足阳明胃经、足太阴脾经、足厥阴肝经。

4. 十二经脉的表里关系　手太阴肺经与手阳明大肠经相表里，手少阴心经与手太阳小肠经相表里，手厥阴心包经与手少阳三焦经相表里，足阳明胃经与足太阴脾经相表里，足太阳膀胱经与足少阴肾经相表里，足少阳胆经与足厥阴肝经相表里。

5. 十二经脉的流注次序　十二经脉流注次序自手太阴肺经开始，逐经依次相传至足厥阴肝经，再复注于手太阴肺经，首尾相贯，如环无端，形成十二经脉的主要气血循环流注（图3）。

> ◆ **提醒**：十二经脉的走向规律记忆歌诀：肺大胃脾心小肠，膀肾包焦胆肝藏。

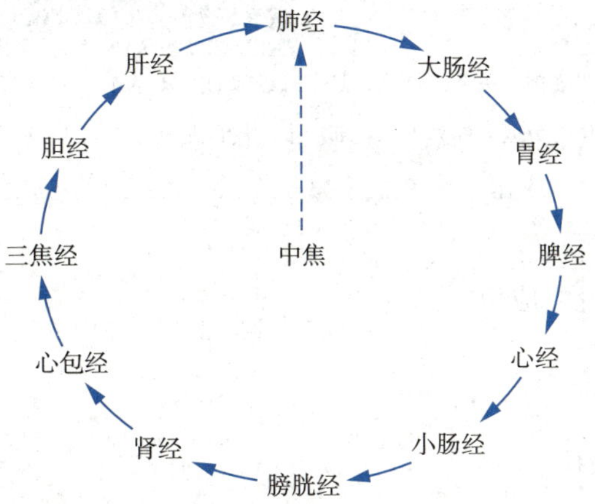

图 3　十二经脉的流注次序

三、奇经八脉

1. 特点　与奇恒之腑和部分脏腑有一定的联系，但同五脏六腑无直接络属关系。奇经八脉之间无表里相配关系。

2. 奇经八脉的主要功能

（1）进一步密切了十二经脉之间的联系。

（2）调节十二经脉之气血。

（3）参与人体生殖及脑髓功能的调节。

3. 督脉、任脉、冲脉、带脉、跷脉和维脉的基本功能

奇经八脉	基本功能
督脉	调节阳经气血，故称“**阳脉之海**”；与脑、髓和肾的功能有关
任脉	调节阴经气血，故称“**阴脉之海**”；主持妊养胞胎
冲脉	调节十二经气血，故称“**十二经脉之海**”；冲为**血海**，有促进生殖之功能，并与月经密切相关
带脉	约束纵行诸经；主司妇女的带下
跷脉	①主司**下肢运动**。②主司**眼睑开合**
维脉	①阳维脉有维系、联络全身阳经的作用；阴维脉有维系、联络全身阴经的作用。②阴、阳维脉互相维系，对气血盛衰起调节溢蓄作用

◆ **提醒**：督脉为“阳脉之海”，任脉为“阴脉之海”，冲脉为“十二经脉之海”“血海”。此为常考内容，考生需重点掌握。

四、经别、别络、经筋、皮部

经络	概　念
经别	十二经脉最重要的支脉，从十二经脉别行分出，深入躯体深部，循行于胸、腹及头部
别络	经脉的分支，多分布于体表，是络脉系统中较大的和主要的络脉。十二经脉各有一条，加上任脉、督脉的络脉和脾之大络，共十五条

续 表

经络	概 念
经筋	十二经脉之气结、聚、散、络于筋肉、关节的体系，是十二经脉的附属部分
皮部	体表的皮肤按经络循行分布部位的分区，称为十二皮部。十二皮部是指十二经脉及其所属络脉在皮表的分区，也是十二经脉之气的散布所在

五、经络的生理功能和经络学说的应用

1. 经络的生理功能

（1）沟通联络作用

1）脏腑同外周肢节之间的联系。

2）脏腑同官窍之间的联系。

3）脏腑之间的联系。

4）经脉与经脉之间的联系。

（2）运输气血作用。

（3）感应传导作用。

（4）调节功能活动作用。

2. 经络学说的应用

（1）阐释病理变化。

（2）指导临床诊断

临床表现	临床诊断
两胁疼痛	肝胆病证
缺盆中痛；肺俞穴出现结节或中府穴有压痛	肺部病证
痛在前额	阳明经病证
两侧头痛	少阳经病证
痛在后头及项部	太阳经病证
痛在巅顶	厥阴经病证
阑尾穴有压痛	肠痈
在脾俞穴见到异常变化	长期营养不良

（3）指导疾病治疗

1）指导针灸和按摩：根据某一经或某一脏腑的病变，在病变的邻近部位或经络循行的远隔部位上取穴，通过针灸或按摩，以调整经络气血的功能活动，达到治疗的目的。这就是“循经取穴”。

2）指导用药：根据某些药物对某一脏腑经络有特殊的选择性作用，创立了药物的“归经”和“引经报使”理论。

头痛部位	引经药
太阳经	羌活
阳明经	白芷
少阳经	柴胡

单元测试

1. 足三阴经的走向规律是
A. 从足走头
B. 从头走足
C. 从胸走手
D. 从手走头
E. 从足走腹
答案：E
2. 手足三阳经交接于
A. 手
B. 足
C. 头
D. 腹
E. 胸
答案：C
3. 手太阴经分布在
A. 上肢内侧前缘
B. 上肢外侧前缘
C. 上肢内侧后缘
D. 上肢外侧中线
E. 上肢外侧后缘
答案：A
4. 足厥阴肝经分布于内踝尖 8 寸以上的
A. 下肢内侧前缘
B. 下肢外侧前缘
C. 下肢内侧后缘
D. 下肢外侧中线
E. 下肢内侧中线
答案：E
5. 按十二经脉的流注次序，肝经向下流注的经脉是
A. 膀胱经
B. 胆经
C. 三焦经
D. 心经
E. 肺经
答案：E
6. 督脉的主要生理功能是
A. 总督一身之阴经
B. 总督一身之阳经
C. 分主一身左右之阴阳
D. 约束诸经
E. 调节十二经气血
答案：B
7. 主司眼睑开合的经脉是
A. 冲脉
B. 任脉
C. 督脉
D. 阴维脉和阳维脉
E. 阴跷脉和阳跷脉
答案：E
8. 十二经脉的别络都是从
A. 胸背部分出
B. 头面部分出
C. 肘膝关节以下分出
D. 肘膝关节以上分出
E. 四肢末端分出
答案：C
9.《素问·气穴论》称其具有“溢奇邪”“通营卫”作用的是
A. 皮部
B. 孙络
C. 浮络
D. 别络
E. 大络
答案：B
（10~11 题共用备选答案）
A. 督脉
B. 任脉
C. 冲脉
D. 带脉
E. 阴维脉
10. 被称为“十二经脉之海”的是
答案：C
11. 与女子妊娠密切相关的经脉是
答案：B

第十单元 病 因

知识点概要

一、六淫

1. 六淫的概念

（1）六淫与六气的区别

1）六气：风、寒、暑、湿、燥、火是自然界中六种不同的气候变化，在正常情况下，称为“六气”。

2）六淫：只有当四季气候变化异常，六气发生太过或不及，或非其时而有其气，或气候变化过于急骤，加上人体正气的不足，抵抗力下降时，六气才能成为致病因素，即反常的六气便成为六淫。又称为“六邪”，是属于外感病的一类致病因素。

（2）六淫的共同致病特点：①外感性。②季节性。③地域性。④相兼性。

◆ **提醒：**六淫的共同致病特点中没有传染性。

2. 六淫的性质及致病特点

（1）风邪的性质及致病特点

性质及致病特点	临床表现
风为阳邪，其性开泄，易袭阳位	常伤及人体的上部（即头面）、阳经和肌表，使皮毛腠疏开泄，出现头痛、汗出、恶风等症状
风邪善行而数变	风邪致病，具有变幻无常和发病迅速的特点。如风疹块（荨麻疹）具有皮肤成片肿胀瘙痒，发无定处，此起彼伏的特点。一般发病多急，传变也较快
风为百病之长	风邪常为外邪致病之先导，多兼他邪同病。如外感风寒、风热、风湿等

（2）寒邪的性质及致病特点

性质及致病特点	临床表现
寒为阴邪，易伤阳气	感受寒邪，最易损伤人体阳气，阳气受损，温煦气化功能减弱，人体功能活动降低，从而表现为寒证
寒性凝滞，主痛	寒邪伤人，阴气偏盛，阳气受损，经脉气血为寒邪凝滞不通，不通则痛。故寒邪伤人多见疼痛症状，如偏于寒盛之痹证，见疼痛较剧
寒性收引	寒邪侵袭人体，可见恶寒发热，无汗等；寒客血脉，气血凝滞，血脉挛缩，可见头身疼痛，脉紧；寒客经络关节，经脉拘急收引，则可使肢体屈伸不利，或冷厥不仁

（3）暑邪的性质及致病特点

性质及致病特点	临床表现
暑为阳邪，其性炎热	暑邪伤人，多表现出阳热亢盛症状
暑性升散，**耗气伤津**	暑为阳邪，使腠理开泄而多汗。暑热易于扰乱心神，见心烦闷乱、神不安宁等。大量汗出，气随津泄而致气虚，可见气短乏力，甚则突然昏倒、不省人事等
暑多夹湿	暑邪伤人常与湿邪合而致病。临床表现除发热、心烦、口渴外，还常兼见四肢困倦、胸闷恶心、大便溏泄或不爽等症状

（4）湿邪的性质及致病特点

性质及致病特点	临床表现
湿为阴邪，易**阻遏气机**，损伤阳气	湿邪易留滞于脏腑经络，可见胸闷脘痞、小便短涩、大便不爽等症状。湿易损伤阳气，出现腹泻、尿少、水肿、腹水等病症
湿性重浊	感受湿邪，常见头重如裹、周身困重、四肢酸懒沉重等症状。若湿留滞经络关节，则见肌肤不仁、关节疼痛重着等，又称“湿痹”或“着痹”。常见面垢眵多、大便溏泻、下痢黏液脓血、小便混浊、妇女白带过多、湿疹浸淫流水等临床症状
湿性黏滞	湿邪致病临床表现多黏滞不爽，如排出物及分泌物多滞涩而不畅，发病后多缠绵难愈，病程较长或反复发作。
湿性趋下，易伤阴位	病多见于下部，如下肢水肿明显。此外，淋浊、带下、泻痢等病证，亦多由湿邪下注所致

（5）燥邪的性质及致病特点

性质及致病特点	临床表现
燥性干涩，易伤津液	口鼻干燥、咽干口渴、皮肤干涩甚则皲裂、毛发不荣、小便短少、大便干结
燥易伤肺	燥邪伤人，多从口鼻而入，最易损伤肺津，干咳少痰，或痰液胶黏难咳，或痰中带血，以及喘息胸痛等症

（6）火（热）邪气的性质及致病特点

性质及致病特点	临床表现
火热为阳邪，其性炎上	火热伤人，多见高热、烦渴、汗出、脉洪数等症。因其主动而炎上，故火热伤人常见神明扰乱，表现为心烦、失眠、狂躁妄动、神昏谵语等
火易伤津耗气	火热致病，除见高热之外，往往伴有口渴喜冷饮、口舌咽干、小便短赤、大便干结等津伤阴亏征象。火热亢盛，极易损伤正气，而使全身功能减弱
火热易生风动血	耗伤阴津，引起“肝风内动”，称为“热极生风”，症见高热、神昏谵语、四肢抽搐、目睛上视、颈项强直、角弓反张；火热之邪迫血妄行，症见吐血、衄血、便血、尿血、皮肤紫斑、妇女月经过多及崩漏
火热易发肿疡	火热入于血分，可聚于局部，腐蚀血肉，发为痈肿疮疡

◆ **提醒：**暑邪、火邪、燥邪的共同致病特点是伤津。

二、疠气

1. 概念　具有强烈传染性的外感致病邪气，又称“疠气”“戾气”“异气”“毒气”“乖戾之气”等。疫疠邪气，是天地间别有的一种特殊的致病因素。疫疠邪气致病，多从口鼻侵入人体。在人群中，可以散在发生，也可以形成瘟疫大面积流行。常见病如大头瘟、疫痢、白喉、烂喉丹痧、霍乱、鼠疫等。

2. 致病特点　①发病急骤，病情较重。②一气一病，症状相似。③**传染性强，易于流行**。

三、七情内伤

1. 基本概念

（1）含义：七情，即喜、怒、忧、思、悲、恐、惊七种情志变化，是人体对客观外界事物的不同反映，属正常的情志活动。只有突然、强烈或长期持久的情志刺激，才可造成内脏功能紊乱而发病，故又称“内伤七情”，属于内伤病的一类致病因素。

（2）七情与脏腑气血的关系：情志活动以脏腑气血为物质基础，因此喜、怒、思、忧、恐，分别由心的精气、肝的精气、脾的精气、肺的精气、肾的精气所化生，故常称“五志”，即五脏的情志。

2. 致病特点

(1) 直接伤及内脏：怒伤肝、喜伤心、思伤脾、悲忧伤肺、惊恐伤肾。心为五脏六腑之大主，主神明，各种情志刺激均先伤心神而后涉及他脏。情志所伤，以**心**、**肝**、**脾**为多见。

(2) 影响内脏气机

1) **怒则气上**：过度愤怒，使肝气疏泄太过，气机上逆，甚则血随气逆，并走于上。

2) **喜则气缓**：过喜或暴喜，使心气涣散而不收。神不内守，表现为精神不能集中。

3) **悲则气消**：过度悲忧，使肺气抑郁，意志消沉，从而使肺气耗伤。

4) **恐则气下**：过度恐惧，伤及肾气，肾气不固；或恐惧不解，肾精不固。

5) **惊则气乱**：突然受惊，心无所倚，神无所归，虑无所定而惊慌失措。

6) **思则气结**：过度思虑，伤及于脾，使脾不健运，运化无力，气血化生无源。若波及于心，心血亏虚，心神失养。

四、饮食失宜

1. 饮食不节

(1) 过饥：指不能按时进食，或长期进食不足，以致气血化生无源，气血得不到足够的补充，日久即可导致脏腑功能衰弱而为病。

(2) 过饱：指饮食太多，或暴饮暴食，超过了脾胃助消化能力，则会损伤脾胃之气。由于食物不能及时腐熟运化，则可导致脘腹胀痛拒按、厌食、嗳腐吞酸、泻下臭秽等症，此种病证多见于小儿。

2. 饮食不洁　因进食不清洁的食物，引起胃肠疾病和肠道寄生虫病。若进食腐败变质或有毒食物，则可出现剧烈腹痛、吐泻等中毒症状，严重者可出现昏迷或死亡。

3. 饮食偏嗜

(1) 寒热偏嗜：多食生冷寒凉之物，可以损伤脾胃阳气。多食油煎温热之物，可以损伤脾胃阴液。

(2) 五味偏嗜：《素问·五脏生成》说：“**多食咸，则脉凝泣而变色；多食苦，则皮槁而毛拔；多食辛，则筋急而爪枯；多食酸，则肉胝䐢而唇揭；多食甘，则骨痛而发落。**”《素问·生气通天论》说：“**味过于酸，肝气以津，脾气乃绝；味过于咸，大骨气劳，短肌，心气抑；味过于甘，心气喘满，色黑，肾气不衡；味过于苦，脾气不濡，胃气乃厚；味过于辛，筋脉沮弛，精神乃央。**”

五、劳逸失度

1. 过度劳累

	临床表现
劳力过度	少气乏力、神疲消瘦、自汗
劳神过度	心悸、健忘、失眠、多梦、纳呆、腹胀、便溏
房劳过度	腰膝酸软、眩晕耳鸣、精神萎靡、性机能减退，或遗精、早泄，阳痿

2. 过度安逸

(1) 安逸少动，气机不畅。久卧伤气。

(2) 阳气不振，正气虚弱。

(3) 长期用脑过少，神气衰弱。

六、痰饮

1. 概念

(1) 痰和饮都是水液代谢的局部或全身障碍所形成的病理产物，浓度较大、黏稠的叫痰，浓度较小、清稀的叫饮。

(2) 痰饮有无形与有形之分

1）有形之痰饮：视之可见、触之可及或听之有声的痰或饮。

2）无形之痰饮：有痰饮的病理表现，如头目眩晕、恶心呕吐、气短、心悸或癫狂、昏不识人等，却看不到有排出来的或其他实质性的痰和饮，需按治痰饮的方法治疗。

2. 痰饮的致病特点

（1）痰饮的病机特点：①阻滞气机运行。②影响水液代谢的进行。③易于蒙蔽心神。④致病广泛，变幻多端。痰随气升降流行，内至脏腑，外至筋骨皮肉，无处不到；饮多留于肠胃、胸胁、胸膈及肌肤，相对局限。⑤病程长。故有“百病多由痰作祟”和“怪病多痰”之说。

（2）痰饮的病证特点

1）痰证

所在部位	病证特点
痰滞在肺	喘咳咯痰
痰阻于心	心主血脉不利，胸闷心悸
痰迷心窍	神昏，痴呆
痰火扰心	癫狂
痰停于胃，胃失和降	恶心呕吐，胃脘痞满
痰留经络筋骨	瘰疬痰核，肢体麻木，或半身不遂，或成阴疽流注
痰浊上犯于头	眩晕，昏瞀
痰与气凝结咽喉	咽中梗阻、吞之不下、吐之不出的梅核气证

2）饮证

分　类	所在部位	病证特点
悬饮	**饮留胸胁**	**胸胁胀满，咳唾引痛**
支饮	**饮在胸膈**	**胸闷咳喘，不能平卧，其形如肿**
痰饮	**饮留肠间**	**肠鸣沥沥有声**
溢饮	**饮溢肌肤**	**肌肤水肿，无汗，身体痛重**

◆ **提醒：**饮留胸胁为悬饮，饮在胸膈为支饮，饮留肠间为痰饮，饮溢肌肤为溢饮。

七、瘀血

1. 概念　凡是因血运不畅，阻滞于经脉、脏腑及其他部位，包括离经之血积存于体内，均称为瘀血。瘀血是疾病过程中所形成的病理产物，又是某些疾病的致病因素。

2. 瘀血的形成

（1）由于气虚、气滞、血寒、血热等原因，使血行不畅而瘀滞。

（2）由于内外伤，或气虚失摄，或血热妄行等原因，引起血离经脉，积存于体内而形成瘀血。

3. 瘀血的致病特点

（1）瘀血病证的共同特点

1）疼痛：多为**刺痛，痛处固定不移，拒按，夜间痛甚**。

2）肿块：外伤肌肤局部，可见青紫肿胀；积于体内，久聚不散，形成癥积，按之有痞块，固定不移。

3）出血：其血色多呈紫暗色，并伴有血块。常伴见面色黧黑，肌肤甲错，唇甲青紫，舌色紫暗或有瘀点、瘀斑，脉细涩、沉弦或结代。

（2）瘀血病证

瘀血所在部位	临床表现
瘀阻于心	心悸、胸闷心痛、口唇指甲青紫
瘀阻于肺	胸痛、咳血
瘀阻胃肠	呕血、大便色黑如漆
瘀阻于肝	胁痛痞块
瘀血攻心	发狂
瘀阻胞宫	少腹疼痛、月经不调、痛经、闭经、经色紫暗成块或见崩漏
瘀阻于肢体末端	脱骨疽
瘀阻肢体肌肤局部	局部肿痛青紫

八、结石

1. 概念　体内某些部位形成并停滞为病的砂石样病理产物。在疾病过程中形成的结石，又可成为某些疾病的致病因素。常见的结石有胆结石、肾结石、膀胱结石、胃结石等。

2. 结石的致病特点

（1）多发于肝、肾、胆、胃、膀胱等脏腑。

（2）病程较长，病情轻重不一。

（3）阻滞气机，损伤脉络。

单元测试

1. 寒邪致病，多发作疼痛的主要原因是
A. 寒为阴邪，易伤阳气
B. 寒性收引，气机收敛
C. 寒性收引，经脉拘急
D. 寒客肌表，卫阳被郁
E. 寒性凝滞，气血阻滞不通
答案：E

2. 具有收引特性的邪气是
A. 风邪
B. 寒邪
C. 火邪
D. 湿邪
E. 燥邪
答案：B

3. 暑邪为病而见汗多，气短，乏力，是由于
A. 暑为阳邪，其性炎热
B. 暑应于心，易扰心神
C. 暑多夹湿，易困脾土
D. 暑性升散，耗气伤津
E. 暑为阳邪，化火伤阴
答案：D

4. 湿邪致病最易困阻的是
A. 心阳
B. 肺气
C. 脾阳
D. 肝阳
E. 肾气
答案：C

5. 最易伤肺的邪气是
A. 风邪
B. 寒邪
C. 暑邪
D. 湿邪
E. 燥邪
答案：E

6. 暑邪、火邪、燥邪的共同致病特点是
A. 耗气
B. 炎热
C. 伤津
D. 动血
E. 生风
答案：C

7. 七情内伤致病多损伤的脏是
A. 心、肝、脾
B. 心、肺、脾
C. 心、肝、肾
D. 心、肺、肝
E. 肺、脾、肾

答案：A

8. 情志异常，导致心无所倚，神无所归，虑无所定的是

A. 过度愤怒
B. 过度喜乐
C. 过度悲忧
D. 突然受惊
E. 思虑过度

答案：D

9. 过度恐惧对气机的影响是

A. 气消
B. 气结
C. 气上
D. 气下
E. 气乱

答案：D

10. 痰饮停胃，则可见

A. 肢体麻木
B. 恶心呕吐
C. 胸闷心痛
D. 胸闷气喘
E. 胸胁胀满

答案：B

11. 瘀血所致疼痛的特点是

A. 胀痛
B. 窜痛
C. 灼痛
D. 刺痛
E. 重痛

答案：D

（12~13 题共用备选答案）

A. 风邪
B. 寒邪
C. 湿邪
D. 燥邪
E. 火邪

12. 具有轻扬开泄致病特点的邪气是

答案：A

13. 具有易袭阴位致病特点的邪气是

答案：C

（14~15 题共用备选答案）

A. 脉凝泣而变色
B. 皮槁而毛拔
C. 筋急而爪枯
D. 肉胝䐢而唇揭
E. 骨痛而发落

14. 根据《素问·五脏生成篇》所说，多食咸可致

答案：A

15. 根据《素问·五脏生成篇》所说，多食辛可致

答案：C

第十一单元　发　　病

知识点概要

一、发病的基本原理

在疾病发生过程中，正气与邪气是两个主要的因素。正邪相搏，正不胜邪，机体阴阳逆乱，脏腑气血功能失调，即可发病。

1. 正气与邪气的概念

（1）正气

1）概念：存在于人体内的具有抗邪愈病作用的各种物质的总称。

2）作用：①抵御外邪的入侵。②祛邪外出。③修复调节能力。④维持脏腑经络的功能活动。

（2）邪气

1）概念：存在于外在环境中的，或人体内部产生的具有致病作用的各种因素的总称。如上述的六淫、疫疠、七情、饮食失宜、痰饮和瘀血等。

2）邪气对机体的损害作用：①导致生理功能失常。②造成脏腑组织的形质损害。③改变体质状态。

3）邪气在发病中的作用：①直接导致发病。②影响发病的性质、类型和特点。③影响病情和病位。④某些情况下在发病中起主导作用。

2. 发病的内在因素　**正气不足是疾病发生的内在因素**。“正气存内，邪不可干。”人体正气强弱，决定疾病的发生与否，并与发病部位、程度轻重有关，所以说正气不足是发病的内在根据。

3. 发病的条件 **邪气是发病的重要条件**。“邪之所凑，其气必虚。”说明邪气是发病的条件，在一定条件下，甚至可能起主导作用。

◆ **提醒**：正气不足是疾病发生的内在因素，邪气是发病的重要条件。此为高频考点。

二、影响发病的主要因素

1. 环境因素与发病 气候因素、地域因素、生活工作环境、社会环境。

2. 体质因素与发病

（1）决定发病的倾向性。

（2）产生对某种病邪的易感性

1）不同的体质，精气阴阳盛衰有别，因而对某种病邪具有易感性。

体　质	发病特点
小儿脏腑娇嫩，形气未充，发育迅速	易感外邪，易伤饮食或感邪后易化热生风，或易患生长发育障碍之疾
年高之人，脏气已亏，精血不足	易感外邪而发病，病证易形成虚实夹杂证或虚证，并多迁延难愈
女性以血为本，具有经、带、胎、产的生理变化	易病肝郁、血虚、血瘀
男子以精气为本	易患肾精肾气亏虚之疾
肥人或痰湿内盛之体	易感寒湿之邪，易患眩晕、中风之疾
瘦人或阴虚之质	易感燥热之邪，易患肺痨咳嗽诸疾

2）感受相同的病邪，因个体体质不同，可表现出不同的证候类型。

感邪类型	体　质	病　证
风寒之邪	卫气盛	表实证
	卫气虚	表虚证
湿邪	阳盛之体	湿热证
	阳虚	寒湿证

3）体质相同，虽感受不同的病邪，也可表现出相同的证候类型。如阳热体质无论感受热邪或寒邪，都可形成热证。

3. 精神状态与发病 精神状态能影响内环境的协调平衡，故能影响发病。精神状态好，情志舒畅，气机通畅，气血调和，脏腑功能旺盛，则正气强盛，邪气难以入侵，或虽受邪也易祛除。

三、发病的类型

1. 感邪即发 又称为猝发，指感邪后立即发病，发病迅速。

2. 徐发 感邪后缓慢发病，又称为缓发。

3. 伏而后发 感受邪气后，病邪在体内潜伏一段时间，或在某些诱因的作用下，过时而发病。

4. 继发 在原发疾病的基础上，继而发生新的疾病。如肝阳上亢所致的中风，小儿食积所致的疳积，哮喘所致的肺气虚和心血瘀阻，肝胆疾病所致的癥积和结石等，都属于继发。

5. 合病与并病

（1）合病：指两经或两个部位以上同时受邪所出现的病证。多见于感邪较盛，正气相对不足之时。

（2）并病：指感邪后某一部位的证候未了，又出现另一部位的病证。多见于病位传变中。

◆ **提醒**：合病与并病易混淆，注意区分概念。

6. 复发

（1）概念：指疾病初愈或疾病的缓解阶段，在某些诱因的作用下，引起疾病再度发作或反复发作的一种发病形式。

（2）机理：余邪未尽，正气未复，同时有诱因的作用。如饮食不慎、用药不当、过度劳累、复感新邪等，均可致余邪复炽，正气更虚，使疾病复发。由复发引起的疾病，称为“复病”。

（3）类型：少愈即复，休止与复发交替，急性发作与慢性缓解交替。

（4）诱发因素：主要有重感致复、食复、劳复、药复及情志致复。此外，某些气候因素、地域因素也可成为复发的诱因。

单元测试

1. 疾病发生的内在根据是
A. 邪气偏盛
B. 正气不足
C. 邪盛正衰
D. 正胜邪退
E. 正虚邪恋
答案：B

2. 疾病发生的重要条件是
A. 邪气偏盛
B. 正气不足
C. 邪盛正衰
D. 正胜邪退
E. 正虚邪恋
答案：A

3. 肝胆疾病日久不愈，引发癥积或结石，其发病类型是
A. 感邪即发
B. 徐发
C. 继发
D. 合病
E. 伏而后发
答案：C

4. 感邪后某一部位病证未了，又出现另一部位病证的发病类型是
A. 感邪即发
B. 徐发
C. 继发
D. 合病
E. 并病
答案：E

5. 两经和两经以上病证同时出现的发病类型是
A. 感邪即发
B. 徐发
C. 继发
D. 合病
E. 并病
答案：D

6. “冬伤于寒，春必病温”，其发病类型是
A. 感邪即发
B. 徐发
C. 继发
D. 合病
E. 伏而后发
答案：E

第十二单元　病　　机

知识点概要

一、邪正盛衰

1. 邪正盛衰与虚实变化

证　候	病　机	临床表现
实证（痰涎壅盛、食积不化、水湿泛滥、瘀血内阻）	致病邪气的毒力和机体的抗病能力都比较强盛，或是邪气虽盛而机体的正气未衰，能积极与邪抗争，故正邪相搏，斗争剧烈，反应明显，在临床上出现一系列病理性反应比较剧烈的有余的证候	壮热、狂躁、声高气粗、痛拒按、二便不通、脉实有力

续 表

证候	病机	临床表现
虚证	机体的气、血、津液和经络、脏腑等生理功能较弱，抗病能力低下，正气对于致病邪气的斗争，难以出现较剧烈的病理反应，所以，临床上可出现一系列虚弱、衰退和不足的证候	神疲体倦、面容憔悴、心悸气短、自汗、盗汗，或五心烦热，或畏寒肢冷，脉虚无力

2. 邪正盛衰与疾病转归

证候		病机
由实转虚		疾病失治或治疗不当，以致病邪久留，损伤人体正气，导致疾病由实转虚
因虚致实		正气不足，无力驱邪外出，或正虚，而内生水湿、痰饮、瘀血等病理产物的凝结阻滞，导致疾病由虚转化致实
虚实夹杂	**实中夹虚**	以邪实为主，兼见正气虚损的病机变化。如外感热病发展过程中，邪热炽盛，消灼津液形成的实热伤津、气阴两伤病证，既有高热、烦渴欲饮，又有尿少便干的表现
	虚中夹实	以正虚为主，兼夹邪实的病机变化。如脾阳不振，运化无权之水肿病
虚实真假	**真实假虚**	实邪结聚，阻滞经络，气血不能外达，称为“**大实有羸状**”
	真虚假实	脏腑的气血不足，运化无力，称为“**至虚有盛候**”

◆ **提醒：** 真实假虚表现为“大实有羸状”，真虚假实表现为“至虚有盛候”。

二、阴阳失调

1. 阴阳偏盛

阴阳偏盛	病机	临床表现
阳偏盛	阳邪偏盛，机能亢奋，热量过剩的病理状态。其病机特点多表现为阳盛而阴未虚的**实热证**	壮热、面红、目赤
阴偏盛	阴邪偏盛，机能障碍或减退。产热不足，以及病理性代谢产物积聚的病理状态。其病机特点多表现为阴盛而阳未虚的**实寒证**	形寒、肢冷、舌淡

2. 阴阳偏衰

阴阳偏衰	病机	临床表现
阳偏衰	机体阳气虚损，机能减退或衰弱，热量不足的病理状态。其病机特点多表现为机体阳气不足，阳不制阴，阴相对亢盛的**虚寒证**	面色皖白、畏寒肢冷、舌淡、脉迟、喜静蜷卧、小便清长、下利清谷
阴偏衰	机体精、血、津液等物质亏耗，以及阴不制阳，导致阳相对亢盛，机能虚性亢奋的病理状态。其病机特点多表现为阴液不足，滋养、宁静功能减退，以及阳气相对偏盛的**虚热证**	五心烦热、骨蒸潮热、颧红消瘦、盗汗、咽干口燥、舌红少苔、脉细数无力

◆ **提醒：** 阳偏盛表现为实热证，阳偏衰表现为虚寒证；阴偏盛表现为实寒证，阴偏衰表现为虚热证。

3. 阴阳互损

（1）阴损及阳：指在阴虚的基础上，导致阳虚，继而形成阴阳两虚的病机。

（2）阳损及阴：指在阳虚的基础上，导致阴虚，继而形成阴阳两虚的病机。

4. 阴阳格拒

（1）阴盛格阳：指阴寒之邪壅盛于内，逼迫阳气浮越于外，使阴阳之气不相顺接，相互格拒的一种病理状态。病变本质是阴寒内盛，临床除可见四肢厥逆、下利清谷、脉微欲绝等症外，又可见阳浮于外之症，如身热反不恶寒（但欲盖衣被）、面颊泛红等假热之象，属**真寒假热**，也称“格阳”。如主要表现为两颧泛红，即面红如妆，称为“戴阳”。

（2）阳盛格阴：指邪热过盛，深伏于里，阳气被遏，郁闭于内，不能外透布达于肢体，从而形成阴阳格拒、排斥，而格阴于外的一种病理状态。其临床除见身热、面红、气粗、烦躁等症外，又突然出现四肢厥冷（但身热不恶寒）、脉象沉伏（但沉数有力）等假寒之象，属**真热假寒**，也称“格阴”。

5. 阴阳亡失

阴阳亡失	病　机	临床表现
亡阳	机体的阳气发生突然性脱失，而致全身机能突然严重衰竭	**大汗淋漓、汗稀而凉、肌肤手足逆冷、精神疲惫、神情淡漠，甚则见昏迷、脉微欲绝**
亡阴	机体由于阴液发生突然性的大量消耗或丢失，而致阴精亏竭，滋养濡润功能丧失，全身机能严重衰竭	**汗出不止、汗热而黏、手足温、喘渴烦躁，或昏迷谵妄、身体干瘪、皮肤皱褶、目眶深陷、脉疾躁无力**

三、气血失常

1. 气的失常

（1）气不足：又称“气虚”，系指元气耗损，功能失调，脏腑功能衰退，抗病能力下降的病理状态。气不足，则推动、营养、防御等功能减弱。若某一脏腑之气不足，则表现为该脏腑功能减弱的虚证。如心气不足，推动血液运行的功能减弱；卫气不足，则易为外邪所侵袭。

（2）气行失常：指气的升降出入运行失常的病理状态。可概括为气滞、气逆、气陷、气闭和气脱等。

2. 血的失常

（1）血不足：又称“血虚”，是指血液不足或血的濡养功能减退的病理状态。

（2）出血：是指血液不循常道，流出脉外的病变。

（3）血瘀：是指血液的循行迟缓和不流畅的病理状态。血瘀可出现于不同部位，各有其特征。

3. 气血关系失调

（1）气滞血瘀：指气的运行郁滞不畅，以致血液循行障碍，继而出现血瘀的病理状态。

（2）气不摄血：指气虚不足，统摄血液循行的功能减退，血不循经，溢出于脉外，从而导致各种失血的病理状态。

（3）气随血脱：指在大量出血的同时或过后，气随血液的流失而脱散，从而形成气血两虚或气血并脱的病理状态。

（4）气血两虚：指气虚功能衰退与血虚组织器官失养同时存在的病理状态。

（5）气血失和，不荣经脉：指因为气血两虚，导致气血之间相互为用的功能失于调和，影响经脉、筋肉和肌肤的濡养，从而产生肢体筋肉等运动失常或感觉异常的病理状态。

四、津液代谢失常

1. 津液不足　常见口、鼻、皮肤干燥，大吐、大泻、多尿时所出现的目陷、螺瘪，甚则转筋等。若热病后期或久病伤阴，则见舌光红无苔或少苔，唇舌干燥而不引饮，形瘦肉脱，肌肤毛发枯槁，甚则肉脱，手足震颤、蠕动等临床表现。

2. 津液输布、排泄障碍　指津液得不到正常的输布，导致津液在体内环流迟缓，或在体内某一局部发生滞留，因之产生的津液不化、水湿内生、酿痰成饮的一系列病理状态。

3. 津液与气血关系失调

（1）水停气阻：指水液停留，导致气机阻滞的病理状态。

病　　证	临床表现
水饮阻肺	胸满咳嗽，喘促不能平卧
水饮凌心，阻遏心气	心悸心痛
水饮停滞中焦，阻遏脾胃气机	头昏困倦，脘腹胀满，纳化呆滞，恶心呕吐
水饮停于四肢，阻滞经脉气血运行	肢体沉困、胀痛

（2）气随液脱：指津液大量丢失，气失其依附而随津液外泄，导致暴脱亡失的病理状态。如《伤寒论·辨阳明病脉证并治》中所说的“发汗多，若重发汗者，亡其阳”，即汗出太过，津液外泄，阳气随之而亡失。《金匮要略心典》认为：“吐下之余，定无完气。”此指频繁而大量的呕吐、泄泻，则亦可使气随津液的耗伤而脱失。

（3）津枯血燥：指津液亏乏，甚则枯竭，从而导致血燥虚热内生，或血燥生风的病理状态。津枯血燥，常见心烦，鼻咽干燥，或五心烦热，口渴喜饮，肌肉消瘦，小便短小，舌红少津，脉细数等症。

（4）津亏血瘀：指津液亏损，血液循行郁滞不畅的病理状态。常见在原有津液不足基础上，出现舌质紫绛，或见瘀点、瘀斑。

五、内生“五邪”

1. 风气内动

风气内动	病　　机	临床表现
热极生风	邪热炽盛，煎灼津液，伤及营血，燔灼肝经，使筋脉失于濡养所致，属肝风内动的病理变化	痉厥、抽搐、鼻翼煽动、颈项强直、角弓反张、目睛上视，并常伴有高热、神昏、谵语
肝阳化风	肝肾阴亏，水不涵木，浮阳不潜，阴不制阳，导致肝之阳气升动无制，亢而化风	轻则可见筋惕肉瞤，肢麻震颤，眩晕欲仆，或发作口眼歪斜，或发为半身不遂，甚则血随气逆，猝然仆倒，或为闭厥，或为脱厥
阴虚风动	机体阴液枯竭，无以濡养筋脉，筋脉失养而变生内风	筋挛肉瞤、手足蠕动、潮热盗汗、五心烦热、低热颧赤
血虚生风	血液虚亏，导致肝血不足，筋脉失养，或血虚不能荣络	肢体麻木不仁，筋肉跳动，甚则手足拘挛不伸
血燥生风	津枯血少，失润化燥，肌肤失于濡养，经脉气血失于和调	皮肤干燥或肌肤甲错，并有皮肤瘙痒或落皮屑

2. 寒从中生

（1）阳虚则阴盛，阳虚则内寒自生。《难经·二十二难》说：“气主煦之。”指出机体阳气不足，产热减少，则温煦失职，阴寒内盛，从而使脏腑组织表现为病理性的功能减退，产生虚寒性的病理反应。出现畏寒肢冷、面色苍白、蜷卧喜暖、腹泻便溏、舌润不渴等阳热不足之症，其中以畏寒喜暖为其基本特征。

（2）阳气虚衰，气化功能减退或失司，人体水液代谢活动障碍，水液不得温化，从而导致阴寒性病理产物积聚或停滞的病理表现。《素问·至真要大论》说：“诸病水液，澄彻清冷，皆属于寒。”临床多见尿频清长，涕、唾、痰、涎稀薄清冷，或大便泄泻，或发水肿等病证。

3. 湿浊内生

（1）湿浊内生，是指由于脾的运化功能及输布津液功能减退或障碍，从而导致机体水谷津液代谢失调，引起水湿痰浊等蓄积停滞的病理状态。因内生之湿多因**脾虚**所致，故又称为“脾虚生湿”或“内湿”。故《素问·至真要大论》说：“诸湿肿满，皆属于脾。”

（2）内生之湿浊不仅是脾阳脾气虚损，津液不化而形成的病理产物，与肾的功能失调也有密切的关系。肾主水液，肾阳为人体诸阳之本，在肾阳虚损时，亦必影响脾之运化而导致湿浊内生。内湿病变，在于阻滞机体上、中、下三焦气机的通达，其病理表现常随湿邪阻滞部位的不同而各异，但仍以湿阻中焦脾胃为主，故脾虚湿困常是必见之症状。

4. 津伤化燥

（1）津伤化燥，是指机体津液不足，机体各部组织器官和孔窍失其濡润，从而产生干燥枯涩的病理状态。津伤化燥又称为“内燥”，临床多见干燥不润之病证，所以《素问·阴阳应象大论》说：“燥胜则干。”

（2）内燥病变，可发生于各脏腑组织，但以**肺**、**胃及大肠**为多见，大肠为燥金之腑而主津，胃为阳明燥土，故胃肠实热结滞，每易灼伤津液，以致胃肠津亏液少而致燥，则可见大便干结之症。肺为燥金之脏，司全身津液的敷布，肺气虚弱或肺本身阴津不足，水精不得宣发敷布，均能化燥。外感热邪或寒邪入里化热，也易耗伤肺之阴津，从而导致肺热叶焦，形成燥热阴虚之证，临床可见干咳无痰，甚则肺燥络伤，而见痰中带血或咯血之症。

◆ **提醒**：内湿多因脾虚所致，内燥以肺、胃及大肠为多见。

5. 火热内生

火热内生	病　　机
阳气过盛化火	机体阳盛有余，功能亢奋，转化为火热
邪郁化火	外感六淫，或痰湿、瘀血、食积等，阻滞气机，导致阳气的郁滞，气郁则生热化火，形成实热内结
五志过极化火	精神情志的刺激，使机体阴阳、气血和脏腑生理失衡，导致气机郁结，久则从阳化热，火热内生
阴虚火旺	精亏血少，阴液大伤则阳亢，因而虚热、虚火内生

（1）实火：火热内生中的实火多源于阳气有余，或邪郁化火，或五志过极化火等。其病势急速，病程亦较短，临床多见壮热面赤、口渴喜冷、小便黄赤、大便秘结，或口舌糜烂生疮，或舌红目赤，甚则神昏、狂躁、舌苔黄燥、脉洪数等症。

（2）虚火：多源于精亏血少，阴虚阳亢，虚火上炎。其病势一般缓慢，病程较长，其临床多见五心烦热，或骨蒸潮热，午后颧红，失眠盗汗，口燥咽干，眩晕耳鸣，舌红少苔，脉细数等症。

六、疾病传变

1. 疾病传变的形式

（1）病位传变。

（2）病性转化：**寒热转化**、**虚实转化**。

2. 影响疾病传变的因素　体质因素、病邪因素、地域因素和气候因素、生活因素。

单元测试

1. 决定病证虚实变化的主要病机是
A. 脏腑功能的盛衰
B. 阴阳之气的盛衰
C. 气血的盛衰
D. 正邪的盛衰
E. 邪气的有无
答案：D

2. “实”的病机最根本的是
A. 邪气亢盛
B. 正气不足
C. 气血失调
D. 瘀血阻滞
E. 痰浊壅滞
答案：A

3. 下列选项属虚证临床表现的是
A. 二便不通
B. 精神亢奋
C. 烦躁不宁
D. 二便失禁
E. 疼痛剧烈
答案：D

4. “大实有羸状”的病机是
A. 由实转虚
B. 实中夹虚
C. 真实假虚
D. 真虚假实
E. 虚实错杂
答案：C

5. 邪气亢盛，结聚于内，阻滞经络，气血不能外达所形成的病机是

A. 真实假虚
B. 由实转虚
C. 实中夹虚
D. 真虚假实
E. 因虚致实
答案：A
6. 在正气虚弱基础上，又产生了痰浊或瘀血等病理产物，所形成的病机是
A. 真实假虚
B. 由虚转实
C. 虚中夹实
D. 真虚假实
E. 因实致虚
答案：C
7. 阴盛格阳的证候是
A. 假寒证
B. 假热证
C. 实寒证
D. 实热证
E. 寒热错杂证
答案：B
8. 形成寒从中生的原因，主要是
A. 心肾阳虚，温煦气化无力
B. 肺肾阳虚，温煦气化失常
C. 脾肾阳虚，温煦气化失司
D. 肝肾阳虚，温煦气化失职
E. 胃肾阳虚，温煦腐化无力
答案：C
（9~10 题共用备选答案）
A. 实证
B. 虚证
C. 虚实夹杂证
D. 真虚假实证
E. 真实假虚证
9. 正气不足，邪气亢盛，其形成的病证是
答案：C
10. 邪气亢盛，正气不虚，其形成的病证是
答案：A
（11~12 题共用备选答案）
A. 实寒证
B. 虚寒证
C. 虚热证
D. 实热证
E. 寒热错杂证
11. 阳偏衰引起的病理变化是
答案：B
12. 阳偏盛引起的病理变化是
答案：D
（13~14 题共用备选答案）
A. 血液不足濡养功能减退
B. 血液循行迟缓或不畅或停滞
C. 血分有热，血行加速或迫血妄行
D. 气血失和，不荣经脉
E. 血随气逆，咯血或呕血
13. 血虚是指
答案：A
14. 血瘀是指
答案：B

第十三单元 防治原则

知识点概要

一、预防

1. 未病先防　指在未病之前，采取各种措施，做好预防工作，以防止疾病的发生。

（1）养生以增强正气。

（2）防止病邪侵害

1）避其邪气：邪气是导致疾病发生的重要条件，应该注意避免病邪的侵害。

2）药物预防：事先服食某些药物，可提高机体的免疫功能，有效地防止病邪的侵袭，起到预防疾病的作用。

2. 既病防变　疾病已经发生，则应争取早期诊断，早期治疗，采取控制疾病传变的方法，以防止疾病的发展，即“**先安未受邪之地**”。

（1）早期诊治。

（2）控制疾病的传变。

二、治则

1. 正治与反治

（1）正治：指采用与其疾病证候性质相反的方药进行治疗的原则。又称“逆治”。包括**寒者热之、热者寒之、虚则补之、实则泻之**等原则。

（2）反治：指顺从病证的外在假象而治的原则。又称“从治”。但究其实质，仍是在治病求本原则指导下针对疾病本质而进行的治疗。

反　治	定　义	适用病证
热因热用	以热治热，用热性药物来治疗具有假热征象的病证	阴盛格阳的**真寒假热证**
寒因寒用	以寒治寒，用寒性药物来治疗具有假寒征象的病证	阳盛格阴的**真热假寒证**
塞因塞用	以补开塞，用补益方药来治疗具有闭塞不通症状的病证	血虚的经闭、肾阳虚的尿少癃闭、脾虚的脘腹胀满、精血津液不足的便秘
通因通用	以通治通，用通利之方药治疗具有实性通泄症状的病证	瘀血所致的崩漏

◆ **提醒：**正治与反治为高频考点，注意其概念及适应证的区分。

2. 治标与治本

（1）缓则治其本：指在病情缓和、病势迁延、暂无急重病状情况下，即应着眼于疾病本质的治疗。

（2）急则治其标：指标病急重，甚则影响本病的治疗，则当先治，故急治其标病。如剧痛、大出血、二便不通等，均要首先治疗。

（3）标本兼治：指标病本病并重，或标本均不太急时，则当标本兼顾，予以治疗。

3. 扶正与祛邪

（1）扶正与祛邪的概念

1）扶正：即扶助正气，增强体质，提高机体的抗邪及康复能力。扶正多用补虚方法，适用于各种虚证。

2）祛邪：即祛除病邪，使邪去而正安。祛邪多用泻实的方法，适用于各种实证。

（2）扶正祛邪的运用

1）单纯扶正：适用于以**正气虚为主要矛盾而邪气亦不盛**的虚性病证或真虚假实证。

2）单纯祛邪：适用于以**邪实为主要矛盾而正气未衰**的实性病证或真实假虚证。

3）扶正与祛邪兼用：适用于正虚邪实之虚实夹杂病证。但在具体应用时，又有扶正为主兼顾祛邪和祛邪为主兼顾扶正之别。

4）先祛邪后扶正：适用于虽然**邪盛而正虚不甚尚耐攻伐**的病证。

5）先扶正后祛邪：适用于**正虚邪实以正虚为主**的病证。

4. 调整阴阳

（1）损其偏盛：即损其有余。主要适用于阴阳偏盛，即阴或阳一方过盛而有余的病证。如阳热亢盛的实热证，则应“治热以寒”，即用“热者寒之”之法。

（2）补其偏衰：即补其不足。主要适用于阴阳偏衰，即阴或阳一方虚损不足的病证。

1）阴虚不能制阳，则应滋阴以制阳，所谓“**壮水之主，以制阳光**”。

2）如阳虚不能制阴，则应补阳以制阴，所谓“**益火之源，以消阴翳**”。

3）根据阴阳互根互用的原理，在治疗阴阳偏衰病证时，还应注意“**阳中求阴**”或“**阴中求阳**”，即在补阴时应适当配用补阳药，在补阳时应适当配用补阴药。

（3）阴阳并补：指对阴阳两虚病证应用阴阳双补之法治疗。

（4）回阳救阴：指对阴阳亡失病证的治疗原则。亡阳者，当回阳以固脱；亡阴者，当救阴以固脱。

◆ **提醒：**阴虚证的治法为“壮水之主，以制阳光”，阳虚证的治法为“益火之源，以消阴翳”。“阴中求阳”“阳中求阴”为求谁谁虚，因此，“阴中求阳”为阳虚证的治法，“阳中求阴”为阴虚证的治法。

5. 调理气血

（1）气病治则

治　则	治　法
气虚则补	补气
气滞则疏	理气、行气、调气、舒气、利气、破气
气陷则升	补气升气
气逆则降	实证者当用降气之法，虚证者当用补气以降气之法
气脱则固	补虚与固涩
气闭则开	开窍（温开、凉开）

（2）血病治则

治　则	治　法
血虚则补	补血
血瘀则行	行血、活血
血脱则固	多用酸涩之剂，伍以益气药，取益气固脱之意
血寒则温	温经散寒、通经活络，或扶助阳气、补气活血
血热则凉	清热凉血和凉血止血
出血则止	采取不同的止血措施

（3）气血同病治则

1）气病治血：临床多在治气病药中加入治血之品，如补气时要顾其血弱与血瘀，降气或升气时要顾其血乱，使气血平和，相互协调。

2）血病治气：血病气必伤，血病须先治气，气和则血宁。如血虚者，补其气而血自生；血瘀者，补其气而血利；血溢者，益其气而血自止等。

6. 三因制宜

（1）因时制宜：即根据不同季节气候特点来考虑治疗用药的原则。如《内经》所说：“**用寒远寒，用凉远凉，用温远温，用热远热。食宜同法。**”

（2）因地制宜：即根据不同地区的地理环境特点，来考虑治疗和用药的原则，称为因地制宜。

1）我国东南一带，气候温暖潮湿，阳气容易外泄，人们腠理较疏松，易感外邪而致感冒，且一般以风热居多，故常用桑叶、菊花、薄荷一类辛凉解表之剂，即使外感风寒，也少用麻黄、桂枝等温性较大的解表药，而多用荆芥、防风等温性较小的药物，且分量宜轻。

2）西北地区，气候寒燥，阳气内敛，人们腠理闭塞，若感邪则以风寒居多，以麻黄、桂枝之类辛温解表多见，且分量也较重。

（3）因人制宜：即根据患者的**年龄**、**性别**、**体质**、**生活习惯**等不同特点，来考虑治疗用药的原则。

1）年龄：老年人生机衰退，气血阴阳亏虚，病多虚证或虚实夹杂，虚证宜补，攻邪宜慎，药量较青壮年为轻。小儿生机旺盛，但气血未充，脏腑娇嫩，易寒易热，易虚易实，病情变化较快，忌投峻剂，少用补益，药量宜轻。

2）性别：妇女有经、带、胎、产之别，用药宜慎。妊娠期间，凡峻下、破血、滑利、走窜等伤胎或有毒之品，当禁用或慎用。

3）体质：阳盛或阴虚之体，慎用温热之剂；阳虚或阴盛之体，则应慎用寒凉之药。

单元测试

1. 属于正治的是
A. 以寒治寒
B. 热因热用
C. 用寒远寒
D. 以补开塞
E. 以寒治热
答案：E
2. 反治法是
A. 顺从疾病的本质而治
B. 逆着疾病的症状而治
C. 逆其疾病的现象而治
D. 顺从疾病的假象而治
E. 反常的治疗方法
答案：D
3. 虚则补之属于
A. 逆治法
B. 从治法
C. 治标法
D. 反治法
E. 治本法
答案：A
4. 寒因寒用适用于
A. 真寒假热证
B. 表热里寒证
C. 真热假寒证
D. 寒热错杂证
E. 表寒里热证
答案：C
5. 脾虚运化无力所引起的腹部胀满，宜选用的治法是
A. 通因通用
B. 寒因寒用
C. 热因热用
D. 塞因塞用
E. 寒者热之
答案：D
6. 下列病证适用于急则治其标的是
A. 二便不通
B. 脾虚泄泻
C. 阳虚外寒
D. 阴虚内热
E. 气血两亏
答案：A
7. 肺痨咳嗽，咳嗽不甚时，应采取的主要治疗原则是
A. 治标
B. 治本
C. 标本兼治
D. 先治本后治标
E. 先治标后治本
答案：B
8. 下列选项，不属于“因人制宜”原则的是
A. 因性别不同而用药各异
B. 因居处环境不同而用药各异
C. 团体质不同而用药各异
D. 因年龄长幼不同而用药各异
E. 因生活习惯不同而用药各异
答案：B
9. 用寒远寒，用热远热，属于
A. 因病制宜
B. 因地制宜
C. 因人制宜
D. 因时制宜
E. 因证制宜
答案：D
（10~11 题共用备选答案）
A. 热因热用
B. 寒因寒用
C. 塞因塞用
D. 通因通用
E. 虚则补之
10. 对热结旁流应采用的治疗方法是
答案：D
11. 对真寒假热应采用的治疗方法是
答案：A
（12~13 题共用备选答案）
A. 实证
B. 虚证
C. 虚实夹杂
D. 虚中夹实
E. 实中夹虚
12. 扶正法适用于
答案：B
13. 祛邪法适用于
答案：A

第二章　中医诊断学

第一单元　绪　　论

知识点概要

中医诊断疾病的基本原则如下。

1. 整体审察　诊察疾病时，既要观察病人当前的、局部的、明显的病理改变，又要审察其全身情况及其外在环境，内外结合，整体与局部统一审察。

2. 诊法合参　诊察疾病时，要望、闻、问、切四诊并重，诸法参用，综合收集病情资料。

3. 病证结合　诊断疾病时，既要辨别所患的疾病，从疾病全过程、特征上认识疾病的本质，又要辨别所属的证候，从疾病当前的表现中判断病变的位置与性质，把辨病与辨证结合起来，全面认识疾病的本质。

单元测试

1. 中医诊断的基本原则是
A. 整体审察，诊法合参，病证结合
B. 辨证求因，审因论治，脉症合参
C. 司外揣内，见微知著，以常衡变
D. 证候转化，病证结合，辨证求因
E. 证候真假，证候错杂，诊法合参
答案：A

2. 下列各项，属于中医诊断基本原则的是
A. 整体审察
B. 司外揣内
C. 辨病论治
D. 辨证论治
E. 望闻问切
答案：A

第二单元　问　　诊

知识点概要

一、问寒热

1. 恶寒发热　恶寒与发热同时出现，是表证的特征性症状。为外邪侵袭肌表，正气与邪气相互斗争，卫气宣发失常所致。

表　现	意　义
恶寒重发热轻	是**风寒表证**的特征，由外感风寒之邪所致
发热重恶寒轻	是**风热表证**的特征，由外感风热之邪所致
发热轻而恶风	是**伤风表证**的特征，由外感风邪所致

2. 但寒不热　只感觉冷而不发热，是寒证的特征性症状。为感受寒邪，或阳气不足而阴寒内生所致。

（1）新病恶寒，因感受寒邪较重，或阴寒直中脏腑经络，阳气被遏所致，主**实寒证**。

（2）久病畏寒，因阳气虚衰，形体失于温煦所致，主**里虚寒证**。

3. 但热不寒　只觉发热而无畏寒之感，是热证的特征性症状。为阳盛或阴虚所致。

（1）壮热：高热持续不退，体温在39℃以上，不恶寒反恶热的症状。因风热内传，或风寒入里化热，正邪相搏，阳热炽盛所致，属里实热证。

（2）潮热：定时发热，或定时热势加重，如潮汐之有定时的症状。

热　型	表　现	意　义
日晡潮热	日晡申时（下午3~5时）热势较高	胃肠燥热内结所致，常见于**阳明腑实证**，故又称阳明潮热
午后潮热	午后发热明显，身热不扬	湿遏热伏所致，属**湿温潮热**
午后或夜间潮热	午后或入夜低热，或五心烦热，骨蒸发热（有热自骨内向外透发的感觉，又称骨蒸潮热）	阴虚火旺所致，为**阴虚潮热**

（3）微热：发热不高，体温一般在38℃以下，或仅自觉发热的症状。发热持续时间较长，见于温病后期和某些内伤杂病，可见于气虚、阴虚及气郁等证。

4. 寒热往来　恶寒与发热交替发作的症状。常因外感病邪至半表半里阶段，正邪相争，互为进退所致，见于少阳病和疟疾，属**半表半里证**。

◆ **提醒：**恶寒与发热同时出现为表证；只觉冷而不发热为寒证；只觉发热而无畏寒之感为热证。

二、问汗

汗　证	表　现	意　义
自汗	醒时经常汗出，活动后更甚	因阳气亏虚，不能固护肌表，津液外泄所致，多见于**气虚证和阳虚证**
盗汗	睡则汗出，醒则汗止	因阴虚阳亢而生内热，入睡则卫阳由表入里，肌表不固，内热加重，蒸津外泄而汗出；醒后卫阳由里出表，内热减轻而肌表得以固密，故汗止。属**阴虚证**。若**气阴两虚者，常自汗、盗汗并见**
绝汗	病情危重时，大汗不止，每可导致亡阴或亡阳，又称脱汗	若冷汗淋漓如水，伴面色苍白，肢冷脉微者，为阳气亡脱，津随气泄之象，属亡阳之汗；汗热而黏如油，伴躁扰烦渴，脉细数疾者，为内热逼涸竭之阴津外泄所致，属亡阴之汗
战汗	先见恶寒战栗而后汗出	常见于温病或伤寒邪正剧烈斗争的阶段，是**疾病发展的转折点**。若汗出热退，脉静身凉，为邪去正安的佳兆；汗后身热不减，烦躁不安，脉疾者，为邪胜正衰之危候

三、问疼痛

1. 疼痛的性质

疼　痛	表　现	意　义
冷痛	疼痛有冷感而喜暖	寒邪阻滞经络，或阳气亏虚而脏腑经络失于温煦所致，属寒证
灼痛	疼痛有灼热感而喜凉	阳热炽盛，或阴虚火旺所致，属热证
走窜痛	疼痛部位游走不定，或走窜攻冲作痛	胸胁脘腹窜痛，多由气滞所致，属气滞证；四肢关节疼痛游走不定，为痹病，因风邪偏盛所致，属风胜行痹证
固定痛	疼痛部位固定不移	胸胁脘腹等处固定作痛，多是瘀血为患，属血瘀证；四肢关节固定作痛，多因寒湿、湿热阻滞或热壅血瘀所致
胀痛	疼痛兼有胀感	时发时止、气泄得缓，为气机郁滞，气滞不通所致，属**气滞证**。但头目胀痛，则多因肝阳上亢或肝火上炎所致

续 表

疼痛	表现	意义
刺痛	疼痛如针刺	痛处多固定而拒按，为瘀血阻滞，血行不畅所致，属**血瘀证**
重痛	疼痛兼有沉重感	湿邪困阻气机而致，属湿证。但头部重痛，亦可因肝阳上亢，气血上壅所致
酸痛	疼痛兼有酸软感	因湿邪侵袭肌肉关节，气血运行不畅所致，属湿证。亦可因肾虚骨髓失养，或剧烈运动后肌肉疲劳引起
绞痛	疼痛剧烈如刀绞割	因**有形实邪（如瘀血、蛔虫、结石等）闭阻气机**，或寒邪凝滞气机所致，属实证、寒证
空痛	疼痛兼有空虚感	因气血精髓亏虚，脏腑经络失养所致，属虚证
隐痛	疼痛不甚剧烈，绵绵不休，但尚可忍耐	为精血亏损或阳气不足，脏腑经络失养所致，属虚证
掣痛	抽掣牵引作痛，由一处连及他处疼痛	因血虚经脉失养，或寒凝经脉阻滞所致

2. 疼痛的部位

（1）头痛

1）部位

部位	归经
前额部疼痛连及眉棱骨者	**阳明经**
头部两侧疼痛者	**少阳经**
后头枕部疼痛连及项部者	**太阳经**
巅顶痛者	**厥阴经**

2）病程：病程短、头痛剧烈、痛无休止者，为外感所致，属实证。病程长、头痛较缓、时痛时止者，为内伤头痛，多属虚证；亦有因肝阳上亢、痰浊上扰、瘀血阻滞所致者，属实证或虚实夹杂证。

（2）胸痛

1）胸前“虚里”部位作痛，或心痛彻背，掣及左肩、左臂者，病在心。

2）胸膺作痛，伴咳嗽者，病在肺。

（3）胁痛：胁的一侧或两侧疼痛的症状。与肝胆病变有密切关系，如肝郁气滞、肝胆湿热、肝胆火盛以及悬饮等病证。

（4）胃脘痛

1）进食后疼痛加剧者，为实证，可因寒、热、食积、气滞和瘀血等致胃失和降所致。

2）进食后疼痛缓解者，为虚证，因胃阴虚，或胃阳不足致胃失所养所致。

（5）腹痛

部位	意义
大腹痛（脐以上部位）	脾胃及肝胆病变
脐腹痛（脐周围部位）	小肠和脾的病变
小腹痛（脐下正中部位至耻骨毛际以上的部位）	肾、大小肠、膀胱、女子胞宫的病变
少腹痛（小腹两侧部位）	肝经不畅或大肠的病变

四、问头身

头晕，指自觉头脑眩晕的感觉，轻者闭目自止，重者感觉自身或眼前景物旋转，不能站立的症状。

（1）头晕胀痛，伴口苦易怒、舌红、脉弦数者，为肝火上炎所致。

（2）头晕而重，如物缠裹，伴痰多、苔腻者，为痰湿内阻所致。

（3）外伤后头晕刺痛者，属瘀血阻滞所致。

（4）头晕胀痛，头重脚轻，伴耳鸣目花，腰膝酸软，舌红少苔，每因恼怒而加剧者，为肝阳上亢证。

（5）头晕面白，伴神疲体倦，舌淡脉细，每因劳累而加重者，为气血亏虚、肾精不足所致。

五、问耳目

1. 问耳

（1）耳鸣：自觉耳内鸣响，妨碍听力的症状。

1）突发耳鸣，声大如雷，或如蛙叫，或如潮声，按之鸣声不减者，因肝胆火盛、痰火壅结、气血瘀阻、风邪上袭及药毒损伤耳窍所致，属实证。

2）渐觉耳鸣，声音细小，如闻蝉鸣，按之鸣声减轻或暂止者，常因肾精亏虚、肝肾阴血亏虚、脾气亏虚等致耳窍失养所致，属虚证。

（2）耳聋：听力减退，甚至听觉完全丧失的症状。

1）新病耳暴聋，如棉塞耳者，因外邪或肝胆之火循经上扰所致，属实证。

2）久病耳渐聋者，因精气虚衰，清窍失充所致，属虚证。

2. 问目　目眩，俗称眼花，指自觉视物旋转动荡，如坐舟车，或两眼发黑，眼冒金花，或眼前如有蚊蝇飞动的症状。因常兼头晕，故合称为眩晕。

（1）目眩，兼面赤、头胀、头痛、头重等，为风火上扰、痰湿上蒙、肝火上炎所致，属实证。

（2）目眩，伴神疲、气短或头晕、耳鸣等，为中气下陷，清阳不升，或肝肾不足，精血亏虚所致，属虚证。

六、问睡眠

1. 失眠　经常不易入睡，或睡而易醒，难以复睡，或时时惊醒，睡不安宁，甚至彻夜不眠的症状。由于机体阴阳平衡失调，阴虚阳盛，阳不入阴，神不守舍所致。

	表　现	意　义
虚证	伴心悸心烦、腰酸耳鸣	阴虚火旺证
	伴多梦易醒、心悸、神疲、食少	心脾两虚证
	伴多梦易惊、胆怯心悸	心虚胆怯证
实证	伴心烦、口干、舌燥	心火炽盛证
	伴急躁易怒、头胀头晕	肝郁化火证
	伴胸闷心烦、泛恶嗳气	痰热内扰证
	伴嗳腐吞酸、脘腹胀满	食滞胃脘证

2. 嗜睡　不论昼夜，精神疲倦，睡意很浓，经常不自主地入睡的症状。多因机体阴阳平衡失调，阳虚阴盛，或痰湿内盛所致。

1）困倦嗜睡，伴头目昏沉、脘痞肢重者，为痰湿困脾所致。

2）饭后困倦嗜睡，伴纳呆腹胀、少气懒言者，为脾虚失运所致。

七、问饮食口味

1. 口渴与饮水

（1）口渴多饮：口干渴欲饮水，且饮水量多的症状。多因津液耗伤，脏腑、组织、官窍失其润养所致，属燥证、热证。

表　现	意　义
大渴喜冷饮，伴壮热，大汗出	**里热证**
口渴咽干，夜间尤甚，伴颧红盗汗，五心烦热	**阴虚火旺证**
口渴多饮，伴多尿，多食易饥，体渐消瘦	**消渴病，肺燥津伤，消烁肺胃肾之气阴**

（2）渴不多饮：自觉口干渴，但又不欲饮水或饮水不多的症状。

表　现	意　义
口渴而不多饮，伴身热不扬，身重脘闷，苔黄腻	**湿热证**
口渴饮水不多，伴身热夜甚，心烦不寐，舌红绛	**热入营血证**
口渴喜热饮，饮水不多，或水入即吐	**痰饮内停证**
口干，但欲漱水不欲咽，兼舌紫暗或有紫斑	**瘀血内阻证**

◆ **提醒：口渴与饮水为高频考点，重点掌握。**

2. 食欲与食量

（1）食欲减退：又称不欲食、食欲不振、纳呆，进食欲望减退，甚至无饥饿感或不想进食的症状。主要是脾胃病变的反映，或是其他脏腑病变影响脾胃功能的表现。

表　现	意　义
新病食欲减退	邪气影响脾胃功能，正气抗邪的保护性反应
久病食欲减退，伴食后腹胀，面黄肢倦	脾胃虚弱，无力腐熟运化所致，属脾胃虚弱证
食少纳呆，伴脘闷腹胀、身重、苔腻	湿邪困脾，脾失健运所致，属湿盛困脾证
纳呆少食，嗳腐食臭，脘腹胀闷	饮食不节，停滞胃脘所致，属食滞胃肠证

（2）厌食：或称恶食，指厌恶食物，甚至恶闻食味的症状。

表　现	意　义
厌食，兼嗳气酸腐、脘腹胀闷	食滞胃肠证
厌食油腻，伴胁肋灼热胀痛	湿热蕴滞肝胆，肝失疏泄，脾失健运所致，属肝胆湿热证
孕妇若有厌食反应	多因妊娠后冲脉之气上逆，影响胃之和降，其轻者多属妊娠早期的生理现象，但严重者可影响胎儿或并发多种疾病

（3）消谷善饥：食欲过于旺盛，进食量多，但食后不久即感饥饿的症状。

1）消谷善饥，兼口干渴、形体消瘦、大便秘结者，属**胃火炽盛证**。

2）消谷善饥，形体反见消瘦，伴多饮、多尿者，属**消渴病**。

（4）饥不欲食：虽有饥饿感，但不想进食，或勉强进食，量亦很少的症状。因胃阴不足，虚火内扰所致，属**胃阴虚证**。此外，蛔虫内扰，亦可见饥而不欲食的症状。

3. 口味

口　味	表　现	意　义
口淡	味觉减退，口中乏味，甚至无味	脾胃阳气亏虚，或寒邪湿邪困阻脾胃，运化腐熟功能低下所致，属**脾胃虚弱或寒湿困脾证**

续　表

口　味	表　　现	意　　义
口甜	自觉口中有甜味	过食肥甘，滋生湿热，或外感湿热，蕴结脾胃所致，属**脾胃湿热证**
口黏腻	自觉口中黏腻不爽	伴舌苔厚腻，由湿浊停滞、痰饮食积所致，属**湿证、痰饮证和食滞胃肠证**
口酸	自觉口中有酸味，或泛酸，甚则闻之有酸腐气味	若口中发酸，或嗳气酸腐，甚则吞酸，伴脘腹痞闷胀满、胃中有灼热感、舌苔厚腻者，属食滞胃肠证；嗳气吞酸，伴脘胁满痛、性急易怒者，属**肝胃不和证**
口涩	自觉口中有涩味，如食生柿子	多与舌燥同时出现，为燥热伤津，或热阳偏盛，气火上逆所致，属**燥证、热证**
口苦	自觉口中有苦味	见于心火上炎或肝胆火旺，胆气上逆的病证，属**热证**
口咸	自觉口中有咸味	肾虚，或寒水上泛所致，属**肾虚、寒证**

八、问二便

1．大便

（1）便次异常

表　　现		意　　义
便秘	便秘，兼见腹胀满拒按、壮热、舌红	因热结肠道，津液亏少所致，属肠热腑实证
	便干，兼咽干、少苔	为阴血不足，肠失濡润所致，属阴虚证
	便秘，兼畏寒喜热	因阳虚寒凝致肠道气机不畅而成，属阳虚寒凝证
	有便意，但临厕努挣难出，或大便难解，便后乏力	因气虚传送无力所致，属**脾肺气虚证**
泄泻	腹痛泄泻，泻后痛减，便臭如败卵，兼嗳腐酸臭	因饮食所伤，属**伤食证**
	泻下急迫，泻而不爽，色黄糜秽臭，伴肛门灼热	系感受湿热之邪所致，属**大肠湿热证**
	腹痛作泄，泻后痛减，与情志有关	因情志失调，脾失健运所致，属肝郁脾虚证
	五更腹痛泄泻，泻后则安	为阳虚而大肠传导失常所致，属**脾肾阳虚证**
	便溏，兼纳少、腹胀	因脾虚失运所致，属脾气虚证

（2）便质异常

便质异常	表　　现	意　　义
完谷不化	大便中含有较多未消化食物	病久体弱见之，多为**脾肾阳虚**；新起者，多为**食滞胃肠**
溏结不调	大便时干时稀	**肝郁脾虚证**
	大便先干后溏	**脾虚证**
脓血便	大便中含有脓血黏液	多见于痢疾和肠癌，常因湿热疫毒等邪，积滞交阻肠道，肠络受损所致，属肠道湿热证
便血	血自肛门排出，血随便出，或便血杂下，或便黑如柏油状，或单纯便血	血附在大便表面或于排便前后滴出，血色鲜红者，称“近血”，病在大肠、肛门，因风火湿热为病，属热证、实证，病较轻浅。便血血色暗红或紫黑，或色黑如柏油状者，称“远血”，病在小肠和胃脘，由饮食劳倦，损伤脏气，脏腑阴阳失调所致，病情深重，虚证居多

◆ **提醒：**大便时干时稀，为肝郁脾虚；先干后溏，为脾虚。

2．小便　健康成人日间排尿3~5次，夜间0~1次，每昼夜总尿量1000~1800ml。

（1）尿次异常

1）小便频数

a. 新病小便频数，短赤而急迫者，因湿热蕴结膀胱所致，属实证。
b. 久病小便频数，量多色清，夜间明显者，由肾阳不足，肾气不固，膀胱失约所致，属虚证。
2）癃闭：小便不畅，点滴而出者为癃；小便不通，点滴不出者为闭。合称为癃闭。
a. 久病或年老，因肾阳气虚，气化不利所致者，属虚证。
b. 因湿热下注，或瘀血、结石、败精阻滞，膀胱气化失司，尿路阻塞而成者，属实证。
（2）尿量异常
1）尿量增多
a. 小便清长、量多者，因阳虚不能蒸化水液，水津直趋膀胱所致，属虚证、寒证。
b. 多尿、多饮而形体消瘦者，为消渴病。
2）尿量减少
a. 小便短少而赤者，因热盛津伤所致，属热证。
b. 小便量少，伴身体浮肿者，由脏腑功能失常，气化不利，水湿内停所致，属虚证或虚实夹杂证。
（3）排尿感异常

排尿感异常	表　现	意　义
尿道涩痛	排尿时自觉尿道灼热疼痛，小便涩滞不畅	是湿热下注所致的淋证
尿后余沥	尿后仍有余溺点滴不净	因**肾气虚弱**所致，常见于老年或久病体衰者
小便失禁	小便不能随意控制而自行溢出	肾气不固证
遗尿	成人或3岁以上小儿常于睡中不自主地排尿	肾气不固证

单元测试

1. 消谷善饥的临床意义是
A. 胃火炽盛
B. 胃阴不足
C. 脾胃虚弱
D. 脾胃湿热
E. 脾阳虚衰
答案：A
2. 口中泛酸的临床意义是
A. 胃肠积滞
B. 脾胃湿热
C. 宿食不化
D. 肝胆湿热
E. 肝胃郁热
答案：E
3. 口中甜而黏腻的临床意义是
A. 痰饮内停
B. 脾虚湿阻
C. 饮食停滞
D. 肝胆湿热
E. 脾胃湿热
答案：E
4. 前额部连眉棱骨痛，多属
A. 阳明经头痛
B. 少阳经头痛
C. 太阳经头痛
D. 厥阴经头痛
E. 太阴经头痛
答案：A
5. 巅顶痛者，多属
A. 阳明经头痛
B. 少阳经头痛
C. 太阳经头痛
D. 厥阴经头痛
E. 太阴经头痛
答案：D
6. 患者夜寐不安，腹胀、嗳气酸腐的临床意义是
A. 心肾不交
B. 心脾气血虚
C. 胆郁痰扰
D. 食滞内停
E. 痰湿内盛
答案：D
7. 病人味觉减退，口中乏味，甚至无味的临床意义是
A. 脾胃虚弱
B. 脾胃湿热或脾虚
C. 痰热内盛、湿热蕴脾或寒湿困脾
D. 肝胃郁热或饮食停滞
E. 燥热伤津或脏腑热盛

答案：A

8. 发热为午后夜间低热的临床意义是

A. 阳明腑实

B. 阴虚火旺

C. 湿温内蕴

D. 温病入营

E. 热邪客表

答案：B

9. 视物旋转动荡，如在舟车之上，称为

A. 目昏

B. 目痒

C. 目眩

D. 雀目

E. 内障

答案：C

10. 患者大便时干时稀的临床意义是

A. 脾虚、肾虚或食滞胃肠

B. 肝郁脾虚

C. 湿热疫毒，阻滞肠道，肠络受损

D. 气不摄血或胃肠积热、湿热蕴脾、气血瘀滞

E. 脾虚中气下陷

答案：B

11. 大便中夹有不消化的食物，酸腐臭秽，其常见病因是

A. 肝脾不调

B. 寒湿内盛

C. 大肠湿热

D. 脾胃虚弱

E. 食滞胃肠

答案：E

（12~13 题共用备选答案）

A. 盗汗

B. 自汗

C. 半身汗

D. 战汗

E. 头汗

12. 上焦热盛可见

答案：E

13. 中焦湿热可见

答案：E

（14~15 题共用备选答案）

A. 恶寒重发热轻

B. 发热轻而恶风

C. 发热重恶寒轻

D. 但寒不热

E. 寒热往来

14. 风寒表证的特征是

答案：A

15. 伤风表证的特征是

答案：B

（16~17 题共用备选答案）

A. 胀痛

B. 刺痛

C. 重痛

D. 掣痛

E. 闷痛

16. 实邪闭阻气机疼痛的特点为

答案：A

17. 湿邪困遏气机疼痛的特点为

答案：C

（18~19 题共用备选答案）

A. 口渴喜冷饮

B. 口渴饮水少

C. 口渴喜热饮

D. 饮水即吐

E. 口干但欲漱水不欲咽

18. 热结津伤证口渴的特点为

答案：A

19. 瘀血内阻证口渴的特点为

答案：E

第三单元　望　诊

知识点概要

一、望神

神色	表现	意义
得神	神志清楚，语言清晰，面色荣润，含蓄不露，表情自然，两目灵活，明亮有神，反应灵敏，活动自如，呼吸平稳，肌肉不削	提示精气充盛，体健神旺，为健康者的表现。若有病，则提示精气未衰，病轻易治，预后良好

续 表

神色		表现	意义
失神	**精亏神衰**	精神萎靡，甚则意识模糊，语声低微，面色无华，晦暗暴露，两目晦暗，呆滞无光，反应迟钝，动作艰难，呼吸气微或喘促，形体消瘦，甚至骨枯肉脱，手撒尿遗	提示精气大伤，机能衰减，多见于慢性久病之人，预后不良
	邪盛神乱	壮热烦躁，四肢抽搐，或神昏谵语，循衣摸床，撮空理线，或猝倒神昏，两手握固，牙关紧闭等	提示邪气亢盛，热扰神明，机能严重障碍，多见于急性病人，病情较重
假神		本已神昏或精神极度萎靡，突然神识似清，想见亲人，或言语不休，但精神烦躁不安；本为面色晦暗，却一时出现两颧泛红如妆；本为目光晦滞，突然目光转亮而外露；原本身重难动，忽思起床活动，但并不能自己转动；本来毫无食欲，及不能食，突然索食，且饮食增多，甚者暴食等	提示**脏腑精气极度衰竭，正气将脱，阴不敛阳，虚阳外越，阴阳即将离决**，属病危，常是重病病人临终前的预兆

◆ **提醒：**区别假神与病情好转的最主要依据是局部症状好转与整体病情恶化不相符合。

二、望面色

1. 常色与恶色

（1）常色：健康人面部的色泽。其特点是明润、含蓄。

1）主色：人之种族皮肤的正常色泽。主色为人生来就有的基本肤色，属个体素质，终生基本不变。但因种族、禀赋的原因，可有偏赤、白、青、黄、黑的差异。

2）客色：因外界因素（如季节、昼夜、阴晴等）的不同，或生活条件的差异，而有相应变化的正常肤色。

（2）病色：疾病状态时的面部色泽。其特点是晦暗、暴露。反映脏腑功能失常，或气血阴阳失调，或精气衰败，或邪气内阻等病理变化。

2. 五色主病

（1）赤色：**主热证，也可见于戴阳证**。为血液过度充盈脉络所致。

1）满面通红者，因邪热亢盛，血行加速，脉络扩张充盈所致，属实热证。

2）午后两颧潮红者，由阴虚阳亢，虚火上炎所致，属**阴虚证**。

3）久病重病面色苍白，仅颧红如妆，游移不定者，属戴阳证。因肾阳虚衰，阴盛格阳，虚阳上越所致。

（2）白色：**主虚证（气虚、血虚、阳虚）、寒证、失血**。

1）面色淡白无华，唇舌色淡者，属血虚或失血证。

2）面色㿠白，属**阳虚证**；若伴虚浮，则属**阳虚水泛证**。

3）面色苍白，属**阳气暴脱、气血暴脱或阴寒内盛证**。

（3）黄色：主**脾虚、湿证**。

黄色	表现	意义
萎黄	面色淡黄，枯槁无泽	**脾胃气虚证**
黄胖	面黄而浮肿	**脾虚湿蕴证**
黄疸	**色黄鲜明如橘皮色**	**阳黄，主湿热证**
	面黄晦暗如烟熏	**阴黄，主寒湿证**

（4）青色：**主寒证、痛证、血瘀、惊风**。

1）面色淡青或青黑者，属寒证，常伴有剧烈疼痛。

2）面色青灰，口唇青紫，属心脉瘀阻证，多伴有心胸刺痛等症。

3）小儿高热，见两眉之间、鼻柱、唇周色青，为热闭心神所致，为惊风先兆。

（5）黑色：**主肾虚、寒证、水饮、血瘀、剧痛**。

1）面黑暗淡，属**肾阳虚证**。面黑干焦，属**肾阴虚证**。

2）眼眶周围发黑，属肾虚水饮，或寒湿下注的带下病证。

3）面色黧黑，肌肤甲错，为瘀血所致。

三、望形态

1. 望形体

（1）体强：指身体强壮。表现为骨骼粗大，胸廓宽厚，肌肉充实，皮肤润泽，筋强力壮等。为形气有余，说明体魄强壮，内脏坚实，气血旺盛，抗病力强，不易生病，虽病易治，预后较好。

（2）体弱：指身体衰弱。表现为骨骼细小，胸廓狭窄，肌肉瘦削，皮肤干枯，筋弱无力等。为形气不足，说明体质虚衰，内脏脆弱，气血不足，抗病力弱，容易患病，病后难治，预后较差。

（3）肥胖：体重超过正常标准20%者。其特点是头圆形，颈短粗，肩宽平，胸厚短圆，大腹便便，体形肥胖。

1）胖而能食，肌肉坚实，为形盛有余，身体健康。

2）肥而食少，肉松皮缓，是形盛气虚，属脾虚湿盛证。

（4）消瘦：体重明显下降，较标准体重减少10%以上者。其特点是头长形，颈细长，肩狭窄，胸狭平坦，大腹瘦瘪，体形瘦长。

形瘦食少，属脾胃虚弱证。形瘦食多，属胃火炽盛证。

2. 望姿态

（1）动静姿态：喜动者，多属阳证、热证、实证。喜静者，多属阴证、寒证、虚证。

（2）体位变化

体　位	表　　现	意　　义
坐形	坐而仰首，胸胀气粗	肺实气逆证
	坐而喜俯，少气懒言	肺虚体弱
卧式	卧时面常向外，仰面躁动，身轻易转，揭去衣被	阳证、实证、热证
	卧时面常向内，蜷缩静卧，身重难转，喜加衣被	阴证、寒证、虚证
立姿	站立不稳，其态似醉，常并见眩晕	肝风内动或脑有病变
	不耐久立，站立时常欲依靠他物支撑	气血虚衰所致，属虚证
特殊姿态	行走时突然止步，以手护心胸，不敢动，面色青灰，口唇青紫	心脉痹阻的真心痛
	以手护脘腹，俯身前倾	脘腹痛
	以手护腰，弯腰曲背，行动艰难	腰腿病

（3）异常动作

异常动作	表　　现	意　　义
抽搐	四肢抽搐，角弓反张，项背强急，两目上视，甚至口噤	属痉病，为外邪侵袭，壅滞经脉，或热极生风，或久病阴血耗伤，筋脉失养所致，属肝风内动证
颤动	睑、面、唇、指（趾）颤动	见于外感急性热病，为动风先兆；见于内伤久病虚证，属阴血亏虚，筋脉失养，虚风内动之证
偏瘫	猝然跌倒，半身不遂，口眼歪斜者	属中风病，为风中经络，或中风后遗症
痿软	肢体软弱无力，行动不便，运动失灵，甚则肌肉松弛萎缩	为痿证，可因湿热浸淫，筋脉弛缓，或脾胃虚衰，化源不足，或热伤肺津，筋脉失养，或肝肾亏虚，精血不足所致

续 表

异常动作	表　现	意　义
强直	关节拘挛，屈伸不利，肢体动作困难，甚则伴见疼痛、肢麻、重着	属痹病，为风寒湿邪阻闭经络所致

四、望头面五官

1. 望头面

（1）头形：正常人的头颅大小随年龄不同而异，头颅的大小异常和畸形，多见于正值颅骨发育期的婴幼儿。头颅的大小以头围来衡量，一般新生儿约 34cm，6 个月时约 42cm，1 周岁时约 45cm，2 岁时约 47cm，3~4 岁约增加 1.5cm。明显超出此范围者，均属于病态。

头　形	表　现	意　义
头大	小儿头颅均匀增大，呈圆形，颅缝裂开，面部较小，常伴发育迟缓，智力低下	先天不足，肾精亏损，水液停聚于脑
头小	小儿头颅狭小，头顶尖圆，颅缝早合，伴智力低下	肾精不足，颅骨发育不良
方形	小儿前额左右突出，头顶平坦，颅呈方形	先天不足，后天失养，颅骨发育不良

（2）囟门：是婴幼儿颅骨接合不紧所形成的骨间隙，有前囟、后囟之分。前囟呈菱形，在出生后 12~18 个月内闭合。后囟呈三角形，在出生后 2~4 个月内闭合。

囟　门	表　现	意　义
囟填	囟门突起	属实证，常因温病火邪上攻，或脑髓有病，或颅内水液停聚所致。但小儿哭泣时囟门暂时突起者属正常，不作病论
囟陷	囟门凹陷	因吐泻伤津、气血不足和先天精气亏虚、脑髓失充所致，属虚证。但 6 个月以内婴儿囟门微陷属正常范围
解颅	囟门迟闭	肾气不足，发育不良，多见于佝偻病患儿，常兼“五软”（头软、项软、手足软、肌肉软、口软）、“五迟”（立迟、行迟、发迟、齿迟、语迟）等症

（3）头发：正常人头发分布均匀，疏密适中，其颜色随人种而异，我国人发多乌黑润泽，柔软不脱，是肾气充盛，精血充足之征。

表　现		意　义
发黄	大病之后，或慢性虚损病人，发黄稀疏而细，干枯，缺乏光泽，易折易落	精血不足证
	小儿发结如穗，枯黄无泽	疳积病，因先天不足或后天失养所致
发白	伴耳鸣、腰膝酸软	肾精亏损
	伴失眠健忘	劳神伤血所致
脱发	青壮年头发稀疏易落，兼眩晕健忘、腰膝酸软	肾虚早衰之证
	脱发伴有头皮发痒、多屑、多脂	血热化燥所致
	头发突然片状脱落，显露圆形或椭圆形光亮头皮，称为斑秃	血虚受风所致

2. 望目

（1）目部的脏腑相关部位

1）瞳仁：称为**水轮**，属肾。

2）黑睛：称为**风轮**，属**肝**。

3）两眦血络：称为**血轮**，属**心**。

4）白睛：称为**气轮**，属**肺**。

5）眼睑：称为**肉轮**，属**脾**。

（2）目形

表　现		意　义
目胞浮肿		多为水肿的表现。系脾湿不运，水湿内停所致。健康人低枕睡眠后出现一时性胞睑微肿，不属病态
眼窝凹陷		多见于吐泻之后，为津伤液脱或气血不足所致
眼球突出	兼喘咳上气	肺胀，为痰浊阻肺，肺气不宣，呼吸不利所致
	兼颈前肿块，急躁易怒	瘿气，因肝郁化火，痰气郁结所致
针眼	睑缘肿起结节如麦粒，红肿较轻	皆为风热邪毒或脾胃蕴热上攻于目所致
眼丹	胞睑漫肿，红肿较重	

（3）目态：正常人瞳孔圆形，双侧等大，直径为3~4mm，对光反应灵敏，眼球运动随意灵活。

1）瞳孔缩小：多属肝胆火炽所致，或劳损肝肾，虚火上扰。亦可见于中毒，如川乌、草乌、毒蕈、有机磷农药等中毒所致。某些西药可导致药物性瞳孔缩小。

2）瞳孔散大：常见于眼部疾病，亦可见于杏仁中毒，以及某些西药导致的药物性瞳孔散大。一侧瞳孔逐渐散大，可见于温热病热极生风证，中风、颅脑外伤或颅内肿瘤等病人，属危候。危急重症病人，两侧瞳孔完全散大，为脏腑功能衰竭、阴阳即将离决、濒临死亡的重要指征之一。

3）目睛凝视

目睛凝视	表　现	意　义
瞪目直视	两眼固定前视	常兼神昏抽搐，因精血受伤，筋脉失养，脏腑精气将绝，属病危
戴眼反折	两眼上视，不能转动	常兼项强抽搐，角弓反张，多见于**惊风、痉厥或为脏腑精气衰极而肝风内动之危候**
横目斜视	两目固定侧视	亦属肝风内动之危重证候。但也有先天者，应予区别

4）昏睡露睛：指昏昏欲睡，睡时胞睑未闭而睛珠外露的症状。属脾胃虚衰，或吐泻伤津和慢脾风的患儿。

5）眼睑下垂：指胞睑无力张开而上睑下垂的症状。双睑下垂者，为**先天不足，脾肾亏虚**所致。单睑下垂者，或双睑下垂不一，因脾气虚衰，或外伤所致。

3. 望齿龈

（1）牙齿

1）色泽：正常人牙齿洁白润泽而坚固，是肾气充足，津液未伤的表现。

表　现	意　义
牙齿干燥	为热盛伤津，胃阴已伤所致
齿燥如石	是胃肠热极，津液大伤而成
齿燥如枯骨	**为肾精枯竭，精不上荣之重证**
牙齿枯黄脱落	见于久病者，多为骨绝，属病重
齿焦有垢	为胃肾热盛，但气液未竭
齿焦无垢	为胃肾热甚，气液已竭

2）动态：牙齿稀疏松动，齿根外露，为肾虚、虚火上炎所致。

表 现	意 义
咬紧牙关难开	为风痰阻络，或热盛动风所致
病中咬牙龂齿	属热盛动风证
睡中龂齿	为胃热或虫积所致，亦可见于常人

（2）牙龈

1）色泽：正常人牙龈淡红而润泽，是胃气充足，气血调匀的表现。牙龈淡白，为气虚或失血所致，属虚证。牙龈红肿兼疼痛者，为胃火亢盛所致，属实热证。

2）形态

形 态	表 现	意 义
牙龈肿胀	牙龈红肿	胃火上炎，属实热证
	牙龈肿胀不红	虚火，或为湿证
牙龈干瘪	龈肉萎缩，牙根暴露，牙齿松动者，称为牙宣	胃阴不足，或肾气亏虚，虚火燔灼
牙缝出血	牙缝血丝鲜红，甚者染齿，称为齿衄	牙龈红肿热痛而出血，为胃火上炎、心肝火盛；牙龈不痛不红微肿而出血，为脾不统血或肾火伤络
齿龈溃烂	牙龈红肿溃烂，流腐臭血水，甚则唇腐齿落者，称为牙疳	外感疫疠之气，毒火上燔

4. 望咽喉

（1）色泽

1）咽部深红，肿痛明显者，由肺胃热毒上攻咽喉所致，属实热证。

2）咽部嫩红，肿痛不显者，由肾阴亏虚、虚火上炎所致，属阴虚证。

3）咽部淡红微肿，或漫肿，为痰湿凝聚所致。

（2）形态

形态	表 现	意 义
红肿	一侧或两侧咽喉红肿肥大，形如乳头或乳蛾，表面或有脓点，咽痛不适者，称为乳蛾	肺胃热毒
成脓	咽部肿痛，肿势高突，色深红，周围红晕紧束，发热不退	脓已成
	肿势散漫，无明显界限，疼痛不甚	未成脓
溃烂	咽部溃烂，周围红肿	实证、热证
	咽部溃烂，分散浅表	肺胃之热尚轻或虚火上炎
	溃烂成片或洼陷	肺胃火毒壅盛
	咽部溃腐日久，周围淡红，或苍白	虚证
假膜	假膜松厚，容易拭去	肺胃热浊之邪上壅于咽，病情较轻
	假膜坚韧，不易拭去，重剥出血，很快复生，为白喉，又称“疫喉”	肺胃热毒伤阴而成，多见于儿童

五、望皮肤

1. 斑疹

（1）斑：皮肤黏膜出现深红色或青紫色片状斑块，平铺于皮肤，抚之不碍手，压之不褪色的症状。

分类	表　现	意　义
阳斑	斑色红紫，形似锦纹，兼身热烦躁、舌红苔黄、脉数等	外感温热邪毒
阴斑	斑色青紫，稀少隐现，兼面色淡白无华、肢凉脉虚等	脾气虚弱或阳衰寒凝

（2）疹：皮肤出现红色或紫红色粟粒状疹点，高出皮肤，抚之碍手，压之褪色的症状。

分类	表　现	意　义
麻疹	疹色桃红，形似麻粒，由发际颜面渐及全身，并按出现顺序逐渐消退	外感风热时邪
风疹	疹色淡红，细小稀疏，皮肤瘙痒，症状轻微	外感风邪
瘾疹	皮肤上突然出现淡红或淡白色丘疹，形状不一，小似麻粒，大如花瓣，皮肤瘙痒，搔之融合成片，出没迅速	外感风邪或过敏

2. 疮疡　发于皮肉筋骨之间的疮疡类疾患。

疮疡	表　现	意　义
痈	患部红肿高大，根盘紧束，焮热疼痛，并能形成脓疡的疾病。具有未脓易消、已脓易溃、脓液黏稠、疮口易敛的特点	湿热火毒蕴结，气滞血瘀所致，属阳证
疽	患部漫肿无头，皮色不变或晦暗，局部麻木，不热少痛的疾病。具有未脓难消、已脓难溃、脓汁稀薄、疮口难敛、溃后易伤筋骨的特点	气血亏虚，阴寒凝滞所致，属阴证
疔	患部形小如粟，根深如钉，漫肿灼热，麻木痒痛的疾病。多发于颜面和手足	竹木刺伤，或外感风热火毒、疫毒等所致
疖	患部形小而圆，红肿热痛不甚，根浅，出脓即愈	外感热毒或湿热蕴结所致

六、排泄物与分泌物

1. 望痰

（1）白痰

表　现	意　义
痰白清稀，量较多	因寒邪阻肺，津凝成痰，或脾阳不足，湿聚为痰而致，属寒痰
痰白滑，量多，易于咳出	因脾虚湿聚成痰所致，属湿痰
痰白质黏，量少，难于咳出	因燥邪伤肺或阴虚肺燥所致，属燥痰

（2）黄痰：痰黄黏稠有块者，因邪热犯肺，煎津为痰而成，属热痰。

（3）痰中带血：痰中带有血丝或鲜血，或有血块，因阴虚火旺或热邪灼伤肺络所致。

2. 望涕

（1）清涕

1）新病鼻塞流清涕，属外感风寒证。

2）阵发性清涕，量多如注，伴喷嚏频作者，为鼻鼽，属风寒束肺证。

（2）浊涕

1）新病鼻流浊涕，属外感风热证。

2）久流浊涕，质稠量多，气腥臭者，为鼻渊，属湿热蕴滞证。

七、望小儿指纹

望小儿指纹，指观察**3岁以内**小儿两手食指掌侧前缘部浅表脉络的形色变化来诊察病情的方法。

1. 正常小儿指纹　在食指掌侧前缘，隐隐显露于掌指横纹附近，纹色淡红，呈单支且粗细适中。

2. 病理小儿指纹

（1）三关测轻重

1）指纹显于近掌侧第一横纹风关附近，表示邪气入络，邪浅病轻，可见于外感初起。

2）指纹过风关至第二横纹气关，说明邪气入经，邪深病重。

3）指纹过气关达第三横纹命关，提示**邪入脏腑**，病情严重。

4）指纹透过风、气、命三关，一直延伸到指甲端，称为透关射甲，反映**病属凶险，预后不良**。

（2）浮沉分表里

1）指纹浮而显露，为病邪在表，见于外感表证。

2）指纹沉隐不显，为病邪在里，见于内伤里证。

（3）红紫辨寒热

1）指纹色鲜红，属**外感表证**、**寒证**。

2）指纹色紫红，属**里热证**。

3）指纹色青，主**惊风证**、**痛证**。

4）指纹色淡白，属**脾虚**、**疳积**。

（4）淡滞定虚实

1）指纹浅淡而纤细，属虚证。

2）指纹浓滞而增粗，属实证。

单元测试

1. 下列各项，不属于得神表现的是
A. 目光精彩
B. 神志清楚
C. 颧赤如妆
D. 面色荣润
E. 呼吸调匀
答案：C

2. 下列各项，不是精亏神衰失神表现的是
A. 动作艰难
B. 呼吸气微
C. 肌肉瘦削
D. 神昏谵语
E. 面色无华
答案：D

3. 区别假神与病情好转的最主要依据是
A. 突然神识清醒，目光转亮
B. 局部症状好转与整体病情恶化不相符合
C. 欲进饮食，想见亲人
D. 面色无华，两颧泛红如妆
E. 言语不休，语声清亮
答案：B

4. 面色黧黑，肌肤甲错的临床意义是
A. 痛证
B. 水饮
C. 寒证
D. 瘀血
E. 肾虚
答案：D

5. 脾胃气虚的面色表现是
A. 面色青灰
B. 面色萎黄
C. 面目一身俱黄
D. 面色青黄
E. 面黄虚浮
答案：B

6. 下列各项，都属于正常生理现象的是
A. 主色与客色
B. 主色与善色
C. 善色与恶色
D. 客色与善色
E. 常色与善色
答案：A

7. 出现戴阳证的临床意义是
A. 阴虚火旺
B. 虚阳浮越
C. 脏腑实热

D. 外感风热
E. 阴虚内热
答案：B
8. 坐而喜俯者多为
A. 肺气壅滞
B. 体弱气虚
C. 咳喘肺胀
D. 水饮内停气逆
E. 肝火上炎
答案：B
9. 头发成斑片状脱落的临床意义是
A. 气血两虚
B. 肾精亏损
C. 久病体弱
D. 血虚受风
E. 血热
答案：D
10. 按"五轮学说"之两目白睛是
A. 风轮
B. 血轮
C. 肉轮
D. 气轮
E. 水轮
答案：D
11. 患者双侧瞳孔散大属
A. 颅脑外伤
B. 肝火上炎
C. 颅内肿瘤
D. 绿风内障
E. 有机磷中毒
答案：D
（12~13 题共用备选答案）
A. 白色
B. 黄色
C. 赤色
D. 黑色
E. 青色
12. 虚证、湿证常见面色是
答案：B
13. 虚证、寒证、脱血、夺气常见面色是
答案：A
（14~15 题共用备选答案）
A. 横目斜视
B. 目睛微定
C. 瞳孔散大
D. 昏睡露睛
E. 双睑下垂
14. 脾肾亏虚表现是
答案：E
15. 肝风内动表现是
答案：A
（16~17 题共用备选答案）
A. 咽红肿色娇嫩，肿痛不甚
B. 咽喉红肿疼痛，甚则溃烂
C. 咽喉淡红不肿，微痛反复发作
D. 咽部深红，肿痛明显
E. 咽喉出现白色假膜，刮之不去或随即复生
16. 肾阴亏虚，虚火上浮可见
答案：A
17. 肺胃热毒伤阴重证可见
答案：E
（18~19 题共用备选答案）
A. 平铺于皮下，抚之不碍手
B. 高出皮肤，抚之碍手
C. 皮肤起晶莹如粟的透明小疱疹
D. 范围较小，红肿热痛
E. 初起如粟，根脚坚硬
18. 疹的特点是
答案：B
19. 斑的特点是
答案：A
（20~21 题共用备选答案）
A. 痰白滑量多
B. 痰黄质稠
C. 痰白清稀
D. 痰少黏稠
E. 痰黏难咳
20. 燥痰的特征是
答案：E
21. 寒痰的特征是
答案：C

第四单元　望　舌

知识点概要

一、舌诊原理

舌与脏腑的关系为舌尖，反映上焦心肺的病变；舌中，反映中焦脾胃的病变；舌根，反映下焦肾的病变；舌两侧，反映肝胆的病变。

二、望舌质

1. 舌色

<table>
<tr><th colspan="2">表　现</th><th colspan="2">意　义</th></tr>
<tr><td rowspan="2">淡白舌</td><td>舌体瘦薄</td><td rowspan="2">气血两虚证、阳虚证</td><td>气血两虚证</td></tr>
<tr><td>舌体胖嫩，舌边有齿痕</td><td>阳虚水停证</td></tr>
<tr><td rowspan="5">红舌</td><td>舌色稍红，或仅见舌边尖略红</td><td rowspan="5">热证</td><td>外感表热证初起</td></tr>
<tr><td>红舌，兼有芒刺或黄苔</td><td>实热证</td></tr>
<tr><td>舌尖红</td><td>心火上炎</td></tr>
<tr><td>舌两边红</td><td>肝经有热</td></tr>
<tr><td>红舌而少苔，舌体小，或有裂纹</td><td>虚热证</td></tr>
<tr><td rowspan="2">绛舌</td><td>舌绛有苔</td><td rowspan="2">里热亢盛、阴虚火旺证</td><td>属温热病热入营血，或脏腑内热炽盛。绛色愈深，提示热邪和病情愈甚</td></tr>
<tr><td>舌绛少苔或无苔，或有裂纹</td><td>久病阴虚火旺，或热病后期阴液耗损所致</td></tr>
<tr><td rowspan="3">青紫舌</td><td>舌淡而青紫，舌苔湿润</td><td rowspan="3">血气瘀滞</td><td>因阴寒内盛，阳气虚衰，血脉瘀滞而成，属阳虚阴盛证</td></tr>
<tr><td>舌红绛泛青紫色，苔少而干</td><td>为热毒炽盛，灼耗营血，气血壅滞所致，属热证</td></tr>
<tr><td>舌色紫暗，或舌上有瘀斑、瘀点</td><td>血瘀证</td></tr>
</table>

2. 舌形

<table>
<tr><th colspan="2">表　现</th><th colspan="2">意　义</th></tr>
<tr><td rowspan="2">老嫩舌</td><td>老舌</td><td colspan="2">因实邪亢盛，正气未衰，邪正交争，邪气壅滞于舌所致。属实证</td></tr>
<tr><td>嫩舌</td><td colspan="2">因气血不足，舌体失充，或阳虚水停，浸淫舌体所致。属虚证</td></tr>
<tr><td rowspan="2">胖大舌</td><td>舌淡胖大</td><td rowspan="2">因津液输布障碍，水湿之邪停滞于体内而致。属水湿、痰饮证</td><td>为脾肾阳虚，痰湿内盛所致</td></tr>
<tr><td>舌红胖大</td><td>属脾胃湿热，或痰热内蕴，或平素嗜酒，湿热酒毒上泛所致</td></tr>
<tr><td rowspan="2">瘦薄舌</td><td>舌淡白而瘦薄</td><td rowspan="2">因气血阴液不足，舌失其濡养所致。属气血两虚证、阴虚火旺证</td><td>属久病气血两虚证</td></tr>
<tr><td>舌红绛干燥而瘦薄，少苔或无苔</td><td>属阴虚火旺证</td></tr>
</table>

续　表

表　现		意　义	
裂纹舌	舌红绛有裂纹	因热盛阴液大伤，或阴血不足，使舌体失于濡润，舌面萎缩所致。**主热盛伤津、阴液亏虚、血虚证**	因热盛伤津，或阴虚液损所致
	舌淡白有裂纹		为血虚不润所致
	生来舌面上就有较浅的裂沟、裂纹，裂沟中一般有舌苔覆盖，且无不适感觉，称为先天舌裂		应与病理性裂纹加以鉴别
齿痕舌	舌淡胖大而润，舌边有齿痕	系舌体胖大而受牙齿挤压所致，故多与胖大舌同见。属**脾虚、湿停证**	**寒湿壅盛，或阳虚水停证**
	舌淡红，舌边有齿痕		脾虚或气虚致湿停而成
	舌淡红而嫩，舌体不大，边有轻微齿痕		可为先天性齿痕，多见于小儿或气血不足者

3. 舌态

表　现		意　义	
强硬舌	舌红绛少津而强硬	因热盛伤津，或风痰阻络，筋脉失养所致。主**实热或风痰阻络证**	热盛证
	舌强硬而胖大，舌苔厚腻		风痰阻络证
	突作舌强硬，伴语言謇涩，肢体麻木、眩晕		中风先兆
痿软舌	舌红绛少苔而痿软	因气血阴液亏虚，筋脉失养而废弛，致使舌体痿软。主**阴虚、气血俱虚证**	见于外感热病后期，邪热伤阴，或内伤久病，阴虚火旺
	舌枯白无华而痿软		久病气血俱虚证
颤动舌	久病舌淡白而颤动	为动风之征，可因热盛、阳亢、阴亏、血虚所致	血虚动风证
	新病舌绛紫而颤动		热极生风证
	舌红少津少苔而颤动		阴虚动风证
歪斜舌	多见于中风或中风先兆，或外伤等。常因肝风内动，夹痰或夹瘀，痰瘀阻滞舌的一侧经脉，以致受阻的病侧舌肌弛缓无力，而健侧舌肌正常，所以伸舌时舌体歪向健侧		
吐弄舌	多见于小儿，提示心脾有热，或为动风先兆，或见于先天愚型儿		
短缩舌	舌短缩，色淡或青紫而湿润	常与舌痿软并见，为病情危重的征象	寒凝筋脉，或气血虚衰证
	舌短缩而胖大，苔滑腻		脾虚痰蕴，风痰阻络所致
	舌短缩，色红绛而干		热病伤津证
	先天性舌系带过短，亦可影响舌体伸出		无辨证意义

4. 舌下络脉

（1）舌下络脉，指舌底舌系带两侧各有一条纵行的大络脉。正常人络脉管径小于2.7mm，长度不超过舌下肉阜至舌尖连线的3/5，颜色暗红，无怒张、紧束、弯曲、增生。舌下络脉的变化，有时会出现在舌色变化之前，因此，舌下络脉是分析气血运行情况的重要依据。

（2）舌下络脉细而短，色淡红，周围小络脉不明显者，为气血不足，脉络失充所致。

（3）舌下络脉粗胀，或呈青紫、紫红、绛紫、紫黑色，或舌下细小络脉呈暗红色或紫色网状，或舌下络脉曲张如紫色珠子状大小不等改变，都是血瘀的征象。其形成原因可有寒凝、热郁、气滞、痰湿、阳虚等不同，需进一步结合其他症状进行分析。

三、望舌苔

1. 苔质

（1）薄厚苔

1）薄苔，多见于疾病初起，病邪在表，病情轻浅。厚苔，主病邪入里，或食积痰湿，病情较重。

2）舌苔由薄转厚，提示**邪气渐盛，或病邪入里，为病进**。舌苔由厚转薄，或由无苔复生薄白新苔，提示正气胜邪，或内邪消散外达，为病退。

（2）润燥苔

1）润苔，为正常舌苔，是津液上承之征；病中见润苔，提示津液未伤。滑苔，主水湿内停。燥苔，见于热盛伤津或阴液亏耗的病证，提示津液已伤。亦有因痰饮、瘀血、阳气被遏等，致津液不能上蒸濡润舌苔而成。

2）舌苔由润转燥，表示热重津伤，或津液失布，病势加重。舌苔由燥转润，说明热退津复，或饮邪始化，病情好转。

（3）腐腻苔：腐苔，主**食积胃肠，或痰浊内蕴**。腻苔，主**湿浊**、**痰饮**、**食积**等病证。

（4）剥落苔

1）剥苔，主胃气不足，胃阴枯竭，或气血两虚，是全身虚弱的一种征象。舌淡苔剥者，为血虚，或气血两虚证。

2）镜面舌，主胃气阴大伤。镜面舌，舌色㿠白，甚则毫无血色者，主营血大虚，阳气虚衰，病重难治。镜面舌，舌色红绛者，为胃阴枯竭，胃乏生气之兆，属阴虚重证。

（5）真假苔：真苔，又称为有根苔，是脾胃之气能熏蒸食浊邪气上聚于舌面而成，说明胃气尚存。假苔，又称为无根苔，因胃气匮乏，不能续生新苔而致，表明病情危重。

2. 苔色

表现		意义	
白苔	苔薄白而润	主表证、寒证、湿证。亦可见于热证	可为正常舌象，或表证初起，或里证病轻，或阳虚内寒证
	苔薄白而干		由外感风热所致
	苔白厚腻		为湿浊、痰饮内停，或食积
	苔白如积粉，扪之不燥者，称为积粉苔		常见于瘟疫或内痈等病，为秽浊湿邪与热毒相结而成
黄苔	苔薄黄	主里证、热证。舌苔由白转黄，提示邪已化热入里，苔色愈黄，邪热愈甚。淡黄苔为热轻，深黄苔为热重，焦黄苔为热极	见于风热表证，或风寒入里化热所致
	苔黄而干燥		为邪热伤津，燥结腑实证
	苔黄而腻		主**湿热蕴结、痰饮化热，或食积化腐**等证
灰黑苔	苔灰黑湿润，舌淡胖嫩	主热极，或寒极	为阳虚寒湿、痰饮内停之重证
	苔焦黑干燥，舌质干裂		为热极津枯之证

◆ **提醒：**区别病邪性质的主要依据是舌苔的颜色；舌苔由薄转厚提示邪气渐盛。

3. 舌质和舌苔的综合诊察

（1）舌苔和舌体变化一致

1）舌质红，舌苔黄而干燥，主实热证。

2）舌体红绛而有裂纹，舌苔焦黄干燥，主热极津伤。

3）舌体红瘦，少苔，主阴虚内热。

4）舌体淡嫩，舌苔白润，主虚寒证。

5）青紫舌，苔白腻，提示气血瘀阻，痰湿内阻。

（2）舌苔和舌体变化不一致

1）舌体淡白，苔黄腻：其舌淡白多主虚寒，而苔黄腻又常为湿热之征，舌色和苔色虽有寒热之别，但是舌质主要反映正气，舌苔主要反映病邪，所以，脾胃虚寒而感受湿热之邪可见上述之舌象，表明本虚标实、寒热夹杂的病变特征。

2）舌体红绛，苔白滑腻：其舌色红绛属内热盛，而白滑腻苔又常见于寒湿困阻，苔和舌色亦反映了寒热两种病证，分析其成因可能是由于外感热病，营分有热，故舌色红绛，但气分有湿则苔白滑而腻。又有素体阴虚火旺，复感寒湿之邪或饮食积滞，亦可见红绛舌，白滑腻苔。

单元测试

1. 阳热有余，蒸腾胃中秽浊之邪上泛，其舌苔表现是

A. 糙苔
B. 滑苔
C. 腻苔
D. 腐苔
E. 无根苔

答案：D

2. 舌绛少苔或无苔的临床意义是

A. 阴虚火旺
B. 气分实热
C. 热入营血
D. 阳明热盛
E. 瘀血阻滞

答案：A

3. 阴寒内盛，血行凝滞的舌象是

A. 舌红有裂纹
B. 舌红而干
C. 舌红肿胀
D. 舌淡紫湿润
E. 舌绛紫而干

答案：D

4. 舌苔薄黄的临床意义是

A. 湿热盛
B. 上焦热盛
C. 胃肠有热
D. 风热表证
E. 热盛津伤

答案：D

5. 舌色淡白湿润，舌体胖嫩的临床意义是

A. 脾虚湿热
B. 阳虚水湿
C. 食积胃肠
D. 营分有热
E. 瘀血内阻

答案：B

6. 滑苔的临床意义是

A. 气滞
B. 阳虚
C. 血瘀
D. 痰湿
E. 实热

答案：D

7. 白厚腻苔的临床意义是

A. 里热证
B. 寒湿证
C. 表寒证
D. 阴虚证
E. 虚寒证

答案：B

8. 苔黑而滑润的临床意义是

A. 阴虚火旺
B. 寒盛阳衰
C. 热盛伤津
D. 痰火内蕴
E. 湿热郁蒸

答案：B

9. 舌红苔黄腻的临床意义是

A. 胃肠热结
B. 肝阳上亢
C. 心火亢盛
D. 肺热壅盛
E. 湿热内蕴

答案：E

10. 气血两虚证的舌象是

A. 舌体淡瘦
B. 舌淡齿痕
C. 舌尖芒刺
D. 舌暗瘀点
E. 舌红裂纹

答案：A

第五单元　闻　　诊

知识点概要

一、听声音

1. 音哑与失音

（1）新病音哑或失音者，为外邪袭肺，或痰湿壅肺所致，属实证，即所谓“**金实不鸣**”。

（2）久病音哑或失音者，因阴虚火旺，肺肾精气内伤所致，属虚证，即所谓“**金破不鸣**”。

（3）暴怒喊叫，或持续高声宣讲，伤及喉咙所致音哑或失音，为气阴耗伤所致。

（4）妇女妊娠末期出现音哑或失音者，系因胎儿渐长，压迫肾之络脉，使肾精不能上荣于舌咽所致，分娩后即愈。

2. 语言

语　言	表　　现	意　　义
谵语	**神志不清，语无伦次，声高有力**	热扰心神的实证
郑声	**神志不清，语言重复，时断时续，语声低弱**	心气大伤而心神散乱的虚证
独语	**自言自语，喃喃不休，见人语止，首尾不续**	心气虚弱，神气不足，或气郁痰阻，蒙蔽心神所致，属阴证
错语	**神识清楚而语言时有错乱，语后自知言错**	心气虚弱，神气不足所致，属虚证；若因痰湿、瘀血、气滞阻碍心窍所致，属实证

3. 呼吸与咳嗽

（1）咳嗽：肺气向上冲击喉间而发出的一种“咳—咳”的声音。多因六淫邪气袭肺、有害气体刺激、痰饮停肺、气阴亏虚等致肺失清肃宣降，肺气上逆而成。

表　　现	意　　义
咳声重浊沉闷而有力	为**寒痰湿浊停聚于肺**所致，属实证
咳声轻清低微而无力	因久病肺气虚损所致，属虚证
咳声不扬，痰稠色黄，不易咯出	因**热邪犯肺**所致，属热证
咳有白痰，量多易出	因**痰湿阻肺**所致，属实证
干咳无痰或少痰	为**燥邪犯肺，或阴虚肺燥**所致
咳声短促，呈阵发性、痉挛性，连续不断，咳后有鸡鸣样回声，并反复发作者，为**顿咳**，又称为**百日咳**	因**风邪与痰热搏结**所致，常见于小儿
咳声如犬吠，伴有声音嘶哑，吸气困难	是**肺肾阴虚，疫毒攻喉**所致，多见于白喉

◆ **提醒：**咳后有鸡鸣样回声，为顿咳（百日咳）；咳声如犬吠，为白喉。

（2）喘：即气喘，指呼吸困难，短促急迫，甚者张口抬肩，鼻翼煽动，不能平卧的病证。常由肺、心病变及白喉、急喉风等导致，并与脾、肾有关。

1）发作急骤，呼吸深长，息粗声高，惟以呼出为快者，为风寒袭肺，或痰热壅肺、痰饮停肺，或水气凌心所致，属实喘。

2）病势缓慢，呼吸短浅，急促难续，息微声低，惟以深吸为快，甚则喘甚者，因肺肾亏虚，气失摄纳，或心阳气虚所致，属虚喘。

（3）哮：呼吸急促似喘，喉间有哮鸣音的病证。哮必兼喘，而喘不兼哮，临床上因哮与喘常同时出现，所以常并称为哮喘。哮多因痰饮内伏，复感外邪所诱发，或因久居寒湿之地，或过食酸咸生冷所诱发。

1）喘促急剧，喉间痰鸣如水鸡声，咳痰清稀，或色白而如泡沫，不能平卧者，因感受寒邪，引动伏痰，痰气相搏所致，属寒证。

2）气喘胸闷，喉间痰声如拽锯，咳痰黄稠胶黏，咳吐不利者，为肺热炽盛，痰壅气升所致，属热证。

（4）短气：呼吸气急而短促，气短不足以息，数而不相接续的症状。其表现为似喘而不抬肩，气急而无痰声，似呻吟而无痛楚。

1）短气，兼呼吸气粗，或胸部窒闷，或胸腹胀满等，因痰饮、胃肠积滞、气滞、瘀阻所致，属实证。

2）短气，兼形瘦神疲，声低息微等，因正气虚衰所致，如肺气虚、肾气虚、失血、病后、产后及年老体衰均可导致，属虚证。

（5）少气：称气微，指呼吸微弱而声低，气少不足以息，言语无力的症状。因久病体虚，或肺肾气虚所致，属诸虚劳损。

4. 胃肠异常声音

表现		意义	
呕吐	吐势较猛，声高有力，呕吐物为黏液、黄水，或酸或苦	胃失和降，胃气上逆	因热伤胃津所致，属实热证
	吐势徐缓，声音低微，呕吐物为清水、痰涎		为脾胃阳虚所致，属虚寒证
	呕吐呈喷射状		为热扰神明，或因头颅外伤，颅内有瘀血、肿瘤等，属实证
	呕吐酸腐味的食糜		因暴饮暴食，或过食肥甘厚味，食滞胃脘所致，属实证
	共同进餐者皆出现吐泻症状		多为食物中毒
呃逆	新病呃逆，声高而短，响亮有力	胃气上逆	因寒邪或热邪客于胃所致，属实证
	久病、重病呃逆不止，声低气怯无力		因胃气虚衰所致，属胃气衰败之危候
	突发呃逆，呃声不高不低，无其他病史及兼症		属饮食刺激，或偶感风寒，一时胃气上逆动膈所致，一般为时短暂，不治自愈
嗳气	嗳气有酸腐味，兼脘腹胀满	胃气上逆	由饮食停滞胃脘而致，属实证
	嗳气频作而响亮，嗳气后脘腹胀减，且其发作常因情志变化而增减		为肝气犯胃所致，属实证
	嗳气低沉断续，兼纳呆食少		因脾胃虚弱所致，属虚证
	嗳气频繁，兼脘腹冷痛，得温则减		因寒邪犯胃，或胃阳亏虚所致，属寒证
	饱食后，或饮用汽水后，偶有嗳气，无其他兼症		是饮食入胃后排挤胃中气体上出所致，不属病态

二、嗅气味

1. 口气异常

（1）病人张口时散发出臭秽之气，伴有牙痛或牙龈出血，多为牙疳、龋齿或口腔不洁所致。

（2）口气酸臭，兼食欲不振，脘腹胀满者，常因暴饮暴食，过食伤脾，宿食停滞所致，属实证。

（3）口气臭秽异常，难以与人面对面谈话，为脏腑积热所致，属实证、热证。

（4）口气腐臭，兼咳吐脓血者，是外感邪热内伏于肺，或内伤诸火壅于肺而致气血壅滞，属实证、热证。

2. 病室气味

（1）病室散有酸腐臭秽气味者，多患**溃腐疮疡病证**，属实证、热证，或为湿热证。
（2）病室有血腥气味者，提示曾有大出血。
（3）病室有尿臊气（氨气味），常见于**水气病的晚期**。由脾肾衰败而湿热浊气内蕴，正衰邪恋所致。
（4）病室有烂苹果味（酮体味），常见于**消渴病重症**，由热邪炽盛，阴液大伤，湿热熏蒸所致。
（5）病室有臭秽之气，为**瘟疫类疾病**，由脏腑气血受疫气熏蒸而败坏所致。
（6）病室有难闻的腐臭、尸臭气味，常见于患者**脏腑衰败**，病属危重。

单元测试

1. 神志不清，语言重复，声音低微，时断时续，称为
A. 错语
B. 独语
C. 狂言
D. 谵语
E. 郑声
答案：E
2. 下列各项，不属实喘特征的是
A. 呼吸深长
B. 发作急骤
C. 息粗声高
D. 动则喘甚
E. 呼出为快
答案：D
3.“金破不鸣”是指
A. 久病失音
B. 少气
C. 肺虚咳嗽
D. 抑郁太息
E. 肾虚作喘
答案：A
4. 热邪犯胃的呕吐特点是
A. 呕声壮厉，吐黏稠黄水
B. 呕吐呈喷射状
C. 呕吐酸腐食糜
D. 呕吐物清稀
E. 吐势徐缓，声音微弱
答案：A
5. 咳声如犬吠，声音嘶哑，吸气困难的临床意义是
A. 久病肺气虚损
B. 风邪与痰热搏结
C. 燥邪犯肺
D. 寒痰湿浊停肺
E. 肺肾阴虚，疫毒攻喉
答案：E
6. 病室中有尸臭气的临床意义是
A. 瘟疫发作
B. 患者失血
C. 脏腑衰败
D. 肾衰
E. 消渴病重
答案：C
（7~8 题共用备选答案）
A. 咳声重浊紧闷
B. 咳声不扬，痰黄质稠
C. 干咳少痰无痰
D. 咳有痰声，痰多易咳
E. 咳声如犬吠，声音嘶哑
7. 痰湿阻肺的特征是
答案：D
8. 燥邪犯肺的特征是
答案：C
（9~10 题共用备选答案）
A. 消渴晚期
B. 肾衰
C. 有机磷中毒
D. 脏腑衰败
E. 溃腐疮疡
9. 病室尿臊气的临床意义是
答案：B
10 病室烂苹果气味的临床意义是
答案：A
（11~12 题共用备选答案）
A. 谵语
B. 郑声
C. 独语
D. 失语
E. 错语
11. 热扰心神可见
答案：A
12. 心气大伤，精神散乱可见
答案：B

第六单元　脉　　诊

知识点概要

一、脉诊概说

1. 寸口三部九候的概念　寸口脉分为寸、关、尺三部。通常以腕后高骨（桡骨茎突）内侧为关部，关前（腕侧）为寸，关后（肘侧）为尺。一手各有寸、关、尺三部，两手共为六部脉。寸、关、尺三部中每部又可分别施行浮、中、沉三候，故一手的寸、关、尺三部共有九候，所以，将此称为寸口的“三部九候”。

2. 寸口脉与脏腑的关系

寸口	寸	关	尺
左	心、膻中	肝胆、膈	肾、小腹（膀胱、小肠）
右	肺、胸中	脾胃	肾、小腹（大肠）

3. 切脉指法

（1）选指：医生选用左手或右手的食指、中指和无名指三个手指指目，手指指端平齐，手指略呈弓形倾斜，与受诊者体表约呈45°角为宜。

（2）布指：医生下指时，先用中指按在高骨（桡骨茎突）内侧的桡动脉处定关位，再用食指按在关前（腕侧）以定寸位，用无名指按在关后（肘侧）以定尺位。

布指要依据病人高矮、手臂长短和医生的手指粗细，做适当疏密的调整。病人身高臂长，或医生的手指较细者，医生三指排布稍疏松，反之则宜紧密。对于小儿，因其寸口较短，一般多用拇指一指定三关，不必细分寸、关、尺三部。

4. 运指

运　指	定　义
举法	指医生用轻指力按在寸口脉搏跳动部位以体察脉象的方法，故又称为浮取
按法	指医生用重指力按至筋骨间以体察脉象的方法，故又称为沉取
寻法	指医生指力不轻不重，按至肌肉，并调节适当指力，或前后左右推寻，以细细体察脉象的方法，故又称为中取
总按	三个手指同时用大小相等的指力诊脉的方法。是从总体辨别脉象
单按	用一个手指诊察寸、关、尺的某一部脉象的方法。主要用来重点判别各部脉象的形态特征

二、正常脉象

1. 正常脉象的特征　寸、关、尺三部皆有脉，**不浮不沉，不大不小，不快不慢，一息四五至**（相当于60~90次/分钟，成年人），节律均匀而无间歇，从容和缓，柔和有力，尺脉沉取应指有力，即有胃、有神、有根，是正常脉象的特征。

2. 正常脉象胃、神、根的含义

	定　义	特　征
有胃	即脉有胃气。脉之胃气主要反映了脾胃运化功能的盛衰、营养状况的优劣及全身气血的盈亏	**脉来和缓、从容、流利**。胃气充足的脉象即称为平脉；缺少胃气的脉为病脉；失去胃气的脉即为死脉，是病情危重的反映，亦称真脏脉。故观察脉象有无胃气，对判断机体的健康状况和疾病的轻重有一定意义

续 表

	定 义	特 征
有神	即脉有神气。脉之神气主要反映心神、精气的盈亏，同时与胃气的盛衰有关	应指**脉律整齐，柔和有力**。脉象有神，常人见之，精气充盛；病人见之，虽病而精气未竭。若病人形神充沛，虽见脉神不振，尚有挽回之望；若形神已失，虽脉无凶候，亦应引起重视
有根	即脉有根基。脉之有根关系到肾气的盛衰	**尺脉有力，沉取不绝**。脉之有根，常人见之，肾精气充足；若在病中，肾气未绝。脉象无根，肾气已败，病情危笃

3. 常见病脉

名称	脉 象	意 义	具体表现及意义
浮脉	轻取即得，重按稍减而不空，脉动显现部位浅表	主表证	脉浮有力，主表证；脉浮紧，主风寒表证；脉浮数，主风热表证；脉浮无力，主虚人外感，或邪盛正虚证
沉脉	轻取不应，重按始得，脉动显现的部位较深	主里证，也可见于正常人	脉沉有力，主里实证；脉沉无力，主里虚证
迟脉	脉来迟缓，一息不足四至（每分钟脉动60次以下）	主**寒证**，亦可见于**邪热结聚之实热证**	脉迟有力，主实寒证；脉迟无力，主虚寒证；脉迟有力，兼壮热，腹满胀硬痛，大便秘结，舌红苔黄燥者，属肠热腑实证。此外，运动员或经常体育锻炼之人，在静息状态下脉来迟而和缓；正常人入睡后，脉率较慢，都属生理性迟脉
数脉	脉来急促，一息脉来五六至（每分钟脉动90~120次之间）	主热证，亦见于里虚证	脉数有力，主实热证；脉数无力，主虚热证；脉数无力，兼面白无华，神疲乏力，心悸气短，唇舌淡白者，属气血不足证
滑脉	往来流利，应指圆滑，如珠走盘	**主痰饮、食滞、实热。青壮年及妇女妊娠可见滑脉**	
涩脉	**形细而行迟，往来艰涩不畅，脉势不匀**	**主精伤、血少、气滞、血瘀**	脉涩无力，为精伤血亏，津液耗伤所致，属虚证；脉涩有力，为气滞血瘀所致，属实证
洪脉	脉体宽大，充实有力，来盛去衰，状若波涛汹涌	主热盛	–
细脉	脉细如线，但应指明显	主气血两虚证、阴血虚证、湿证	脉细无力，为气虚无力鼓脉，阴血虚使脉道不充所致，属虚证；脉细小而缓，为湿邪阻遏脉道所致，属实证
弦脉	端直而长，如按琴弦	**主肝胆病、痛证、痰饮证等，或为胃气衰败者。亦见于老年健康者**	–
紧脉	**脉来绷急，左右弹指，状如牵绳转索**	主寒证、痛证和食积证	–
濡脉	**浮细无力而软**	**主虚证、湿困**	–
微脉	**极细极软，按之欲绝，若有若无**	主气血大虚，阳气衰微	久病见之为正气将绝，新病见之为阳气暴脱
结脉	**脉来缓慢，时有中止，止无定数**	主阴盛气结、寒痰血瘀、气血虚衰	脉结有力，主寒证、痰证、瘀血证；脉结无力，主气血不足证
代脉	**脉来一止，止有定数，良久方还**	**主脏气衰微，跌打损伤、惊恐、痛证**	脉代无力，为脏气衰微；脉代有力，为跌打损伤、惊恐、疼痛
促脉	**脉来急数，时有中止，止无定数**	主阳盛实热、气血痰食停滞，亦见于脏气衰败	脉促有力，主阳热亢盛、气滞血瘀、痰饮、食积等证；脉促无力，主脏气虚弱，阴血衰少

◆ **提醒**：注意区分结脉、代脉、促脉三者的脉象特征，此为热门考点。

单元测试

1. 脉诊的“寻”法是指
A. 轻按寸口
B. 重按寸口
C. 用力不轻不重按寸口
D. 一指按其寸口一部
E. 三指同
答案：C
2. “有神”之脉象的临床表现是
A. 节律一致
B. 从容和缓
C. 柔和有力
D. 沉取有力
E. 不浮不沉
答案：C
3. 气滞血瘀的痛证可以见到的脉象是
A. 虚脉
B. 革脉
C. 滑脉
D. 实脉
E. 涩脉
答案：E
4. 既主疼痛又主痰饮病的脉象是
A. 紧脉
B. 滑脉
C. 动脉
D. 牢脉
E. 弦脉
答案：E
5. 数脉的特征是
A. 一息五至
B. 一息四至
C. 一息五至以上，不足七至
D. 一息七至以上
E. 一息八至
答案：C
（6~7 题共用备选答案）
A. 脉迟而时有一止，止无定数
B. 脉数而时有一止，止无定数
C. 脉短如豆，滑数有力
D. 脉来时有一止，止有定数，良久复来
E. 脉来绷急，状如绳索
6. 促脉的脉象特征是
答案：B
7. 紧脉的脉象特征是
答案：E
（8~9 题共用备选答案）
A. 滑脉
B. 弦脉
C. 洪脉
D. 濡脉
E. 沉脉
8. 食积内停的脉象是
答案：A
9. 痰热内停的脉象是
答案：A
（10~11 题共用备选答案）
A. 脉来时一止，止有定数
B. 脉来一息不足四至
C. 脉来艰涩，如轻刀刮竹
D. 一息四至，脉来怠缓
E. 脉来缓慢，时见一止，止无定数
10. 代脉的脉象是
答案：A
11. 结脉的脉象是
答案：E

第七单元　按　诊

知识点概要

一、按肌肤

1. 诊寒热
（1）按肌肤的寒热可了解人体阴阳的盛衰、病邪的性质等。
（2）肌肤寒冷，或伴体温偏低者，为阳气衰少，属阳虚证。

（3）肌肤厥冷而大汗淋漓、面色苍白、脉微欲绝者，为**亡阳**之征象。

（4）肌肤灼热，或伴体温升高者，为阳气亢盛，属实热证。

（5）汗出如油而四肢肌肤尚温，脉躁疾无力者，为**亡阴**之征。

（6）身灼热而肢厥，为阳热壅盛，格拒阴于外所致，属**真热假寒证**。

（7）身热初按热甚，久按热反转轻者，为**热在表**。

（8）肌肤初摸时并不感觉很热，但按摸稍久后即感灼手者，称为**身热不扬，主湿热蕴结证**。

（9）局部病变，皮肤不热，红肿不明显者，为阴证；皮肤灼热而红肿疼痛者，为阳证。

2. 诊润燥滑涩

（1）触摸皮肤的滑润和燥涩，可以了解汗出与否及气血津液的盈亏情况。

（2）皮肤干燥者，表明尚未出汗。

（3）肌肤干瘪者，为**津液不足**。

（4）皮肤湿润者，提示身已出汗。

（5）肌肤滑润者，为气血充盛；肌肤枯涩者，为气血不足。

（6）新病皮肤多滑润而有光泽，为气血未伤之表现。久病肌肤枯涩者，为气血两伤。

（7）肌肤甲错者，多为血虚失荣或瘀血所致。

3. 诊疼痛

（1）触摸肌肤疼痛的程度，可以分辨疾病的虚实。

（2）肌肤濡软，按之痛减者，为虚证。肌肤硬痛拒按者，为实证。

（3）肌肤轻按即痛者，病在表浅；重按方痛者，病在深部。

4. 诊肿胀

（1）用重手按压肌肤肿胀部位，以辨别水肿和气肿。

（2）肿胀处按之凹陷，不能即起者，为水肿。肿胀处按之凹陷，举手即起者，为气肿。

5. 诊疮痈

（1）触按疮疡局部的凉热、软硬，来判断证之阴阳寒热。

（2）疮疡处肿硬不热者，属寒证。肿处烙手而压痛者，属热证。

（3）疮疡根盘平塌漫肿者，属虚证。疮疡根盘收束而隆起者，属实证。

（4）疮疡处坚硬多无脓，边硬顶软的已成脓。

二、按腹部

1. 诊疼痛

（1）腹痛喜按，按之痛减，腹壁柔软者，为虚证。腹痛拒按，按之痛甚，腹部硬满者，为实证。

（2）腹局部肿胀拒按，多为内痈；按之疼痛，固定不移，为内有瘀血；按之胀痛，病处按此连彼者，为气滞气闭。

2. 诊胀满

（1）腹部按之手下饱满充实而有弹性、有压痛者，为实满。

（2）腹部虽然膨满，但按之手下虚软而缺乏弹性，无压痛者，属虚满。

（3）腹部高度胀大，如鼓之状者，称为鼓胀。鼓胀在鉴别为水鼓或气鼓时，临床上主要是通过按诊。具体方法：两手分置于腹部两侧相对位置，一手轻轻叩拍腹壁，另一手若有波动感，按之如囊裹水者，为水鼓；一手轻轻叩拍腹壁，另一手无波动感，以手叩击如击鼓之膨膨然者，为气鼓。

（4）肥胖之人，腹大如鼓，按之柔软，无脐突，无病证表现者，不属病态。

3. 诊积聚

（1）肿块推之不移，肿块痛有定处者，为癥积，病属血分。

（2）肿块推之可移，或痛无定处，聚散不定者，为瘕聚，病属气分。

（3）肿块大者为病深；形状不规则，表面不光滑者为病重；坚硬如石者为恶候。

（4）腹中结块，按之起伏聚散，往来不定，或按之形如筋状，久接转移不定，或按之手下如蚯蚓蠕动者，多为虫积。

三、按虚里

1. 概念　虚里即心尖搏动处。按虚里，指通过手掌或指腹平抚于虚里部位，了解其有无搏动、搏动部位及范围、搏动强度和节律、频率、聚散等，以推断宗气之强弱、疾病之虚实、预后之吉凶的诊断方法。

2. 正常征象

（1）虚里按之搏动应手，动而不紧，缓而不怠，动气聚而不散，节律清晰一致，一息四五至，是心气充盛，宗气积于胸中的正常征象。

（2）因惊恐、大怒或剧烈运动后，虚里动高，片刻之后能平复如常者，或肥胖之人因胸壁较厚，虚里搏动不明显者，均属生理现象。

3. 病理征象

（1）按之动而微弱者，是**宗气内虚**之征，或为**饮停心包之支饮**。

（2）按之搏动迟弱，或久病体虚而动数者，是心阳不足之征。

（3）按之弹手，洪大而搏，或绝而不应者，是心肺气绝之征，证属危候。

（4）按之搏动数急，时有一止者，为宗气不守之征。

（5）虚里动高，聚而不散，为热甚，多见于外感热病、小儿食滞、痘疹将发之时。

单元测试

1. 身热初按热甚，久按热反轻者属于
A. 热在表
B. 虚阳外越
C. 热在里
D. 阴虚证
E. 热在半表半里
答案：A

2. 按肌肤尚温，汗出如油，脉躁疾无力的临床意义是
A. 亡阳证
B. 实热证
C. 亡阴证
D. 阴虚证
E. 气虚证
答案：C

3. 按肌肤干瘪的临床意义是
A. 气血不足
B. 阳虚有寒
C. 津液不足
D. 湿热蕴结
E. 瘀血内停
答案：C

4. 腹部肿块，痛无定处，时聚时散者，称为
A. 痞满
B. 癥积
C. 瘕聚
D. 虫积
E. 水鼓
答案：C

5. 久病肌肤枯涩的临床意义是
A. 气血两虚
B. 津液不足
C. 血虚不荣
D. 湿热蕴结
E. 瘀血内停
答案：A

6. 虚里按之其动微弱的临床意义是
A. 心肺气绝
B. 心阳不足
C. 宗气内虚
D. 外感热邪
E. 惊恐所致
答案：C

第八单元　八　　纲

知识点概要

一、概述

1. 八纲　指表、里、寒、热、虚、实、阴、阳八个纲领。

2. 八纲辨证　根据病情资料，运用八纲进行分析综合，从而辨别疾病现阶段病变部位的浅深、病情性质的寒热、邪正斗争的盛衰和病证类别的阴阳，以作为辨证纲领的方法。

二、表里

1. 表证

（1）概念：指六淫、疫疠等邪气，经皮毛、口鼻侵入机体的初期阶段，正（卫）气抗邪于肤表浅层所表现的轻浅证候。

（2）临床表现：新起恶风寒，或恶寒发热，头身疼痛，喷嚏，鼻塞，流涕，咽喉痒痛，微有咳嗽、气喘，舌淡红，苔薄，脉浮。

（3）辨证要点：本证以外邪袭表、卫阳被郁为主要病机；以恶寒发热、脉浮为主要表现；具有**起病急**、**病程短**、**病位浅**的特点，主见于外感病初期阶段。

2. 里证

（1）概念：指病变部位在内，脏腑、气血、骨髓等受病所反映的证候。里证范围较广，临床表现多种多样，概而言之，凡非表证及半表半里的特定证候，一般都属于里证的范畴。

（2）辨证要点：以脏腑、气血、阴阳失调为主要病机；一般无新起恶寒发热并见表现，脉象多不浮；具有起病**可急可缓**、**病程长**、**病位深**的特点。

3. 表证与里证的鉴别要点

	表　证	里　证
病机	外邪袭表，卫阳被郁	脏腑气血阴阳失调
起病	急	可急可缓
病位	浅	深
病程	短	长
寒热	发热恶寒并见	但热不寒，或但寒不热
常见症状	头身疼痛，鼻塞，流涕，喷嚏等	如咳喘、心悸、腹痛、呕泻之类
舌象	变化不明显	多有变化
脉象	浮	沉或其他多种脉

三、寒热

1. 寒证

（1）概念：指感受寒邪，或阳虚阴盛所表现出具有冷、凉特点的证候。

（2）临床表现：恶寒，畏寒，冷痛，喜暖，口淡不渴，肢冷蜷卧，痰、涎、涕清稀，小便清长，大便稀溏，面色白，舌淡，苔白而润，脉紧或迟等。

（3）辨证要点：以寒邪闭阻或阳气亏虚为主要病机；以**形寒肢冷**、**喜暖蜷卧**、**面白**、**排出物清稀**、**舌淡苔润**为主要表现。

2. 热证

（1）概念：指感受热邪，或脏腑阳气亢盛，或阴虚阳亢，导致机体功能活动亢进所表现出具有温、热特点的证候。

（2）临床表现：发热，恶热喜冷，口渴喜饮，面赤，烦躁不宁，痰涕黄稠，小便短黄，大便干结，舌红，苔黄燥少津，脉数等。

（3）辨证要点：以阳热亢盛或阴虚内热为主要病机；以**发热**、**恶热喜冷**、**面赤**、**排出物黄稠**、**舌红苔黄**、**脉数**为主要表现。

3. 寒证与热证的鉴别要点

	寒　证	热　证
病机	寒邪闭阻，或阳气亏虚	阳热亢盛，或阴虚内热
寒热	恶寒，畏寒，喜温	发热，恶热，喜凉
口渴	口淡不渴	渴喜冷饮
面色	白	赤
四肢	肢冷，蜷卧	肢热，烦躁不宁
排泄物	痰、涎、涕清稀	痰、涕黄稠
大便	稀溏	秘结
小便	清长	短赤
舌象	舌淡，苔白润	舌红，苔黄燥少津
脉象	紧或迟	数

四、虚实

1. 虚证

（1）概念：指阴阳、气血、津液、精髓等正气亏虚，而邪气不盛，表现以不足、松弛、衰退为特征的各种证候。

（2）临床表现：虚证既有阴、阳、气、血、精、津液之不足，又有各脏腑之虚证，临床表现各不相同。一般见于体弱多病之人，各种症状表现衰弱，如神疲乏力、气短声低、疼痛势缓喜按、舌嫩、苔少或无苔、脉无力等。

（3）辨证要点：虚证以正气虚弱而邪气亦不盛，正邪斗争较和缓为主要病机；以五脏气血阴阳亏虚为主要表现，具有**起病较缓**、**病程较长**、**机体功能衰退**的特点，多见于慢性疾病或病变的后期。

2. 实证

（1）概念：指感受外邪，或疾病过程中阴阳气血失调，体内病理产物蓄积，以邪气亢盛、正气不虚为基本病理，表现以有余、亢盛、停聚为特征的各种证候。

（2）临床表现：实证范围广，临床表现复杂。一般多见于体质壮实之人，各种症状表现明显，如胸腹胀满，疼痛剧烈拒按，痰涎壅盛，舌老苔厚，脉有力等。

（3）辨证要点：实证以邪实而正气未虚，邪正交争剧烈为主要病机；多表现为有余、强烈、停积等病证，具有**起病急骤**、**病程较短**的特点，多见于疾病的初期、中期。

3. 虚证与实证的鉴别要点

	虚　证	实　证
病机	正虚而邪气不盛，正邪斗争较和缓	邪实而正气未虚，邪正交争剧烈
体质	多虚弱	多壮实
发病	较缓	多急骤，或较缓
病程	较长	较短，或较长
精神	萎靡	兴奋
声息	声低息微	声高气粗
疼痛	喜按	拒按
胸腹胀满	按之不痛，胀满时减	按之疼痛，胀满不减
发热	五心烦热，午后微热	壮热
恶寒	畏寒，得衣近火则减	恶寒，添衣加被不减
舌象	质嫩，苔少或无苔	质老，苔厚腻
脉象	无力	有力

五、阴阳

1. 阴证与阳证的概念

(1) 阴证：凡见抑制、沉静、衰退、晦暗等表现的里证、寒证、虚证，以及症状表现于向内的、向下的、不易发现的，或病邪性质为阴邪致病、病情变化较慢的，均属阴证范畴。

(2) 阳证：凡见兴奋、躁动、亢进、明亮等表现的表证、热证、实证，以及症状表现于向外的、向上的、容易发现的，或病邪性质为阳邪致病、病情变化较快的，均属阳证范畴。

2. 阴证与阳证的鉴别要点

	阴　证	阳　证
八纲类别	里证、寒证、虚证	表证、热证、实证
病邪	阴邪致病	阳邪致病
病情	变化较慢	变化较快
面色	㿠白或暗淡	赤
精神	萎靡	兴奋
四肢	肢冷，蜷卧	肢热，烦躁不宁
声息	声低息微	声高气粗
口渴	口淡不渴	渴喜冷饮
大便	稀溏	秘结奇臭
小便	清长，或短少	短赤涩痛
舌象	舌淡胖嫩	舌红绛，苔黄黑
脉象	沉迟、微弱、细	浮数、洪大、滑实

六、八纲证候间的关系

1. 证候相兼与错杂

(1) 证候相兼

1) 概念：指在疾病某一阶段，其病位无论是在表、在里，但病情性质上没有寒与热、虚与实相反的证候存在，是从表里病位、寒热病性、虚实病性等不同角度，对病情进行综合辨别。

2) 常见证候：表实寒证、表实热证、里实寒证、里实热证、里虚寒证、里虚热证等。

3) 临床表现：一般是有关纲领证候的相加。如表实寒证表现为恶寒重发热轻，头身疼痛，无汗，脉浮紧等；里虚热证表现为五心烦热，盗汗，口咽干燥，颧红，舌红少津，脉细数等。

(2) 证候错杂

1) 概念：指疾病某一阶段，不仅表现为病位的表里同时受病，而且呈现寒、热、虚、实性质相反的证候。

2) 常见证候

a. 表里同病而寒热虚实性质并无矛盾，如表里实寒证、表里实热证等。

b. 表里同病，且寒热性质相同，但虚实性质相反的证候，如表实寒里虚寒证、表实热里虚热证。

c. 表里同病，且虚实性质相同，但寒热性质相反的证候，如表实寒里实热证，即“寒包火”证。

d. 表里同病，且寒与热、虚与实的性质均相反的证候，除可有表实寒里虚热证外，其余组合临床极少见到。

2. 证候真假

(1) 证候真假：指某些疾病在病情的危重阶段，可以出现一些与疾病本质相反的“假象”，掩盖着病情的真象。“真”，指与疾病的内在本质相符的证候；“假”，指疾病表现某些不符合常规认识的假象，即与病理本质所反映的常规证候不相应的某些表现。

（2）寒热真假

	真热假寒	真寒假热
定义	指内有真热而外见某些假寒的证候。亦称阳盛格阴证	指内有真寒而外见某些假热的证候。亦称阴盛格阳证
表现	真热：**高热、胸腹灼热、口鼻气灼、口臭息粗、渴喜冷饮、小便短黄、舌红苔黄而干、脉沉有力** 假寒：**四肢厥冷、脉沉迟**	真寒：**四肢厥冷、小便清长、大便稀溏或下利清谷、舌淡苔白、脉沉无力** 假热：**自觉发热、面色发红、躁扰不宁、口渴、咽痛、脉浮大或数**
机理	邪热内盛，阳气郁闭于内而不能布达于外	久病而阳气虚衰，阴寒内盛，逼迫虚阳浮游于上、格越于外

◆ **提醒：**真热假寒为阳盛格阴，真寒假热为阴盛格阳。

单元测试

1. 不属于八纲范畴的是
A. 阴阳
B. 标本
C. 虚实
D. 寒热
E. 表里
答案：B

2. 表证的临床表现有
A. 恶寒发热，头身疼痛，喷嚏，鼻塞
B. 喜暖，口淡不渴，肢冷蜷卧
C. 恶热喜冷，口渴欲饮，面赤
D. 手足厥冷，小便清长，便溏
E. 形体消瘦，口燥咽干，两颧潮红
答案：A

3. 下述各项，属于里证辨证要点的是
A. 见于外感疾病的中、后期阶段
B. 新起恶寒发热并见
C. 一般病情较轻
D. 病位较浅
E. 病程较短
答案：A

4. 热证的辨证要点是
A. 畏寒，冷痛
B. 口淡不渴，肢冷蜷卧
C. 痰、涎、涕清稀，小便清长
D. 面色白，舌淡
E. 恶热喜冷，口渴欲饮，面赤
答案：E

5. 寒证的临床表现是
A. 发热，恶热喜冷
B. 口渴欲饮，面赤，烦躁不宁
C. 痰、涕黄稠
D. 小便短黄，大便干结
E. 舌淡，苔白而润
答案：E

6. 下列各项中，不属于寒证与热证鉴别要点的是
A. 身热与身冷
B. 面赤与面白
C. 口渴与不渴
D. 舌苔黄与白
E. 头痛与不痛
答案：E

7. 下列各项，不属于阳证表现的是
A. 面红目赤
B. 疼痛拒按
C. 烦躁不宁
D. 脉数有力
E. 恶寒发热
答案：E

8. 证候真假的所谓“真”主要是指
A. 患者真实的临床表现
B. 临床上常见的证候
C. 指与疾病内在本质相符的证候
D. 本病或者久病之症
E. 患者的病情完全真实
答案：C

9. 患者咳嗽喘促，动则益甚，声低息微，腰膝酸软，舌淡，脉沉细无力，其临床意义是
A. 表证
B. 寒证
C. 虚证
D. 热证
E. 实证
答案：C

10. 患者烦热，尿清长，头晕咽干，面浮红如妆，下肢厥冷，舌淡脉弱，其临床意义是

A. 寒热错杂证
B. 真热假寒证
C. 真寒假热证
D. 里实寒证
E. 里虚寒证
答案：C

11. 患者发热微恶寒，头痛，咳嗽，咽喉肿痛，大便溏泻，小便清长，其临床意义是
A. 上热下寒
B. 真热假寒
C. 表热里寒
D. 表实里虚
E. 真寒假热
答案：C

（12~13 题共用备选答案）
A. 寒证
B. 热证
C. 实证
D. 虚证
E. 表证

12. 患者胸腹胀满，按之疼痛，腹满不减，其临床意义是
答案：C

13. 患者胸腹胀满，按之不痛，腹满时减，其临床意义是
答案：D

（14~15 题共用备选答案）
A. 热证转寒
B. 寒热夹杂
C. 表里俱热
D. 真热假寒
E. 真寒假热

14. 患者平素心烦口苦，尿黄便结，昨起发热，微恶寒，头痛，有汗，舌尖红，苔薄黄，脉浮数。其临床意义是
答案：C

15. 患者今突然发热，呕吐腹泻，泻少量脓血，继而神昏谵语，四肢厥冷，胸腹灼热，舌红苔黄，脉沉数。其临床意义是
答案：D

第九单元 病 性 辨 证

知识点概要

一、辨阴阳虚损证候

1. 阳虚证与阴虚证

（1）阳虚证：畏寒，肢凉，口淡不渴，或喜热饮，或自汗，小便清长，或尿少不利，大便溏泄，面色㿠白，舌淡胖，苔白滑，脉沉迟（或数）无力。可兼神疲、乏气、气短等气虚表现。

（2）阴虚证：形体消瘦，口燥咽干，两颧潮红，五心烦热，潮热，盗汗，小便短黄，大便干结，舌红少津或少苔，脉细数。

2. 亡阳证与亡阴证

（1）亡阳证：冷汗淋漓，汗质稀淡，精神淡漠，肌肤不温，四肢厥冷，呼吸气微，面色苍白，舌淡而润，脉微欲绝。

（2）亡阴证：汗热味咸而黏如油，身热肢温，虚烦躁扰，恶热，口渴饮冷，皮肤皱瘪，小便极少，面赤颧红，呼吸急促，唇舌干燥，脉细数疾无力。

（3）亡阳证与亡阴证的鉴别要点

	亡阳证	亡阴证
汗液	稀冷如水，味淡	黏热如油，味咸
寒热	身冷畏寒	身热恶热
四肢	厥逆	温和
面色	苍白	面赤颧红
气息	微弱	息粗

续 表

	亡阳证	亡阴证
口渴	不渴或欲饮热	口渴饮冷
唇舌象	唇舌淡白，苔白润	唇舌干红
脉象	脉微欲绝	细数、疾无力
鉴别要点	**四肢厥冷、面色苍白、冷汗淋漓、气息微弱、脉微欲绝**	**身热烦渴、唇焦面赤、汗热如油、脉数疾**

二、气虚类证辨证

	气虚证	气陷证
临床表现	气短声低，少气懒言，精神疲惫，体倦乏力，舌淡嫩苔白，脉虚。或头晕目眩，自汗，活动后诸症加重	头晕眼花，气短乏力，脘腹坠胀感，大便稀溏，或便意频频，形体消瘦，或内脏下垂，或脱肛、阴挺，舌淡苔白，脉弱
辨证要点	以元气不足，机能减退为主要病机；以神疲、乏力、气短、脉虚为主要表现	以气虚无力升举而致气下行太过为主要病机；以体弱而瘦、气短、气坠、脏器下垂为主要表现

三、血虚类证辨证

血虚证

（1）临床表现：面色淡白无华或萎黄，口唇、眼睑、爪甲颜色淡白，头晕，或眼花，两目干涩，心悸，多梦健忘，神疲，手足发麻，或妇女月经量少、色淡、延期甚或闭经，舌淡苔白，脉细无力。

（2）辨证要点：以血液亏少，机体失于濡养为主要病机；以病体虚弱，面、睑、唇、舌、爪甲等颜色淡白、脉细为主要表现。

四、气滞类证辨证

	气滞证	气逆证
临床表现	胸、胁、脘、腹等处或损伤部位胀闷、胀痛、窜痛、攻痛，时轻时重，部位不固定，排气后症状减轻，且诸症常随情绪变化而加重或减轻，脉弦	肺气上逆则咳嗽频作，呼吸喘促；胃气上逆则呃逆，嗳气，或恶心呕吐，呕血；肝气上逆则头痛，眩晕，甚至昏厥、咯血等
辨证要点	以气机运行不畅为主要病机；以胸、胁、脘、腹等处或损伤部位胀闷、胀痛为主要表现	以气机升降失常而致气逆于上为主要病机；多见于肺、胃、肝等气机上逆，以咳喘，或呕吐、呃逆，或眩晕为主要表现

五、血病其他证辨证

	血瘀证	血热证	血寒证
临床表现	刺痛，痛处拒按，固定不移，夜间尤甚；肿块，在体表者色青紫，在腹内者触之质地坚硬而推之不移；出血，反复不止，色紫暗，或夹血块；面色黧黑，或唇甲青紫，或皮肤有瘀点、瘀斑，斑色紫暗，或肌肤甲错，或腹露青筋，或皮肤出现丝状红缕；舌紫暗，或见瘀点、瘀斑，舌下络脉曲张，脉细涩或结代	身热夜甚，或潮热，口渴面赤，心烦失眠，躁扰不宁，甚或狂乱、神昏谵语，或见各种出血，如咳血，吐血，衄血，尿血，月经量多，崩漏等，其色深红，或斑疹显露，或为疮痈，舌绛，脉数疾	畏寒，手足或少腹冷痛、拘急，得温痛减，肤色紫暗发凉，或痛经、月经延期、经色紫暗、夹有血块，唇舌青紫，苔白滑，脉沉迟弦涩

续 表

	血瘀证	血热证	血寒证
辨证要点	以血行不畅，瘀血内阻为主要病机；以固定刺痛拒按、肿块、出血色暗、瘀血色脉为主要表现	以血分热盛为主要病机；以**身热口渴、斑疹吐衄、烦躁谵语、舌绛、脉数**为主要表现	以寒凝血脉为主要病机；以畏寒，患处冷痛拘急、得温痛减，唇舌青紫等为主要表现

六、气血同病类证辨证

1. 气滞血瘀证　局部胀闷，走窜疼痛，甚则刺痛，疼痛固定、拒按；或有肿块坚硬，局部青紫肿胀；或有情志抑郁，性急易怒；或面色紫暗，皮肤青筋暴露；妇女可见经闭或痛经，经色紫暗或夹血块，或乳房胀痛；舌紫暗或有瘀斑，脉弦涩等。

2. 气虚血瘀证　面色淡白无华或紫暗，倦怠乏力，少气懒言，局部疼痛如刺，痛处固定不移、拒按，舌淡紫，或有斑点，脉涩等。

3. 气血两虚证　少气懒言，神疲乏力，自汗，面色淡白无华或萎黄，口唇、爪甲颜色淡白，或心悸、失眠，头晕目眩，形体消瘦，手足发麻，舌淡白，脉细无力等。

七、津液类证辨证

痰证　咳嗽痰多，痰质黏稠，胸脘痞闷，恶心纳呆，呕吐痰涎，或头晕目眩，或形体肥胖，或神昏而喉中痰鸣，或神志错乱而为癫、狂、痴、痫，或某些部位出现圆滑柔韧的包块，舌苔腻，脉滑。

单元测试

1. 阳虚证的舌象表现是
A. 舌淡红苔薄白
B. 舌红苔黄
C. 舌红脉数
D. 舌淡胖苔白滑
E. 舌绛红无苔
答案：D

2. 下列各项，是阴虚证临床表现的是
A. 口淡不渴
B. 两颧潮红
C. 无汗或自汗
D. 小便清长或尿少不利
E. 大便稀薄
答案：B

3. 亡阳汗出的临床表现是
A. 冷汗淋漓
B. 汗冷味咸
C. 汗热而黏
D. 汗出如油
E. 汗出恶风
答案：A

4. 下列各项，不属于亡阴临床表现的是
A. 汗热味咸而黏
B. 汗出如油
C. 神情淡漠
D. 虚烦躁扰
E. 口渴饮冷
答案：C

5. 气虚证的临床意义是
A. 脏腑、经络的气机阻滞
B. 机体气生成不足，消耗太过
C. 元气亏虚已极，急骤外泄
D. 气虚固摄失职
E. 无力升举，清阳之气下陷
答案：B

6. 下列各项，不属于血虚证临床表现的是
A. 面色淡白
B. 唇甲色淡
C. 心悸多梦
D. 手足发麻
E. 肢体浮肿
答案：E

7. 下列各项，属于血寒证的是
A. 寒邪客肺证
B. 寒凝胞宫证
C. 寒凝关节证
D. 寒邪束表证
E. 寒凝肠胃证

答案：B

8. 痰证的临床表现是

A. 突然面色苍白，大汗淋漓，四肢厥冷，呼吸微弱

B. 吐血，便血，崩漏，皮下瘀斑，鼻衄，神疲乏力，气短懒言

C. 头晕目眩，少气懒言，神疲乏力，自汗，面色淡白或萎黄

D. 咳嗽痰多，痰质黏稠，胸脘痞闷，呕恶，纳呆

E. 唇甲淡白，心悸失眠，形体消瘦，舌淡而嫩，脉细弱

答案：D

（9~10 题共用备选答案）

A. 气滞证

B. 气闭证

C. 气逆证

D. 血瘀证

E. 血热证

9. 突感左胸前区刺痛，痛引左上臂内侧，面色略暗，脉弦涩的临床意义是

答案：D

10. 情志抑郁，善太息，近来少腹及乳房胀痛，苔薄白，脉弦的临床意义是

答案：A

（11~12 题共用备选答案）

A. 气虚血瘀证

B. 气阴两虚证

C. 气滞血瘀证

D. 血虚夹瘀证

E. 气血两虚证

11. 肢体瘫痪，卧床年余，气短息弱，食少声低，面色淡白，舌淡，脉弱的临床意义是

答案：E

12. 胞衣不下，腹痛拒按，恶露夹血块，气短神疲，乏力声低，脉弱的临床意义是

答案：A

第十单元　脏腑辨证

知识点概要

一、心病辨证

1. 心气虚证

（1）临床表现：心悸，胸闷，气短，精神疲倦，或自汗，活动后诸症加重，面色淡白，舌淡，脉虚。

（2）辨证要点：以**心悸、神疲与气虚证并见**为主要表现。

2. 心血虚证

（1）临床表现：心悸，头晕眼花，失眠，多梦，健忘，面色淡白或萎黄，唇舌色淡，脉细无力。

（2）辨证要点：以**心悸、失眠、多梦与血虚证并见**为主要表现。

3. 心脉痹阻证

	瘀阻心脉	痰阻心脉	寒滞心脉	气滞心脉
共同症状	心悸怔忡，心胸憋闷作痛，痛引肩背内臂，时作时止			
疼痛特点	**痛如针刺**	心胸闷痛	遇寒痛剧，得温痛减	疼痛而胀
伴随症状	-	体胖痰多，身重困倦	形寒肢冷	胁胀，善太息
舌象	**舌暗或舌青紫，有斑点**	苔白腻	舌淡苔白	舌淡红
脉象	**脉细涩或结代**	脉沉滑或沉涩	脉沉迟或沉紧	脉弦

4. 痰蒙心神证与痰火扰神证

	痰蒙心神证	痰火扰神证
病因病机	痰浊蒙蔽心神	火热痰浊侵扰心神
共同症状	神志异常，或神昏	

续 表

	痰蒙心神证	痰火扰神证
神志表现	神情痴呆，意识模糊，甚则昏不知人；或情志抑郁，表情淡漠，喃喃独语，举止失常；或突然昏仆，不省人事，口吐涎沫，喉有痰声	心烦，失眠，甚则狂躁妄动，打人毁物，不避亲疏，胡言乱语，哭笑无常，或神昏谵语
伴随症状	面色晦滞，胸闷，呕恶	发热，口渴，面赤，胸闷，气粗，咯吐黄痰，或喉间痰鸣
舌象	苔白腻	舌红，苔黄腻
脉象	脉滑	脉滑数
鉴别要点	**神志异常以抑郁、痴呆、错乱为主，无热证表现**	**神志异常以狂躁、谵语、神昏为主，见一派火热证候**

◆ **提醒**：痰蒙心神证有痰无火，痰火扰神证有痰有火。

二、肺病辨证

1. 肺气虚证

（1）临床表现：咳嗽无力，气短而喘，动则益甚，咳痰清稀，声低懒言，或自汗畏风，易于感冒，神疲体倦，面色淡白，舌淡苔白，脉弱。

（2）辨证要点：以肺气不足，宣降无力为主要病机；多有久病咳喘等病史，以**咳喘无力、痰白清稀和气虚证并见**为主要表现。

2. 肺阴虚证

（1）临床表现：干咳少痰，或痰少而黏，不易咯出，或痰中带血，声音嘶哑，口燥咽干，形体消瘦，五心烦热，潮热盗汗，两颧潮红，舌红少苔乏津，脉细数。

（2）辨证要点：以肺阴亏耗，虚热内扰为主要病机；以**干咳、痰少难咯和阴虚内热证并见**为主要表现。

3. 风寒犯肺证与寒痰阻肺证

	风寒犯肺证	寒痰阻肺证
病因病机	风寒袭肺，肺卫失宣	寒痰交阻，肺失清肃
共同症状	咳嗽，痰白	
咳嗽咳痰	咳嗽，咳痰色白清稀	咳嗽，咳痰量多色白、痰质或稀或稠，易咳出，或喘哮痰鸣
伴随症状	微有恶寒发热，鼻塞，流清涕，喉痒，或身痛无汗	胸闷，形寒肢冷
舌象	苔薄白	舌淡，苔白腻或白滑
脉象	脉浮紧	脉弦或滑
鉴别要点	咳嗽、痰白清稀与表寒证并见	咳喘、痰白量多易咳与阴盛证并见

4. 风热犯肺证、肺热炽盛证、燥邪犯肺证

	风热犯肺证	肺热炽盛证	燥邪犯肺证
病因病机	风热袭肺，肺卫失宣	风热邪入里，或风寒邪入里化热，热蕴结于肺	燥邪袭肺，肺卫津伤
共同症状	咳嗽，咯痰		
咳嗽咯痰	咳嗽，痰少色黄，气喘	咳嗽，气粗而喘，咯痰色黄，甚则鼻翼煽动，鼻息灼热，或胸痛	干咳少痰，或痰少而黏，不易咯出，甚则胸痛，痰中带血

续　表

	风热犯肺证	肺热炽盛证	燥邪犯肺证
伴随症状	鼻塞，流浊涕，发热微恶风寒，口微渴，或咽喉肿痛	发热口渴，或咽喉红肿疼痛，烦躁不安，大便秘结，小便短黄	口、唇、鼻、咽、皮肤干燥，或见鼻衄，便干尿少，或发热微恶风寒，无汗或少汗
舌象	舌尖红，苔薄黄	舌红苔黄	苔薄而干燥少津
脉象	脉浮数	脉洪数	脉浮数或浮紧
鉴别要点	咳嗽、痰少色黄、流浊涕与表热证并见	咳喘气粗、鼻翼煽动与实热证并见	**干咳痰少、口鼻咽舌干燥等干燥征象**，并与气候干燥有关

三、脾病辨证

1. 脾气虚证、脾阳虚证、脾虚气陷证、脾不统血证

	脾气虚证	脾阳虚证	脾虚气陷证	脾不统血证
病因病机	脾气虚弱，运化不力	脾阳亏虚，寒湿内生	脾气虚弱，清阳下陷	脾气虚弱，统血无权
共同症状	食少，便溏，神疲乏力，气短懒言，舌淡苔白			
主要症状	不欲食，脘腹胀满，食后胀甚，或饥时饱胀	腹胀，腹痛隐隐，喜温喜按，畏寒怕冷	脘腹重坠作胀，食后益甚，肛门重坠，甚或脱肛，或内脏、子宫下垂	各种慢性出血，如便血、尿血、吐血、鼻衄、紫斑，或妇女月经过多、崩漏
其他症状	肢体倦怠，形体消瘦或肥胖，浮肿，面色淡黄或萎黄	面白少华或虚浮，口淡不渴，四肢不温，或肢体浮肿，大便甚至完谷不化，小便短少，或白带清稀量多	或便意频数，或久泻不止，或小便混浊如米泔，头晕目眩，面白无华	面色萎黄
舌象	–	舌胖或有齿痕，苔滑	–	–
脉象	脉缓或弱	脉沉迟无力	脉缓或弱	脉细无力
鉴别要点	食少、腹胀、便溏与气虚证并见	食少、腹胀、腹痛、便溏与阳虚证并见	脘腹重坠作胀、内脏下垂与气虚证并见	各种慢性出血与气血两虚证并见

2. 湿热蕴脾证　**脘腹胀闷，纳呆**，恶心欲呕，**口中黏腻，渴不多饮，便溏不爽**，小便短黄，肢体困重，或身热不扬，汗出热不解，或面目发黄色鲜明，或皮肤发痒，舌红，苔黄腻，脉濡数或滑数。

3. 寒湿困脾证　脘腹胀闷，口腻纳呆，泛恶欲呕，口淡不渴，腹痛便溏，头身困重，或小便短少，肢体肿胀，或身目发黄，面色晦暗不泽，或妇女白带量多，舌淡胖，苔白腻或白滑，脉濡缓或沉细。

四、肝病辨证

1. 肝血虚证与肝阴虚证

（1）肝血虚证

1）临床表现：头晕眼花，视力减退或夜盲，或肢体麻木，关节拘急，手足震颤，肌肉瞤动，妇女月经量少、色淡，甚至闭经，爪甲不荣，面白无华，舌淡，脉细。

2）辨证要点：本证以肝血亏虚，肝失所养为主要病机；以**眩晕、视力减退、经少、肢麻震颤与血虚证并见**为主要表现。

（2）肝阴虚证

1）临床表现：头晕眼花，两目干涩，视力减退，或胁肋隐隐灼痛，面部烘热或两颧潮红，**或手足蠕动**，口咽干燥，五心烦热，潮热盗汗，舌红少苔乏津，脉弦细数。

2）辨证要点：本证以肝阴不足，虚热内扰为主要病机；以**头晕、目涩、胁痛等与虚热证并见**为主要表现。

（3）肝血虚证与肝阴虚证的鉴别要点

证　候	相同点	不同点
肝血虚证	均属肝的虚证，均有头晕眼花、视力减退等表现	无热象，常见视物模糊，经少，肢麻震颤，面、睑、唇、舌、爪甲等颜色淡白，脉细等症
肝阴虚证		虚热表现明显，常见目涩、潮热、颧红、手足蠕动、口咽干燥、五心烦热、舌红少苔、脉弦细数等症

2. 肝郁气滞证、肝火炽盛证和肝阳上亢证

（1）肝郁气滞证

1）临床表现：情志抑郁，善太息，胸胁或少腹胀满窜痛，或咽部异物感，或颈部瘿瘤，或胁下肿块，妇女见乳房胀痛，月经不调，痛经，甚则闭经，苔薄白，脉弦。病情轻重与情志变化有关系密切。

2）辨证要点：以肝气郁结，疏泄失职为主要病机；以**情志抑郁、胸胁或少腹胀痛与气滞证并见**为主要表现，多与情志因素有关。

（2）肝火炽盛证

1）临床表现：头晕胀痛，痛热剧烈，面红目赤，口苦口干，急躁易怒，耳鸣如潮，甚或突发耳聋，失眠多梦，或胁肋灼痛，或吐血、衄血，小便短黄，大便秘结，舌红苔黄，脉弦数。

2）辨证要点：以肝火上炎为主要病机；以**头晕胀痛、急躁易怒、耳鸣、胁肋灼痛与实热证并见**为主要表现。

（3）肝阳上亢证

1）临床表现：眩晕耳鸣，头目胀痛，面红目赤，急躁易怒，失眠多梦，头重脚轻，腰膝酸软，舌红少津，脉弦有力或弦细数。

2）辨证要点：以肝肾阴虚，肝阳偏亢为主要病机；以**眩晕耳鸣、头目胀痛、面红、烦躁、头重脚轻、腰膝酸软与肝火炽盛及肝肾阴虚证并见**为主要表现。

（4）肝郁气滞证、肝火炽盛证、肝阳上亢证的鉴别要点

1）肝郁气滞证与肝火炽盛证

证　候	相同点	不同点
肝郁气滞证	二者均属肝病的实证，均可因情志不遂而发，都可见胁肋疼痛、脉弦等症	气滞，无热象，常见情志抑郁、胁肋胀满窜痛等症
肝火炽盛证		火盛，热证表现明显，常见急躁易怒、面红目赤、口苦口干、胁肋灼痛等症

2）肝火炽盛证与肝阳上亢证

证　候	相同点	不同点
肝火炽盛证	均可见肝的热证	纯属火热过盛的实证，多因火热之邪侵扰，或气郁化火所致，以**发热口渴、便干尿黄、舌红脉数**等实热证为主要表现
肝阳上亢证		用阳太过，阳亢耗阴，上盛下虚的虚实夹杂证，以**眩晕、面赤、烦躁、头重脚轻、腰膝酸软**等为主要表现

3. 肝风内动证

（1）肝阳化风证

临床表现：**眩晕欲仆**，步履不正，**头胀头痛**，急躁易怒，头摇，**肢体震颤**，手足麻木，语言謇涩，面赤，舌红，或苔腻，脉弦细有力。甚至**突然昏倒，口眼歪斜，半身不遂，舌强语謇**。

（2）热极生风证

临床表现：**高热口渴，烦躁谵语或神昏**，颈项强直，两目上视，**手足抽搐**，甚则角弓反张，牙关紧闭，舌红绛，苔黄燥，脉弦数。

（3）阴虚风动证

临床表现：**手足震颤、蠕动**，或肢体抽搐，眩晕耳鸣，口燥咽干，形体消瘦，五心烦热，潮热颧红，舌红少津，脉弦细数。

（4）血虚生风证

临床表现：**眩晕，手足震颤、麻木，手足拘急，肌肉瞤动，皮肤瘙痒**，爪甲不荣，面色无华，舌淡白，脉细或弱。

◆ **提醒：**肝阳化风以眩晕、肢麻震颤、头胀痛、目赤，甚至突然昏仆、口眼歪斜、半身不遂等为主要表现；热极生风以高热、神昏、抽搐为主要表现；阴虚风动以手足震颤、蠕动与阴虚内热症状共见为主要表现；血虚生风以眩晕，肢体震颤、麻木、拘急、瞤动、瘙痒等及血虚症状为主要表现。

五、肾病辨证

1．肾阳虚证

（1）临床表现：头目眩晕，面色㿠白或黧黑，腰膝酸冷疼痛，肢凉畏寒，下肢尤甚，精神萎靡，性欲减退，男子阳痿早泄、滑精精冷，女子宫寒不孕，或久泻不止，五更泄泻，完谷不化，或小便频数清长，夜尿频多，舌淡苔白，脉沉细无力，尺部尤甚。

（2）辨证要点：以肾阳不足，温煦功能减弱为主要病机；以**腰膝酸冷、性欲减退、夜尿多与阳虚证并见**为主要表现。

2．肾阴虚证

（1）临床表现：腰膝酸软而痛，头晕，耳鸣，齿松，发脱，男子阳强易举，遗精，早泄，女子经少或经闭，或崩漏，失眠，健忘，口咽干燥，形体消瘦，五心烦热，潮热盗汗，或骨蒸发热，午后颧红，小便短黄，舌红少津，少苔或无苔，脉细数。

（2）辨证要点：以肾阴不足，虚热内扰为主要病机；以**腰酸而痛、头晕耳鸣、遗精或月经量少与阴虚证并见**为主要表现。

3．肾精不足证

（1）临床表现：小儿生长发育迟缓，身体矮小，囟门迟闭，智力低下，骨骼痿软；成人早衰，腰膝酸软，耳鸣耳聋，发脱齿摇，健忘恍惚，神情呆钝，两足痿软，动作迟缓；男子精少不育，女子经闭不孕，性欲减退，舌淡，脉弱。

（2）辨证要点：以肾精亏损，生长发育及性功能低下为主要病机；以**小儿发育迟缓，成人生殖功能低下、早衰**为主要表现。

4．肾气不固证

（1）临床表现：腰膝酸软，神疲乏力，耳鸣失聪；小便频数而清，或尿后余沥不尽，或遗尿，或夜尿频多，或小便失禁；男子滑精、早泄，女子带下清稀而量多，或胎动易滑。舌淡，苔白，脉弱。

（2）辨证要点：以肾气不足，固摄无力为主要病机；以**腰膝酸软，小便、精液、带下、胎气不固与气虚证并见**为主要表现。

5．肾虚水泛证

（1）临床表现：腰膝酸冷，耳鸣，身体浮肿，腰以下尤甚，按之没指，小便短少，畏寒肢冷，腹部胀满，或心悸，气短，咳喘痰鸣，舌淡胖，苔白滑，脉沉迟无力。

（2）辨证要点：以肾阳亏虚，水湿内停为主要病机；以**水肿、腰以下为甚、尿少、腰膝酸冷、畏寒肢冷等虚寒之象**为辨证依据。

六、腑病辨证

1．胃热炽盛证　胃脘灼痛、拒按，渴喜冷饮，或消谷善饥，或口臭，牙龈肿痛溃烂，齿衄，小便短黄，大便秘结，舌红苔黄，脉滑数。

2．寒滞胃肠证　胃脘、腹部冷痛，痛势暴急，遇寒加剧，得温则减，恶心呕吐，吐后痛缓，口淡不渴，或口泛清水，腹泻清稀，或腹胀便秘，面白或青，恶寒肢冷，苔白润，脉弦紧或沉紧。

3. 食滞胃肠证　脘腹胀满疼痛、拒按，厌食，嗳腐吞酸，或呕吐酸馊食物，吐后胀痛得减，或腹痛，肠鸣，矢气臭如败卵，下泻不爽，大便酸腐臭秽，苔厚腻，脉滑或沉实。

4. 肠热腑实证　高热，或日晡潮热，汗多，口渴，脐腹胀满硬痛、拒按，大便秘结，或热结旁流，大便恶臭，小便短黄，甚则神昏谵语、狂乱，舌红，苔黄厚而燥，或焦黑起刺，脉沉数有力，或沉实有力。

5. 肠道津亏证　大便干燥如羊屎，艰涩难下，数日一行，腹胀作痛，左少腹或可触及包块，口干，或口臭，或头晕，舌红少津，苔黄燥，脉细涩。

6. 肠道湿热证　身热口渴，腹痛腹胀，下痢脓血，里急后重，或暴泻如水，或腹泻不爽，粪质黄稠秽臭，肛门灼热，小便短黄，舌红，苔黄腻，脉滑数。

7. 膀胱湿热证　小便频数、急迫、短黄，排尿灼热、涩痛，或小便混浊，尿血，有砂石，或小腹、腰部胀痛，发热，口渴，舌红，苔黄腻，脉滑数或濡数。

8. 胆郁痰扰证　**胆怯易惊，惊悸不宁，失眠多梦，烦躁不安，胸胁闷胀，善太息，头晕目眩，口苦，呕恶，吐痰涎**，舌淡红或红，苔白腻或黄滑，脉弦缓或弦数。

◆ **提醒**：胆郁痰扰证以胆怯、惊悸、烦躁、失眠、眩晕、呕恶为主要表现。

七、脏腑兼证

1. 心肾不交证

（1）临床表现：心烦失眠，惊悸健忘，头晕耳鸣，腰膝酸软，梦遗，口咽干燥，五心烦热，潮热盗汗，便结尿黄，舌红少苔，脉细数。

（2）辨证要点：以心与肾水火既济失调为主要病机；以**心烦、失眠、腰酸、耳鸣、遗精与阴虚证并见**为主要表现。

2. 心脾气血虚证

（1）临床表现：心悸怔忡，头晕，多梦，健忘，食欲不振，腹胀，便溏，神疲乏力，或皮下紫斑，女子月经量少色淡，淋沥不尽，面色萎黄，舌淡嫩，脉弱。

（2）辨证要点：以脾气虚、心血虚为主要病机；以**心悸、神疲、头晕、食少、腹胀、便溏**等为主要表现。

3. 肝火犯肺证

（1）临床表现：胸胁灼痛，急躁易怒，头胀头晕，面红目赤，烦热口苦，咳嗽阵作，痰黄稠黏，甚则咳血，舌红，苔薄黄，脉弦数。

（2）辨证要点：以肝火犯肺，肺失清肃为主要病机；以胸胁灼痛、急躁易怒、咳嗽、痰黄或咳血等与实热证并见为主要表现。

4. 肝胃不和证

（1）临床表现：胃脘、胁肋胀满窜痛，呃逆嗳气，吞酸嘈杂，不思饮食，情绪抑郁，善太息，或烦躁易怒，舌淡红，苔薄白或薄黄，脉弦。

（2）辨证要点：以肝气郁滞，横逆犯胃，胃失和降为主要病机；以**脘胁胀痛、嗳气、吞酸、情绪抑郁**为主要表现。

5. 肝郁脾虚证

（1）临床表现：胸胁胀满窜痛，善太息，情志抑郁，或急躁易怒，食少腹胀，肠鸣矢气，便溏不爽，或腹痛欲便，泻后痛减，或大便溏结不调，舌苔白，脉弦或缓。

（2）辨证要点：以肝失疏泄，脾失健运为主要病机；以胸胁胀满、腹痛肠鸣、纳呆便溏为主要表现。

单元测试

1. 下列各项，不属于心血虚临床表现的是
A. 心悸怔忡
B. 健忘
C. 唇舌淡白
D. 失眠
E. 盗汗

答案：E

2. 瘀阻心脉证胸痛的临床表现是

A. 胀痛

B. 刺痛

C. 闷痛

D. 隐痛

E. 剧痛

答案：B

3. 表情淡漠，喃喃自语的临床意义是

A. 痰湿困脾

B. 痰湿阻肺

C. 痰火扰神

D. 痰蒙心神

E. 痰气交阻

答案：D

4. 痰蒙心神与痰火扰神证的共同临床表现是

A. 喃喃自语

B. 哭笑无常

C. 不避亲疏

D. 谵语

E. 脉滑

答案：E

5. 肺阴虚证咳嗽的临床表现是

A. 咳声不扬

B. 咳声清脆

C. 咳喘无力

D. 干咳无痰

E. 咳声紧闷

答案：D

6. 下列各项，不属于风寒犯肺证临床表现的是

A. 咳嗽

B. 畏寒

C. 鼻塞流清涕

D. 喉痒

E. 舌苔薄白

答案：B

7. 下列各项，不属于肠道湿热证临床表现的是

A. 腹痛

B. 暴泻黄糜臭秽

C. 肛门灼热

D. 完谷不化

E. 发热烦渴

答案：D

8. 下列各项，不属于脾虚气陷证临床表现的是

A. 子宫下垂

B. 头晕

C. 大便干结

D. 久泻久痢

E. 眼睑下垂

答案：C

9. 脾阳虚证的临床表现是

A. 便滞不爽

B. 小便不畅

C. 饥不欲食

D. 带下清稀

E. 阴囊瘙痒

答案：D

10. 下列各项，不属于脾不统血证临床表现的是

A. 少气懒言

B. 面白无华

C. 舌红苔黄

D. 神疲乏力

E. 便溏

答案：C

11. 胃热炽盛证胃痛的临床表现是

A. 冷痛

B. 灼痛

C. 刺痛

D. 隐痛

E. 掣痛

答案：B

12. 肝郁气滞证的临床表现是

A. 视物模糊

B. 胁肋灼痛

C. 头晕耳鸣

D. 梅核气

E. 面部潮红

答案：D

13. 下列各项，不属于热极生风证临床表现的是

A. 高热神昏

B. 四肢抽搐

C. 角弓反张

D. 两目上视

E. 目合口开

答案：E

14. 失眠多梦，惊悸不宁，口苦欲呕的临床意义是

A. 心脾气血虚

B. 心肾不交

C. 心阴虚

D. 胆郁痰扰

E. 肝胆湿热

答案：D

15. 下列各项，不属于肾精不足证临床表现的是

A. 耳鸣耳聋

B. 发脱齿摇

C. 夜尿频多

D. 神情呆钝

E. 足痿无力

答案：C

（16~17 题共用备选答案）

A. 痰蒙心神证

B. 痰火扰神证

C. 胆郁痰扰证

D. 心火亢盛证

E. 肝阳化风证

16. 表情淡漠，神识痴呆，精神抑郁，喃喃独语，苔腻，脉滑的临床意义是

答案：A

17. 突然昏仆，不省人事，口吐涎沫，喉有痰声，手足抽搐的临床意义是

答案：A

（18~19 题共用备选答案）

A. 肾虚水泛证

B. 肾阳虚证

C. 肾精不足证

D. 肾气不固证

E. 肾阴虚证

18. 腰膝酸软，神疲乏力，小便频数而清或尿后余沥不尽的临床意义是

答案：D

19. 腰膝酸软，神疲乏力，月经淋沥不尽，白带量多清稀的临床意义是

答案：D

（20~21 题共用备选答案）

A. 心肾不交证

B. 心肺气虚证

C. 心肝血虚证

D. 心脉痹阻证

E. 心肾阳虚证

20. 心悸怔忡，胸闷疼痛，脉象细涩的临床意义是

答案：D

21. 惊悸失眠，遗精盗汗，脉象细数的临床意义是

答案：A

第三章 中 药 学

第一单元 药性理论

知识点概要

一、四气

1. 结合有代表性的药物认识四气

（1）概念：指药物的寒、热、温、凉四种不同药性，又称四性。它反映了药物对人体阴阳盛衰、寒热变化的作用倾向，是对药物治疗寒热病证作用的概括。

（2）寒性或凉性：能够减轻或消除热证的药物，如黄芩、板蓝根等有清热解毒作用。

（3）温性或热性：能够减轻或消除寒证的药物，如附子、干姜等有温中散寒作用。

（4）平性：寒热界限不很明显、药性平和、作用较和缓的一类药，如党参、山药等。平性是相对而言的，而不是绝对的，也有偏凉、偏温的不同，因此仍称四气（性）而不称五气（性）。

在药物作用的程度上，寒重于凉，热重于温。从四性的本质而言，只有寒热两性的区分。

2. 四气的作用

（1）寒凉药：清热泻火、凉血解毒、滋阴除蒸、泻热通便、清热利尿、清化痰热、清心开窍、凉肝息风等作用。

（2）温热药：温里散寒、暖肝散结、补火助阳、温阳利水、温经通络、引火归原、回阳救逆等作用。

二、五味

1. 结合有代表性的药物认识五味

（1）概念：五味是指药物有辛、甘、酸、苦、咸五种不同的味道，因而具有不同的治疗作用。

（2）五味的确定

1）首先通过口尝，即用人的感觉器官辨别出来，它是药物真实味道的反映。

2）五味更重要的则是通过长期的临床实践观察，不同味道的药物作用于人体，产生了不同的反应，获得不同的治疗效果，从而总结归纳出五味的理论。五味不仅仅是药物味道的真实反映，更是对药物作用的高度概括。

2. 五味的作用及适应证

五味	作　用	应　用
辛	**发散、行气、行血、润养**	表证、气血阻滞证
甘	**补益、和中、调和药性、缓急止痛**	正气虚弱、身体诸痛、调和药性、中毒解救
酸	**收敛固涩**	体虚多汗、肺虚久咳、久泻肠滑、遗精滑精、遗尿尿频、崩带不止
苦	**泄、燥湿、坚阴**	热证、火证、喘证、呕恶、便秘、湿证、阴虚火旺
咸	**软坚散结、泻下通便**	大便燥结、痰核、瘰疬、瘿瘤、癥瘕痞块
淡	渗湿、利小便	水肿、脚气、小便不利
涩	收敛固涩	虚汗、泄泻、尿频、遗精、滑精、出血

三、升降浮沉

1. 概念　指药物对机体有向上、向下、向外、向内四种不同的作用趋向。它与疾病所表现的趋向性是相对而言的。

2. 作用趋向

（1）升、浮：指药物向上、向外的趋向性作用。**发表**、**透疹**、**升阳**、**涌吐**、**开窍**等药具有升浮作用。

（2）沉、降指药物向里、向下的趋向性作用。**收敛固涩**、**泻下**、**利水**、**潜阳**、**镇惊安神**、**止咳平喘**、**止呕**等药具有沉降作用。

四、归经

1. 概念　归经指药物对于机体某部分的选择性作用，即某药对某些脏腑经络有特殊的亲和作用，因而对这些部位的病变起着主要的或特殊的治疗作用，药物归经不同，其治疗作用也不同。

2. 作用　归经指明了药物治病的适应范围，也就是说明了药效的所在，包含了药物定性定位的概念。

3. 理论形成　在中医基本理论指导下，以脏腑经络为基础，以药物所治疗的具体病证为依据，经过长期临床实践总结出来的。

4. 临床表现　由于经络能沟通人体内外表里，所以一旦机体发生病变可以通过经络影响到内在的脏腑，反之，内在脏腑病变也可以反映到体表上来。由于发病所在脏腑及经络循行部位不同，临床上所表现的症状也各不相同。

五、毒性

1. 概念

（1）毒性：指药物对机体所产生的不良影响及损害性。毒性反应与副作用不同，它对人体的危害性较大，甚至可危及生命。

（2）中药的副作用：指在常用剂量时出现与治疗需要无关的不适反应，一般比较轻微，对机体危害不大，停药后可自行消失。

2. 使用注意事项　毒性反应的产生与药物贮存、加工炮制、配伍、剂型、给药途径、用量、使用时间的长短以及病人的体质、年龄、证候性质等都有密切关系。使用有毒药物时，应从上述各个环节进行控制，避免中毒事故的发生（具体参见各药物）。

单元测试

1. 能够减轻或消除热证的药物，其药性一般属于

A. 寒、热

B. 寒、凉

C. 温、凉

D. 温、微寒

E. 平

答案： B

2. 下列各项，不属温热性能所对应作用的是

A. 温里

B. 开窍

C. 补火

D. 温经

E. 回阳

答案： B

3. 平性药的含义是

A. 寒、热之性不甚明显的药物

B. 作用比较缓和的药物

C. 升浮、沉降作用趋向不明显的药物

D. 性味甘淡的药物

E. 寒热之性均具备的药物

答案： A

4. 具有发散作用的药味是

A. 咸

B. 酸

C. 苦

D. 辛

E. 甘

答案： D

5. 治疗筋脉挛急疼痛，应选用药物的味是

A. 酸

B. 苦
C. 甘
D. 辛
E. 咸
答案： C
6. 下列各项，不属苦味药作用的是
A. 降泄
B. 通泄
C. 燥湿
D. 行气
E. 清泄
答案： D
7. 五味是指药物的
A. 全部味道
B. 酸、苦、甘、辛、咸五种味道
C. 指口尝味道
D. 五类作用
E. 不同的滋味
答案： B
8. 五味的阴阳属性，属于阳的一组是
A. 辛、甘、咸
B. 酸、苦、淡
C. 甘、淡、苦
D. 辛、甘、淡
E. 辛、苦、酸
答案： D
（9~10 题共用备选答案）
A. 发散，行气，行血
B. 收敛固涩
C. 软坚散结，泻下
D. 补益，和中，缓急
E. 渗湿利水
9. 甘味药的作用是
答案： D
10. 辛味药的作用是
答案： A
（11~12 题共用备选答案）
A. 四气
B. 五味
C. 归经
D. 毒性
E. 升降浮沉
11. 表示药物作用部位的是
答案： C
12. 反映药物作用趋势的是
答案： E

第二单元 中药的配伍

知识点概要

一、配伍的意义

配伍用药既照顾到复杂病情，又增进了疗效，减少了毒副作用。因此，掌握中药配伍规律对指导临床用药意义重大。

二、配伍的内容

配伍	概　念	举　例
单行	单用一味药物治疗某种病情单一的疾病	独参汤
相须	**两种功效相似的药物配合应用，增强原有药物的疗效**	麻黄配桂枝，能增强发汗解表、祛风散寒的作用
相使	**以一种药物为主，另一种药物为辅，两种药物合用，辅药可以提高主药的功效**	黄芪补气利水，茯苓利水健脾，两药配合，茯苓能提高黄芪补气利水的治疗效果
相畏	**一种药物的毒副作用能被另一种药物所抑制**	生半夏和生南星的毒性能被生姜减轻或消除，所以说生半夏和生南星畏生姜
相杀	**一种药物能够减轻或消除另一种药物的毒副作用**	生姜能减轻或消除生半夏和生南星的毒性或副作用，所以说生姜杀生半夏和生南星的毒
相恶	**两药合用，一种药物能破坏另一种药物的功效**	人参恶莱菔子，莱菔子能削弱人参的补气作用

续 表

配伍	概　念	举　例
相反	两种药物同用能产生或增强毒性或副作用	甘草反甘遂，贝母反乌头

◆ 提醒：相畏与相杀的概念极易混淆，注意区分。

单元测试

1. 七情配伍中，可以提高药效的是
A. 相畏、相杀
B. 相杀、相使
C. 相须、相使
D. 相须、相恶
E. 相恶、相反
答案：C

2. 黄芪与茯苓配伍，茯苓能增强黄芪的补气利水作用，这种配伍关系是
A. 相须
B. 相使
C. 相反
D. 相恶
E. 相畏
答案：B

（3~4 题共用备选答案）
A. 相须
B. 相使
C. 相畏
D. 相杀
E. 相恶

3. 生姜与半夏配伍属于
答案：D

4. 麻黄与桂枝配伍属于
答案：A

（5~6 题共用备选答案）
A. 相使
B. 相畏
C. 相杀
D. 相恶
E. 相反

5. 一种药物的毒性反应或副作用，能够被另一种药物减轻或消除，其配伍关系是
答案：B

6. 一种药物能够减轻或消除另一种药物的毒性反应或副作用，其配伍关系是
答案：C

（7~8 题共用备选答案）
A. 相使
B. 相畏
C. 相杀
D. 相恶
E. 相反

7. 一种药物的功效能够被另一种药物减弱或消除，其配伍关系是
答案：D

8. 两种药物合用，能够产生毒性反应或副作用，其配伍关系是
答案：E

第三单元　中药的用药禁忌

知识点概要

一、配伍禁忌

1. “十八反”的内容　**甘草反甘遂、大戟、海藻、芫花；乌头反贝母、瓜蒌、半夏、白蔹、白及；藜芦反人参、沙参、丹参、玄参、细辛、芍药。**

2. “十九畏”的内容　**硫黄畏朴硝，水银畏砒霜，狼毒畏密陀僧，巴豆畏牵牛，丁香畏郁金，川乌、草乌畏犀角，牙硝畏三棱，官桂畏赤石脂，人参畏五灵脂。**

◆ **提醒：**十九畏与相畏为不同的概念，不可混为一谈。

二、妊娠用药禁忌

1. 概念　妇女妊娠期治疗用药的禁忌。某些药物具有损害胎元以致堕胎的副作用，所以应作为妊娠禁忌的药物。

2. 分类

（1）禁用药物：指**毒性较强或药性猛烈的药物**，如巴豆、牵牛子、雄黄、砒霜等。

（2）慎用的药物：包括**通经去瘀、行气破滞及辛热滑利之品**，如桃仁、红花、牛膝、大黄等。

单元测试

1. 下列各项，属于“十九畏”的是
A. 大戟与甘草
B. 贝母与乌头
C. 乌头与瓜蒌
D. 官桂与赤石脂
E. 芍药与藜芦
答案：D

2. 下列各项，属于“十八反”的是
A. 大戟与甘草
B. 人参与莱菔子
C. 白及与甘草
D. 丁香与木香
E. 人参与五倍子
答案：A

3. 与海藻相反的药物是
A. 藜芦
B. 昆布
C. 大枣
D. 甘草
E. 细辛
答案：D

4. 与人参相畏的药物是
A. 密陀僧
B. 五灵脂
C. 狼毒
D. 郁金
E. 甘草
答案：B

5. 下列各组药物中，不属于配伍禁忌的是
A. 川贝母与川乌
B. 藜芦与赤芍
C. 肉桂与赤石脂
D. 水银与砒霜
E. 硫黄与厚朴
答案：E

6. 下列各项，不属妊娠绝对禁用的药物是
A. 麝香
B. 巴豆
C. 大戟
D. 半夏
E. 斑蝥
答案：D

（7~8 题共用备选答案）
A. 大戟
B. 瓜蒌
C. 细辛
D. 五灵脂
E. 朴硝

7. 与乌头相反的药物是
答案：B

8. 与藜芦相反的药物是
答案：C

（9~10 题共用备选答案）
A. 乌头
B. 甘草
C. 三棱
D. 芒硝
E. 藜芦

9. 不宜与瓜蒌同用的药物是
答案：A

10. 不宜与牙硝同用的药物是
答案：C

第四单元　中药的剂量与用法

知识点概要

一、剂量

有毒或作用峻猛的药物，以及某些名贵药物，均应严格掌握用量，详见各药。

二、中药的用法

用　法	药　　物
先煎	**①有效成分难溶于水的一些金石、矿物、贝壳类药物**，如磁石、代赭石、龙骨等。②副作用较强的药物，如附子、乌头等
后下	**①气味芳香的药物，久煎其有效成分易于挥发而降低药效**，如薄荷、砂仁、白豆蔻等。②有些药物虽不属芳香药，但久煎也能破坏其有效成分，如钩藤、大黄等
包煎	**黏性强、粉末状及带有绒毛的药物**，如滑石、青黛、旋覆花等
另煎	**贵重药材**，如人参、西洋参、羚羊角等
烊化	**胶类药物及黏性大而易溶的药物**，如阿胶、鹿角胶、蜂蜜、饴糖等
泡服	**某些有效成分易溶于水或久煎容易破坏药效的药物**，如藏红花、番泻叶、胖大海等
冲服	①贵重药，如麝香、牛黄、珍珠、羚羊角等。②根据病情需要，为提高药效，如三七、白及、血余炭、棕榈炭、蜈蚣、全蝎、僵蚕、地龙、乌贼骨、瓦楞子、海蛤壳、延胡索等。③高温容易破坏药效，或有效成分难溶于水的药物，如雷丸、鹤草芽、朱砂等。④液体药物，如竹沥汁、姜汁、藕汁、荸荠汁、鲜地黄汁等
煎汤代水	①防止与其他药物同煎使煎液混浊的药物，如灶心土等。②质轻用量多，体积大，吸水量大的药物，如玉米须、丝瓜络、金钱草等

单元测试

1. 车前子与旋覆花入汤剂的用法是
A. 久煎
B. 先煎
C. 布包煎
D. 另行溶化
E. 另煎
答案：C
2. 贝壳、甲壳、化石等类药物入汤剂的用法是
A. 先煎
B. 后下
C. 布包煎
D. 另煎
E. 烊化兑服
答案：A
3. 气味芳香、成分易挥发的药物入汤剂的用法是
A. 先煎
B. 后下
C. 布包煎
D. 另煎
E. 烊化兑服
答案：B
4. 下列各项，用药方法错误的是
A. 旋覆花包煎
B. 生大黄后下
C. 鹤草芽入煎服
D. 阿胶烊化兑服
E. 附子先煎
答案：C
5. 下列各项，需烊化服的药物是
A. 豆蔻
B. 海金沙
C. 桂枝
D. 牡蛎
E. 阿胶

答案：E

6. 入汤剂需先煎的药物是

A. 薄荷、豆蔻

B. 蒲黄、海金沙

C. 人参、阿胶

D. 磁石、牡蛎

E. 麻黄、桂枝

答案：D

（7~8 题共用备选答案）

A. 贝壳、甲壳、化石及多种矿物药

B. 芳香性药物

C. 某些粉末状药物及细小的植物种子药物

D. 较贵重的药物

E. 胶质的药物

7. 入汤剂宜后下的药物是

答案：B

8. 入汤剂宜烊化的药物是

答案：E

（9~10 题共用备选答案）

A. 先煎

B. 后下

C. 包煎

D. 另煎

E. 烊化

9. 钩藤入汤剂的用法是

答案：B

10. 西洋参入汤剂的用法是

答案：D

第五单元 解 表 药

知识点概要

一、概述

解表药的使用注意事项如下。

1. 使用发汗作用较强的解表药时，用量不宜过大，以免发汗太过，耗阳伤阴，导致“亡阳”“伤阴”的弊端。

2. 表虚自汗、阴虚盗汗以及疮疡日久、淋证、失血患者，也应慎用解表药。

3. 使用解表药还应注意因时因地而宜，如春夏腠理疏松，容易出汗，解表药用量宜轻，冬季腠理致密，不易出汗，解表药用量宜重。

4. 本类药物辛散轻扬，入汤剂不宜久煎，以免有效成分挥发而降低药效。

二、发散风寒药

1. 麻黄

【性味归经】辛、微苦，温。归肺、膀胱经。

【功效】**发汗解表，宣肺平喘，利水消肿。**

【应用】①风寒感冒。②咳嗽气喘。③风水水肿。④风寒痹证、阴疽、痰核。

【用法用量】煎服，2~9g。发汗解表宜生用，**止咳平喘多炙用。**

【使用注意】凡表虚自汗、阴虚盗汗及肺肾虚喘者均当慎用。

2. 桂枝

【性味归经】辛、甘，温。归心、肺、膀胱经。

【功效】**发汗解肌，温经通脉，助阳化气。**

【应用】①风寒感冒。②寒凝血滞诸痛证。③痰饮、蓄水证。④心悸。

【使用注意】凡外感热病、阴虚火旺、血热妄行等证，均当忌用。孕妇及月经过多者慎用。

3. 紫苏

【性味归经】辛，温。归肺、脾经。

【功效】**解表散寒，行气宽中，解鱼蟹毒。**

【应用】①风寒感冒。②脾胃气滞，胸闷呕吐。③进食鱼蟹中毒引起的腹痛吐泻。

4. 生姜

【功效】**解表散寒，温中止呕，温肺止咳。**

5. 香薷

【功效】**发汗解表，化湿和中，利水消肿。**

【应用】①风寒感冒。②水肿脚气。

【用法用量】煎服，3~9g。用于发表，量不宜过大，且不易久煎；用于利水消肿，量宜稍大，且须浓煎。

6. 荆芥

【性味归经】辛，微温。归肺、肝经。

【功效】**祛风解表，透疹消疮，止血。**

【应用】①外感表证。②麻疹不透，风疹瘙痒。③疮疡初起兼有表证。**炒炭有止血作用**。④吐衄下血。

【用法用量】煎服，4.5~9g，**不宜久煎**。发表透疹消疮宜生用，止血宜炒用。荆芥穗更长于祛风。

7. 防风

【性味归经】辛、甘，微温。归膀胱、肝、脾经。

【功效】**祛风解表，胜湿止痛，止痉。**

【应用】①外感表证。②风疹瘙痒。③风湿痹痛。④破伤风证。⑤脾虚湿盛，清阳不升的泄泻，及土虚木乘，肝郁侮脾，肝脾不和，腹泻而痛。

8. 羌活

【功效】**解表散寒，祛风胜湿，止痛。**

【应用】①风寒感冒。②**风寒湿痹**。

9. 白芷

【功效】**解表散寒，祛风止痛，通鼻窍，燥湿止带，消肿排脓。**

【应用】①风寒感冒。②头痛，牙痛，风湿痹痛。③鼻渊。④带下证。⑤疮痈肿毒。⑥皮肤风湿瘙痒。

10. 细辛

【功效】**解表散寒，祛风止痛，通窍，温肺化饮。**

【应用】①风寒感冒。②头痛，牙痛，风湿痹痛。③**鼻渊**。④肺寒咳喘。

【用量用法】煎服，1~3g；散剂，每次服0.5~1g。

【使用注意】阴虚阳亢头痛、肺燥阴伤干咳者忌用。不宜与藜芦同用。

11. 藁本

【功效】祛风散寒，除湿止痛。

12. 苍耳子

【功效】发散风寒，通鼻窍，祛风湿，止痛。

【使用注意】血虚头痛不宜使用。过量服用易致中毒。

13. 辛夷

【功效】发散风寒，通鼻窍。

【主治病证】①风寒感冒。②头痛鼻塞，鼻渊。

三、发散风热药

1. 薄荷

【性味归经】辛，凉。归肺、肝经。

【功效】**疏散风热，清利头目，利咽透疹，疏肝行气。**

【应用】①风热感冒，温病初起。②风热头痛，目赤多泪，咽喉肿痛。③麻疹不透，风疹瘙痒。④肝郁气滞，胸闷胁痛。⑤夏令感受暑湿秽浊之气，脘腹胀痛，呕吐泄泻。

【用法】煎服，宜**后下**。薄荷叶长于发汗解表，薄荷梗偏于行气和中。

2. 牛蒡子

【功效】**疏散风热，宣肺祛痰，利咽透疹，解毒散肿。**

【应用】①风热感冒，温病初期。②麻疹不透，风疹瘙痒。③**痈肿疮毒，丹毒，痄腮，喉痹**。

【使用注意】本品性寒，滑肠通便，气虚便溏者慎用。

3. 蝉蜕

【性味归经】甘，寒。**归肺、肝经**。

【功效】**疏散风热，利咽开音，透疹，明目退翳，息风止痉**。

【应用】①风热感冒，温病初起，咽痛喑哑。②麻疹不透，风疹瘙痒。③目赤翳障。④急慢惊风，破伤风证。⑤小儿夜啼不安。

4. 桑叶

【功效】**疏散风热，清肺润燥，平抑肝阳，清肝明目**。

【应用】①风热感冒，温病初起。②肺热咳嗽，燥热咳嗽。③肝阳上亢眩晕。④目赤昏花。⑤血热妄行吐血、衄血之轻证。

5. 菊花

【功效】**疏散风热，平抑肝阳，清肝明目，清热解毒**。

【应用】①风热感冒，温病初起。②肝阳眩晕，肝风实证。③目赤昏花。④疮痈肿毒。

6. 蔓荆子

【功效】疏散风热，清利头目。

7. 柴胡

【性味归经】苦、辛，微寒。归肝、胆经。

【功效】**解表退热，疏肝解郁，升举阳气**。

【应用】①**表证发热，少阳证**。②肝郁气滞证。③气虚下陷，脏器脱垂。④疟疾寒热。

8. 升麻

【功效】解表透疹，清热解毒，升举阳气。

9. 葛根

【性味归经】甘、辛，凉。归脾、胃经。

【功效】**解肌退热，透疹，生津止渴，升阳止泻**。

【应用】①**表证发热，项背强痛**。②麻疹不透。③热病口渴，阴虚消渴。④热泻热痢，脾虚泄泻。

【用法】解肌退热、透疹、生津宜生用，升阳止泻宜煨用。

单元测试

1. 具有宣肺、利水功效的药物是
A. 细辛
B. 生姜
C. 麻黄
D. 白芷
E. 葛根
答案： C

2. 桂枝的功效是
A. 发汗解表，宣肺平喘，利水消肿
B. 发汗解肌，温经通阳，助阳化气
C. 发汗解表，温脾暖肝
D. 发汗解表，温经止血
E. 发汗解表，温胃止呕
答案： B

3. 下列各项，与桂枝配伍能调和营卫的药物是
A. 白芍
B. 杏仁
C. 甘草
D. 防风
E. 细辛
答案： A

4. 治疗外感风寒，胸闷呕吐，应首选的药物是
A. 薄荷
B. 荆芥
C. 紫苏
D. 防风
E. 桂枝
答案： C

5. 生姜善治的呕吐是
A. 胃热呕吐
B. 胃寒呕吐
C. 胃虚呕吐
D. 虫积呕吐
E. 食积呕吐
答案： B

6. 具有发汗解表、利水消肿功效的药组是

A. 麻黄、荆芥
B. 香薷、紫苏
C. 麻黄、香薷
D. 紫苏、生姜
E. 荆芥、防风
答案：C

7. 下列各项，不属白芷主治病证的是
A. 头痛鼻塞
B. 鼻渊鼻塞
C. 痈肿疮疡
D. 寒湿带下
E. 肺寒咳喘
答案：E

8. 治疗风寒头痛、鼻渊，应选用的药物是
A. 细辛
B. 麻黄
C. 荆芥
D. 藿香
E. 薄荷
答案：A

9. 具有宣通鼻窍、发散风寒、祛风湿、止痛功效的药物是
A. 独活
B. 羌活
C. 防风
D. 苍耳子
E. 辛夷
答案：D

（10~11 题共用备选答案）
A. 疏肝解郁
B. 清热解毒
C. 清肺润燥
D. 息风止痉
E. 生津止渴

10. 柴胡具有的功效是
答案：A

11. 升麻具有的功效是
答案：B

（12~13 题共用备选答案）
A. 薄荷
B. 牛蒡子
C. 蝉蜕
D. 荆芥
E. 麻黄

12. 功效疏散风热、解毒透疹、消肿利咽的药物是
答案：B

13. 功效疏散风热、明目透疹、息风止痉的药物是
答案：C

（14~15 题共用备选答案）
A. 清利头目
B. 息风止痉
C. 解毒透疹
D. 清肝明目
E. 疏肝解郁

14. 桑叶具有的功效是
答案：D

15. 薄荷具有的功效是
答案：A

第六单元　清　热　药

知识点概要

一、概述

清热药的使用注意事项如下。
1. 脾胃气虚，食少便溏者慎用。
2. 苦寒药物易化燥伤阴，热证伤阴或阴虚患者慎用。
3. 阴盛格阳、真寒假热之证，禁用清热药。
4. 中病即止，以免克伐太过，损伤正气。

二、清热泻火药

1. 石膏
【性味归经】**甘、辛，大寒。**归肺、胃经。
【功效】**生用：清热泻火，除烦止渴。煅用：敛疮生肌，收湿，止血。**

【应用】①**温热病气分实热证**。②肺热喘咳证。③胃火牙痛、头痛，实热消渴。④溃疡不敛，湿疹瘙痒，水火烫伤，外伤出血等。

2. 知母

【性味归经】苦、甘，寒。归肺、胃、肾经。

【功效】**清热泻火，生津润燥**。

【应用】①热病烦渴。②肺热燥咳。③**骨蒸潮热**。④内热消渴。⑤肠燥便秘。

3. 芦根

【功效】清热泻火，生津止渴，除烦，止呕，利尿。

【应用】①热病烦渴。②胃热呕秽。③肺热咳嗽，肺痈吐脓。④热淋涩痛。

4. 天花粉

【功效】清热泻火，生津止渴，消肿排脓。

【应用】①热病烦渴。②肺热燥咳。③内热消渴。④疮疡肿毒。

5. 淡竹叶

【功效】清热泻火，除烦，利尿。

6. 栀子

【性味归经】苦，寒。归心、肺、三焦经。

【功效】**泻火除烦，清热利湿，凉血解毒**。

【应用】①**热病心烦**。②**湿热黄疸**。③**血淋涩痛**。④**血热吐衄**。⑤**目赤肿痛**。⑥**火毒疮疡**。

7. 夏枯草

【功效】**清热泻火，明目，散结消肿**。

【应用】①目赤肿痛，头痛眩晕，目珠夜痛。②瘰疬，瘿瘤。③乳痈肿痛。

8. 决明子

【功效】**清热明目，润肠通便**。

三、清热燥湿药

1. 黄芩

【性味归经】苦，寒。归肺、胆、脾、胃、大肠、小肠经。

【功效】**清热燥湿，泻火解毒，止血，安胎**。

【应用】①湿温，暑湿，胸闷呕恶，湿热痞满，黄疸泻痢等。②肺热咳嗽，高热烦渴。③血热吐衄。④痈肿疮毒。⑤胎动不安。

2. 黄连

【性味归经】苦，寒。归心、脾、胃、胆、大肠经。

【功效】**清热燥湿，泻火解毒**。

【应用】①湿热痞满，呕吐吞酸。②湿热泻痢。③高热神昏，心烦不寐，血热吐衄。④痈肿布疮，目赤牙痛。⑤消渴。⑥外治湿疹、湿疮、耳道流脓。

3. 黄柏

【性味归经】苦，寒。归肾、膀胱、大肠经。

【功效】**清热燥湿，泻火解毒，除骨蒸**。

【应用】①湿热带下，热淋涩痛。②湿热泻痢，黄疸。③湿热脚气，痿证。④骨蒸劳热，盗汗，遗精。⑤疮疡肿毒，湿疹瘙痒。

4. 龙胆草

【功效】**清热燥湿，泻肝胆火**。

【应用】①湿热黄疸，阴肿阴痒，带下，湿疹瘙痒。②肝火头痛，目赤耳聋，胁痛口苦。③惊风抽搐。

5. 苦参

【功效】**清热燥湿，杀虫，利尿**。

【应用】①湿热泻痢，便血，黄疸。②湿热带下，阴肿阴痒，湿疹湿疮，皮肤瘙痒，疥癣。③湿热小便不利。

四、清热解毒药

1. 金银花

【性味归经】甘，寒。归肺、心、胃经。

【功效】**清热解毒，疏散风热**。

【应用】①痈肿疔疮。②外感风热，温病初起。③热毒血痢。④咽喉肿痛、小儿热疮及痱子。

2. 连翘

【性味归经】苦，微寒。归肺、心、小肠经。

【功效】**清热解毒，消肿散结，疏散风热**。

【应用】①**痈肿疮毒，瘰疬痰核**。②风热外感，温病初起。③**热淋涩痛**。

3. 穿心莲

【功效】清热解毒，凉血，消肿，燥湿。

【使用注意】脾胃虚寒者不宜用。

4. 大青叶

【功效】清热解毒，凉血消斑。

【应用】①**热入营血，温毒发斑**。②**喉痹口疮，痄腮丹毒**。

5. 青黛

【功效】清热解毒，凉血消斑，清肝泻火，**定惊**。

【应用】①温毒发斑，血热吐衄。②咽痛口疮，火毒疮疡。③咳嗽胸痛，痰中带血。④暑热惊痫，惊风抽搐。

【用法用量】**内服 1.5~3g**。本品难溶于水，一般作散剂冲服，或入丸剂服用。外用适量。

6. 贯众

【功效】**清热解毒，凉血止血，杀虫**。

【应用】①风热感冒，温毒发斑。②血热出血，虫疾。③烧烫伤及妇人带下。

【用法用量】煎服，4.5~9g。杀虫及清热解毒宜生用，止血宜炒炭用。外用适量。

7. 蒲公英

【功效】**清热解毒，消肿散结，利湿通淋**。

【应用】①痈肿疔毒，乳痈内痈。②热淋涩痛，湿热黄疸。③目赤肿痛。

8. 紫花地丁

【功效】清热解毒，凉血消肿。

9. 土茯苓

【功效】**解毒，除湿，通利关节**。

10. 鱼腥草

【功效】清热解毒，消痈排脓，利尿通淋。

【应用】①肺痈吐脓，肺热咳嗽。②热毒疮痈。③湿热淋证。④湿热泻痢。

11. 射干

【功效】**清热解毒，消痰，利咽**。

【应用】①咽喉肿痛。②痰盛咳喘。

12. 山豆根

【功效】清热解毒，利咽消肿。

13. 马勃

【功效】清热解毒，利咽，止血。

14. 白头翁

【功效】清热解毒，凉血止痢。

【应用】①热毒血痢。②疮痈肿毒。③血热出血，温疟发热烦躁。

15. 马齿苋

【功效】清热解毒，凉血止血，止痢。

五、清热凉血药

1. 生地黄

【性味归经】甘、苦，寒。归心、肝、肾经。

【功效】**清热凉血，养阴生津**。

【应用】①**热入营血，舌绛烦渴，斑疹吐衄**。②阴虚内热，骨蒸劳热。③津伤口渴，内热消渴，肠燥便秘。

2. 玄参

【性味归经】甘、苦、咸，微寒。归肺、胃、肾经。

【功效】**清热凉血，泻火解毒，滋阴**。

【应用】①温邪入营，内陷心包，温毒发斑。②热病伤阴，津伤便秘，骨蒸劳嗽。③目赤咽痛，瘰疬，白喉，痈肿疮毒。

3. 牡丹皮

【性味归经】苦、辛，微寒。归心、肝、肾经。

【功效】**清热凉血，活血祛瘀**。

【应用】①温毒发斑，血热吐衄。②温病伤阴，阴虚发热，夜热早凉，无汗骨蒸。③血滞经闭，痛经，跌打伤痛。④痈肿疮毒。

4. 赤芍

【功效】**清热凉血，散瘀止痛**。

【应用】①**温毒发斑，血热吐衄**。②**目赤肿痛，痈肿疮毒**。③**肝郁胁痛，经闭痛经，癥瘕腹痛，跌打损伤**。

5. 紫草

【功效】清热凉血，活血，解毒透疹。

六、清虚热药

1. 青蒿

【性味归经】苦、辛，寒。归肝、胆经。

【功效】**清透虚热，凉血除蒸，解暑，截疟**。

【应用】①**温邪伤阴，夜热早凉**。②**阴虚发热，劳热骨蒸**。③**暑热外感，发热口渴**。④**疟疾寒热**。

2. 白薇

【功效】清热凉血，利尿通淋，解毒疗疮。

3. 地骨皮

【性味归经】甘，寒。归肺、肝、肾经。

【功效】**凉血除蒸，清肺降火**，生津止渴。

【应用】①阴虚发热，**盗汗骨蒸**。②肺热咳嗽。③血热出血证。④内热消渴。

4. 银柴胡

【功效】退虚热，清疳热。

5. 胡黄连

【功效】**退虚热，除疳热，清湿热**。

单元测试

1. 石膏的功效是

A. 滋阴润燥

B. 除烦止渴

C. 生津利尿

D. 消肿生肌

E. 燥湿解毒

答案：B

2. 具有清热生津、除烦止呕功效的药物是

A. 石膏
B. 知母
C. 芦根
D. 黄连
E. 天花粉
答案：C
3. 具有清热泻火、生津止渴、消肿排脓功效的药物是
A. 天花粉
B. 白芷
C. 麻黄
D. 芦根
E. 知母
答案：A
4. 治疗热病心烦、郁闷、躁扰不宁，血热妄行之吐衄、尿血的药物是
A. 石膏
B. 知母
C. 苦参
D. 栀子
E. 黄芩
答案：D
5. 具有清热燥湿、退虚热除蒸、解毒疗疮功效的药物是
A. 银柴胡
B. 苦参
C. 黄芩
D. 黄连
E. 黄柏
答案：E
6. 具有清热燥湿、泻肝胆火功效的药物是
A. 决明子
B. 龙胆草
C. 黄柏
D. 黄连
E. 菊花
答案：B
7. 为治痢要药的药物是
A. 苦参
B. 白头翁
C. 秦皮
D. 败酱草
E. 鱼腥草
答案：B
8. 具有清热解暑、截疟功效的药物是
A. 香薷
B. 鸦胆子
C. 青蒿
D. 柴胡
E. 滑石
答案：C
9. 下列各项，不属生地黄功效的是
A. 凉血
B. 养阴
C. 生津
D. 清热
E. 解毒
答案：E
10. 具有退虚热、解毒疗疮功效，治阴虚外感证的药物是
A. 胡黄连
B. 地骨皮
C. 青蒿
D. 连翘
E. 白薇
答案：E
（11~12 题共用备选答案）
A. 龙胆草
B. 黄芩
C. 黄连
D. 黄柏
E. 苦参
11. 具有清热燥湿功效，善清心胃实热的药物是
答案：C
12. 具有清热燥湿功效，善清肺热的药物是
答案：B
（13~14 题共用备选答案）
A. 黄柏
B. 玄参
C. 知母
D. 牡丹皮
E. 地骨皮
13. 具有退虚热功效，治疗肠痈腹痛的药物是
答案：D
14. 具有退虚热功效，治疗温病气分壮热烦渴的药物是
答案：C
（15~16 题共用备选答案）
A. 菊花
B. 桑叶
C. 金银花
D. 连翘
E. 薄荷
15. 具有疏散风热、清热解毒功效，治疗热毒痢疾的药物是
答案：C
16. 具有疏散风热、清热解毒功效，被誉为“疮家圣药”的药物是
答案：D

（17~18 题共用备选答案）
A. 射干
B. 鱼腥草
C. 紫草
D. 苦参
E. 蒲公英
17. 具有清热解毒、排脓利尿功效的药物是
答案：B
18. 具有凉血活血、解毒透疹功效的药物是
答案：C

（19~20 题共用备选答案）
A. 先煎
B. 后下
C. 包煎
D. 另煎
E. 冲服
19. 石膏人汤剂的用法是
答案：A
20. 青黛入药的用法是
答案：E

第七单元　泻　下　药

知识点概要

一、概述

泻下药的使用注意事项如下。

1. 使用泻下药中的攻下药、峻下逐水药时，因其作用峻猛，或有毒性，易伤正气及脾胃，故年老体虚、脾胃虚弱者慎用。

2. 妇女胎前产后及月经期忌用；应用作用较强的泻下药时，当奏效即止，慎勿过剂，以免伤胃气；应用作用峻猛而有毒性的泻下药时，一定要严格炮制法度，控制用量，避免中毒现象发生，确保用药安全。

二、攻下药

1. 大黄

【性味归经】苦，寒。归脾、胃、大肠、肝、心包经。

【功效】**泻下攻积，清热泻火，凉血解毒，逐瘀通经。**

【应用】①积滞便秘。②血热吐衄，目赤咽肿。③热毒疮疡，烧烫伤。④瘀血诸证。⑤湿热痢疾、黄疸、淋证。

【用法用量】煎服，5~15g。外用适量。

【使用注意】本品为峻烈攻下之品，易伤正气，如非实证，不宜妄用；脾胃虚弱者慎用；其性沉降，且善活血祛瘀，故妇女怀孕、月经期、哺乳期应忌用。

2. 芒硝

【功效】**泻下攻积，润燥软坚，清热消肿。**

【应用】①积滞便秘。②咽痛、口疮、目赤、疮痈肿痛。

【用法用量】内服，10~15g，冲入药汁内或开水溶化后服。外用适量。

【使用注意】孕妇及哺乳期妇女忌用或慎用。

3. 番泻叶

【功效】泻下通便。

【用法用量】**温开水泡服**，1.5~3g。煎服，2~6g，**宜后下**。

【使用注意】妇女哺乳期、月经期及孕妇忌用。

三、润下药

1. 火麻仁

【功效】润肠通便。

2. 郁李仁

【功效】**润肠通便，利水消肿。**

四、峻下逐水药

1. 甘遂

【用法用量】**入丸、散服，每次0.5~1g**。外用适量，生用。内服醋制用，以减低毒性。

【使用注意】虚弱者及孕妇忌用。不宜与甘草同用。

2. 牵牛子

【用法用量】**煎服，3~9g；入丸散剂，每次1.5~3g**。本品炒用药性减缓。

【使用注意】孕妇忌用。不宜与巴豆、巴豆霜同用。

3. 巴豆

【用法用量】**入丸散，每次0.1~0.3g**。大多制成巴豆霜用，以减低毒性。外用适量。

【使用注意】孕妇及体弱者忌用。不宜与牵牛子同用。

◆ **提醒**：甘遂、牵牛子、巴豆均为有毒药物，注意掌握其用量。

单元测试

1. 下列各项，不属攻下药适应证的是
A. 饮食积滞
B. 虚寒泻痢
C. 血热妄行
D. 冷积便秘
E. 大肠燥热
答案：B

2. 下列各项，不属大黄功效的是
A. 泻下攻积
B. 软坚润燥
C. 逐瘀通经
D. 凉血解毒
E. 清热泻火
答案：B

3. 治疗胃肠实热积滞的高热、神昏谵语，应选用的药物是
A. 甘遂
B. 火麻仁
C. 郁李仁
D. 牵牛子
E. 大黄
答案：E

4. 善于治疗实热积滞燥结难下的药物是
A. 松子仁
B. 巴豆
C. 芒硝
D. 火麻仁
E. 郁李仁
答案：C

5. 芒硝入汤剂的用法是
A. 先煎
B. 后下
C. 包煎
D. 冲服
E. 另煎
答案：D

6. 泻下药中有效成分不溶于水，宜入丸散的药物是
A. 芒硝
B. 番泻叶
C. 火麻仁
D. 牵牛子
E. 甘遂
答案：E

7. 下列各项，不宜与牵牛子配伍的药物是
A. 芒硝
B. 五灵脂
C. 硫黄
D. 巴豆
E. 郁金
答案：D

8. 巴豆内服的剂量是
A. 0.3~0.6g
B. 0.7~0.9g
C. 0.1~0.3g
D. 0.01~0.03g
E. 5~10g
答案：C

（9~10题共用备选答案）

A. 寒积便秘
B. 热积便秘
C. 阳虚便秘
D. 肠燥便秘
E. 虫积便秘

9. 郁李仁的主治病证是
答案： D
10. 火麻仁的主治病证是
答案： D

第八单元　祛风湿药

知识点概要

一、概述

祛风湿药的使用注意事项如下。
1. 痹证多属慢性病，为了服用方便，可制成酒剂或丸散剂。也可制成外敷剂型，直接用于患处。
2. 部分祛风湿药辛温性燥，易耗伤阴血，阴亏血虚者应慎用。

二、祛风寒湿药

1. 独活
【性味归经】辛、苦，微温。归肾、膀胱经。
【功效】**祛风湿，止痛，解表。**
【应用】①风寒湿痹。②风寒夹湿表证。③少阴头痛。④皮肤瘙痒。
2. 威灵仙
【功效】**祛风湿，通络止痛，消骨鲠。**
【应用】①风湿痹痛，骨鲠咽喉。②跌打伤痛、头痛、牙痛、胃脘痛。③痰饮、噎膈等。
【用法用量】煎服，6~9g。外用，适量。
3. 川乌
【功效】祛风湿，温经止痛。
【应用】①风寒湿痹。②心腹冷痛，寒疝疼痛。③跌打损伤，麻醉止痛。
【用法】煎服，**先煎**、**久煎**。外用，适量。
4. 木瓜
【性味归经】酸，温。归肝、脾经。
【功效】舒筋活络，和胃化湿。
【应用】①风湿痹证。②脚气水肿。③吐泻转筋。

三、祛风湿热药

1. 秦艽
【性味归经】辛、苦，平。归**胃**、**肝**、**胆经**。
【功效】**祛风湿，通络止痛，退虚热，清湿热。**
【应用】①风湿痹证。②中风不遂。③骨蒸潮热，疳积发热。④湿热黄疸。
2. 防己
【功效】祛风湿，止痛，**利水消肿**。
【应用】①风湿痹证。②水肿，小便不利，脚气。③湿疹疮毒。④高血压病。
【用法用量】煎服，4.5~9g。
3. 豨莶草
【功效】祛风湿，利关节，解毒。

【用法用量】煎服，9~12g。外用适量。治风湿痹痛、半身不遂宜制用，治风疹湿疮、疮痈宜生用。

四、祛风湿强筋骨药

1. 五加皮

【功效】祛风湿，补肝肾，强筋骨，利水。

【应用】①风湿痹证。②筋骨痿软，小儿行迟，体虚乏力。③水肿，脚气。

2. 桑寄生

【性味归经】苦、甘，平。归肝、肾经。

【功效】祛风湿，补肝肾，强筋骨，安胎。

【应用】①**风湿痹证**。②崩漏经多，妊娠漏血，胎动不安。③高血压病。

3. 狗脊

【功效】祛风湿，补肝肾，强腰膝。

单元测试

1. 治疗寒湿痹痛，腰以下明显者，应选的最佳药物是

A. 防己

B. 威灵仙

C. 独活

D. 羌活

E. 木瓜

答案： C

2. 具有祛风湿、止痛、解表功效的药物是

A. 威灵仙

B. 秦艽

C. 五加皮

D. 桂枝

E. 独活

答案： E

3. 治疗风湿痹痛，诸骨鲠咽，应选用的药物是

A. 五加皮

B. 桑寄生

C. 木瓜

D. 威灵仙

E. 羌活

答案： D

4. 木瓜的功效是

A. 祛风通络，清热燥湿

B. 舒筋活络，化湿和胃

C. 祛风止痛，清退虚热

D. 祛风通络，杀虫止痒

E. 补益肝肾，祛风通络

答案： B

5. 治疗吐泻转筋，应选用的药物是

A. 威灵仙

B. 防己

C. 羌活

D. 木瓜

E. 独活

答案： D

6. 秦艽的功效是

A. 止痹痛，治骨鲠

B. 通经络，利水

C. 止痹痛，解表

D. 通络止痛，退虚热，清湿热

E. 止痹痛，安胎

答案： D

7. 治疗风湿热痹，关节红肿者，应选用的药物是

A. 独活

B. 威灵仙

C. 五加皮

D. 羌活

E. 秦艽

答案： E

8. 治疗风湿热痹，应选用的药物是

A. 桑寄生

B. 独活

C. 羌活

D. 防己

E. 五加皮

答案： D

9. 具有祛风湿、利关节、降压、解毒功效的药物是

A. 独活

B. 豨莶草

C. 络石藤

D. 五加皮

E. 桑寄生

答案： B

10. 具有祛风湿、补肝肾、强筋骨、利水消肿功效的药物是

A. 薏苡仁

B. 桑寄生
C. 五加皮
D. 威灵仙
E. 桑白皮
答案：C

11. 治疗风湿日久，累及肝肾，应选用的药组是
A. 羌活、独活
B. 五加皮、桑寄生
C. 秦艽、薏苡仁
D. 白术、苍术
E. 苍术、黄柏
答案：B

12. 具有祛风湿、补肝肾、强筋骨、安胎功效的药物是
A. 木瓜
B. 杜仲
C. 桑叶
D. 桑寄生
E. 防己
答案：D

第九单元　化　湿　药

知识点概要

一、概述

化湿药的使用注意事项如下。

1. 化湿药气味芳香，多含挥发油，一般作散剂服用疗效较好，如入汤剂宜后下，不宜久煎，以免降低疗效。

2. 本类药多辛温香燥，易于耗气伤阴，故阴虚、血虚及气虚者宜慎用。

二、具体药物

1. 藿香
【性味归经】辛，微温。归脾、胃、肺经。
【功效】**化湿，止呕，解暑**。
【应用】①**湿阻中焦**。②**呕吐**。③**暑湿或湿温初起**。

2. 佩兰
【功效】芳香化湿，醒脾开胃，发表解暑。

3. 苍术
【性味归经】辛、苦，温。归脾、胃、肝经。
【功效】**燥湿健脾，祛风散寒**。
【应用】①湿阻中焦证。②风湿痹证。③风寒夹湿表证。④夜盲症及眼目昏涩。

4. 厚朴
【性味归经】**苦、辛，温**。归脾、胃、肺、大肠经。
【功效】**燥湿消痰，下气除满**。
【应用】①湿阻中焦，脘腹胀满。②食积气滞，腹胀便秘。③**痰饮喘咳**。④梅核气。

5. 砂仁
【功效】**化湿行气，温中止泻，安胎**。
【应用】①湿阻中焦及脾胃气滞证。②脾胃虚寒吐泻。③气滞妊娠恶阻及胎动不安。
【用法用量】煎服，3~6g。**入汤剂宜后下**。

6. 白豆蔻
【功效】**化湿行气，温中止呕**。
【应用】①湿阻中焦及脾胃气滞证。②呕吐。
【用法用量】煎服，3~6g。**入汤剂宜后下**。

◆ **提醒**：砂仁、白豆蔻入汤剂均宜后下。

单元测试

1. 芳香化湿药的主治病证是
A. 水湿内停
B. 水湿泄泻
C. 湿痹拘挛
D. 湿疹湿疮
E. 湿阻中焦
答案：E
2. 芳香化湿药入汤剂的用法是
A. 先煎
B. 另煎
C. 烊服
D. 不宜久煎
E. 冲服
答案：D
3. 治疗湿浊中阻之呕吐，应首选的药物是
A. 紫苏
B. 香薷
C. 生姜
D. 黄连
E. 藿香
答案：E
4. 下列各项，不具有止呕功效的药物是
A. 半夏
B. 藿香
C. 佩兰
D. 竹茹
E. 白豆蔻
答案：C
5. 治疗夜盲症，应选用的药物是
A. 砂仁
B. 苍术
C. 白豆蔻
D. 藿香
E. 厚朴
答案：B
6. 具有行气、燥湿、消积、降气平喘功效的药物是
A. 紫苏
B. 厚朴
C. 砂仁
D. 香附
E. 白豆蔻
答案：B
7. 治疗妊娠呕恶、不思饮食、脘腹胀闷、胎动不安者，应选用的药物是
A. 生姜
B. 厚朴
C. 竹茹
D. 砂仁
E. 黄芩
答案：D
8. 砂仁的功效是
A. 燥湿，平喘
B. 燥湿，发汗
C. 化湿行气，温中止泻，安胎
D. 化湿，解暑
E. 化湿，止呕
答案：C
9. 肉豆蔻与白豆蔻均具有的功效是
A. 涩肠止泻，下气平喘
B. 温中散寒，行气消胀
C. 温中行气，燥湿止带
D. 收敛固涩，制酸止痛
E. 涩肠止泻，敛肺止咳
答案：B
10. 下列各项，入汤剂应后下的药物是
A. 酸枣仁
B. 柏子仁
C. 白豆蔻
D. 郁李仁
E. 桃仁
答案：C
（11~12题共用备选答案）
A. 化湿，解暑
B. 燥湿，解表
C. 行气，解表
D. 燥湿，止呕
E. 化湿行气，温中
11. 藿香与佩兰具有的共同功效是
答案：A
12. 砂仁与白豆蔻具有的共同功效是
答案：E
（13~14题共用备选答案）
A. 苍术
B. 厚朴
C. 白豆蔻
D. 佩兰

E. 藿香

13. 具有燥湿健脾、祛风散寒功效的药物是

答案： A

14. 具有燥湿消痰、下气除满功效的药物是

答案： B

第十单元　利水渗湿药

知识点概要

一、概述

利水渗湿药的使用注意事项如下。

1. 本类药物渗利，易耗伤津液，对阴虚津少、肾虚遗精遗尿者，宜慎用或忌用。
2. 有些药物有较强的通利作用，孕妇应慎用。

二、利水消肿药

1. 茯苓

【性味归经】甘、淡，平。归心、脾、肾经。

【功效】**利水渗湿，健脾，宁心。**

【应用】①水肿。②痰饮。③脾虚泄泻。④心悸，失眠。

2. 薏苡仁

【性味归经】甘、淡，凉。归脾、胃、肺经。

【功效】**利水渗湿，健脾，除痹，清热排脓。**

【应用】①水肿，小便不利，脚气。②脾虚泄泻。③湿痹拘挛。④肺痈，肠痈。

【用法】煎服。清利湿热宜生用，健脾止泻宜炒用。

3. 猪苓

【功效】利水渗湿。

【应用】水肿，小便不利，泄泻。

4. 泽泻

【功效】**利水消肿，渗湿，泄热。**

【应用】①水肿，小便不利，泄泻。②淋证，遗精。

三、利尿通淋药

1. 车前子

【性味归经】甘，微寒。归肝、肾、肺、小肠经。

【功效】**利尿通淋，渗湿止泻，明目，祛痰。**

【应用】①淋证，水肿。②泄泻。③目赤肿痛，目暗昏花，翳障。④痰热咳嗽。

【用法】煎服，宜**包煎**。

2. 滑石

【功效】**利尿通淋，清热解暑，收湿敛疮。**

【应用】①**热淋，石淋，尿热涩痛**。②暑湿，湿温。③**湿疮，湿疹，痱子**。

【用法】煎服。宜**包煎**。外用适量。

3. 海金沙

【功效】利尿通淋，止痛。

【用法】煎服，宜**包煎**。

◆ **提醒：**车前子、滑石、海金沙入汤剂均宜包煎。

4. 石韦

【功效】**利尿通淋，清肺止咳，凉血止血。**

5. 萆薢

【功效】**利湿去浊，祛风除痹。**

四、利湿退黄药

1. 茵陈

【性味归经】苦、辛，微寒。归脾、胃、肝、胆经。

【功效】**清利湿热，利胆退黄。**

【应用】①黄疸。②湿疮瘙痒。

2. 金钱草

【性味归经】甘、咸，微寒。归肝、胆、肾、膀胱经。

【功效】**利湿退黄，利尿通淋，解毒消肿。**

【应用】①湿热黄疸。②石淋，热淋。③痈肿疔疮，毒蛇咬伤。

3. 虎杖

【功效】**利湿退黄，清热解毒，散瘀止痛，化痰止咳，泻热通便。**

【应用】①湿热黄疸，淋浊，带下。②水火烫伤，痈肿疮毒，毒蛇咬伤。③经闭，癥瘕，跌打损伤。④肺热咳嗽。⑤热结便秘。

单元测试

1. 下列各项，不属茯苓主治病证的是
A. 水肿
B. 停饮心悸
C. 脾虚食少便溏
D. 热结便秘
E. 心悸失眠
答案：D

2. 治疗脾虚湿胜之食少泄泻、水肿腹胀、脚气浮肿，应选用的药物是
A. 猪苓
B. 木通
C. 车前子
D. 石韦
E. 薏苡仁
答案：E

3. 车前子入汤剂的用法是
A. 先煎
B. 后下
C. 另煎
D. 烊化
E. 包煎
答案：E

4. 下列各项，不属车前子功效的是
A. 利水通淋
B. 利水消肿
C. 清热解毒
D. 清肺化痰
E. 清肝明目
答案：C

5. 下列各项，不属滑石主治病证的是
A. 湿热、淋痛
B. 暑温、湿温
C. 湿疹、湿疮
D. 暑热、痱毒
E. 寒湿带下
答案：E

6. 飞滑石入煎剂的用法是
A. 冲服
B. 包煎
C. 另煎
D. 先煎
E. 久煎
答案：B

7. 善于治疗血淋、尿血，应选用的药物是
A. 车前子
B. 泽泻
C. 石韦
D. 木通

E. 滑石

答案：C

8. 具有利湿去浊功效的药物是

A. 车前子

B. 滑石

C. 萆薢

D. 石韦

E. 海金沙

答案：C

9. 茵陈的功效是

A. 利水渗湿，安神

B. 清利湿热，解毒泻火

C. 利水渗湿，除痹

D. 利湿退黄，解毒疗疮

E. 利水通淋，祛风湿

答案：D

10. 治疗湿热黄疸，应选用的药物是

A. 车前子

B. 金钱草

C. 木通

D. 薏苡仁

E. 滑石

答案：B

11. 大黄和虎杖均具有的功效是

A. 活血，解毒，通便，退黄

B. 活血，通便，利湿，止血

C. 活血，利湿，解毒，止痛

D. 活血，通便，解毒，止咳

E. 活血，止痛，止痉，解毒

答案：A

（12～13 题共用备选答案）

A. 利水通淋，清热排脓

B. 利水消肿，渗湿，健脾，宁心

C. 利尿通淋，清解暑热，收湿敛疮

D. 利水渗湿，泄热，通乳

E. 利水通淋，化痰止咳

12. 滑石的功效是

答案：C

13. 茯苓的功效是

答案：B

（14～15 题共用备选答案）

A. 利水消肿，渗湿

B. 利水通淋，健脾

C. 利水通淋，止痛

D. 利水渗湿，安神

E. 利湿退黄

14. 海金沙的功效是

答案：C

15. 猪苓的功效是

答案：A

（16～17 题共用备选答案）

A. 茯苓

B. 猪苓

C. 泽泻

D. 薏苡仁

E. 滑石

16. 具有利水渗湿、健脾舒筋功效的药物是

答案：D

17. 具有利水渗湿、泄热功效的药物是

答案：C

第十一单元　温　里　药

知识点概要

一、概述

温里药的使用注意事项如下。

1. 本类药物性多辛热燥烈，易耗阴助火，故天气炎热时或素体火旺者当减少用量。

2. 热伏于里，热深厥深，真热假寒证当禁用。

3. 凡实热证、阴虚火旺、津血亏虚者宜忌用。

4. 孕妇慎用。

二、具体药物

1. 附子

【性味归经】辛、甘，大热。有毒。归心、肾、脾经。

【功效】**回阳救逆，补火助阳，散寒止痛**。

【应用】①**亡阳证**。②阳虚证。③寒痹证。

【用法用量】煎服，3~15g，本品有毒，宜**先煎**0.5~1小时，至口尝无麻辣感为度。

【使用注意】孕妇及阴虚阳亢者忌用。反半夏、瓜蒌、贝母、白蔹、白及。生品外用，内服须炮制。若内服过量，或炮制、煎煮方法不当，可引起中毒。

2. 干姜

【性味归经】辛，热。归脾、胃、肾、心、肺经。

【功效】**温中散寒，回阳通脉，温肺化饮**。

【应用】①腹痛，呕吐，泄泻。②亡阳证。③寒饮喘咳。

3. 肉桂

【性味归经】辛、甘，大热。归肾、脾、心、肝经。

【功效】**补火助阳，散寒止痛，温经通脉，引火归原**。

【应用】①阳痿，宫冷。②腹痛，寒疝。③腰痛，胸痹，阴疽，闭经，痛经。④虚阳上浮。

【用法用量】煎服，1~4.5g，**宜后下或焗服**；研末冲服，每次1~2g。

【使用注意】阴虚火旺、里有实热、血热妄行出血及孕妇忌用。畏赤石脂。

◆ **提醒**：附子为“回阳救逆第一品药”。附子与肉桂都能补火助阳，散寒止痛。但附子能回阳救逆，并长于温补脾肾，肉桂长于温补命门，还能引火归原，温通经脉，并能鼓舞气血生长。

4. 吴茱萸

【性味归经】辛、苦，热。有小毒。归**肝、脾、胃、肾经**。

【功效】**散寒止痛，降逆止呕，助阳止泻**。

【应用】①寒凝疼痛。②胃寒呕吐。③虚寒泄泻。

【用法用量】煎服，1.5~4.5g。外用适量。

5. 小茴香

【功效】**散寒止痛，理气和胃**。

【应用】①寒疝腹痛，睾丸偏坠胀痛，少腹冷痛，痛经。②中焦虚寒气滞证。

6. 丁香

【功效】**温中降逆，散寒止痛，温肾助阳**。

【使用注意】热证及阴虚内热者忌用。畏郁金。

7. 高良姜

【功效】散寒止痛，温中止呕。

8. 花椒

【功效】**温中止痛，杀虫止痒**。

【用法用量】煎服，3~6g。外用适量，煎汤熏洗。

单元测试

1. 附子与干姜具有的共同功效是

A. 补火助阳

B. 回阳救逆

C. 温肺化饮

D. 温中止呕

E. 温经止痛

答案：B

2. 治疗寒湿痹证，骨节疼痛，应选用的药物是

A. 附子

B. 干姜

C. 高良姜

D. 细辛

E. 吴茱萸

答案：A

3. 具有温中回阳、温肺化饮功效的药物是

A. 生姜

B. 干姜

C. 高良姜

D. 炮姜
E. 肉桂
答案：B

4. 具有温肾阳、温脾阳、温通血脉、引火归原功效的药物是
A. 附子
B. 干姜
C. 肉桂
D. 吴茱萸
E. 桂枝
答案：C

5. 具有温中止痛、杀虫功效，治疗蛔虫腹痛、呕吐或吐蛔，应选用的药物是
A. 干姜
B. 吴茱萸
C. 砂仁
D. 小茴香
E. 花椒
答案：E

6. 具有疏肝暖肝功效的药物是
A. 附子
B. 花椒
C. 山茱萸
D. 吴茱萸
E. 肉桂
答案：D

7. 吴茱萸善治的头痛是
A. 少阴头痛
B. 厥阴头痛
C. 痰湿头痛
D. 血瘀头痛
E. 风寒头痛
答案：B

8. 治寒疝疼痛，睾丸偏坠疼痛，应选用的药物是
A. 肉桂
B. 香附
C. 小茴香
D. 丁香
E. 木香
答案：C

9. 丁香的功效是
A. 散寒止痛，降逆止呕，助阳止泻
B. 温中止痛，补火助阳，降逆止呕
C. 降逆止呕，补火助阳，纳气平喘
D. 温中降逆，散寒止痛，温肾助阳
E. 温胃降逆，温肾纳气，助阳止泻
答案：D

（10~11 题共用备选答案）
A. 附子、干姜
B. 附子、肉桂
C. 细辛、吴茱萸
D. 细辛、干姜
E. 高良姜、干姜

10. 均具有补火助阳功效的药物是
答案：B

11. 均具有温肺化饮功效的药物是
答案：D

（12~13 题共用备选答案）
A. 亡阳暴脱，四肢厥逆
B. 元气暴脱，虚汗脉微
C. 肾阳不足，畏寒肢冷
D. 气虚不足，倦怠乏力
E. 神志昏迷，不省人事

12. 附子与干姜均可治疗的病证是
答案：A

13. 附子与肉桂均可治疗的病证是
答案：C

第十二单元　理　气　药

知识点概要

一、概述

理气药的使用注意事项　本类药物性多辛温香燥，易耗气伤阴，故气阴不足者慎用。

二、具体药物

1. 陈皮
【性味归经】辛、苦，温。归脾、肺经。
【功效】**理气健脾，燥湿化痰**。

【应用】**①脾胃气滞证**。**②呕吐、呃逆**。**③湿痰、寒痰咳嗽**。**④胸痹**。

2. 青皮

【功效】疏肝破气，消积化滞。

【应用】①肝郁气滞证。②气滞脘腹疼痛。③食积腹痛。④癥瘕积聚、久疟痞块。

3. 枳实

【性味归经】苦、辛、酸，温。归脾、胃、大肠经。

【功效】**破气消积，化痰除痞**。

【应用】①胃肠积滞，湿热泻痢。②胸痹，结胸。③气滞胸胁疼痛。④脏器下垂。

4. 木香

【功效】**行气止痛，健脾消食**。

【应用】**①脾胃气滞证**。**②泻痢里急后重**。**③腹痛胁痛，黄疸，疝气疼痛**。**④胸痹**。

5. 沉香

【功效】行气止痛，温中止呕，纳气平喘。

6. 川楝子

【功效】行气止痛，杀虫。

【应用】①肝郁化火所致诸痛证。②虫积腹痛。③头癣、秃疮。

【使用注意】本品有毒，不宜过量或持续服用，以免中毒。

7. 乌药

【功效】行气止痛，温肾散寒。

8. 香附

【性味归经】辛、微苦、微甘，平。归肝、脾、三焦经。

【功效】**疏肝解郁，调经止痛，理气调中**。

【应用】①肝郁气滞胁痛、腹痛。②月经不调，痛经，乳房胀痛。③气滞腹痛。

9. 佛手

【功效】疏肝解郁，理气和中，燥湿化痰。

10. 薤白

【性味归经】辛、苦，温。归肺、胃、大肠经。

【功效】**通阳散结，行气导滞**。

【应用】①胸痹心痛。②脘腹痞满胀痛，泻痢里急后重。

11. 柿蒂

【功效】降气止呃。

单元测试

1. 具有理气健脾、燥湿化痰功效的药物是

A. 枳实

B. 佛手

C. 陈皮

D. 薤白

E. 川楝子

答案：C

2. 下列各项，专理脾肺气滞的是

A. 香附

B. 木香

C. 陈皮

D. 乌药

E. 沉香

答案：C

3. 青皮的功效是

A. 理气止痛，和胃化痰

B. 疏肝破气，消积化滞

C. 理气活血，散结消痞

D. 行气散寒止痛

E. 疏肝理气，降逆止呕

答案：B

4. 治疗脏器下垂，应选用的药物是

A. 陈皮

B. 枳实

C. 佛手
D. 青皮
E. 沉香
答案：B
5. 木香的功效是
A. 行气止痛，健脾消食
B. 疏肝止痛，助阳止泻
C. 行气调中，温脾化痰
D. 破气消积，散寒止痛
E. 理气调中，温肾助阳
答案：A
6. 治疗下元虚冷，肾不纳气之虚喘，应选用的药物是
A. 佛手
B. 沉香
C. 乌药
D. 川楝子
E. 花椒
答案：B
7. 治疗肝气郁滞或肝胃不和所致的胁肋作痛兼见热象者，应选用的药物是
A. 香附
B. 延胡索
C. 沉香
D. 川楝子
E. 木香
答案：D
8. 治疗寒郁气滞之胸闷胁痛，肾阳不足之遗尿、尿频，应选用的药物是
A. 木香
B. 沉香
C. 乌药
D. 丁香
E. 小茴香
答案：C
9. 治疗寒痰湿浊凝滞于胸中，胸阳不振，咳唾胸痹，应选用的药物是
A. 佛手
B. 陈皮
C. 干姜
D. 生姜
E. 薤白
答案：E
（10～11 题共用备选答案）
A. 通阳散结，行气导滞
B. 散寒通阳，解毒散结，调经止痛
C. 通阳散结，疏肝解郁，宽中化痰
D. 通阳散结，燥湿化痰
E. 疏肝解郁，调经止痛，理气调中
10. 薤白的功效是
答案：A
11. 香附的功效是
答案：E
（12～13 题共用备选答案）
A. 香附
B. 木香
C. 陈皮
D. 乌药
E. 枳实
12. 治疗湿热泻痢、里急后重，与黄连配伍的药物是
答案：B
13. 治疗寒痰阻闭、胸阳不振之胸痹疼痛，与薤白配伍的药物是
答案：E

第十三单元　消　食　药

知识点概要

1. 山楂
【性味归经】酸、甘，微温。归脾、胃、肝经。
【功效】**消食化积，行气散瘀。**
2. 神曲
【功效】消食和胃。
【应用】饮食积滞。
3. 麦芽
【功效】消食健胃，回乳消胀，疏肝解郁。
【应用】①米面薯芋食滞。②断乳、乳房胀痛。③肝气郁滞或肝胃不和之胁痛、脘腹痛。
【使用注意】哺乳期妇女不宜使用。

4. 莱菔子

【性味归经】辛、甘，平。归肺、脾、胃经。

【功效】**消食除胀，降气化痰**。

【应用】①食积气滞。②**咳喘痰多，胸闷食少**。

【使用注意】本品辛散耗气，故气虚及无食积、痰滞者慎用。不宜与人参同服。

5. 鸡内金

【性味归经】甘，平。归脾、胃、小肠、膀胱经。

【功效】**消食健胃，涩精止遗**。

【应用】①饮食积滞，小儿疳积。②肾虚遗精、遗尿。③砂石淋证，胆结石。

【用法】煎服。研末服。研末服效果比煎剂好。

单元测试

1. 具有消食化积、行气散瘀功效的药物是
A. 神曲
B. 山楂
C. 木香
D. 鸡内金
E. 枳实
答案：B

2. 治疗食积腹痛，疝气痛，应选用的药物是
A. 麦芽
B. 稻芽
C. 神曲
D. 山楂
E. 鸡内金
答案：D

3. 具有消食健胃、回乳消胀功效的药物是
A. 神曲
B. 山楂
C. 鸡内金
D. 稻芽
E. 麦芽
答案：E

4. 具有消食健胃、涩精止遗功效，治疗小儿脾虚疳积的药物是
A. 银柴胡
B. 麦芽
C. 乌梅
D. 莱菔子
E. 鸡内金
答案：E

5. 鸡内金入药的最佳服法是
A. 先煎
B. 研末冲服
C. 后下
D. 包煎
E. 另煎
答案：B

6. 既能消食化积，又能降气化痰的药物是
A. 山楂
B. 神曲
C. 莱菔子
D. 麦芽
E. 谷芽
答案：C

（7~8 题共用备选答案）
A. 鸡内金
B. 莱菔子
C. 麦芽
D. 稻芽
E. 神曲

7. 哺乳期不应使用的药物是
答案：C

8. 研末服用，每次 1.5~3g，效果比煎剂好的药物是
答案：A

（9~10 题共用备选答案）
A. 莱菔子
B. 鸡内金
C. 山楂
D. 麦芽
E. 神曲

9. 善消肉食积滞的药物是
答案：C

10. 善消食积气滞的药物是
答案：A

第十四单元 驱 虫 药

知识点概要

一、概述

驱虫药的使用注意事项如下。

1. 本类药物对人体正气多有损伤，故要控制剂量，防止用量过大中毒或损伤正气。
2. 孕妇、年老体弱者，更当慎用。
3. 驱虫药一般应在空腹时服用，使药物充分作用于虫体而保证疗效。
4. 对发热或腹痛剧烈者，暂时不宜驱虫，待症状缓解后，再行施用驱虫药物。

二、具体药物

1. 使君子

【功效】**杀虫消积**。

【应用】①蛔虫病，蛲虫病。②小儿疳积。

【用法用量】煎服，9~12g，捣碎；取仁炒香嚼服，6~9g。小儿每岁1~1.5粒，1日总量不超过20粒。空腹服用，每日1次，连用3日。

【使用注意】**大量服用可致呃逆、眩晕、呕吐、腹泻等反应；若与热茶同服，亦能引起呃逆、腹泻，故服用时当忌饮茶**。

2. 苦楝皮

【功效】**杀虫，疗癣**。

【用法用量】煎服，干品4.5~9g，鲜品15~30g。外用适量。

【使用注意】本品有毒，不宜过量或持续久服。有效成分难溶于水，需文火久煎。

3. 槟榔

【性味归经】苦、辛，温。归胃、大肠经。

【功效】**杀虫消积，行气，利水，截疟**。

【应用】①多种肠道寄生虫病。②食积气滞，泻痢后重。③水肿，脚气肿痛。④疟疾。

【用法用量】煎服，3~10g。驱杀绦虫、姜片虫30~60g。生用力佳，炒用力缓，鲜者优于陈久者。

【使用注意】脾虚便溏或气虚下陷者忌用；孕妇慎用。

单元测试

1. 下列各项，不具有驱绦虫功效的是
A. 槟榔
B. 榧子
C. 使君子
D. 贯众
E. 雷丸
答案：C

2. 治疗蛔虫、蛲虫证，小儿疳积，应选用的药物是
A. 使君子
B. 苦楝皮
C. 麦芽
D. 稻芽
E. 槟榔
答案：A

3. 具有杀虫消积、行气利水截疟功效的药物是
A. 大腹皮
B. 苦楝皮
C. 槟榔
D. 麦芽
E. 川楝子
答案：C

4. 槟榔杀绦虫时，其用量是

A. 1~3g
B. 5~10g
C. 0.1~0.2g
D. 15~25g
E. 30~60g
答案：E
（5~6 题共用备选答案）
A. 杀虫消积
B. 杀虫疗癣
C. 杀虫行气
D. 杀虫利水
E. 驱虫通便
5. 使君子的功效是
答案：A
6. 苦楝皮的功效是
答案：B
（7~8 题共用备选答案）
A. 炒香嚼服，小儿总量不超过 20 粒
B. 驱杀绦虫，宜入丸散，用冷开水调，饭后服
C. 驱杀绦虫，宜研末，用温开水送服
D. 驱杀姜片虫，宜文火久煎
E. 治疗疥癣，研末，用醋或猪脂涂患处
7. 使君子的用法是
答案：A
8. 苦楝皮的用法是
答案：E
（9~10 题共用备选答案）
A. 使君子
B. 苦楝皮
C. 槟榔
D. 贯众
E. 榧子
9. 治疗妇女崩漏，应选用的药物是
答案：D
10. 治疗疥癣、湿疮，应选用的药物是
答案：B

第十五单元　止　血　药

知识点概要

一、概述

止血药的使用注意事项如下。
1. “止血不留瘀”，这是运用止血药必须始终注意的问题。
2. 凉血止血药与收敛止血药，易凉遏敛邪，有止血留瘀之弊，故出血兼有瘀滞者不宜单独使用。
3. 若出血过多，气随血脱者，当急投大补元气之药，以挽救气脱危候。

二、凉血止血药

1. 小蓟
【性味归经】甘、苦，凉。归心、肝经。
【功效】**凉血止血，散瘀解毒消痈**。
【应用】①血热出血证。②热毒痈肿。
2. 大蓟
【功效】**凉血止血，散瘀解毒消痈**。
【应用】①血热出血证。②热毒痈肿。
3. 地榆
【性味归经】苦、酸、涩，微寒。归肝、大肠经。
【功效】**凉血止血，解毒敛疮**。
【应用】①血热出血证。②烫伤、湿疹、疮疡痈肿。
4. 槐花
【功效】**凉血止血，清肝泻火**。
【应用】①血热出血证。②目赤、头痛。
5. 侧柏叶

【功效】凉血止血，化痰止咳，生发乌发。
【应用】①**血热出血证**。②**肺热咳嗽**。③**脱发、须发早白**。

6. 白茅根
【功效】凉血止血，清热利尿，清肺胃热。
【应用】①**血热出血证**。②**水肿、热淋、黄疸**。③**胃热呕吐、肺热咳喘**。

三、化瘀止血药

1. 三七
【性味归经】甘、微苦，温。归肝、胃经。
【功效】**化瘀止血，活血定痛**。
【应用】①出血证。②跌打损伤，瘀滞肿痛。
【用法用量】多研末吞服，1~1.5g；煎服，3~10g；亦入丸、散。外用适量，研末外掺或调敷。
【使用注意】孕妇慎用。

2. 茜草
【性味归经】苦，寒。归肝经。
【功效】**凉血化瘀止血，通经**。
【应用】①出血证。②血瘀经闭，跌打损伤。

3. 蒲黄
【功效】**止血，化瘀，利尿**。
【应用】①出血证。②瘀血痛证。③血淋尿血。
【用法用量】煎服，3~10g，包煎。外用适量，研末外掺或调敷。**止血多炒用，化瘀、利尿多生用**。
【使用注意】孕妇应慎用。

四、收敛止血药

1. 白及
【性味归经】苦、甘、涩，寒。归肺、胃、肝经。
【功效】**收敛止血，消肿生肌**。
【应用】①出血证。②痈肿疮疡、手足皲裂、水火烫伤。
【使用注意】不宜与乌头类药材同用。

2. 仙鹤草
【功效】**收敛止血，止痢，截疟，补虚**。

3. 血余炭
【功效】收敛止血，化瘀利尿。

五、温经止血药

艾叶
【性味归经】辛、苦，温。有小毒。归肝、脾、肾经。
【功效】**温经止血，散寒调经，安胎**。
【应用】①出血证。②月经不调、痛经。③胎动不安。

单元测试

1. 具有凉血止血、散瘀解毒消痈功效的药物是
A. 生地黄、牡丹皮
B. 赤芍、紫草
C. 金银花、连翘
D. 大蓟、小蓟
E. 侧柏叶、茜草
答案： D

2. 具有凉血止血散瘀功效，尤善治尿血的药物是

A. 白茅根
B. 小蓟
C. 血余炭
D. 地榆
E. 茜草
答案：B
3. 内服善于治疗下焦血热出血证，外用又能疗烫伤、湿疹的药物是
A. 栀子
B. 地肤子
C. 紫花地丁
D. 地榆
E. 白及
答案：D
4. 具有凉血止血、清肝泻火功效的药物是
A. 金银花
B. 槐花
C. 连翘
D. 生地黄
E. 旋覆花
答案：B
5. 具有凉血止血、化痰止咳、生发乌发功效的药物是
A. 大蓟
B. 白茅根
C. 侧柏叶
D. 地榆
E. 三七
答案：C
6. 具有凉血止血、清热利尿、清肺胃热功效的药物是
A. 大蓟
B. 小蓟
C. 白茅根
D. 地榆
E. 槐花
答案：C
7. 具有凉血化瘀止血、通经功效的药物是
A. 槐花
B. 白茅根
C. 地榆
D. 茜草
E. 生地黄
答案：D
8. 蒲黄的功效是
A. 止血，化瘀，利尿
B. 止血，温胃，行气
C. 止血，敛肺，下气
D. 止血，敛肺，止咳
E. 止泻，活血，定痛
答案：A
9. 蒲黄入汤剂的用法是
A. 先煎
B. 后下
C. 冲服
D. 布包煎
E. 久煎
答案：D
10. 具有收敛止血、止痢、截疟、补虚功效的药物是
A. 苦楝皮
B. 沙苑子
C. 侧柏叶
D. 仙鹤草
E. 三七
答案：D
11. 具有温经止血、散寒调经、安胎功效的药物是
A. 桑叶
B. 茜草
C. 蒲黄
D. 艾叶
E. 炮姜
答案：D
（12~13 题共用备选答案）
A. 腹泻、痢疾
B. 咳喘痰多
C. 食积气滞、腹胀便秘
D. 水肿
E. 疟疾
12. 仙鹤草除用于各种出血证外，还可治疗的病证是
答案：A
13. 侧柏叶除用于各种出血证外，还可治疗的病证是
答案：B
（14~15 题共用备选答案）
A. 收敛止血，化瘀利尿
B. 温经止血，散寒调经，安胎
C. 温中止血，止呕止泻
D. 凉血止血，化瘀乌发
E. 凉血止血，活血祛瘀
14. 血余炭的功效是
答案：A
15. 艾叶的功效是
答案：B
（16~17 题共用备选答案）
A. 凉血止血
B. 收敛止血
C. 化瘀止血
D. 温经止血
E. 补虚止血
16. 白及具有的功效是
答案：B

17 三七具有的功效是　　　　答案：C

第十六单元　活血化瘀药

知识点概要

一、概述

活血化瘀药的使用注意事项如下。

1. 本类药物行散力强，易耗血动血，月经过多及其他出血无瘀者忌用。

2. 孕妇慎用或忌用。

二、活血止痛药

1. 川芎

【性味归经】辛，温。归肝、胆、心包经。

【功效】**活血行气，祛风止痛**。

【应用】①血瘀气滞痛证。②**头痛，风湿痹痛**。

2. 延胡索

【性味归经】辛、苦，温。归心、肝、脾经。

【功效】活血，行气，止痛。

【应用】气血瘀滞诸痛证。

【用法】煎服，研粉吞服。

3. 郁金

【性味归经】辛、苦，寒。归肝、胆、心经。

【功效】**活血止痛，行气解郁，清心凉血，利胆退黄**。

【应用】①气滞血瘀痛证。②热病神昏，癫痫痰闭。③吐血，衄血，倒经，尿血，血淋。④肝胆湿热黄疸、胆石症。

【使用注意】畏丁香。

4. 姜黄

【功效】**活血行气，通经止痛**。

【应用】①气滞血瘀痛证。②风湿痹痛。③牙痛，疮疡痈肿，皮癣痛痒。

5. 乳香

【功效】活血行气止痛，消肿生肌。

【应用】①跌打损伤，疮疡痈肿。②气滞血瘀痛证。

【使用注意】胃弱者慎用，孕妇及无瘀滞者忌用。

三、活血调经药

1. 丹参

【性味归经】苦，微寒。归心、心包、肝经。

【功效】**活血调经，祛瘀止痛，凉血消痈，除烦安神**。

【应用】①月经不调，闭经痛经，产后瘀滞腹痛。②血瘀心痛、脘腹疼痛、癥瘕积聚、跌打损伤，风湿痹证。③疮痈肿毒。④热病烦躁神昏，心悸失眠。

【使用注意】反藜芦。孕妇慎用。

2. 红花

【性味归经】辛，温。归心、肝经。

【功效】**活血通经，祛瘀止痛。**

【应用】①血滞经闭、痛经、产后瘀滞腹痛。②癥瘕积聚。③胸痹心痛、血瘀腹痛、胁痛。④跌打损伤，瘀滞肿痛。⑤瘀滞斑疹色暗。

3. 桃仁

【功效】**活血祛瘀，润肠通便，止咳平喘。**

【应用】①瘀血阻滞病证。②肺痈、肠痈。③肠燥便秘。④咳嗽气喘。

4. 益母草

【性味归经】辛、苦，微寒。归心、肝、膀胱经。

【功效】活血调经，利尿消肿，清热解毒。

【应用】①血滞经闭、痛经、经行不畅、产后恶露不尽、瘀滞腹痛。②水肿，小便不利。③跌打损伤，疮痈肿毒，皮肤瘾疹。

5. 牛膝

【性味归经】苦、甘、酸，平。归肝、肾经。

【功效】**活血通经，补肝肾，强筋骨，利水通淋，引火（血）下行。**

【应用】①瘀血阻滞之经闭、痛经、经行腹痛、胞衣不下、跌仆伤痛。②腰膝酸痛、下肢痿软。③淋证，水肿，小便不利。④头痛、眩晕、齿痛、口舌生疮、吐血、衄血。

【用法】煎服。活血通经、利水通淋、引火（血）下行宜生用；补肝肾、强筋骨宜酒炙用。

6. 鸡血藤

【功效】行血补血，调经，舒筋活络。

【应用】①月经不调、痛经、闭经。②风湿痹痛，手足麻木，肢体瘫痪，血虚萎黄。

四、活血疗伤药

1. 土鳖虫

【功效】**破血逐瘀，续筋接骨。**

2. 骨碎补

【功效】破血续伤，补肾强骨。

3. 马钱子

【功效】散结消肿，通络止痛。

【用法用量】0.3~0.6g，炮制后入丸散用。外用适量，研末调涂。

【使用注意】内服不宜生用及多服久服。本品所含有毒成分能被皮肤吸收，故外用亦不宜大面积涂敷。孕妇禁用，体虚者忌用。

五、破血消癥药

1. 莪术

【功效】**破血行气，消积止痛。**

2. 水蛭

【功效】**破血通经，逐瘀消癥。**

单元测试

1. 川芎不宜治疗的头痛是

A. 风寒头痛

B. 瘀血头痛

C. 风湿头痛

D. 血虚头痛

E. 肝阳头痛

答案：E

2. 专治一身上下诸痛，醋制可加强疗效的药物是

A. 延胡索

B. 桃仁

C. 白芷
D. 柴胡
E. 郁金
答案：A
3. 具有活血除痹功效，善治风湿肩臂疼痛的药物是
A. 川芎
B. 羌活
C. 鸡血藤
D. 桑叶
E. 姜黄
答案：E
4. 具有消肿生肌功效的活血祛瘀药是
A. 乳香、没药
B. 三棱、莪术
C. 煅石膏、牡丹皮
D. 白芷、丹参
E. 桃仁、红花
答案：A
5. 具有活血调经、祛瘀止痛、凉血消痈、除烦安神功效的药物是
A. 丹参
B. 郁金
C. 五灵脂
D. 红花
E. 桃仁
答案：A
6. 具有活血通经、祛瘀止痛功效的药物是
A. 红花
B. 丹参
C. 泽兰
D. 鸡血藤
E. 益母草
答案：A
7. 治疗肺痈，肠痈，肠燥便秘，咳嗽气喘，应选用的药物是
A. 丹参
B. 桃仁
C. 红花
D. 赤芍
E. 益母草
答案：B
8. 具有活血祛瘀、润肠通便功效的药物是
A. 桃仁
B. 杏仁
C. 柏子仁
D. 紫苏子
E. 红花
答案：A
9. 具有活血调经、利水消肿、清热解毒功效的药物是
A. 艾叶
B. 五灵脂
C. 郁金
D. 益母草
E. 没药
答案：D
（10～11 题共用备选答案）
A. 活血行气，祛风止痛
B. 活血止痛，行气解郁，清心凉血，利胆退黄
C. 活血行气，止痛，消肿生肌
D. 活血调经，祛瘀止痛，凉血消痈，除烦安神
E. 活血祛瘀，润肠通便，止咳平喘
10. 郁金的功效是
答案：B
11. 川芎的功效是
答案：A
（12～13 题共用备选答案）
A. 川芎
B. 乳香
C. 益母草
D. 土鳖虫
E. 红花
12. 具有破血逐瘀功效的药物是
答案：D
13. 具有活血止痛、消肿生肌功效的药物是
答案：B
（14～15 题共用备选答案）
A. 郁金
B. 乳香
C. 白及
D. 益母草
E. 水蛭
14. 治疗外科跌打损伤瘀血肿痛，应选用的药物是
答案：B
15. 治疗湿温病湿浊闭窍神志不清，应选用的药物是
答案：A
（16～17 题共用备选答案）
A. 郁金
B. 桃仁
C. 红花
D. 牛膝
E. 丹参
16. 治疗阴虚火旺所致的齿痛、口疮，应选用的药物是
答案：D
17. 治疗尿血、小便不利、尿道涩痛，直选用的药物是
答案：D

第十七单元　化痰止咳平喘药

知识点概要

一、概述

化痰止咳平喘药的使用注意事项如下。

1. 某些温燥之性强烈的刺激性化痰药，凡痰中带血或有出血倾向者，宜慎用。

2. 麻疹初起有表邪之咳嗽，不宜单投止咳药，当以疏解清宣为主，以免恋邪而致久喘不已及影响麻疹之透发，对收敛性及温燥之药尤当禁忌。

二、温化寒痰药

1. 半夏

【性味归经】辛，温。有毒。归**脾**、**胃**、**肺经**。

【功效】**燥湿化痰，降逆止呕，消痞散结。外用消肿止痛**。

【应用】①湿痰，寒痰证。②呕吐。③心下痞，结胸，梅核气。④瘿瘤，痰核，痈疽肿毒及毒蛇咬伤。

【用法用量】煎服，3~10g。一般宜制过用。炮制品中有姜半夏、法半夏等，其中姜半夏长于降逆止呕，法半夏长于燥湿且温性较弱，半夏曲则有化痰消食之功，竹沥半夏能清化热痰，主治热痰、风痰之证。外用适量。

【使用注意】反乌头。

2. 天南星

【功效】**燥湿化痰，祛风解痉**。**外用散结消肿**。

【应用】①湿痰、寒痰证。②风痰眩晕、中风、癫痫、破伤风。③痈疽肿痛，蛇虫咬伤。

【用法用量】煎服，3~10g。多制用。外用适量。

【使用注意】阴虚燥痰及孕妇忌用。

3. 白芥子

【功效】温肺化痰，利气散结，通络止痛。

【用法用量】煎服，3~6g。外用适量，研末调敷，或作发泡用。

【使用注意】本品辛温走散，耗气伤阴，久咳肺虚及阴虚火旺者忌用；**消化道溃疡、出血者及皮肤过敏者忌用**。用量不宜过大。

4. 旋覆花

【功效】**降气化痰，降逆止呕**。

【应用】①咳喘痰多，痰饮蓄结，胸膈痞满。②噫气，呕吐。

【用法用量】煎服，3~10g。本品有绒毛，易刺激咽喉作痒而致呛咳呕吐，故宜包煎。

5. 白前

【功效】降气化痰。

三、清化热痰药

1. 川贝母

【性味归经】苦、甘，微寒。归肺、心经。

【功效】**清热化痰，润肺止咳，散结消肿**。

【应用】①虚劳咳嗽，肺热燥咳。②瘰疬、乳痈、肺痈。

【使用注意】反乌头。

2. 浙贝母

【性味归经】苦，寒。归肺、心经。

【功效】清热化痰，散结消痈。

【应用】①风热、痰热咳嗽。②瘰疬，瘿瘤，乳痈疮毒，肺痈。

【使用注意】不宜与乌头类药材同用。脾胃虚寒及有湿痰者不宜用。

3. 瓜蒌

【性味归经】甘、微苦，寒。归肺、胃、大肠经。

【功效】**清热化痰，宽胸散结，润肠通便**。

【应用】①痰热咳喘。②胸痹，结胸。③肺痈，肠痈，乳痈。④肠燥便秘。

【使用注意】本品甘寒而滑，脾虚便溏者及寒痰、湿痰证忌用。反乌头。

4. 竹茹

【功效】清热化痰，除烦止呕，凉血止血。

【应用】①肺热咳嗽，痰热心烦不寐。②胃热呕吐、妊娠恶阻。③吐血、衄血、崩漏。

5. 前胡

【功效】降气化痰，疏散风热。

6. 桔梗

【性味归经】苦、辛，平。归肺经。

【功效】**宣肺，祛痰，利咽，排脓**。

【应用】①**咳嗽痰多，胸闷不畅**。②**咽喉肿痛，失音**。③**肺痈吐脓**。

7. 海藻

【功效】消痰软坚，利水消肿。

【使用注意】传统认为反甘草。

8. 天竺黄

【功效】清热化痰，清心定惊。

四、止咳平喘药

1. 苦杏仁

【性味归经】苦，微温。有小毒。归肺、大肠经。

【功效】**止咳平喘，润肠通便**。

【应用】①咳嗽气喘。②肠燥便秘。

【使用注意】阴虚咳喘及大便溏泻者忌用。用量不宜过大，婴儿慎用。

2. 紫苏子

【功效】**降气化痰，止咳平喘，润肠通便**。

【应用】①咳喘痰多。②肠燥便秘。

3. 百部

【性味归经】甘、苦，微温。归肺经。

【功效】**润肺止咳，杀虫灭虱**。

【应用】①新久咳嗽，百日咳，肺痨咳嗽。②蛲虫，阴道滴虫，头虱及疥癣等。

4. 紫菀

【功效】**润肺化痰止咳**。

5. 款冬花

【功效】润肺下气，止咳化痰。

6. 枇杷叶

【功效】清肺止咳，降逆止呕。

7. 桑白皮

【功效】**泻肺平喘，利水消肿**。

【应用】①肺热咳喘。②水肿。

8. 葶苈子

【性味归经】**苦、辛，大寒。归肺、膀胱经。**

【功效】泻肺平喘，利水消肿。

【应用】①痰涎壅盛，喘息不得平卧。②水肿，悬饮，胸腹积水，小便不利。

9. 白果

【功效】**敛肺化痰定喘，止带缩尿。**

【使用注意】本品有毒，不可多用，小儿尤当注意。过食白果可致中毒，出现腹痛、吐泻、发热、发绀，以及昏迷、抽搐，严重者可致呼吸麻痹而死亡。

单元测试

1. 具有燥湿化痰、降逆止呕功效的药物是
A. 枳实
B. 半夏
C. 莱菔子
D. 芦根
E. 全瓜蒌
答案：B

2. 外敷有发泡作用，皮肤过敏者忌用的药物是
A. 半夏
B. 天南星
C. 款冬花
D. 白芥子
E. 桔梗
答案：D

3. 具有化痰、降肺胃气逆功效的药物是
A. 前胡
B. 紫苏子
C. 白芥子
D. 白前
E. 旋覆花
答案：E

4. 白前与前胡均具有的功效是
A. 宣散风热
B. 发散风热
C. 降气化痰
D. 祛痰利咽
E. 祛痰宽胸
答案：C

5. 川贝母与浙贝母均具有的功效是
A. 清肺养阴止咳
B. 温肺化痰止咳
C. 泻肺化痰止咳
D. 燥湿化痰止咳
E. 清热化痰止咳
答案：E

6. 下列各项，不属瓜蒌功效的是
A. 清肺化痰
B. 润肺化痰
C. 宣肺祛痰
D. 宽胸散结
E. 润肠通便
答案：C

7. 具有清热化痰、除烦止呕功效的药物是
A. 生姜
B. 陈皮
C. 竹茹
D. 贝母
E. 旋覆花
答案：C

8. 治疗外感风热表证，肺气不降，咳喘痰稠病证，应选用的药物是
A. 薄荷
B. 白前
C. 前胡
D. 牛蒡子
E. 桑叶
答案：C

9. 下列各项，不属桔梗主治病证的药物是
A. 肺痈
B. 咳嗽
C. 咽痛
D. 痰证
E. 眩晕
答案：E

10. 桔梗的功效是
A. 润肺，止咳，下气，化痰
B. 宣肺，利咽，清肺，化痰
C. 宣肺，利咽，祛痰，排脓
D. 降气，止咳，祛痰，排脓
E. 降气，止呕，祛痰，排脓
答案：C

11. “十八反”中，与甘草相反的药物是

A. 半夏
B. 贝母
C. 瓜蒌
D. 藜芦
E. 海藻
答案：E
12. 百部具有的功效是
A. 润肺止咳
B. 宣肺止咳
C. 敛肺止咳
D. 清肺止咳
E. 温肺止咳
答案：A
13. 紫菀与款冬花均具有的功效是
A. 温肺化痰
B. 清肺化痰
C. 泻肺平喘
D. 化痰止咳
E. 燥湿化痰
答案：D
14. 具有清肺止咳、降逆止呕功效的药物是
A. 桑叶
B. 紫苏
C. 枇杷叶
D. 淡竹叶
E. 侧柏叶
答案：C
15. 桑白皮的主治病证是
A. 肺热咳喘，痰多壅盛
B. 风寒咳喘，呼吸困难
C. 寒饮咳喘，胸痛背寒
D. 燥热伤肺，痰少难咳
E. 目暗不明，目赤肿痛
答案：A
16. 性大寒、专泻肺中水饮及痰火的药物是
A. 麻黄
B. 葶苈子
C. 白果
D. 白前
E. 桔梗
答案：B
17. 具有敛肺化痰定喘、止带缩尿功效的药物是
A. 桑白皮
B. 白果
C. 葶苈子
D. 紫菀
E. 麻黄
答案：B
（18～19 题共用备选答案）
A. 半夏
B. 瓜蒌
C. 天南星
D. 川贝母
E. 桔梗
18. 治疗湿痰痰多，咳嗽气逆，应选用的药物是
答案：A
19. 治疗寒痰湿痰，咳嗽，胸满胁痛，破伤风，应选用的药物是
答案：C
（20～21 题共用备选答案）
A. 半夏
B. 瓜蒌
C. 天南星
D. 川贝母
E. 桔梗
20. 治疗痰热咳嗽，应选用的药物是
答案：B
21. 治疗阴虚燥咳，应选用的药物是
答案：D
（22～23 题共用备选答案）
A. 胃热呕吐
B. 气逆呕吐
C. 胃虚呕吐
D. 胃寒呕吐
E. 妊娠呕吐
22. 竹茹的主治病证是
答案：A
23 旋覆花的主治病证是
答案：B
（24～25 题共用备选答案）
A. 温肺化痰，利气，散结消肿
B. 化痰止咳，和胃降逆
C. 消痰行水，降气止呕
D. 降气祛痰，宣散风热
E. 燥湿化痰，祛风解痉，散结消肿
24. 白芥子具有的功效是
答案：A
25. 天南星具有的功效是
答案：E

第十八单元 安 神 药

知识点概要

一、概述

安神药的使用注意事项如下。

1. 矿石类安神药及有毒药物，只宜暂用，不可久服，中病即止。

2. 矿石类安神药，如作丸、散服，易伤脾胃，不宜长期服用，并须酌情配伍养胃健脾之品。

3. 入煎剂应打碎先煎、久煎。部分药物具有毒性，须慎用。

二、重镇安神药

1. 朱砂

【功效】**清心镇惊，安神解毒**。

【用法用量】内服，只宜入丸、散服，**每次0.1~0.5g**；**不宜入煎剂**。外用适量。

【使用注意】本品有毒，内服不可过量或持续服用。孕妇及肝功能不全者禁服。入药只宜生用，忌火煅。

2. 磁石

【性味归经】咸，寒。归心、肝、肾经。

【功效】**镇惊安神，平肝潜阳，聪耳明目，纳气平喘**。

【应用】①心神不宁，惊悸，失眠，癫痫。②头晕目眩。③耳鸣耳聋，视物昏花。④肾虚气喘。

3. 龙骨

【功效】**镇惊安神，平肝潜阳，收敛固涩**。

【应用】①心神不宁，心悸失眠，惊痫癫狂。②肝阳眩晕。③滑脱诸证。④湿疮痒疹，疮疡久溃不敛。

【用法用量】煎服，15~30g，宜先煎。外用适量。镇静安神，平肝潜阳宜生用。收敛固涩宜煅用。

【使用注意】湿热积滞者不宜使用。

4. 琥珀

【功效】**镇惊安神，活血散瘀，利尿通淋**。

【用法用量】研末冲服，或入丸、散，每次1.5~3g。外用适量。**不入煎剂**。**忌火煅**。

三、养心安神药

1. 酸枣仁

【性味归经】甘、酸，平。归心、肝、胆经。

【功效】**养心益肝，安神，敛汗，生津**。

【应用】①心悸失眠。②自汗，盗汗。

2. 柏子仁

【功效】**养心安神，润肠通便**。

【应用】①心悸失眠。②肠燥便秘。③阴虚盗汗，小儿惊痫。

3. 合欢皮

【功效】**解郁安神，活血消肿**。

【功效】**益智安神，祛痰开窍，消散痈肿**。

【应用】①失眠多梦，心悸怔忡，健忘。②癫痫惊狂。③咳嗽痰多。④痈疽疮毒，乳房肿痛，喉痹。

单元测试

1. 朱砂具有的功效是
A. 养心安神
B. 镇心安神
C. 养血安神
D. 潜阳安神
E. 敛补安神
答案：B
2. 朱砂的每次用量应是
A. 1~5g
B. 0.1~0.5g
C. 0.003~0.01g
D. 5~10g
E. 15~30g
答案：B
3. 具有镇惊安神、平肝潜阳、聪耳明目、纳气平喘功效的药物是
A. 磁石
B. 龙骨
C. 乳香
D. 朱砂
E. 琥珀
答案：A
4. 具有镇静安神、平肝潜阳、收敛固涩功效的药物是
A. 菊花
B. 夏枯草
C. 龙骨
D. 朱砂
E. 石决明
答案：C
5. 治疗心悸失眠、健忘多梦、体虚多汗者，应选用的药物是
A. 远志
B. 柏子仁
C. 酸枣仁
D. 朱砂
E. 珍珠母
答案：C
6. 具有养心安神、润肠通便功效的药物是
A. 苦杏仁
B. 柏子仁
C. 酸枣仁
D. 桃仁
E. 川贝母
答案：B
7. 具有安神、祛痰功效的药物是
A. 柏子仁
B. 酸枣仁
C. 连翘
D. 远志
E. 琥珀
答案：D
8. 治疗痰阻心窍所致的癫痫抽搐、惊风发狂者，应选用的药物是
A. 磁石
B. 朱砂
C. 龙骨
D. 远志
E. 琥珀
答案：D
（9~10 题共用备选答案）
A. 石菖蒲
B. 远志
C. 龙骨
D. 酸枣仁
E. 合欢皮
9. 主治心神不安，血瘀肿痛的药物是
答案：E
10. 主治心悸失眠，自汗盗汗的药物是
答案：D
（11~12 题共用备选答案）
A. 清热解毒
B. 收敛止汗
C. 聪耳明目
D. 平肝潜阳
E. 活血散瘀
11. 龙骨与磁石具有的共同功效是
答案：D
12. 龙骨与酸枣仁具有的共同功效是
答案：B
（13~14 题共用备选答案）
A. 合欢皮
B. 酸枣仁
C. 远志
D. 琥珀
E. 磁石
13. 既能活血消肿，又能解郁安神的药物是
答案：A
14. 既能活血散瘀，又能镇惊安神的药物是
答案：D

第十九单元　平肝息风药

知识点概要

一、概述

平肝息风药的使用注意事项如下。

1. 本类药物有性偏寒凉或性偏温燥之不同，故使用时当注意。
2. 若脾虚慢惊者，不宜用寒凉之品。
3. 阴虚血亏者，当忌温燥之品。

二、平抑肝阳药

1. 石决明

【功效】**平肝潜阳，清肝明目。**

【应用】①肝阳上亢，头晕目眩。②目赤，翳障，视物昏花。

【用法】**煎服，应打碎先煎。**平肝、清肝宜生用，外用点眼宜煅用、水飞。

2. 珍珠母

【功效】平肝潜阳，清肝明目，镇静安神。

3. 牡蛎

【性味归经】咸，微寒。归肝、胆、肾经。

【功效】**重镇安神，平肝潜阳，软坚散结，收敛固涩。**

【应用】①**心神不安，惊悸失眠**。②**肝阳上亢，头晕目眩**。③**痰核，瘰疬，瘿瘤，癥瘕积聚**。④**滑脱诸证**。

【用法】煎服，宜打碎先煎。外用适量。收敛固涩宜煅用，其他宜生用。

4. 代赭石

【性味归经】苦，寒。归肝、心经。

【功效】**平肝潜阳，重镇降逆，凉血止血。**

【应用】①**肝阳上亢，头晕目眩**。②**呕吐，呃逆，噫气**。③**气逆喘息**。④**血热吐衄，崩漏**。

【用法用量】煎服，10~30g；宜打碎先煎。入丸、散，每次1~3g。外用适量。降逆、平肝宜生用，止血宜煅用。

【使用注意】孕妇慎用。因含微量砷，故不宜长期服用。

5. 刺蒺藜

【功效】**平肝疏肝，祛风明目。**

三、息风止痉药

1. 羚羊角

【性味归经】咸，寒。归肝、心经。

【功效】**平肝息风，清肝明目，清热解毒。**

【应用】①肝风内动，惊痫抽搐。②肝阳上亢，头晕目眩。③肝火上炎，目赤头痛。④温热病壮热神昏，热毒发斑。

【用法用量】煎服，1~3g；宜单煎2小时以上。**磨汁或研粉服**，每次0.3~0.6g。

2. 牛黄

【性味归经】甘，凉。归心、肝经。

【功效】化痰开窍，凉肝息风，清热解毒。

【应用】①热病神昏。②小儿惊风，癫痫。③口舌生疮，咽喉肿痛，牙痛，痈疽疔毒。
【用法用量】入丸、散剂，每次0.15~0.35g。外用适量，研末敷患处。
【使用注意】非实热证不宜使用，孕妇慎用。
3. 钩藤
【性味归经】甘，凉。归肝、心包经。
【功效】**清热平肝，息风定惊**。
【应用】①头痛，眩晕。②肝风内动，惊痫抽搐。
【用法用量】煎服，3~12g。**入煎剂宜后下**。
4. 天麻
【性味归经】甘，平。归肝经。
【功效】**息风止痉，平抑肝阳，祛风通络**。
【应用】①肝风内动，惊痫抽搐。②眩晕，头痛。③肢体麻木，手足不遂，风湿痹痛。
5. 地龙
【功效】**清热息风，通络，平喘，利尿**。
【应用】①高热惊痫，癫狂。②气虚血滞，半身不遂。③痹证。④肺热哮喘。⑤小便不利，尿闭不通。
6. 全蝎
【功效】息风镇痉，攻毒散结，通络止痛。
【应用】①痉挛抽搐。②疮疡肿毒，瘰疬痰核。③风湿顽痹。④顽固性偏正头痛。
【用法用量】煎服，3~6g。研末吞服，每次0.6~1g。外用适量。
7. 蜈蚣
【功效】**息风镇痉，攻毒散结，通络止痛**。
【用法用量】煎服，3~5g。研末吞服，每次0.6~1g。外用适量。

◆ **提醒**：蜈蚣与全蝎皆有息风镇痉，攻毒散结，通络止痛之功效，常相须为用。然全蝎性平，息风止痉、攻毒散结之力不及蜈蚣；蜈蚣力猛性燥，善走窜通达，息风镇痉功效较强，又攻毒疗疮，通痹止痛效佳。

8. 僵蚕
【功效】**息风止痉，祛风止痛，化痰散结**。
【应用】①惊痫抽搐。②风中经络，口眼㖞斜。③风热头痛，目赤，咽痛，风疹瘙痒。④痰核，瘰疬。

单元测试

1. 具有平肝潜阳、清肝明目功效的药物是
A. 刺蒺藜
B. 决明子
C. 石决明
D. 夏枯草
E. 羚羊角
答案：C
2. 具有平肝潜阳、重镇降逆、凉血止血功效的药物是
A. 龙骨
B. 磁石
C. 代赭石
D. 牡蛎
E. 珍珠母
答案：C
3. 下列各项，不具有祛风、止痉功效的药物是
A. 防风
B. 蝉衣
C. 僵蚕
D. 蜈蚣
E. 刺蒺藜
答案：E
4. 具有平肝息风、清肝明目、散血解毒功效的药物是
A. 牛黄
B. 草决明
C. 羚羊角
D. 龙胆草
E. 石决明
答案：C
5. 具有化痰开窍、清热解毒功效的药物是
A. 钩藤

B. 金银花
C. 牛黄
D. 菊花
E. 大青叶
答案：C
6. 不入汤剂，只入丸散剂的药物是
A. 马勃
B. 蝉蜕
C. 石膏
D. 牛黄
E. 天花粉
答案：D
7. 具有镇惊安神、清肝明目、平肝潜阳功效的药物是
A. 代赭石
B. 朱砂
C. 石决明
D. 珍珠母
E. 牛黄
答案：D
8. 具有息风止痉、平抑肝阳、祛风通络功效的药物是
A. 夏枯草
B. 僵蚕
C. 天麻
D. 决明子
E. 代赭石
答案：C
(9~10 题共用备选答案)
A. 祛风止痉，燥湿化痰，解毒散结
B. 息风镇痉，攻毒散结，通络止痛
C. 祛风定惊，化痰散结
D. 息风止痉，平肝潜阳，祛风除痹
E. 息风止痉，解毒散结，通络利尿
9. 僵蚕的功效是
答案：C
10. 蜈蚣的功效是
答案：B
(11~12 题共用备选答案)
A. 羚羊角
B. 天麻
C. 全蝎
D. 石决明
E. 僵蚕
11. 治疗热极生风，应选用的药物是
答案：A
12. 治疗急慢惊风，应选用的药物是
答案：B
(13~14 题共用备选答案)
A. 羚羊角
B. 地龙
C. 龙骨
D. 代赭石
E. 天麻
13. 治疗气虚血瘀，半身不遂，肺热哮喘，应选用的药物是
答案：B
14. 治疗气逆喘息，血热吐衄，呕吐噫气，应选用的药物是
答案：D

第二十单元 开 窍 药

知识点概要

一、概述

开窍药的使用注意事项如下。

1. 本类药物辛香走窜，为救急、治标之品，且能耗伤正气，只宜暂服，不可久用。
2. 因本类药物辛香，其有效成分易于挥发，内服多不宜入煎剂，只入丸散、剂服用。

二、具体药物

1. 麝香

【性味归经】辛，温。归心、脾经。

【功效】**开窍醒神，活血通经，消肿止痛，催生下胎。**

【应用】①闭证神昏。②疮疡肿毒，瘰疬痰核，咽喉肿痛。③血瘀经闭，癥瘕，心腹暴痛，头痛，跌打损伤，风寒湿痹。④难产，死胎，胞衣不下。

【用法用量】**入丸、散，每次0.03~0.1g**。外用适量。不宜入煎剂。
【使用注意】孕妇禁用。
2. 冰片
【功效】**开窍醒神，清热止痛**。
【应用】①闭证神昏。②目赤肿痛，喉痹口疮。③疮疡肿痛，疮溃不敛，水火烫伤。
【用法用量】**入丸、散，每次0.15~0.3g**。外用适量，研粉点敷患处。**不宜入煎剂**。
【使用注意】孕妇慎用。
3. 苏合香
【功效】**开窍醒神，辟秽，止痛**。
【用法用量】**入丸、散，0.3~1g**。外用适量，**不入煎剂**。

◆ **提醒**：掌握麝香、冰片、苏合香的用量。

4. 石菖蒲
【功效】**开窍醒神，化湿和胃，宁神益志**。
【应用】①痰蒙清窍，神志昏迷。②湿阻中焦，脘腹痞满，胀闷疼痛。③噤口痢。④健忘，失眠，耳鸣，耳聋。⑤声音嘶哑、痈疽疮疡、风湿痹痛、跌打伤痛等。

单元测试

1. 具有开窍醒神、活血通经、消肿止痛功效的药物是
A. 苏合香
B. 麝香
C. 牛黄
D. 远志
E. 竹沥
答案：B
2. 具有开窍醒神功效，治疗各种疮疡、咽喉肿痛、目疾、口疮等的常用药物是
A. 芒硝
B. 冰片
C. 朱砂
D. 石膏
E. 石菖蒲
答案：B
3. 治疗寒闭神昏，应首选的药物是
A. 冰片
B. 麝香
C. 苏合香
D. 石菖蒲
E. 远志
答案：C
4. 石菖蒲与远志具有的共同功效是
A. 开窍宁神
B. 化湿和胃
C. 养心安神
D. 祛痰止咳
E. 消痈散肿
答案：A
5. 石菖蒲善治的痢疾是
A. 湿热痢
B. 寒湿痢
C. 疫毒痢
D. 休息痢
E. 噤口痢
答案：E
（6~7题共用备选答案）
A. 活血通经
B. 清热止痛
C. 清心化痰
D. 化湿和胃
E. 辟秽止痛
6. 苏合香的功效是
答案：E
7. 冰片的功效是
答案：B

第二十一单元　补　虚　药

知识点概要

一、概述

补虚药的使用注意事项如下。

1. 补虚药原为虚证而设，凡身体健康，无虚弱表现者，不宜滥用，以免导致阴阳平衡失调。
2. 实邪方盛，正气未虚者，以祛邪为要，亦不宜使用，以免“闭门留寇”。
3. 补气药性多壅滞，易致中满，湿盛中满者忌用。
4. 补阳药性多温燥，易助火伤阴，阴虚火旺者不宜使用。
5. 补血药多滋腻黏滞，妨碍运化，凡湿滞脾胃、脘腹胀满、食少便溏者慎用。
6. 补阴药多甘寒滋腻，凡脾胃虚弱、痰湿内阻、腹满便溏者不宜用。
7. 补虚药使用时应注意顾护脾胃，适当配伍健脾消食药，以促进运化，使补虚药能充分发挥作用。
8. 补虚药若需久服，宜作蜜丸、煎膏（膏滋）、片剂、口服液、颗粒剂或酒剂等，以便保存和服用，若作汤剂，宜文火久煎，使药味尽出。
9. 个别挽救虚脱的补虚药，宜制成注射剂，以备急用。

二、补气药

1. 人参

【性味归经】甘、微苦，微温。归肺、脾、心经。

【功效】**大补元气，补脾益肺，生津，安神增智**。

【应用】①**元气虚脱证**。②肺、脾、心肾气虚证。③热病气虚津伤口渴及消渴证。

【用法用量】煎服，3~9g；挽救虚脱可用15~30g。宜文火另煎分次对服。野山参研末吞服，每次2g，每日2次。

【使用注意】**不宜与藜芦同用**。

2. 西洋参

【功效】补气养阴，清热生津。

【用法用量】另煎兑服，3~6g。

【使用注意】不宜与藜芦同用。

3. 党参

【功效】**补脾肺气，补血，生津**。

【应用】①脾肺气虚证。②气血两虚证。③气津两伤证。④与解表药或攻里药同用，用于气虚外感及正虚邪实之证。

4. 太子参

【功效】补气健脾，生津润肺。

5. 黄芪

【性味归经】甘，微温。归脾、肺经。

【功效】**补气健脾，升阳举陷，益卫固表，利尿消肿，托毒生肌**。

【应用】①脾气虚证。②肺气虚证。③气虚自汗。④气血亏虚，疮疡难溃难腐，或溃久难敛。⑤因气虚所致的血虚出血、消渴、中风后遗症、痹痛麻木等。

6. 白术

【性味归经】甘、苦，温。归脾、胃经。

【功效】**健脾益气，燥湿利尿，止汗，安胎。**

【应用】①脾气虚证。②气虚自汗。③脾虚胎动不安。

【使用注意】本品性偏温燥，热病伤津及阴虚燥渴者不宜用。

7. 山药

【功效】**益气养阴，补脾肺肾，固精止带。**

【应用】①脾虚证。②肺虚证。③肾虚证。④消渴气阴两虚证。

8. 白扁豆

【功效】补脾和中，化湿。

9. 甘草

【性味归经】甘，平。归心、肺、脾、胃经。

【功效】**补脾益气，祛痰止咳，缓急止痛，清热解毒，调和诸药。**

【应用】①心气不足，脉结代，心动悸。②脾气虚证。③咳喘。④脘腹、四肢挛急疼痛。⑤热毒疮疡，咽喉肿痛，药食中毒。⑥调和药性。

【使用注意】不宜与京大戟、芫花、甘遂、海藻同用。大剂量久服可导致水钠潴留，引起浮肿。

10. 大枣

【功效】**补中益气，养血安神。**

11. 蜂蜜

【功效】补中，润燥，止痛，解毒。

三、补阳药

1. 鹿茸

【性味归经】**甘、咸，温。归肾、肝经。**

【功效】补肾阳，益精血，强筋骨，调冲任，托疮毒。

【应用】①肾阳虚衰，精血不足证。②肾虚骨弱，腰膝无力或小儿五迟。③妇女冲任虚寒，崩漏带下。④疮疡久溃不敛，阴疽疮肿内陷不起。

【用法用量】1~2g，研末吞服；或入丸、散。

【使用注意】服用本品宜从小量开始，缓缓增加，不可骤用大量，以免阳升风动，头晕目赤，或伤阴动血。凡发热者均当忌服。

2. 淫羊藿

【功效】**补肾壮阳，祛风除湿。**

【应用】①肾阳虚衰，阳痿尿频，腰膝无力。②风寒湿痹，肢体麻木。

3. 巴戟天

【功效】补肾助阳，祛风除湿。

【应用】①阳痿不举，宫冷不孕，小便频数。②风湿腰膝疼痛，肾虚腰膝酸软。

4. 杜仲

【性味归经】甘，温。归肝、肾经。

【功效】**补肝肾，强筋骨，安胎。**

【应用】①肾虚腰痛及各种腰痛。②胎动不安，习惯性堕胎。

5. 续断

【性味归经】苦、辛，微温。归肝、肾经。

【功效】**补益肝肾，强筋健骨，止血安胎，疗伤续折。**

【应用】①阳痿不举，遗精遗尿。②腰膝酸痛，寒湿痹痛。③崩漏下血，胎动不安。④跌打损伤，筋伤骨折。

6. 肉苁蓉

【功效】补肾助阳，润肠通便。

7. 补骨脂

【功效】**补肾壮阳，固精缩尿，温脾止泻，纳气平喘。**

【应用】①肾虚阳痿，腰膝冷痛。②肾虚滑精，遗尿，尿频。③脾肾阳虚，五更泄泻。④肾不纳气，虚寒喘咳。

8. 益智仁

【功效】暖肾固精缩尿，温脾开胃摄唾。

9. 菟丝子

【性味归经】辛、甘，平。归肾、肝、脾经。

【功效】补肾益精，养肝明目，止泻，安胎。

【应用】①肾虚腰痛，阳痿遗精，尿频，宫冷不孕。②肝肾不足，目暗不明。③脾肾阳虚，便溏泄泻。④肾虚胎动不安。

四、补血药

1. 当归

【性味归经】甘、辛，温。归肝、心、脾经。

【功效】**补血调经，活血止痛，润肠通便。**

【应用】①**血虚诸证**。②**血虚血瘀，月经不调，经闭，痛经**。③**虚寒性腹痛，跌打损伤，痈疽疮疡，风寒痹痛**。④**血虚肠燥便秘**。

2. 熟地黄

【性味归经】**甘，微温**。**归肝、肾经**。

【功效】**补血养阴，填精益髓。**

【应用】①血虚诸证。②肝肾阴虚诸证。

3. 白芍

【性味归经】**苦、酸，微寒**。**归肝、脾经**。

【功效】**养血敛阴，柔肝止痛，平抑肝阳。**

【应用】①肝血亏虚，月经不调。②肝脾不和，胸胁脘腹疼痛，四肢挛急疼痛。③肝阳上亢，头痛眩晕。

【使用注意】阳衰虚寒之证不宜用。反藜芦。

4. 阿胶

【性味归经】甘，平。归肺、肝、肾经。

【功效】**补血，滋阴，润肺，止血。**

【应用】①血虚诸证。②出血证。③肺阴虚燥咳。④热病伤阴，心烦失眠，阴虚风动，手足瘈疭。

【用法用量】5~15g，入汤剂宜烊化冲服。

5. 何首乌

【性味归经】制首乌甘、涩，微温。归肝、肾经。

【功效】**制用：补益精血，固肾乌须。生用：解毒，截疟，润肠通便。**

【应用】①精血亏虚、头晕眼花、须发早白、腰膝酸软。②久疟、痈疽、瘰疬、肠燥便秘。

五、补阴药

1. 北沙参

【性味归经】甘、微苦，微寒。归肺、胃经。

【功效】**养阴清肺，益胃生津。**

【应用】①肺阴虚证。②胃阴虚证。

2. 百合

【功效】**养阴润肺，清心安神。**

【应用】①阴虚燥咳，劳嗽咯血。②阴虚有热之失眠心悸及百合病心肺阴虚内热证。

3. 麦冬

【性味归经】甘、微苦，微寒。归胃、肺、心经。

【功效】养阴润肺，益胃生津，清心除烦。
【应用】①**胃阴虚证**。②**肺阴虚证**。③**心阴虚证**。
4. 天冬
【功效】养阴润燥，清肺生津。
【应用】①肺阴虚证。②肾阴虚证。③热病伤津之食欲不振、口渴及肠燥便秘。
5. 石斛
【功效】**益胃生津，滋阴清热**。
【应用】①胃阴虚证，热病伤津证。②肾阴虚证。
6. 玉竹
【功效】**养阴润燥，生津止渴**。
【应用】①肺阴虚证。②胃阴虚证。③热伤心阴，烦热多汗，惊悸。
7. 黄精
【功效】补气养阴，健脾，润肺，益肾。
8. 枸杞子
【功效】**滋补肝肾，益精明目**。
【应用】肝肾阴虚及早衰证。
9. 女贞子
【功效】**滋补肝肾，乌须明目**。
10. 龟甲
【性味归经】甘，寒。归肾、肝、心经。
【功效】**滋阴潜阳，益肾健骨，养血补心**。
【应用】①阴虚阳亢、阴虚内热、阴虚风动。②肾虚骨痿。③阴血亏虚，惊悸，失眠，健忘。
【用法用量】煎服，9~24g，宜**先煎**。本品经砂炒醋淬后，更易煎出有效成分，并除腥气，便于制剂。
11. 鳖甲
【性味归经】**甘、咸，寒。归肝、肾经**。
【功效】**滋阴潜阳，退热除蒸，软坚散结**。
【应用】①**肝肾阴虚证**。②**癥瘕积聚**。
【用法用量】煎服，9~24g，宜先煎。本品经砂炒醋淬后，有效成分更易煎出，并可除腥气，易于粉碎，方便制剂。

◆ **提醒：**龟甲与鳖甲均能滋阴清热，潜阳息风，常相须为用。但龟甲滋阴之力较强，鳖甲则长于清虚热，并善于软坚散结。

单元测试

1. 治疗气虚欲脱，脉微欲绝证，应选用的最佳药物是
A. 人参
B. 党参
C. 西洋参
D. 怀山药
E. 太子参
答案：A
2. 具有补气生津功效的药物是
A. 黄芪
B. 白术
C. 白扁豆
D. 太子参
E. 蜂蜜
答案：D
3. 治疗中气下陷，食少便溏，短气乏力，面目浮肿，小便不利者，应首选的药物是
A. 白术
B. 黄芪
C. 升麻
D. 党参
E. 山药
答案：B

4. 下列各项，不属黄芪功效的是
A. 补气利水
B. 补气升阳
C. 补气益中
D. 补气托毒
E. 补气养阴
答案：E
5. 具有健脾利水、止汗安胎功效的药物是
A. 茯苓
B. 泽泻
C. 薏苡仁
D. 白术
E. 猪苓
答案：D
6. 具有补益肺、脾、肾三脏功效的药物是
A. 补骨脂
B. 益智仁
C. 天冬
D. 山药
E. 西洋参
答案：D
7. 白扁豆具有的功效是
A. 补脾益气，安神
B. 益气养阴，和中
C. 补脾和中，化湿
D. 健脾利水，安胎
E. 补气升阳，止汗
答案：C
8. 具有补脾益气、润肺止咳、缓急止痛、清热解毒、调和药性功效的药物是
A. 山药
B. 白术
C. 黄芪
D. 甘草
E. 党参
答案：D
9. 鹿茸的用量是
A. 0.03~0.1g
B. 1~2g
C. 3~6g
D. 10~15g
E. 15~20g
答案：B
10. 具有补肾助阳、祛风除湿功效的药物是
A. 巴戟天
B. 肉苁蓉
C. 郁李仁
D. 桑寄生
E. 当归
答案：A
11. 治疗肝肾亏虚，胎动不安，腰膝酸软无力，应选用的药物是
A. 五加皮
B. 黄芩
C. 杜仲
D. 狗脊
E. 白术
答案：C
12. 具有温脾开胃摄唾、暖肾固精缩尿功效的药物是
A. 山药
B. 补骨脂
C. 胡芦巴
D. 续断
E. 益智仁
答案：E
13. 具有补肾阳、益肾阴功效，为平补阴阳之良药的药物是
A. 紫河车
B. 沙苑子
C. 菟丝子
D. 锁阳
E. 补骨脂
答案：C
14. 具有补血活血、调经止痛功效，为妇科调经要药的药物是
A. 当归
B. 熟地黄
C. 何首乌
D. 白芍
E. 阿胶
答案：A
15. 具有补血养阴、填精益髓功效，为补血要药的药物是
A. 当归
B. 熟地黄
C. 何首乌
D. 白芍
E. 阿胶
答案：B
16. 具有平抑肝阳、敛阴止汗功效的药物是
A. 酸枣仁
B. 山茱萸
C. 当归
D. 白芍
E. 赤芍
答案：D
17. 有止血功效的补血滋阴润燥药是
A. 制首乌

B. 当归
C. 旱莲草
D. 阿胶
E. 生地黄
答案：D
18. 何首乌的功效是
A. 泻下通便
B. 滋阴润肺
C. 解毒，截疟
D. 解毒，截疟，润肠通便
E. 解毒，截疟，活血止痛
答案：D
19. 治疗燥咳痰黏，劳嗽咯血，胃阴不足，舌干口渴，心烦失眠，应选用的药物是
A. 丹参
B. 麦冬
C. 天冬
D. 石斛
E. 郁金
答案：B
20. 具有补气养阴、健脾、润肺、益肾功效的药物是
A. 石斛
B. 玉竹
C. 黄精
D. 百合
E. 枸杞子
答案：C
21. 具有滋补肝肾、乌须明目功效的药物是
A. 女贞子
B. 枸杞子
C. 菟丝子
D. 沙苑子
E. 决明子
答案：A
22. 龟甲和鳖甲的共同主治病证是
A. 心肝热盛，惊风抽搐
B. 肝肾阴虚，虚风内动
C. 风热上扰，目赤肿痛
D. 痰火上蒙，神昏谵语
E. 痰湿闭阻，惊痫癫狂
答案：B
（23~24 题共用备选答案）
A. 补气，生津，宁心
B. 补脾肺气，补血，生津
C. 补气养阴，清热生津
D. 补气，生津，止汗
E. 补气，生津，安胎
23. 党参的功效是
答案：B
24. 西洋参的功效是
答案：C
（25~26 题共用备选答案）
A. 补肝肾，强筋骨，安胎
B. 补益肝肾，强筋健骨，止血安胎，疗伤续折
C. 补肝肾，强腰膝，祛风湿
D. 活血续伤，补肾强骨
E. 滋阴补肾，凉血止血
25. 杜仲的功效是
答案：A
26. 狗脊的功效是
答案：C
（27~28 题共用备选答案）
A. 补肝肾，强筋骨，安胎
B. 补益肝肾，强筋健骨，止血安胎，疗伤续折
C. 补肝肾，强腰膝，祛风湿
D. 活血续伤，补肾强骨
E. 滋阴补肾，凉血止血
27. 骨碎补的功效是
答案：D
28. 续断的功效是
答案：B
（29~30 题共用备选答案）
A. 出血证
B. 遗精盗汗证
C. 胁肋脘腹疼痛
D. 痈疽疮疡证
E. 虚劳喘咳证
29. 阿胶的主治病证是
答案：A
30. 白芍的主治病证是
答案：C
（31~32 题共用备选答案）
A. 滋阴潜阳，软坚散结
B. 平肝潜阳，清肝明目
C. 滋阴潜阳，益肾健骨
D. 滋阴潜阳，凉血止血
E. 滋阴潜阳，润肠滑肠
31. 龟甲的功效是
答案：C
32. 石决明的功效是
答案：B
（33~34 题共用备选答案）
A. 补益肝肾，益精明目
B. 补益肝肾，乌须明目
C. 补益肝肾，润肠通便
D. 补益肝肾，养血补心
E. 补益肝肾，清心安神
33. 女贞子的功效是

答案：B

34. 枸杞子的功效是

答案：A

第二十二单元　收　涩　药

知识点概要

一、概述

收涩药的使用注意事项如下。

1. 本类药物性涩收敛，故凡表邪未解，湿热内蕴所致的泻痢、带下、血热出血，以及余热未清者，均不宜用，误用有“闭门留寇”之弊。

2. 某些收敛药除收涩作用之外，兼有清湿热、解毒等功效，又当分别对待。

二、固表止汗药

1. 麻黄根

【功效】固表止汗。

2. 浮小麦

【功效】**固表止汗，益气，除热**。

三、敛肺涩肠药

1. 五味子

【性味归经】酸、甘，温。归肺、心、肾经。

【功效】**收敛固涩，益气生津，补肾宁心**。

【应用】①久咳虚喘。②自汗，盗汗。③遗精，滑精。④久泻不止。⑤津伤口渴，消渴。⑥心悸，失眠，多梦。

2. 乌梅

【性味归经】酸、涩，平。归肝、脾、肺、大肠经。

【功效】**敛肺止咳，涩肠止泻，安蛔止痛，生津止渴**。

【应用】①肺虚久咳。②久泻，久痢。③蛔厥腹痛，呕吐。④虚热消渴。⑤炒炭后可用于崩漏不止，便血等；外敷能消疮毒，可治胬肉外突、头疮等。

3. 诃子

【功效】**涩肠止泻，敛肺止咳，利咽开音**。

【应用】①久泻，久痢。②久咳，失音。

【用法】煎服，涩肠止泻宜煨用，敛肺清热、利咽开音宜生用。

4. 肉豆蔻

【功效】涩肠止泻，温中行气。

【应用】①虚泻，冷痢。②胃寒胀痛，食少呕吐。

5. 赤石脂

【功效】涩肠止泻，收敛止血，敛疮生肌。

四、固精缩尿止带药

1. 山茱萸

【性味归经】酸、涩，微温。归肝、肾经。

【功效】**补益肝肾，收敛固涩**。

【应用】①腰膝酸软，头晕耳鸣，阳痿。②遗精滑精，遗尿尿频。③崩漏，月经过多。④大汗不止，体虚欲脱。⑤亦治消渴证。

2. 桑螵蛸

【功效】**固精缩尿，补肾助阳**。

【应用】①遗精滑精。②遗尿尿频，白浊。③肾虚阳痿。

3. 金樱子

【功效】固精缩尿止带，涩肠止泻。

4. 海螵蛸

【功效】**固精止带，收敛止血，制酸止痛，收湿敛疮**。

【应用】①遗精，带下。②崩漏，吐血，便血，外伤出血。③胃痛吐酸。④湿疮，湿疹，溃疡不敛。

5. 莲子

【功效】**益肾固精，补脾止泻，止带，养心安神**。

【应用】①遗精滑精。②带下。③脾虚泄泻。④心悸，失眠。

6. 芡实

【功效】益肾固精，健脾止泻，除湿止带。

【应用】①遗精滑精。②脾虚久泻。③带下。

7. 椿皮

【功效】**清热燥湿，收敛止带，止泻，止血**。

单元测试

1. 麻黄根与浮小麦具有的共同功效是

A. 止泻

B. 止咳

C. 止遗

D. 止汗

E. 止血

答案： D

2. 具有敛汗安神功效，治疗心悸、失眠、多梦的药物是

A. 朱砂

B. 人参

C. 远志

D. 麦冬

E. 五味子

答案： E

3. 乌梅的功效是

A. 敛肺，涩肠，止遗，安蛔

B. 敛肺，止带，止遗，安蛔

C. 敛肺，涩肠，生津，安蛔

D. 剑肺，涩肠，止带，安蛔

E. 敛肺，止带，止血，安蛔

答案： C

4. 治疗久泻久痢，久咳失音，应选用的药物是

A. 蝉蜕

B. 白术

C. 桔梗

D. 诃子

E. 薄荷

答案： D

5. 桑螵蛸与海螵蛸具有的共同功效是

A. 固表止汗

B. 固精止遗

C. 益脾止泻

D. 敛肺止咳

E. 止血止带

答案： B

6. 下列各项，不属金樱子功效的是

A. 缩尿

B. 止带

C. 敛肺滋肾

D. 固精

E. 涩肠止泻

答案： C

7. 具有涩肠止泻、收敛止带、止血、清热燥湿功效的药物是

A. 乌梅

B. 莲子

C. 赤石脂

D. 椿皮

E. 黄连

答案： D

8. 治疗蛔虫引起蛔厥腹痛呕吐，肺虚久咳，宜首选

A. 槟榔
B. 花椒
C. 乌梅
D. 使君子
E. 苦楝皮
答案： C
9. 山茱萸具有的功效是
A. 补益肝肾，敛疮
B. 收敛固涩，止咳
C. 收敛固涩，止血
D. 补益肝肾，润肺
E. 补肾涩精，止泻
答案： E
（10~11 题共用备选答案）
A. 山茱萸
B. 五倍子
C. 莲子
D. 诃子
E. 金樱子
10. 具有补脾止泻，养心安神功效的药物是
答案： C
11. 具有益肾固精，养心安神功效的药物是
答案： C

第二十三单元　攻毒杀虫止痒药

知识点概要

一、概述

攻毒杀虫止痒药的使用注意事项如下。

1. 本类药物多具有不同程度的毒性，无论外用内服，均应严格掌握剂量用法，不宜过量或持续使用，以防发生毒副反应。

2. 制剂时应严格遵守炮制和制剂法度，以减低毒性而确保用药安全。

3. 内服宜制成丸、散应用。

二、具体药物

1. 硫黄

【功效】**外用解毒杀虫止痒，内服补火助阳通便。**

2. 蛇床子

【功效】杀虫止痒，燥湿祛风，温肾壮阳。

单元测试

（1~2 题共用备选答案）
A. 杀虫补血
B. 杀虫通便
C. 杀虫止痒，燥湿，温肾壮阳
D. 解毒利咽
E. 杀虫涌吐
1. 硫黄的功效是
答案： B
2. 蛇床子的功效是
答案： C

第四章　方　剂　学

第一单元　总　　论

知识点概要

一、方剂与治法

1. 方剂与治法的关系

（1）治法为指导遣药组方的原则。

（2）“方从法出，法随证立”。

（3）方剂必须“针对病机，体现治法，以法统方”，包括以法组方、以法遣方、以法类方、以法释方。

2. 常用治法

治法	定　义	适应证
汗法	通过开泄腠理、调畅营卫、宣发肺气等作用，使在表的外感六淫之邪随汗而解的一种治法	外感六淫之邪所致的表证，凡是腠理闭塞，营卫郁滞的寒热无汗，或腠理疏松，虽有汗但寒热不解的病证，皆可使用汗法治疗
吐法	通过涌吐的方法，使停留在咽喉、胸膈、胃脘的痰涎、宿食以及毒物等从口中吐出的一种治法	适用于中风痰壅，宿食壅阻胃脘，毒物尚在胃中，痰涎壅盛的癫狂、喉痹，以及干霍乱吐泻不得等，属于病位居上，病势急暴，内蓄实邪，体质壮实之证
下法	通过泻下、荡涤、攻逐等作用，使停留于胃肠的宿食、燥屎、冷积、瘀血、结痰、停水等从下窍而出，以祛邪除病的一类治法	凡邪在肠胃而致大便不通，燥屎内结，或热结旁流，以及停痰留饮、瘀血积水等形症俱实之证，均可使用
和法	通过和解与调和的方法，使半表半里之邪，或脏腑阴阳，表里失和之证得以解除的一种治法	适用于邪犯少阳、肝脾不和、肠寒胃热、气血营卫失和等证
温法	通过温里祛寒的作用，以治疗里寒证的一类治法	里寒证
清法	通过清热、泻火、解毒、凉血等作用，以清除里热之邪的一类治法	适用于里热证、火证、热毒证以及虚热证等里热病证
消法	通过消食导滞、行气活血、化痰利水以及驱虫等方法，使气、血、痰、食、水、虫等所结成的有形之邪渐消缓散的一种治法	适用于饮食停滞、气滞血瘀、癥瘕积聚、水湿内停、痰饮不化、疳积虫积以及疮疡痈肿等病证
补法	通过补益人体气血阴阳，以主治各种虚弱证候的一种治法	适用于各种虚证

二、方剂的组成原则

1. 君药　针对**主病或主证**起主要治疗作用的药物，在方剂组成中不可缺少。

2. 臣药

（1）**协助君药**加强治疗主病或主证作用的药物。

（2）针对**重要的兼病或兼证**起主要治疗作用的药物。

3. 佐药

（1）佐助药：**配合君、臣药以加强治疗作用**，或**直接治疗次要兼症**的药物。

（2）佐制药：用以**消除或减弱君、臣药的毒性，或能制约其峻烈之性**的药物。

（3）反佐药：病重邪甚出现拒药，配用**与君药性味相反而又能在治疗中起相成作用**的药物，以防止药病格拒。

4. 使药

（1）引经药：能引导方中诸药达到病所的药物。

（2）调和药：能调和方中诸药作用的药物。

◆ **提醒：**方剂的组成原则是君臣佐使。

三、方剂的变化形式

1. 药味增减的变化。
2. 药量增减的变化。
3. 剂型更换的变化。

四、常用剂型

剂型		特点	适应证
汤剂		吸收快，能迅速发挥药效，而且可以根据病情需要进行加减，能照顾每个患者或各具体病变的不同阶段	适用于病证较重或病情不稳定的患者
丸剂	蜜丸	蜜丸性质柔润，作用缓和持久，并有补益和矫味作用	用于治疗慢性病和虚弱性疾病，需要长期服用
	水丸	易于崩解，溶散快，吸收起效快，易于吞服	适用于多种疾病
	糊丸	糊丸黏合力强，质地坚硬，崩解与溶散迟缓，内服可延长药效，减轻剧毒药的不良反应和对胃肠道的刺激	-
	浓缩丸	体积小，有效成分含量高，服用剂量小	用于治疗多种疾病
散剂	内服散剂	吸收快，便于携带与服用	-
	外用散剂	对创面刺激小，可外敷、掺散疮面或患病部位，亦有作点眼、吹喉等用	
膏剂	煎膏	体积小，含量高，便于服用，口味甜美，有滋润补益作用	多用于慢性虚弱性患者
	软膏	具有一定的黏稠性，外涂后渐渐软化或熔化，因而药物慢慢吸收，持久发挥疗效	适用于外科疮疡疖肿、烧烫伤等
	硬膏	用时加温摊涂在布或纸上，软化后贴于患处或穴位上	可用于治疗局部疾病和全身性疾病，如疮疡肿毒、跌打损伤、风湿痹证以及腰痛、腹痛等

单元测试

1. 下列各项中不属于“八法”内容的是

A. 汗法、吐法

B. 下法、清法

C. 宣法、通法

D. 清法、补法

E. 和法、温法

答案：C

2. 下列各项中不属于消法范畴的是

A. 消食导滞

B. 通导大便

C. 行气活血

D. 化痰利水

E. 消疮散痈

答案：B

3. 下列各项中不属于和法范畴的是

A. 透达膜原

B. 舒肝和胃

C. 分消上下

D. 调和营卫

E. 消食和胃

答案：E

4. 下列各项中，属于使药功用范畴的是

A. 缓和君、臣药之峻烈

B. 消除或减低君、臣药之毒性

C. 协助君臣药治疗兼证

D. 针对某一症状发挥治疗作用

E. 引药至病所或特定部位

答案：E

5. 下列哪一项不是丸剂的特点

A. 不易变质

B. 服用方便

C. 吸收缓慢

D. 药力持久

E. 适用于慢性虚弱性病证

答案：A

6. 下列剂型中没有固定剂型的是

A. 酒剂

B. 锭剂

C. 茶剂

D. 丹剂

E. 散剂

答案：D

7. 散剂的特点中不包括

A. 节省药材

B. 吸收缓慢

C. 不易变质

D. 制作简便

E. 便于携带

答案：B

第二单元　解　表　剂

知识点概要

一、概述

1. 适用范围　表证。属“八法”中的“汗法”。

2. 应用注意事项

（1）由于表证有寒热之异，患者体质有强弱之别，故应酌情选用不同类型的解表剂。若兼见气、血、阴、阳等不足者，还须结合补益法使用，以扶正祛邪。

（2）解表剂多用辛散轻扬之品组方，不宜久煎，以免药性耗散，作用减弱。

（3）在服法上一般宜温服，服后宜避风寒，或增衣被，或辅之以热粥，以助汗出；服解表剂的取汗程度以遍身持续微汗为佳，若汗出不彻则病邪不解，汗出太过则耗气伤津。汗出病瘥，即当停服，不必尽剂。

（4）服解表剂应注意禁食生冷、油腻之品，以免影响药物的吸收和药效的发挥。

（5）表邪未尽，而见里证者，一般应先解表，后治里；表里并重者，则当表里双解。

二、辛温解表剂

1. 麻黄汤

【组成】麻黄、桂枝、甘草、杏仁。

【用法】水煎服，温覆取微汗。

【功用】发汗解表，宣肺平喘。

【主治】**外感风寒表实证**。恶寒发热，头身疼痛，无汗而喘，舌苔薄白，脉浮紧。

【配伍意义】麻黄为君，发汗解表、宣肺平喘。桂枝为臣，解肌发表，温通经脉，既助麻黄发汗解表，又可畅行营阴以解诸痛。杏仁为佐，降利肺气，与麻黄一宣一降，以复肺气宣降，加强止咳平喘。甘草为佐使，调和麻、杏之宣降，缓和麻、桂相合之峻烈，以防麻、桂发汗太过而耗伤正气。四药配伍，表寒得散，营卫得通，肺气得宣，诸症可愈。

2. 桂枝汤

【组成】桂枝、芍药、甘草、生姜、大枣。

【用法】现代用法，水煎服，温覆取微汗。

【功用】**解肌发表，调和营卫**。

【主治】**外感风寒表虚证**。恶风发热，汗出头痛，鼻鸣干呕，苔白不渴，脉浮缓或浮弱。

【配伍意义】桂枝为君，助卫阳，通经络，解肌发表。芍药为臣，益阴敛营。桂、芍等量寓意：①针对卫强营弱，体现营卫同治，邪正兼顾；②相辅相成，桂枝得芍药，使汗而有源，芍药得桂枝，则滋而能化；③相制相成，散中有收，汗中寓补。生姜助桂枝散寒祛邪，兼和胃止呕，大枣助芍药滋脾生津，并益气补中，共为佐。炙甘草益气和中，合桂枝辛甘化阳以实卫，合芍药酸甘化阴以和营，并调和药性，为佐使。

◆ **提醒**：桂枝汤中桂枝与芍药用量相等，为1∶1。

3. 小青龙汤

【组成】**麻黄、芍药、细辛、干姜、甘草、桂枝、半夏、五味子**。

【方歌】解表蠲饮小青龙，麻桂姜辛夏草从，芍药五味敛气阴，表寒内饮最有功。

【用法】水煎温服。

【功用】**解表散寒，温肺化饮**。

【主治】**外寒里饮证**。恶寒发热，头身疼痛，无汗，喘咳，痰涎清稀量多，胸痞，或干呕，或痰饮喘咳，不得平卧，或身体疼重，头面四肢浮肿，舌苔白滑，脉浮。

【配伍意义】麻黄、桂枝为君，发汗散寒，且麻黄宣发肺气而平喘咳，桂枝化气行水以利里饮之化。**干姜、细辛为臣，温肺化饮，兼助君药以解表祛邪**。佐五味子敛肺止咳，芍药和营养血。佐半夏，燥湿化痰，和胃降逆。炙甘草为佐使，益气和中，调和辛散酸收之品。全方药虽八味，配伍严谨，散中有收，开中有合，使风寒解，水饮去，宣降复，则诸症自平。

4. 止嗽散

【组成】**桔梗、荆芥、紫菀、百部、白前、甘草、陈皮**。

【方歌】止咳散中用白前，陈皮桔梗草荆添，紫菀百部同蒸用，感冒咳嗽此方先。

【用法】共为末，每服6~9g，温开水或姜汤送下。亦可作汤剂，用量按原方比例酌减，水煎服。

【功用】宣利肺气，疏风止咳。

【主治】**风邪犯肺证**。咳嗽咽痒，咯痰不爽，或微有恶风发热，舌苔薄白，脉浮缓。

【配伍意义】紫菀、百部为君，止咳化痰。桔梗开宣肺气，白前降气化痰，共为臣。荆芥疏风解表，以祛表邪，陈皮理气化痰，共为佐。佐使以甘草，既调和诸药，合桔梗又有利咽止咳之功。

三、辛凉解表剂

1. 银翘散

【组成】**连翘、金银花、桔梗、薄荷、牛蒡子、竹叶、芥穗、淡豆豉、生甘草**。

【方歌】银翘散主上焦医，竹叶荆蒡豉薄荷，甘桔芦根凉解法，风温初感此方宜。

【用法】上杵为散，每服六钱，鲜苇根汤煎，勿过煎，去滓温服。亦可作汤剂，加芦根18g，水煎服。

【功用】**辛凉透表，清热解毒**。

【主治】**温病初起**。发热，微恶风寒，无汗或有汗不畅，头痛口渴，咳嗽咽痛，舌尖红，苔薄白或薄黄，脉浮数。

【配伍意义】金银花、连翘为君，疏散风热，清热解毒，辟秽化浊。薄荷、牛蒡子疏散风热，清利头目，解毒利咽。**荆芥穗、淡豆豉解表散邪，两者为去性取用**。四味为臣。芦根、竹叶清热生津，桔梗开宣肺气而止咳利咽，共为佐。生甘草调和药性，护胃安中，合桔梗利咽止咳，为佐使。本方体现吴氏“**治上焦如羽，非轻**

莫举”的用药原则。全方配伍特点：一是辛凉之中配伍少量辛温之品，既有利于透邪，又不悖辛凉之旨；二是疏散风邪与清热解毒相配，具有外散风热、内清热毒之功，构成疏清兼顾，以疏为主之剂。

◆ **提醒**：《温病条辨》称银翘散为“辛凉平剂”。

2. 桑菊饮

【组成】**桑叶、菊花、杏仁、连翘、薄荷、桔梗、生甘草、芦根**。

【方歌】桑菊饮中桔梗翘，杏仁甘草薄荷饶，芦根为引轻清剂，热盛阳明入母膏。

【用法】水煎温服。

【功用】疏风清热，宣肺止咳。

【主治】**风温初起，表热轻证**。咳嗽，身热不甚，口微渴，脉浮数。

【配伍意义】桑叶清宣肺热而止咳，菊花疏散风热，清利头目而肃肺，共为君。薄荷疏散风热，助君解表；杏仁肃降肺气；桔梗开宣肺气，与杏仁一宣一降，以复肺之宣降而止咳。三者共为臣。佐以连翘透邪解毒，芦根清热生津。甘草调和诸药，为使。本方从“辛凉微苦”立法，其配伍特点：一以轻清宣散之品，疏散风热以清头目；一以苦辛宣降之品，理气肃肺以止咳嗽。

3. 麻黄杏仁甘草石膏汤

【组成】麻黄、杏仁、炙甘草、石膏。

【用法】水煎服，用量按原方用量酌减。

【功用】辛凉疏表，清肺平喘。

【主治】**外感风邪，邪热壅肺证**。身热不解，咳逆气急，甚则鼻煽，口渴，有汗或无汗，舌苔薄白或黄，脉浮而数。

【配伍意义】麻黄宣肺气以平喘，开腠解表以散邪；石膏清泄肺热以生津，辛散解肌以透邪。麻黄得石膏，宣肺平喘而不助热，石膏得麻黄，清解肺热而不凉遏，又是相制为用，共为君。因石膏用量倍于麻黄，仍不失为辛凉之剂。杏仁降利肺气，平喘咳，为臣。杏仁与麻黄相配，则宣降相因；与石膏相伍，则清肃协同。佐使以炙甘草，益气和中，与石膏相配又能生津止渴，并能调和寒热宣降。四药合用，解表与清肺，以清为主；宣肺与降气，以宣为主。

四、扶正解表剂

败毒散

【组成】**柴胡、前胡、川芎、枳壳、羌活、独活、茯苓、桔梗、人参、甘草**。

【方歌】人参败毒茯苓草，枳桔柴前羌独芎，薄荷少许姜三片，四时感冒有奇功。

【用法】上为粗末，每服二钱，加生姜、薄荷各少许，水煎去滓热服。亦可作汤剂，入生姜、薄荷各少许，水煎服，用量按原方比例酌减。

【功用】散寒祛湿，益气解表。

【主治】**气虚，外感风寒湿表证**。憎寒壮热，头项强痛，肢体酸痛，无汗，鼻塞声重，咳嗽有痰，胸膈痞满，舌淡苔白，脉浮而按之无力。

【配伍意义】羌活、独活为君，发散风寒，除湿止痛。川芎行气活血，祛风；柴胡解肌透邪，行气。二药为臣。桔梗宣肺利膈，枳壳理气宽中，前胡化痰以止咳，茯苓渗湿以消痰。四药为佐。生姜、薄荷助解表之力；甘草调和药性，益气和中，共为佐使。人参亦属佐药，与甘草相配，益气扶正。喻嘉言用本方治疗外邪陷里而成之痢疾，意即疏散表邪，表气疏通，里滞亦除，其痢自止。称“**逆流挽舟**”法。

单元测试

1. 麻黄汤的功用是

A. 散寒解表，降气平喘

B. 解表蠲饮，止咳平喘

C. 宣肺降气，祛痰平喘

D. 祛痰止咳，降气定喘

E. 发汗解表，宣肺平喘

答案：E

2. 桂枝汤的功用是

A. 散寒解表，调和营卫

B. 解肌发表，调和营卫

C. 发汗解表，透营达卫

D. 发汗解表，调和营卫

E. 发表散寒，调畅营卫

答案：B

3. 桂枝汤的组成药物除桂枝、生姜、大枣外，其余的药物是

A. 麻黄、杏仁

B. 葱白、豆豉

C. 芍药、甘草

D. 荆芥、防风

E. 饴糖、芍药

答案：C

4. 小青龙汤中主要起温肺化饮作用的药物是

A. 麻黄、桂枝、炙甘草

B. 桂枝、细辛、半夏

C. 干姜、细辛、五味子

D. 干姜、细辛

E. 麻黄、细辛

答案：D

5. 止嗽散的组成药物中含有

A. 青皮

B. 木香

C. 香附

D. 厚朴

E. 陈皮

答案：E

6. 败毒散的组成中含有的药物是

A. 柴胡、前胡

B. 银花、连翘

C. 黄芩、黄连

D. 牛蒡、山栀

E. 防风、白芷

答案：A

7. 银翘散的组成药物除银花、连翘、荆芥穗、淡豆豉、牛蒡子外，其余的是

A. 竹叶、杏仁、桔梗、甘草

B. 苏叶、桔梗、芦根、甘草

C. 薄荷、杏仁、桔梗、甘草

D. 薄荷、竹叶、桔梗、甘草

E. 薄荷、杏仁、竹叶、甘草

答案：D

8. 银翘散中配伍荆芥穗、淡豆豉的目的是

A. 宣郁发表，疏风泄热

B. 解郁除烦，疏散风热

C. 辛散透邪，以助解表

D. 疏散风热，宣肺止咳

E. 疏散风邪，和营止痒

答案：C

9. 桑菊饮证的主要临床表现是

A. 头痛身热，微恶风寒，有汗不多，口渴咽干，舌尖红，脉浮数

B. 咳嗽，身热不甚，口微渴，脉浮微数

C. 头痛，发热，汗出恶风，苔薄白，脉浮缓

D. 身热，咳逆，气急鼻塞，苔薄黄，脉滑数

E. 咳嗽咽痒，微有恶寒发热，苔薄白，脉浮缓

答案：B

10. 麻杏甘石汤的功用是

A. 辛凉透表，宣泄肺热

B. 辛凉透表，兼清里热

C. 辛凉宣泄，清肺解毒

D. 辛凉疏表，清肺平喘

E. 清肺泄热，止咳平喘

答案：D

（11~12 题共用备选答案）

A. 益气解表，祛风散寒

B. 散寒祛湿，益气解表

C. 辛凉透表，清热解毒

D. 滋阴益气，发汗解表

E. 助阳散寒，祛风除湿

11. 银翘散的功用是

答案：C

12. 败毒散的功用是

答案：B

（13~14 题共用备选答案）

A. 益气补虚

B. 扶正祛邪

C. 缓峻护正

D. 化痰止咳

E. 调和诸药

13. 麻黄汤中配伍炙甘草的主要用意是

答案：C

14. 桂枝汤中配伍炙甘草的主要用意是

答案：E

第三单元　泻　下　剂

知识点概要

一、概述

1. 适用范围　表证已解，里实已成。属于“八法”中的“下法”。

2. 应用注意事项

(1) 表证未解，里实虽成，亦不可纯用泻下药，以防表邪随下而生他证，应权衡表证与里实证之轻重缓急，或先解表后攻里，或表里双解，方能切合病情。

(2) 兼瘀血、虫积、痰浊等，则宜配合活血祛瘀、驱虫、化痰等治法。

(3) 对年老体弱、孕妇、产后或正值经期、病后伤津及亡血者，均应慎用或禁用，必要时宜配伍补益之品，以防攻邪伤正。

(4) 泻下剂大都易伤胃气，使用时应得效即止，慎勿过剂。

二、寒下剂

1. 大承气汤

【组成】大黄、厚朴、枳实、芒硝。

【用法】水煎，**先煎厚朴、枳实，后下大黄，芒硝溶服**。

【功用】峻下热结。

【主治】

(1) 阳明腑实证。大便不通，频转矢气，脘腹痞满，腹痛拒按，按之则硬，甚或潮热谵语，手足濈然汗出，舌苔黄燥起刺，或焦黑燥烈，脉沉实。

(2) 热结旁流证。下利清水，色纯青，其气臭秽，脐腹疼痛，按之坚硬有块，口舌干燥，脉滑实。

(3) 里热实证之热厥、痉病或发狂等。

【配伍意义】大黄为君，苦寒通降，泻热通便，荡涤肠胃实热积滞。**芒硝咸寒，软坚润燥，泻热通便，助大黄以除燥屎，为臣**。佐以厚朴下气除满，枳实行气消痞。本方峻下热结，承顺胃气之下行，故名“大承气”。

2. 大黄牡丹汤

【组成】大黄、牡丹、桃仁、冬瓜仁、芒硝。

【方歌】《金匮》大黄牡丹汤，桃仁瓜子芒硝襄，肠痈初起腹按痛，苔黄脉数服之康。

【用法】水煎服，用量按原方比例酌减。

【功用】**泻热破瘀，散结消肿**。

【主治】**肠痈初起，湿热瘀滞证**。右少腹疼痛拒按，按之其痛如淋，甚则局部肿痞，或右足屈而不伸，伸则痛剧，小便自调，或时时发热，自汗恶寒，舌苔薄腻而黄，脉滑数。

【配伍意义】大黄苦寒攻下，泻热逐瘀，涤荡肠中湿热瘀结之毒；丹皮苦辛微寒，清热凉血，活血散瘀。共为君。芒硝咸寒，泻热导滞，软坚散结；桃仁活血破瘀，共为臣。冬瓜仁为佐，甘寒滑利，清肠利湿，引湿热从小便而去，并排脓消痈。诸药相合，湿热得清，瘀滞得散，肠腑得通，则痈消而痛止，乃治湿热瘀滞肠痈的有效方剂。

三、温下剂

1. 温脾汤

【组成】大黄、当归、干姜、附子、人参、芒硝、甘草。

【方歌】温脾参附与干姜，甘草当归硝大黄，寒热并用治寒积，脐腹绞结痛非常。

【功用】攻下冷积，温补脾阳。

【主治】**阳虚寒积证**。腹痛便秘，脐下绞结，绕脐不止，手足不温，苔白不渴，脉沉弦而迟。

【配伍意义】附子温壮脾阳，解散寒凝；大黄下已成之冷积，合为君。芒硝润肠软坚，助大黄泻下攻积；干姜温中助阳，助附子温中散寒，合为臣。佐以人参、当归益气养血，使下不伤正。佐使以甘草助人参益气，调和诸药。本方由温补脾阳药与寒下攻积药配伍组成，温通、泻下、补益三法兼备，具温阳以祛寒、攻下不伤正之特点。

2. 麻子仁丸（脾约丸）

【组成】**麻子仁、芍药、枳实、大黄、厚朴、杏仁**。

【方歌】麻子仁丸小承气，杏芍麻仁治便秘，胃热津亏解便难，润肠通便脾约济。

【用法】上药为末，炼蜜为丸，每次9g，每日1~2次，温开水送服。现代用法：水煎服，用量按原方比例酌减。

【功用】**润肠泄热，行气通便**。

【主治】**胃肠燥热，脾约便秘证**。大便干结，小便频数。

【配伍意义】麻子仁为君，润肠通便。杏仁上肃肺气，下润大肠；白芍养血敛阴，缓急止痛，合为臣。大黄、枳实、厚朴即小承气汤，轻下热结，除肠胃之燥热，为佐。佐使蜂蜜助麻子仁润肠通便，缓和小承气汤攻下之力。本方攻润相合，下不伤正。

3. 济川煎

【组成】**当归、牛膝、肉苁蓉、泽泻、升麻、枳壳**。

【方歌】济川归膝肉苁蓉，泽泻升麻枳壳从，肾虚津亏肠中燥，寓通于补法堪宗。

【用法】水煎服。

【功用】温肾益精，润肠通便。

【主治】**肾阳虚弱，精津不足证**。大便秘结，小便清长，腰膝酸软，头目眩晕，舌淡苔白，脉沉迟。

【配伍意义】肉苁蓉为君，温肾益精，暖腰润肠。当归补血润燥，润肠通便；牛膝性善下行，益肝肾，壮腰膝，共为臣。枳壳下气宽肠而助通便；泽泻渗利小便而泄肾浊；升麻升清阳，清阳升则浊阴自降，相反相成而助通便之功，共为佐。诸药合用，既可温肾益精治其本，又能润肠通便以治标，补中有泻，降中有升，具有“寓通于补之中，寄降于升之内”的配伍特点。

四、逐水剂

十枣汤

【组成】芫花、甘遂、大戟。

【用法】上三味等分为末，或装入胶囊，每服0.5~1g，每日1次，以大枣10枚煎汤送服，清晨空腹服。得快下利后，糜粥自养。

【功用】攻逐水饮。

【主治】

（1）悬饮。咳唾胸胁引痛，心下痞硬胀满，干呕短气，头痛目眩，或胸背掣痛不得息，舌苔滑，脉沉弦。

（2）水肿。一身悉肿，尤以身半以下为重，腹胀喘满，二便不利。

【配伍意义】甘遂善行经隧水湿，为君。大戟善泄脏腑水湿，芫花善消胸胁伏饮痰癖，为臣。大枣十枚为佐使，寓意：①益气护胃、培土制水以邪正兼顾。②缓和诸药的毒性及峻烈之性。③减少药后反应。

单元测试

1. 热结旁流，脐腹疼痛，按之坚硬有块，口干舌燥，脉滑实者。治宜选用

A. 济川煎

B. 黄龙汤

C. 大承气汤

D. 小承气汤

E. 调胃承气汤

答案： C

2. 大黄牡丹汤的组成药物除大黄、牡丹皮外，其余的是

A. 连翘、贝母、炙甘草
B. 桃仁、芒硝、冬瓜子
C. 桃仁、红花、赤芍药
D. 赤芍、连翘、金银花
E. 连翘、甘草、金银花
答案：B
3. 大黄在大黄牡丹汤中的配伍意义是
A. 清热泻火，导热下行
B. 清泻瘀热，分利二便
C. 荡涤肠胃，泄热泻结
D. 泻热逐瘀，涤肠除湿
E. 通肠泄热，以下代清
答案：D
4. 济川煎的组成药物中含有
A. 生地
B. 玄参
C. 麦冬
D. 当归
E. 芍药
答案：D
5. 胃肠燥热，津液不足，大便硬而小便数者，治宜选用
A. 济川煎
B. 增液汤
C. 五仁丸
D. 麻子仁丸
E. 小承气汤
答案：D
6. 下列何药不是温脾汤的组成药物
A. 大黄
B. 甘草
C. 附子
D. 人参
E. 厚朴
答案：E
7. 十枣汤的功用是
A. 养血润肠
B. 泻热逐水
C. 行气泻热
D. 攻逐水饮
E. 泄热泻结
答案：D
（8~9 题共用备选答案）
A. 温肾益精，润肠通便
B. 滋阴增液，通便泻热
C. 润肠泄热，行气通便
D. 养阴清热，润肠通便
E. 滋阴养血，润肠通便
8. 济川煎的功用是
答案：A
9. 麻子仁丸的功用是
答案：C

第四单元 和 解 剂

知识点概要

一、概述

1. 适用范围 少阳病证、肝郁脾虚证、肝脾不和证、肠胃不和证。属于“八法”中的“和法”。
2. 应用注意事项
（1）和解剂以祛邪为主，纯虚不宜用，以防其伤正。
（2）本类方剂兼顾正气，纯属实者不可选，以免贻误病情。

二、和解少阳剂

1. 小柴胡汤
【组成】**柴胡、黄芩、人参、甘草、半夏、生姜、大枣。**
【方歌】小柴胡汤和解供，半夏人参甘草从，更用黄芩加姜枣，少阳百病此为宗。
【用法】水煎服。用量按原方比例酌减。
【功用】和解少阳。
【主治】
（1）**伤寒少阳证。**往来寒热，胸胁苦满，默默不欲饮食，心烦喜呕，口苦，咽干，目眩，舌苔薄白，脉

弦者。

(2) **热入血室证**。妇人伤寒，经水适断，寒热发作有时。

(3) **黄疸、疟疾以及内伤杂病而见少阳证者**。

【配伍意义】柴胡为君，疏透少阳之邪，并能疏泄气机之郁滞。黄芩为臣，清泄少阳之热。佐以半夏、生姜和胃降逆止呕；人参、大枣益气健脾，一者取其扶正以祛邪，二者取其益气以御邪内传，使正气旺盛，则邪无内向之机。炙甘草助参、枣扶正，调和诸药，为佐使。诸药合用，以和解少阳为主，兼和胃气，使邪气得解，枢机得利，胃气调和，则诸症自除。

2. 大柴胡汤

【组成】柴胡、黄芩、芍药、半夏、生姜、枳实、大枣、大黄。

【方歌】大柴胡汤用大黄，枳实芩夏白芍将，煎加姜枣表兼里，妙法内攻并外攘。

【用法】水煎两次，去滓，再煎，分两次温服。

【功用】和解少阳，内泻热结。

【主治】**少阳阳明合病**。往来寒热，胸胁苦满，呕不止，郁郁微烦，心下痞硬，或心下满痛，大便不解或协热下利，舌苔黄，脉弦数有力。

【配伍意义】柴胡为君，配臣黄芩和解清热，以除少阳之邪。轻用大黄配枳实以内泻阳明热结，行气消痞，亦为臣。**芍药柔肝缓急止痛**，配大黄可治腹中实痛，伍枳实可理气和血；半夏和胃降逆，配大量生姜，以治呕逆不止，共为佐。大枣与生姜相配，能和营卫而行津液，并调和脾胃，功兼佐使。本方既不悖少阳禁下的原则，又可和解少阳，内泻热结，使少阳与阳明合病得以双解，可谓一举两得。

3. 蒿芩清胆汤

【组成】青蒿脑、淡竹茹、仙半夏、赤茯苓、青子芩、生枳壳、陈广皮、碧玉散。

【方歌】俞氏蒿芩清胆汤，陈皮半夏竹茹襄，赤苓枳壳兼碧玉，湿热轻宣此法良。

【用法】水煎服。

【功用】**清胆利湿，和胃化痰**。

【主治】**少阳湿热证**。寒热如疟，寒轻热重，口苦膈闷，吐酸苦水，或呕黄涎而黏，甚则干呕呃逆，胸胁胀痛，小便黄少，舌红苔白腻，间现杂色，脉数而右滑左弦。

【配伍意义】青蒿清透少阳邪热；黄芩清胆热，燥湿，合青蒿既可内清少阳湿热，又能透邪外出，共为君。竹茹善清胆胃之热，化痰止呕；枳壳下气宽中，除痰消痞；半夏燥湿化痰，和胃降逆；陈皮理气化痰，宽胸畅膈，共为臣。碧玉散、赤茯苓清热利湿，导邪从小便而去，为佐使。诸药合用，可使胆热清，痰湿化，气机畅，胃气和，诸证均解。

三、调和肝脾剂

1. 逍遥散

【组成】**甘草、当归、茯苓、白芍、白术、柴胡**。

【方歌】逍遥散用当归芍，柴苓术草加姜薄，散郁除蒸功效奇，调经八味丹栀着。

【用法】上为粗末，每服二钱，加薄荷少许，烧生姜一块切破，水煎热服。亦可作汤剂，用量按原方比例酌减。

【功用】**疏肝解郁，养血健脾**。

【主治】**肝郁血虚脾弱证**。两胁作痛，头痛目眩，口燥咽干，神疲食少，或月经不调，乳房胀痛，脉弦而虚。

【配伍意义】柴胡为君，疏肝解郁。当归养血和血，且气香可理气；白芍酸苦微寒，养血敛阴，柔肝缓急。归、芍与柴胡同用，补肝体而和肝用，使血和则肝和，血充则肝柔，共为臣。白术、茯苓、甘草健脾益气，既能实土以御木侮，且使营血生化有源，共为佐。**薄荷疏散郁遏之气，透达肝经郁热；烧生姜温运和中，且能辛散达郁**，亦为佐。柴胡为肝经引经药，兼为使。诸药合用，使肝郁得疏，血虚得养，脾弱得复，气血兼顾，体用并调，肝脾同治，故为调肝养血之名方。

2. 痛泻要方

【组成】白术、白芍、陈皮、防风。

【用法】水煎服，用量按原方比例酌减。

【功用】补脾柔肝，祛湿止泻。

【主治】**脾虚肝旺之痛泻**。肠鸣腹痛，大便泄泻，泻必腹痛，泻后痛缓，舌苔薄白，脉两关不调，左弦而右缓。

【配伍意义】白术为君，补脾燥湿。白芍柔肝缓急止痛，与白术相配，于土中泻木而为臣。陈皮理气燥湿，醒脾和胃，为佐。防风与术、芍相伍，辛能散肝郁，香能舒脾气，且燥湿以助止泻，又为脾经引经药，为佐使。诸药合用，补脾胜湿而止泻，柔肝理气而止痛，则脾健肝柔，痛泻自止。

四、调和肠胃剂

半夏泻心汤

【组成】**半夏、黄芩、干姜、人参、黄连、大枣、甘草**。

【方歌】半夏泻心黄连芩，干姜甘草与人参，大枣和之治虚痞，法在降阳而和阴。

【功用】寒热平调，消痞散结。

【主治】**寒热错杂之痞证**。心下痞，但满而不痛，或呕吐，肠鸣下利，舌苔腻而微黄。

【配伍意义】半夏为君，散结除痞，降逆止呕。臣以干姜温中散寒；黄芩、黄连泄热开痞。人参、大枣为佐，益气补脾。佐使以甘草补脾和中而调诸药。全方体现**寒热并用、辛开苦降、补泻兼施**的特点。

单元测试

1. 大柴胡汤的功效是
A. 透邪解郁，疏肝理脾
B. 和解少阳，内泻热结
C. 疏肝补脾，胜湿止泻
D. 疏风解表，清热通便
E. 和解少阳
答案：B

2. 大柴胡汤与小柴胡汤的共有药物是
A. 黄芩、半夏
B. 人参、生姜
C. 枳实、白芍
D. 大黄、柴胡
E. 大枣、炙甘草
答案：A

3. 含和、下两法于一方的方剂是
A. 小柴胡汤
B. 葛根芩连汤
C. 小承气汤
D. 防风通圣
E. 大柴胡汤
答案：E

4. 体现寒热并用、辛开苦降、消补兼施配伍特点的方剂是
A. 半夏泻心汤
B. 生姜泻心汤
C. 甘草泻心汤
D. 健脾丸
E. 枳实消痞丸
答案：A

5. 半夏泻心汤与小柴胡汤两方组成中均含有的药物是
A. 人参、黄芩、半夏、干姜、甘草
B. 人参、生姜、半夏、甘草、大枣
C. 柴胡、黄芩、人参、甘草、生姜
D. 半夏、黄芩、人参、甘草、大枣
E. 半夏、黄连、黄芩、甘草、大枣
答案：D

6. 痛泻要方中配伍防风的主要用意是
A. 祛风止痉
B. 散寒除湿
C. 散肝舒脾
D. 疏风宽肠
E. 疏风止痛
答案：C

（7~8 题共用备选答案）
A. 内泻热结
B. 活血祛瘀
C. 和解清热
D. 泻火除湿
E. 缓急止痛

7. 大柴胡汤中配伍大黄的主要意义是
答案：A

8. 大柴胡汤中配伍芍药的主要意义是
答案：E

第五单元 清 热 剂

知识点概要

一、概述

1. 适用范围 里热证。

2. 应用注意事项

（1）辨明证候：清热剂须在表证已解，里热炽盛，或里热虽盛但尚未结实的情况下方可运用。

（2）辨别病所：若邪热在气而治血，则必将引邪深入；若邪热在血而治气，则无济于事。

（3）辨别热证的真假：真寒假热，不可误用寒凉而犯虚虚之戒。

（4）辨别热证的虚实：屡用清热泻火之剂而热仍不退，若属阴虚发热者，当改用甘寒滋阴壮水之法，使阴复则其热自退。

（5）权衡轻重，量证投药：热盛而药量太轻，无异于杯水车薪；热微而用量太重，势必热去寒生。

（6）防止格拒：对于热邪炽盛，服清热剂入口即吐者，可于清热剂中少佐温热药，或采用凉药热服法，此即《素问·五常政大论》所说“治热以寒，温而行之”的反佐法。

二、清气分热剂

1. 白虎汤

【组成】石膏、知母、甘草、粳米。

【用法】以水煮米熟汤成，去滓，温服。

【功用】清热生津。

【主治】**气分热盛证**。壮热面赤，烦渴引饮，汗出恶热，脉洪大有力。

【配伍意义】石膏为君，清阳明气分大热，止渴除烦。臣以知母，既助石膏清肺胃之热，又滋阴润燥救已伤之阴津并止渴除烦。粳米、炙甘草益胃生津，又防大寒伤中之弊，为佐。炙甘草兼以调和诸药，为使。本方配伍特点：①取辛甘寒之石膏与苦寒润之知母相配，君臣相须，使清热生津之力倍增。②寒凉的石膏、知母配伍和中护胃的甘草、粳米，以防寒凉伤胃，使祛邪而不伤正。

◆ **提醒：**白虎汤为治疗气分热盛的代表方剂。

2. 竹叶石膏汤

【组成】竹叶、石膏、半夏、麦门冬、人参、甘草、粳米。

【方歌】竹叶石膏汤人参，麦冬半夏竹叶灵，甘草生姜加粳米，暑烦热渴脉虚寻。

【用法】水煮去滓，内粳米，煮米熟，汤成去米，温服。

【功用】清热生津，益气和胃。

【主治】**伤寒、温病、暑病，余热未清，气津两伤证**。身热多汗，心胸烦闷，气逆欲呕，口干喜饮，或虚烦不寐，舌红苔少，脉虚数。

【配伍意义】石膏清热除烦为君。麦冬养阴生津，兼除暑热，为臣。佐以人参益气，半夏苦燥降逆。半夏虽温，但配入清热益气生津药中，既使人参、麦冬补而不滞，又助输转津液。竹叶清热除烦为佐，甘草、粳米和中养胃，用为佐使。本方补虚而不恋邪，祛邪扶正兼顾，清而不寒，补而不滞，为其配伍特点。

三、清营凉血剂

清营汤

【组成】**犀角、生地、元参、竹叶心、麦冬、丹参、黄连、银花、连翘**。

【方歌】清营汤治热传营，脉数舌绛辨分明，犀地银翘玄连竹，丹麦清热更护阴。

【用法】水煎，日三服。

【功用】**清营解毒，透热养阴。**

【主治】**邪热入营证。**身热夜甚，神烦少寐，时有谵语，目常喜开或喜闭，口渴或不渴，斑疹隐隐，舌绛而干，脉数或细数。

【配伍意义】犀角（用水牛角代）清解营分热毒为君。生地凉血滋阴，麦冬清热养阴生津，玄参滋阴降火解毒。温邪初入营分，宗叶氏"**入营犹可透热转气**"之说，以气味芳香之银花、质轻上浮之连翘既清热解毒，又轻清透散，用之透营分热邪退转气分而解。黄连清心解毒；竹叶用心，专清心热而除心烦；丹参清热凉血，并能活血散瘀，以防热与血结，均为佐。本方配伍特点是**以清营解毒为主，配以养阴生津和"透热转气"之品，使入营之邪透出气分而解。**

> ◆ **提醒：**清营汤为治疗热邪初入营分证的常用方。临床应用以身热夜甚，神烦少寐，斑疹隐隐，舌绛而干，脉数为辨证要点。

四、清热解毒剂

1. 黄连解毒汤

【组成】黄连、黄芩、黄柏、栀子。

【用法】水煎服。

【功用】泻火解毒。

【主治】**三焦火毒证。**大热烦躁，口燥咽干，错语不眠，或热病吐血、衄血，或热甚发斑，或身热下利，或湿热黄疸，或外科痈肿疔毒，小便黄赤，舌红苔黄，脉数有力。

【配伍意义】君黄连清热泻火解毒，尤善泻心及中焦之火。臣黄芩清泻上焦之火。佐黄柏清泻下焦之火，栀子通泻三焦之火，降泄利尿而导热下行。四味同用，苦寒直折，共奏泻火解毒之功。

2. 清瘟败毒饮

【组成】生石膏、生地、犀角、真川连、栀子、桔梗、黄芩、知母、赤芍、元参、连翘、甘草、丹皮、竹叶。

【方歌】清瘟败毒地连芩，丹石栀甘竹叶寻，犀角玄翘知芍桔，瘟邪泻毒亦滋阴。

【用法】先煎石膏、犀角（用水牛角代），后下诸药。

【功用】清热解毒，凉血泻火。

【主治】**瘟疫热毒，气血两燔证。**大热渴饮，头痛如劈，干呕狂躁，谵语神昏，口干咽痛，或发斑，或吐血、衄血，或四肢抽搐，或厥逆，脉沉细而数，或沉数，或浮大而数，舌绛唇焦。

【配伍意义】重用石膏配伍知母、甘草，取法白虎汤，意在清热保津。犀角（用水牛角代）、生地黄、赤芍、丹皮相配，即犀角地黄汤，是为清热解毒、凉血散瘀而设。黄芩、黄连、栀子同用，是仿黄连解毒汤之义，意在清泻三焦火热，使热清毒解。配玄参滋阴降火解毒，连翘清热散结解毒，竹叶清心除烦，桔梗清利咽喉，载药上行。本方虽三方合成，但以白虎汤大清气分邪热为主，辅以凉血救阴、泻火解毒，相辅相成，共奏气血两清、清瘟败毒之功。

3. 普济消毒饮

【组成】**黄芩、黄连、陈皮、甘草、玄参、柴胡、桔梗、连翘、板蓝根、马勃、牛蒡子、薄荷、僵蚕、升麻。**

【方歌】普济消毒芩连鼠，玄参甘桔蓝根侣，升柴马勃连翘陈，僵蚕薄荷为末咀，或加人参及大黄，大头天行力能御。

【用法】水煎服。

【功用】**清热解毒，疏风散邪。**

【主治】**大头瘟。**恶寒发热，头面红肿焮痛，目不能开，咽喉不利，舌燥口渴，舌红苔黄，脉浮数有力。

【配伍意义】重用黄连、黄芩清热泻火，祛上焦头面热毒为君。牛蒡子、连翘、薄荷、僵蚕辛凉，疏散头面风热，为臣。玄参、马勃、板蓝根加强清热解毒之力；桔梗、甘草清利咽喉；陈皮理气疏壅，以散邪热郁结，共为佐。**升麻、柴胡疏散风热，并引诸药上达头面**，使风热疫毒之邪宣散透发，此即“**火郁发之**”之意，功兼佐使。诸药合用，清疏并用，升降共投，而收清热解毒、疏风散邪之功。

4. 仙方活命饮

【组成】白芷、贝母、防风、赤芍药、生归尾、甘草、皂角刺、穿山甲、天花粉、乳香、没药、金银花、陈皮。

【方歌】仙方活命金银花，防芷归陈草芍加，贝母天花兼乳没，穿山皂刺酒煎佳，一切痈毒能溃散，溃后忌服用勿差。

【用法】水煎服，或水酒各半煎服。

【功用】清热解毒，消肿溃坚，活血止痛。

【主治】**阳证痈疡肿毒初起**。红肿焮痛，或身热凛寒，苔薄白或黄，脉数有力。

【配伍意义】**金银花善清热解毒疗疮，为君**。当归尾、赤芍、乳香、没药、陈皮行气活血通络，消肿止痛，为臣。白芷、防风，通滞而散结消肿；贝母、天花粉清热化痰，散结排脓；穿山甲、皂角刺通行经络，透脓溃坚，为佐。生甘草清热解毒、调和诸药，煎药加酒者，借其通瘀而行周身，助药力直达病所，共为佐使。诸药合用，共奏清热解毒、消肿溃坚、活血止痛之功。

五、清脏腑热剂

1. 导赤散

【组成】生地黄、木通、生甘草梢。

【用法】上为末，每服三钱，水一盏，入竹叶同煎至五分，食后温服。现代用法：水煎服，用量按原方比例酌情增减。

【功用】清心利水养阴。

【主治】**心经火热证**。心胸烦热，口渴面赤，意欲饮冷，以及口舌生疮；或心热移于小肠，小溲赤涩刺痛，舌红，脉数。

【配伍意义】生地黄凉血滋阴以制心热；木通上清心经之火，下导小肠之热，降火利水，合为君。竹叶为臣，清心除烦，淡渗利窍，导心火下行。生甘草梢泻火解毒，可直达茎中而止淋痛，并调和诸药，还可防木通、生地之寒凉伤胃，为佐使。

2. 龙胆泻肝汤

【组成】**龙胆草**、**黄芩**、**栀子**、**泽泻**、**木通**、**车前子**、**当归**、**生地黄**、**柴胡**、**生甘草**。

【方歌】龙胆泻肝栀芩柴，生地车前泽泻偕，木通甘草当归合，肝经湿热力能排。

【用法】水煎服。

【功效】清泻肝胆实火，清利肝经湿热。

【主治】

（1）肝胆实火上炎证。头痛目赤，胁痛，口苦，耳聋，耳肿，舌红苔黄，脉弦数有力。

（2）肝经湿热下注证。阴肿，阴痒，阴汗，小便淋浊，妇女带下黄臭等，舌红，苔黄腻，脉弦数有力。

【配伍意义】龙胆草为君，主入肝胆二经，既清肝胆实火，又利肝经湿热。黄芩、栀子，苦寒泻火，燥湿清热，能清上导下，加强君药泻火除湿之力，为臣。泽泻、木通、车前子导湿热下行。生地黄、当归滋阴养血。柴胡疏畅肝胆之气。皆为佐。甘草护胃和中，调和诸药；柴胡引诸药入肝胆之经，为佐使。全方清热与渗利、滋养共施，具有泻中有补、利中有滋、降中寓升、祛邪而不伤正、泻火而不伐胃的配伍特点。

3. 泻白散

【组成】**地骨皮**、**桑白皮**、**甘草**。

【用法】共为粗末，每用三钱，加**粳米**一撮，水煎食前服；或作汤剂，入粳米一撮，水煎服。

【功用】泻肺清热，止咳平喘。

【主治】**肺热喘咳证**。气喘咳嗽，皮肤蒸热，日晡尤甚，舌红苔黄，脉细数。

【配伍意义】桑白皮为君，清泻肺热，平喘止咳。地骨皮助君药清降肺中伏火，为臣。君臣相配，清泻肺中伏火郁热，以复肺气之肃降。粳米、炙甘草养胃和中调药，“培土生金”以扶肺气，共为佐使。本方清中有润，泻中有补，对小儿“稚阴”之体具有标本兼顾之功。

4. 清胃散

【组成】生地黄、当归身、牡丹皮、黄连、升麻。

【方歌】清胃散用升麻连，当归生地牡丹全，或益石膏平胃热，口疮吐衄与牙宣。

【用法】水煎服。

【功用】清胃凉血。

【主治】**胃火牙痛**。牙痛牵引头脑，面颊发热，其齿喜冷恶热，或牙宣出血，或牙龈红肿溃烂，或唇舌颊腮肿痛，口气热臭，口干舌燥，舌红苔黄，脉滑数。

【配伍意义】黄连直清胃腑之火，为君。升麻辛则能散，寒能清热解毒，既可清热解毒，以治胃火牙痛，又取其轻清升散透发，以宣达郁遏之火，有“火郁发之”之意。黄连得升麻，降中寓升，则泻火而无凉遏之弊；升麻得黄连，则散火而无升焰之虞。生地凉血滋阴，丹皮凉血清热，为臣。当归养血活血以助消肿止痛，为佐。升麻兼以引经为使。诸药合用，使上炎之火得降，血分之热得除，则循经上攻诸症，皆可因热毒内彻而解。

5. 玉女煎

【组成】石膏、熟地、麦冬、知母、牛膝。

【方歌】玉女煎中地膝兼，石膏知母麦冬全，阴虚胃火牙痛效，去膝地参温热痊。

【用法】水煎服。

【功用】清胃热，滋肾阴。

【主治】**胃热阴虚证**。头痛，牙痛，齿松牙衄，烦热干渴，舌红苔黄而干。亦治消渴，消谷善饥等。

【配伍意义】石膏为君，辛甘大寒，清阳明有余之火而不损阴。熟地为臣，味甘性温，滋补肾水之不足。知母苦寒质润，滋阴清热，既助石膏清胃热而止烦渴，又滋养肾阴；麦门冬微苦甘寒，滋阴养液，配熟地补少阴肾水不足，兼润胃燥，共为佐。牛膝导热引血下行，且能滋补肝肾，用为佐使。头痛，牙痛，齿松牙衄，烦热干渴，舌红苔黄而干。亦治消渴，消谷善饥等。

6. 葛根黄芩黄连汤

【组成】葛根、甘草、黄芩、黄连。

【用法】以水八升，先煮葛根，减二升，内诸药，煮取二升，去滓，分温再服。

【功用】解表清里。

【主治】**协热下利证**。身热下利，胸脘烦热，口中作渴，喘而汗出，舌红苔黄，脉数或促。

【配伍意义】葛根为君，既解表退热，又升发脾胃清阳之气而治下利。臣以黄芩、黄连清热燥湿，厚肠止利。佐使以甘草甘缓和中，调和诸药。合方外疏内清，表里同治，而以清里为主，解表为辅，乃三表七里之治。原方用法，先煎葛根，后纳诸药，柯琴谓其“气轻质重”，先煎而后纳诸药，则“解肌之力优而清中之气锐”。

7. 芍药汤

【组成】**芍药、当归、黄连、槟榔、木香、甘草、大黄、黄芩、官桂**。

【方歌】芍药芩连与锦纹，桂甘槟木及归身，别名导气除甘桂，枳壳加之效若神。

【用法】水煎服。

【功用】清热燥湿，调气和血。

【主治】**湿热痢疾**。腹痛，便脓血，赤白相兼，里急后重，肛门灼热，小便短赤，舌苔黄腻，脉弦数。

【配伍意义】**黄连、黄芩苦以燥肠胃之湿，寒以清肠胃之热毒，为君**。芍药养血和营，柔肝缓急，“止下痢腹痛后重”，配以当归养血活血，体现“行血则便脓自愈”。木香、槟榔行气导滞，乃“调气则后重自除”。四药为臣。大黄苦寒沉降，合芩、连则清热燥湿之功著，合归、芍则活血行气之力彰，其泻下通腑作用可通导湿热积滞从大便而去，属“**通因通用**”之法。肉桂为佐，既助归、芍行血和营，又制约芩、连苦寒之性，还能防呕逆拒药，与大黄共为佐。佐使以甘草调和诸药，与芍药相配又能缓急止痛。本方的配伍特点是气血并治，兼以通因通用，寒热共投，侧重于热者寒之。

8. 白头翁汤

【组成】**白头翁、黄柏、黄连、秦皮**。

【用法】水煎服。

【功用】清热解毒，凉血止痢。

【主治】**热毒痢疾**。腹痛，里急后重，肛门灼热，下痢脓血，赤多白少，渴欲饮水，舌红苔黄，脉弦数。

【配伍意义】白头翁为君，味苦性寒，能入血分，清热解毒，凉血止痢。黄连清热解毒，燥湿厚肠，黄柏善清下焦湿热，共为臣。秦皮苦寒而涩，主入大肠，清热解毒，兼能收涩止痢，为佐使。

六、清虚热剂

1. 青蒿鳖甲汤

【组成】青蒿、鳖甲、细生地、知母、丹皮。

【方歌】青蒿鳖甲知地丹，热伏阴分此方攀，夜热早凉无汗出，养阴透热服之安。

【用法】水五杯，煮取二杯，日再服。现代用法：水煎服。

【功用】养阴透热。

【主治】**温病后期，邪伏阴分证**。夜热早凉，热退无汗，舌红苔少，脉细数。

【配伍意义】鳖甲咸寒，直入阴分，滋阴退热，入络搜邪；青蒿苦辛而寒，其气芳香，清中兼有透热之力，清热透络，引邪外出，共为君。生地滋阴凉血，知母苦寒质润，滋阴降火，共助鳖甲以养阴退虚热而为臣。丹皮为佐，泄血中伏火，并助青蒿清透阴分伏热。本方的配伍特点是滋清兼备，标本兼顾，清中有透，使养阴而不恋邪，祛邪而不伤正。

2. 当归六黄汤

【组成】**当归、生地黄、黄芩、黄柏、黄连、熟地黄、黄芪**。

【方歌】当归六黄治汗出，芪柏芩连生熟地，泻火固表复滋阴，加麻黄根功更异。

【用法】水煎服。

【功用】滋阴泻火，固表止汗。

【主治】**阴虚火旺盗汗证**。发热盗汗，面赤心烦，口干唇燥，大便干结，小便黄赤，舌红苔黄，脉数。

【配伍意义】当归养血增液，生地、熟地入肝肾而滋肾阴，合为君。臣以黄连清泻心火，合以黄芩、黄柏泻火以除烦，清热以坚阴。黄芪，既益气实卫以固表，又合当归、熟地益气养血，为佐。

单元测试

1. 由元参、麦冬、犀角、银花、黄连、生地、连翘、竹叶心、丹参组成的方剂是

A. 犀角地黄汤

B. 凉膈散

C. 普济消毒饮

D. 仙方活命饮

E. 清营汤

答案：E

2. 下列各项中，不属于竹叶石膏汤组成药物的是

A. 人参、粳米

B. 石膏、麦冬

C. 知母、生地

D. 甘草、半夏

E. 竹叶、麦冬

答案：C

3. 下列各项中，不属于仙方活命饮组成药物的是

A. 当归、防风、天花粉

B. 甘草、白芷、穿山甲

C. 贝母、乳香、没药

D. 连翘、荆芥、木香

E. 防风、甘草、皂角刺

答案：D

4. 下列各项中，不属于普济消毒饮组成药物的是

A. 黄芩、黄连、连翘

B. 玄参、柴胡、牛蒡子

C. 甘草、桔梗、马勃

D. 防风、赤芍、当归

E. 升麻、陈皮、板蓝根

答案：D

5. 下列具有疏风散邪，清热解毒功用的方剂是

A. 黄连解毒汤

B. 普济消毒饮

C. 清瘟败毒饮

D. 青蒿鳖甲汤

E. 龙胆泻肝汤

答案：B

6. 以养阴透热为主要功用的方剂是

A. 清胃散

B. 犀角地黄汤
C. 竹叶石膏汤
D. 青蒿鳖甲汤
E. 清营汤
答案：E
7. 功用为清泻肺热，止咳平喘的方剂是
A. 止嗽散
B. 泻白散
C. 麻黄汤
D. 定喘汤
E. 麻杏石膏汤
答案：B
8. 黄连解毒汤的功用是
A. 泻火通便
B. 清上泄下
C. 泻火解毒
D. 清热生津
E. 清热燥湿
答案：C
（9~10 题共用备选答案）
A. 地骨皮、桑白皮、粳米、甘草
B. 生地、当归、丹皮、黄连、升麻
C. 石膏、熟地、麦冬、知母、牛膝
D. 生地、木通、竹叶、生甘草梢
E. 芍药、丹皮、生地、犀角
9. 导赤散的组成药物是
答案：D
10. 玉女煎的组成药物是
答案：C
（11~12 题共用备选答案）
A. 凉膈散
B. 泻白散
C. 龙胆泻肝汤
D. 芍药汤
E. 清胃散
11. 组成药物中含有生地、当归、丹皮、黄连、升麻的方剂是
答案：E
12. 组成药物中含有栀子、泽泻、黄芩、生地、当归的方剂是
答案：C
（13~14 题共用备选答案）
A. 芍药汤
B. 白头翁汤
C. 败毒散
D. 黄连解毒汤
E. 犀角地黄汤
13. 以清热解毒，凉血止痢为主要功用的方剂是
答案：B
14. 以清热燥湿，调和气血为主要功用的方剂是
答案：A
（15~16 题共用备选答案）
A. 竹叶石膏汤
B. 清营汤
C. 白虎汤
D. 犀角地黄汤
E. 银翘散
15. 发热多汗，心胸烦闷，气逆欲呕，口干喜饮，虚烦不眠，舌红少苔，脉虚数者。治宜选用
答案：A
16. 发热面赤，汗出口渴，面赤心烦，舌红，脉洪大者。治宜选用
答案：C
（17~18 题共用备选答案）
A. 白虎汤
B. 清营汤
C. 犀角地黄汤
D. 当归六黄汤
E. 白虎加人参汤
17. 身热夜甚，神烦少寐，时有谵语，脉数，舌绛而干者。治宜选用
答案：B
18. 发热盗汗，面赤心烦，口干唇燥，大便干结，小便黄赤，舌红苔黄脉数者。治宜选用
答案：D

第六单元　祛　暑　剂

知识点概要

一、概述

1. 适用范围　夏月感受暑热之病。
2. 应用注意事项

（1）辨别暑病的本证、掌握兼证的有无及主次轻重。

（2）暑多夹湿，祛暑剂每多配伍祛湿药，须注意暑湿的主次轻重。

（3）暑重湿轻者，祛湿药不宜过于温燥，以免耗气伤津；湿重暑轻者，甘寒之品又当慎用，以免阴柔碍湿。

二、祛暑解表剂

1. 香薷散

【组成】香薷、白扁豆、厚朴。

【用法】上为粗末，每服三钱，水一盏，入酒一分，煎七分，去滓，水中沉冷。连吃二服，不拘时候。现代用法：水煎服，或加酒少量同煎，用量按原方比例酌减。

【功用】**祛暑解表，化湿和中**。

【主治】**阴暑**。恶寒发热，头重身痛，无汗，腹痛吐泻，胸脘痞闷，舌苔白腻，脉浮。

【配伍意义】香薷为君，解表散寒，祛暑化湿。厚朴行气除满，燥湿运脾，为臣。白扁豆健脾和中，渗湿消暑，为佐。入酒少许同煎，意在温散，而助药力通达全身。

2. 新加香薷饮

【组成】香薷、金银花、鲜扁豆花、厚朴、连翘。

【用法】水五杯，煮取二杯，先服一杯，得汗，止后服；不汗再服，服尽不汗，更作服。

【功用】祛暑解表，清热化湿。

【主治】**暑温夹湿，复感外寒证**。发热头痛，恶寒无汗，口渴面赤，胸闷不舒，舌苔白腻，脉浮而数。

【配伍意义】香薷发汗解表，祛暑化湿。鲜扁豆花、金银花、连翘辛凉芳香，取其轻透上焦气分之暑热。佐以辛温之厚朴，合香薷以化湿除满而解胸闷。本方配伍，辛温与辛凉合用，即原书所说“辛温复辛凉法”。

三、祛暑利湿剂

六一散

【组成】滑石、甘草。

【用法】每服三钱。包煎，或加蜜少许，温开水调下，日二三服。

【功用】清暑利湿。

【主治】暑湿证。身热烦渴，小便不利，或泄泻。

【配伍意义】滑石为君，既清解暑热以治身热烦渴，又渗湿利小便，使暑热湿邪从小便而泄。生甘草为佐，生用既清热泻火，又益气和中，与滑石配伍，既防滑石寒凉伤胃，又可甘寒生津，使小便利而津液不伤。

四、清暑益气剂

清暑益气汤

【组成】西洋参、石斛、麦冬、黄连、竹叶、荷秆、知母、甘草、粳米、西瓜翠衣。

【方歌】王氏清暑益气汤，西瓜翠衣荷梗襄，知麦石斛西洋参，黄连竹叶草粳方。

【功用】清暑益气，养阴生津。

【主治】**暑热气津两伤证**。身热汗多，口渴心烦，小便短赤，体倦少气，精神不振，脉虚数。

【配伍意义】西洋参益气生津，养阴清热；西瓜翠衣清热解暑，生津止渴，共为君。荷梗助西瓜翠衣清热解暑，石斛、麦冬助西洋参养阴生津，共为臣。黄连苦寒泻火，以助清热祛暑之力；知母苦寒质润，泻火滋阴；竹叶甘淡，清热除烦，均为佐。甘草、粳米益胃和中，用为佐使。

单元测试

1. 以下不属香薷散药物组成的是

A. 香薷

B. 白扁豆

C. 枳实

D. 厚朴
E. 酒
答案： C
2. 六一散的功用是
A. 清暑通络
B. 清暑化湿
C. 解暑除烦
D. 清暑利湿
E. 祛暑清热
答案： D
3. 清暑益气汤的功用是
A. 清暑除烦，益气和胃
B. 清暑益气，养阴生津
C. 清暑利湿，益气和胃
D. 清暑益气，和胃止呕
E. 益气养阴，清透暑热
答案： B
4. 除西洋参、西瓜翠衣外，以下哪组药物不属于清暑益气汤的组成
A. 石斛、麦冬
B. 黄连、竹叶
C. 荷梗、知母
D. 黄芩、荷叶
E. 甘草、粳米
答案： D
（5~6 题共用备选答案）
A. 清暑益气汤
B. 生脉散
C. 白虎汤
D. 香薷散
E. 六一散
5. 患者身热汗出，心烦口渴，体倦少气，小便短赤，脉虚数。治宜选用
答案： A
6. 患者恶寒发热，头重身疼，无汗，腹痛吐泻，胸脘痞闷，舌苔白腻，脉浮。治宜选用
答案： D
（7~8 题共用备选答案）
A. 祛暑解表，化湿和中
B. 祛暑解表，清热化湿
C. 清暑解热，化气利湿
D. 清暑化湿，理气和中
E. 祛暑化湿，健脾和中
7. 香薷散的功用是
答案： A
8. 新加香薷饮的功用是
答案： B

第七单元　温　里　剂

知识点概要

一、概述

1. 适用范围　里寒证。
2. 应用注意事项
（1）须辨明寒热之真假，真热假寒证禁用。
（2）温热药易伤阴血，素体阴虚或失血之人应慎用。
（3）若阴寒太盛，或真寒假热，服药即吐者，可反佐少量寒凉药物，或热药冷服，避免格拒。
（4）不可温燥太过或过量久服，当中病即止，以免始为寒中，继为热中。

二、温中祛寒剂

1. 理中丸
【组成】人参、干姜、甘草、白术。
【方歌】理中丸主理中乡，甘草人参术黑姜，呕利腹痛阴寒盛，或加附子总扶阳。
【用法】上四药共研细末，炼蜜为丸，如鸡子黄大。以沸汤数合，和一丸，研碎，温服，日三四次，夜二次。或作汤剂，水煎服，用量按原方比例酌减。
【功用】**温中祛寒，补气健脾。**
【主治】

（1）**脾胃虚寒证**。脘腹绵绵作痛，喜温喜按，呕吐，大便稀溏，脘痞食少，畏寒肢冷，口不渴，舌淡苔白润，脉沉细或沉迟无力。

（2）**阳虚失血证**。便血、吐血、衄血或崩漏等，血色暗淡，质清稀。

（3）**脾胃虚寒所致的胸痹，或病后喜唾涎沫，或小儿慢惊等**。

【配伍意义】**干姜为君，温脾阳，祛寒邪，扶阳抑阴**。人参为臣，补益脾气，配干姜温中健脾。白术为佐，健脾燥湿。佐使以炙甘草，一助参、术补脾益气，二为缓急止腹痛，三则调和诸药。合方一温一补一燥，调理中焦，强健脾胃，故曰"理中"。本方的配伍特点是温补并用，以温为主，温中寓补，兼以燥湿。胸痹、阳虚失血、小儿慢惊、病后涎唾多等病证属中阳不足者，用本方温中散寒，补气健脾，是治病求本、异病同治之典范。

2. 吴茱萸汤

【组成】吴茱萸、人参、生姜、大枣。

【用法】水煎服。

【功用】温中补虚，降逆止呕。

【主治】**肝胃虚寒，浊阴上逆证**。食后泛泛欲呕，或呕吐酸水，或干呕，或吐清涎冷沫，胸满脘痛，巅顶头痛，畏寒肢冷，甚则伴手足逆冷，大便泄泻，烦躁不宁，吞酸嘈杂，舌淡苔白滑，脉沉弦而迟。

【配伍意义】**吴茱萸上可温胃暖肝以祛寒，下可暖肝肾，又善和胃降逆以止呕，为君**。生姜为臣，温胃散寒，降逆止呕。吴茱萸与生姜相须为用，温降之力甚强。佐以人参，益气健脾胃；佐使大枣，合人参益气补脾，合生姜以调脾胃，并能调和诸药。诸药合用，温中降逆并施，寓补益于温降之中。

3. 小建中汤

【组成】桂枝、甘草、大枣、芍药、生姜、胶饴。

【方歌】小建中汤芍药多，桂姜甘草大枣和，更加饴糖补中脏，虚劳腹痛服之瘥。

【用法】水煎取汁，对入饴糖，文火加热溶化，分两次温服。

【功用】**温中补虚，和里缓急**。

【主治】**中焦虚寒，肝脾不和证**。腹中拘急疼痛，喜温喜按，神疲乏力，虚怯少气，或心中悸动，虚烦不宁，面色无华，或伴四肢酸楚，手足烦热，咽干口燥，舌淡苔白，脉细弦。

【配伍意义】重用饴糖，**温中补虚，缓急止痛**，为君。臣以桂枝，温阳气，祛寒邪。臣芍药，滋养营阴，缓肝急、止腹痛，与桂枝相配，调和营卫，燮理阴阳。佐以生姜，助桂枝温胃散寒；大枣，助饴糖补脾益气。姜枣合用，又可调营卫，和阴阳。佐使以炙甘草，益气补虚，缓急止腹痛，调和诸药。合方饴糖配桂枝，辛甘化阳，温中焦而补脾虚；饴糖配芍药，酸甘化阴以滋营柔肝。本方特点为重用甘温，兼用阴柔，温中补虚，柔肝理脾，且辛甘与酸甘并用，滋阴和阳，营卫并调。方以温补中焦，建立中气为旨，故名"建中"。

三、回阳救逆剂

四逆汤

【组成】甘草、干姜、附子。

【功用】回阳救逆。

【主治】**心肾阳衰之寒厥证**。四肢厥逆，恶寒蜷卧，神衰欲寐，面色苍白，腹痛下利，呕吐不渴，舌淡苔白滑，脉微细。

【配伍意义】生附子为君，温壮元阳，破散阴寒，回阳救逆；生用药性更猛，能迅速通达周身内外以温阳逐寒，是"回阳救逆第一品药"。臣干姜，温中散寒，助阳通脉。两药相须，一温先天以生后天，一温后天以养先天。佐使以炙甘草，益气补中，甘缓姜、附峻烈之性，调和药性。本方大辛大热，药简力专，能力挽元阳，使阳复厥回，故名"四逆汤"。

四、温经散寒剂

1. 当归四逆汤

【组成】当归、桂枝、芍药、细辛、甘草、通草、大枣。

【方歌】当归四逆芍桂枝，细辛甘枣通草施，血虚寒厥四末冷，温经通脉最相宜。

【用法】现代用法，水煎服。

【功用】温经散寒，养血通脉。

【主治】**血虚寒厥证**。手足厥寒，或腰、股、腿、足、肩臂疼痛，兼见畏寒肢冷，口不渴，舌淡苔白，脉沉细或细而欲绝。

【配伍意义】当归养血和血；桂枝温经散寒，温通血脉，共为君。细辛温经散寒，助桂枝温通血脉；白芍养血和营，助当归补益营血，共为臣。通草通经脉，以畅血行；大枣、甘草益气健脾养血，共为佐。重用大枣，既合归、芍以补营血，又防桂、辛燥烈太过，伤及阴血。甘草调和诸药，兼而为使。合方温、补、通三者兼行，温阳与散寒并用，养血与通脉兼施，温而不燥，补而不滞，温中兼行，扶正祛邪，标本兼顾。

◆ **提醒**：四逆汤为回阳救逆剂，当归四逆汤为温经散寒剂。

2. 黄芪桂枝五物汤

【组成】黄芪、芍药、桂枝、生姜、大枣。

【用法】水煎，日三服。

【功用】益气温经，和血通痹。

【主治】**血痹**。肌肤麻木不仁，微恶风寒，舌淡，脉微涩而紧。

【配伍意义】黄芪为君，益气固表。桂枝为臣，温助卫阳，固护肌表，疏散风邪，温通经脉，畅行血行。黄芪得桂枝固表而不恋邪，桂枝得黄芪散邪而不伤正。芍药亦为臣，养血和血，敛阴和营。桂、芍相配，疏散外风，调和营卫；芪、芍相配，气血并补，滋养肌腠。生姜辛温表散，助桂枝疏散外邪；大枣甘温补虚，助芪、芍益气养血。姜、枣相伍，既和营卫，又调诸药，为佐使。本方以温补、散邪、通经三者并用，固表不留邪，散邪不伤正为配伍特点。

3. 阳和汤

【组成】熟地黄、麻黄、鹿角胶、白芥子、肉桂、生甘草、炮姜炭。

【方歌】阳和汤法解寒凝，贴骨流注鹤膝风，熟地鹿胶姜炭桂，麻黄白芥甘草从。

【用法】水煎服。

【功用】温阳补血，散寒通滞。

【主治】**阴疽**，如贴骨疽、脱疽、流注、痰核、鹤膝风等属阴寒证者。症见患处漫肿无头，皮色不变，酸痛无热，口中不渴，舌淡苔白，脉沉细或迟细。

【配伍意义】熟地黄温补营血，补肾填精，鹿角胶补肾助阳，益精血，强筋骨，合为君。臣以肉桂、姜炭，均入血分，温阳气，散寒凝，温经脉，畅血行。佐以辛温之白芥子，直达皮里膜外，温化寒痰，通络散结。佐少量麻黄，辛温走肌腠，宣通经络，开散寒凝，与肉桂、姜炭兼施，温散寒凝，从血脉至肌腠，无所不至，引阳气畅行。佐使以生甘草解毒并调诸药。本方具温阳与补血并用，祛痰与通脉兼施，温补不恋邪，辛散不伤正之特点。

单元测试

1. 不适宜用吴茱萸汤治疗的病证是

A. 胃中虚冷，症见食谷欲呕者

B. 肝寒上逆，症见头痛、干呕、吐涎沫者

C. 肾阳不足，寒气内甚，症见吐利、手足逆冷者

D. 肝寒犯胃，症见脘腹冷痛、呕吐酸水者

E. 脾胃阳虚，阴寒上乘，症见胸满而痛，甚至胸痛彻背者

答案：E

2. 四逆汤的组成药物是

A. 柴胡、芍药、枳实、甘草

B. 桂枝、附子、细辛、甘草

C. 肉桂、附子、细辛、甘草

D. 附子、干姜、甘草

E. 附子、肉桂、干姜

答案：D

3. 当归四逆汤中通草的作用是

A. 通经脉，畅血行

B. 利水渗湿

C. 活血利水

D. 温经散寒

E. 散寒通络

答案：A

4. 阳和汤的组成药物中，除麻黄、白芥子外，其余是
A. 熟地、鹿角霜、炮姜、桂枝、甘草
B. 熟地、鹿角胶、姜炭、肉桂、甘草
C. 熟地、龟板胶、干姜、肉桂、川芎
D. 生地、真阿胶、姜炭、桂枝、细辛
E. 熟地、鹿角胶、炮姜、细辛、甘草
答案：B
5. 下列各项，不属理中丸主治范围的是
A. 阳虚失血
B. 脾胃虚寒之腹痛
C. 中焦虚寒之小儿慢惊风
D. 肝胃虚寒之胃脘痛
E. 脾胃虚寒之胸痹
答案：D
6. 黄芪桂枝五物汤的功用是
A. 温经散寒，养血通脉
B. 益气温经，和血通痹
C. 回阳救逆，益气生脉
D. 回阳救逆，养阴固脱
E. 温中补虚，降逆止痛
答案：B
7. 四逆汤和理中丸两方组成中均含有的药物是
A. 附子
B. 人参
C. 桂枝
D. 干姜
E. 白术
答案：D
8. 大建中汤和小建中汤两方组成中均含有的药物是
A. 附子
B. 蜀椒
C. 干姜
D. 人参
E. 饴糖
答案：E
（9~10 题共用备选答案）
A. 四逆汤
B. 阳和汤
C. 温脾汤
D. 大建中汤
E. 小建中汤
9. 组成中含有麻黄的方剂是
答案：B
10. 组成中含有蜀椒的方剂是
答案：D
（11~12 题共用备选答案）
A. 温中祛寒，补气健脾
B. 温中补虚，降逆止痛
C. 温中补虚，降逆止呕
D. 温中散寒，缓急止痛
E. 温中补虚，和里缓急
11. 小建中汤的功用是
答案：E
12. 大建中汤的功用是
答案：B
（13~14 题共用备选答案）
A. 逍遥散
B. 桂枝汤
C. 阳和汤
D. 小建中汤
E. 痛泻要方
13. 方中芍药与桂枝配伍以调和营卫的方剂是
答案：B
14. 方中芍药与甘草配伍以和里缓急的方剂是
答案：D

第八单元　补　益　剂

知识点概要

一、概述

1. 适用范围　各种虚损病证。属于“八法”中的“补法”。
2. 应用注意事项
（1）辨清虚证的实质和具体病位，分清气血阴阳之虚的不同，并结合脏腑相互资生关系，予以补益。
（2）注意虚实真假，勿犯虚虚实实之戒。
（3）补益剂常易壅中滞气，宜适当加入理气醒脾之品，以资运化而使补而不滞。
（4）注意煎服法，宜慢火久煎，务使药力尽出。以空腹或饭前服药为佳，急症则不受此限。

二、补气剂

1. 四君子汤

【组成】人参、白术、茯苓、甘草。

【用法】水煎服。

【功用】益气健脾。

【主治】**脾胃气虚证**。面色萎白，语声低微，气短乏力，食少便溏，舌淡苔白，脉虚弱。

【配伍意义】人参为君，益气补虚，健脾养胃。白术为臣，健脾燥湿。佐以茯苓，健脾渗湿。苓、术相配，健脾祛湿之功更强，并顺应脾喜燥恶湿的生理特性。佐使以炙甘草，益气和中，调和诸药。

【化裁运用】异功散、六君子汤、香砂六君子汤均为四君子汤加味而成，皆有益气健脾之功。异功散中加陈皮，功兼行气化滞，适用于脾胃气虚兼气滞证；六君子汤配半夏、陈皮，功兼和胃燥湿，适用于脾胃气虚兼有痰湿证；香砂六君子汤伍半夏、陈皮、木香、砂仁，功在益气和胃，行气化痰，适用于脾胃气虚，痰阻气滞证。

2. 参苓白术散

【组成】**莲子肉、薏苡仁、缩砂仁、桔梗、白扁豆、白茯苓、人参、甘草、白术、山药**。

【方歌】参苓白术扁豆陈，山药甘莲砂薏仁，桔梗上浮兼保肺，枣汤调服益脾神。

【用法】上为细末。每服二钱，枣汤调下。小儿量岁数加减服之。亦可作汤剂，水煎服，用量按原方比例酌减。

【功用】**益气健脾，渗湿止泻**。

【主治】**脾虚湿盛证**。饮食不化，胸脘痞闷，肠鸣泄泻，四肢乏力，形体消瘦，面色萎黄，舌淡苔白腻，脉虚缓。

【配伍意义】人参、白术、茯苓益气健脾渗湿，为君。山药、莲子肉助君以健脾益气，兼能止泻；白扁豆、薏苡仁助术、苓以健脾渗湿，共为臣。佐以砂仁醒脾和胃，行气化湿；桔梗宣肺利气，通调水道，又能载药上行，以益肺气而成培土生金之功；炒甘草健脾和中，调和诸药，共为佐使。综观全方，补中气，渗湿浊，行气滞，使脾气健运，湿邪得去，则诸症自除。

3. 补中益气汤

【组成】**黄芪、甘草、人参、当归、橘皮、升麻、柴胡、白术**。

【方歌】补中益气芪术陈，升柴参草当归身，虚劳内伤功独擅，亦治阳虚外感因。

【用法】水煎服。或作丸剂，温开水或姜汤下。

【功用】补中益气，升阳举陷。

【主治】

(1) **脾虚气陷证**。饮食减少，体倦肢软，少气懒言，面色萎黄，大便稀溏，舌淡，脉虚；脱肛，子宫脱垂，久泻久痢，崩漏等。

(2) **气虚发热证**。身热自汗，渴喜热饮，气短乏力，舌淡，脉虚大无力。

【配伍意义】黄芪为君，补中益气，升阳固表。臣以人参、炙甘草、白术补气健脾，以增黄芪补益中气之功。当归养血和营，协参、芪以补气养血；陈皮理气和胃，使诸药补而不滞；以少量升麻、柴胡在补益中气的基础上升阳举陷，助君药以升提下陷之中气，共为佐。炙甘草益气调药，为佐使。诸药合用，共奏补气升阳、甘温除热之功。

4. 生脉散

【组成】人参、麦门冬、五味子。

【用法】长流水煎，不拘时服。

【功用】益气生津，敛阴止汗。

【主治】

(1) **温热、暑热，耗气伤阴证**。汗多神疲，体倦乏力，气短懒言，咽干口渴，舌干红少苔，脉虚数。

(2) **久咳伤肺，气阴两虚证**。干咳少痰，短气自汗，口干舌燥，脉虚细。

【配伍意义】人参为君，大补元气，益肺生津。麦门冬为臣，养阴清热，润肺生津，与人参配伍，气阴双补。五味子为佐，敛肺止汗，生津止渴。三药合用，一补一润一敛，使气复津生，汗止阴存，气充脉生，故名“生脉”。

5. 玉屏风散

【组成】防风、黄芪、白术。

【用法】研末，每日两次，每次三钱，大枣煎汤送服。亦可作汤剂，水煎服，用量按原方比例酌减。

【功用】**益气固表止汗**。

【主治】**表虚自汗**。汗出恶风，面色㿠白，舌淡苔薄白，脉浮虚。亦治虚人腠理不固，易感风邪。

【配伍意义】黄芪补脾肺之气以固表止汗为君。白术健脾益气，助黄芪益气固表之力为臣。佐以防风走表而散风御邪。黄芪得防风，则固表而不留邪；防风得黄芪，则祛风而不伤正。

6. 完带汤

【组成】白术、山药、人参、白芍、车前子、苍术、甘草、陈皮、黑芥穗、柴胡。

【方歌】完带汤中用白术，山药人参白芍辅，苍术车前黑芥穗，陈皮甘草与柴胡。

【用法】水煎服。

【功用】补脾疏肝，化湿止带。

【主治】**脾虚肝郁，湿浊带下**。带下色白，清稀如涕，面色㿠白，倦怠便溏，舌淡苔白，脉缓或濡弱。

【配伍意义】白术、山药为君，补脾祛湿，山药尚可固肾止带。臣以人参补中益气，苍术燥湿运脾，白芍柔肝理脾，车前子分利湿浊。佐以陈皮理气燥湿；柴胡、芥穗之辛散，得参、术则升发脾胃清阳，配白芍则疏肝解郁。佐使以甘草调药和中。

三、补血剂

1. 四物汤

【组成】当归、川芎、白芍、熟干地黄。

【用法】水煎服。

【功用】补血调血。

【主治】**营血虚滞证**。头晕目眩，心悸失眠，面色无华，妇人月经不调，量少或经闭不行，脐腹作痛，甚或瘕块硬结，舌淡，口唇、爪甲色淡，脉细弦或细涩。

【配伍意义】熟地为君，补肾填精，滋养阴血。当归为臣，补血活血。佐以白芍养血益阴，川芎活血行气。四药配伍，共奏补血调血之功。

【化裁运用】胶艾汤、桃红四物汤、圣愈汤三方在组成中均含有地黄、当归、芍药和川芎。胶艾汤多阿胶、艾叶、甘草，侧重于养血止血，兼以调经安胎，是标本兼顾之方，故既可用于冲任虚损，血虚有寒的月经过多，产后下血不止，淋沥不止，产后或流产冲任受损，下血不止，又可用治妊娠胞阻，胎漏下血，腹中疼痛。桃红四物汤多桃仁、红花，因此偏重于活血化瘀，适用于血虚兼血瘀所致的月经提前，血多有块，色紫稠黏，腹痛等。圣愈汤则加用参、芪以补气摄血，故适用于气血两虚而血失所统的月经先期量多色淡，四肢乏力，体倦神衰等。

◆ **提醒**：四君子汤为补气剂，主治脾胃气虚证；四物汤为补血剂，主治营血虚滞证。

2. 当归补血汤

【组成】黄芪、当归。

【用法】水煎服。

【功用】补气生血。

【主治】**血虚阳浮发热证**。肌热面红，烦渴欲饮，脉洪大而虚，重按无力。亦治妇人经期、产后血虚发热头痛，或疮疡溃后，久不愈合者。

【配伍意义】**黄芪为君**，补气而专固肌表，大补脾肺之气，以资化源，使气旺血生。当归为臣，养血和营，则浮阳秘敛，阳生阴长，气旺血生，而虚热自退。妇人经期、产后血虚发热头痛，取其益气养血而退虚热。疮疡溃后因气血不足而久不愈合者，亦可用本方补气养血，扶正托毒，以助生肌收口。

3. 归脾汤

【组成】**白术、当归、白茯苓、黄芪、远志、龙眼肉、酸枣仁、人参、木香、甘草**。

【方歌】归脾汤用术参芪，归草茯神远志齐，酸枣木香龙眼肉，煎加姜枣益心脾。

【用法】加生姜、大枣，水煎服。

【功用】益气补血，健脾养心。

【主治】

(1) **心脾气血两虚证**。心悸怔忡，健忘失眠，盗汗，体倦食少，面色萎黄，舌淡，苔薄白，脉细弱。

(2) **脾不统血证**。便血，皮下紫癜，妇女崩漏，月经超前，量多色淡，或淋沥不止，舌淡，脉细弱。

【配伍意义】参、芪、术、草补脾益气以生血。配当归、龙眼肉甘温补血养心；茯苓（多用茯神）、酸枣仁、远志宁心安神；木香理气醒脾，与大量益气健脾药配伍，既复脾运，又使补而不滞。姜、枣调和脾胃，以资化源。本方**心脾同治而重在治脾**，气血并补而重在补气，补气养血药中佐以木香理气醒脾，补而不滞。

四、气血双补剂

炙甘草汤（复脉汤）

【组成】**甘草、生姜、桂枝、人参、生地黄、阿胶、麦门冬、麻仁、大枣**。

【方歌】炙甘草汤参姜桂，麦冬生地火麻仁，大枣阿胶加酒服，虚劳肺痿效如神。

【用法】以清酒七升，水八升，先煮八味，取三升，去滓，内胶烊消尽，温服一升，日三服。现代用法：水煎服，**阿胶烊化**，冲服。

【功用】益气滋阴，通阳复脉。

【主治】

(1) **阴血阳气虚弱，心脉失养证**。脉结代，心动悸，虚羸少气，舌光少苔，或质干而瘦小者。

(2) **虚劳肺痿**。干咳无痰，或咳吐涎沫，量少，形瘦短气，虚烦不眠，自汗盗汗，咽干舌燥，大便干结，脉虚数。

【配伍意义】炙甘草补气健脾，复脉益心；生地黄滋阴养血，充脉养心，共为君。配人参、**大枣，益心气，补脾气；阿胶、麦冬、麻仁滋心阴，养心血，充血脉**，共为臣。桂枝、生姜辛散温通，温心阳，通血脉，为佐。加清酒煎服，用之温通血脉，以行药力，为佐使。诸药合用，滋而不腻，温而不燥，使气血充足，阴阳调和，则脉复悸止。

五、补阴剂

1. 六味地黄丸（地黄丸）

【组成】**熟地黄、山萸肉、干山药、泽泻、牡丹皮、茯苓**。

【方歌】六味地黄益肾肝，茱薯丹泽地苓专，阴虚火旺加知柏，养肝明目杞菊煎，若加五味成都气，再入麦冬长寿丸。

【功用】滋补肝肾。

【主治】**肝肾阴虚证**。腰膝酸软，头晕目眩，耳鸣耳聋，盗汗，遗精，消渴，骨蒸潮热，手足心热，口燥咽干，牙齿动摇，足跟作痛，小便淋沥，以及小儿囟门不合，舌红少苔，脉沉细数。

【配伍意义】熟地黄滋阴补肾，填精益髓为君。臣以山茱萸补养肝肾，涩精；山药补益脾阴，亦能固肾。君臣配合，是为“三补”。佐以泽泻利湿而泄肾浊，并防熟地黄之滋腻；茯苓淡渗脾湿，并助山药之健运；丹皮清泄虚热，并制山萸肉之温涩。合为“三泻”。六味合用，**三补三泻而以补为主，肝、脾、肾三阴并补而以补肾阴为主**。

> ◆ **提醒**：六味地黄丸中“三补”为熟地黄、山茱萸、山药；“三泻”为泽泻、茯苓、丹皮。

2. 一贯煎

【组成】北沙参、麦冬、当归身、生地黄、枸杞子、川楝子。

【方歌】一贯煎中用地黄，沙参枸杞麦冬襄，当归川楝水煎服，阴虚肝郁是妙方。

【功用】滋阴疏肝。

【主治】**肝肾阴虚，肝气郁滞证**。胸脘胁痛，吞酸吐苦，咽干口燥，舌红少津，脉细弱或虚弦。亦治疝气瘕聚。

【配伍意义】生地黄滋阴养血，补益肝肾为君。臣以当归、枸杞养血滋阴柔肝；北沙参、麦冬滋养肺胃，养阴生津。佐以川楝子，疏肝泄热，理气止痛。诸药合用，滋阴疏肝。

六、补阳剂

肾气丸

【组成】**干地黄、薯蓣（山药）、山茱萸、泽泻、茯苓、牡丹皮、桂枝、附子**。

【方歌】《金匮》肾气治肾虚，地黄怀药及山萸，丹皮苓泽加桂附，引火归原热下趋。

【用法】上为细末，炼蜜和丸，如梧桐子大，酒下十五丸，日再服。

【功用】补肾助阳。

【主治】**肾阳不足证**。腰痛脚软，身半以下常有冷感，少腹拘急，小便不利，或小便反多，入夜尤甚，阳痿早泄，舌淡而胖，脉虚弱，尺部沉细；痰饮，水肿，消渴，脚气，转胞等。

【配伍意义】附子温阳补火，桂枝温通阳气，合为君。干地黄滋阴补肾填精，山茱萸、山药补肝脾而益精血，阴生则阳长，同为臣。方中补阳药少而滋阴药多，可见其立方之旨，并非峻补元阳，乃在于微微生火，鼓舞肾气，即取“**少火生气**”之义。泽泻、茯苓利水渗湿，配桂枝善温化痰饮，丹皮伍桂枝则可调血分之滞，俱为佐。诸药合用，助阳之弱以化水，滋阴之虚以生气，使肾阳振奋，气化复常，则诸症自除。

七、阴阳双补剂

地黄饮子（地黄饮）

【组成】**熟干地黄、巴戟天、山茱萸、石斛、肉苁蓉、附子、五味子、官桂、白茯苓、麦门冬、菖蒲、远志**。

【方歌】地黄饮子山茱斛，麦味菖蒲远志茯，苁蓉桂附巴戟天，少入薄荷姜枣服。

【用法】加姜、枣，水煎服。

【功用】滋肾阴，补肾阳，开窍化痰。

【主治】**下元虚衰，痰浊上泛之喑痱证**。舌强不能言，足废不能用，口干不欲饮，足冷面赤，脉沉细弱。

【配伍意义】熟地黄、山茱萸滋补肾阴，肉苁蓉、巴戟天温壮肾阳，共为君。臣以附子、肉桂，以助温养下元，摄纳浮阳，引火归原；石斛、麦冬、五味子滋养肺肾，金水相生，壮水以济火。佐以石菖蒲、远志、茯苓，开窍化痰，交通心肾。姜、枣和中调药，功兼佐使。综观全方，标本兼治，阴阳并补，上下同治，而以治下治本为主，使下元得补，浮阳得摄，水火既济，痰化窍开，则“喑痱”可愈。

单元测试

1. 炙甘草汤的组成药物中含有
A. 生地、元参、麦冬
B. 阿胶、当归、芍药
C. 生地、阿胶、麦冬
D. 麦冬、麻仁、枣仁
E. 生姜、大枣、黄芪
答案：C

2. 肾气丸和地黄饮子两方组成中均含有的药物是
A. 炮附子、官桂
B. 炮附子、桂枝
C. 炮附子、山茱萸
D. 干地黄、山茱萸
E. 熟地黄、山茱萸
答案：C

3. 四物汤主治证候的病机要点是
A. 气血不足
B. 精血匮乏
C. 阴血亏虚
D. 营血虚滞
E. 血失统摄
答案：D

4. 当归补血汤重用黄芪为君，意在
A. 补气固表
B. 补气行血

C. 补气生血
D. 补气行水
E. 补气托毒
答案：C
5. 归脾汤中配伍茯苓意在
A. 健脾渗湿
B. 渗湿止泻
C. 利水消肿
D. 宁心安神
E. 涤痰除饮
答案：D
6. 归脾汤除益气补血外，还具有的功用是
A. 健脾养心
B. 补血调血
C. 敛阴止汗
D. 滋阴复脉
E. 益阴降火
答案：A
7. 主治喑痱证的方剂是
A. 右归丸
B. 大补阴丸
C. 右归饮
D. 补中益气汤
E. 地黄饮子
答案：E
8. 下列除哪项外，均是补中益气汤主治病证的临床表现
A. 胸脘闷胀
B. 发热汗出
C. 渴喜热饮
D. 体倦肢软
E. 脉洪而虚
答案：A
9. 下列各项，不属六味地黄丸主治证临床表现的是
A. 腰膝酸软，盗汗遗精
B. 耳鸣耳聋，头晕目眩
C. 骨蒸潮热，手足心热
D. 小便不利或反多
E. 舌红少苔，脉沉细数
答案：D
10. 肾气丸中配伍少量桂枝、附子的主要用意是
A. 温肾暖脾，以助阳气
B. 温肾助阳，散寒通脉
C. 温补肾阳，少火生气
D. 温补脾阳，化气行水
E. 补阳益精，温肾纳气
答案：C
11. 组成药物中含有熟地、肉桂的方剂是
A. 一贯煎
B. 暖肝煎
C. 肾气丸
D. 炙甘草汤
E. 地黄饮子
答案：E
12. 黄芪桂枝五物汤的功用是
A. 温经散寒，养血通脉
B. 益气温经，和血通痹
C. 回阳救逆，益气生脉
D. 回阳救逆，养阴固脱
E. 温中补虚，降逆止痛
答案：B
13. 逍遥散与一贯煎相同的功用是
A. 和营
B. 益气
C. 滋阴
D. 疏肝
E. 补脾
答案：D
14. 白术与苍术并用的方剂是
A. 健脾丸
B. 完带汤
C. 参苓白术散
D. 藿香正气散
E. 九味羌活汤
答案：B
（15~16 题共用备选答案）
A. 人参、白术
B. 白术、茯苓
C. 茯苓、干姜
D. 干姜、甘草
E. 甘草、生姜
15. 理中丸和四君子汤组成中均含有的药物是
答案：A
16. 理中丸和四逆汤组成中均含有的药物是
答案：D
（17~18 题共用备选答案）
A. 人参、柴胡
B. 陈皮、茯苓
C. 熟地、当归
D. 白术、茯苓
E. 黄芪、当归
17. 补中益气汤和败毒散的组成药物中均含有
答案：A
18. 百合固金汤和八珍汤的组成药物中均含有
答案：C
（19~20 题共用备选答案）
A. 滋肾填精，育阴潜阳
B. 益气健脾，渗湿止泻

C. 滋补肝肾，清热降火
D. 滋阴养血，润燥疏肝
E. 养阴补肺，宁嗽止血
19. 参苓白术散的功用是
答案：B
20. 一贯煎的功用是
答案：D
（21~22 题共用备选答案）
A. 四物汤
B. 归脾汤
C. 当归补血汤
D. 四君子汤
E. 八珍汤
21. 患者妊娠 2 个月，食少便软，面色萎白，语声低微，四肢乏力，舌质淡，脉细缓。治疗应首选
答案：D
22. 患者面色萎黄，头晕眼花，四肢倦怠，气短少言，心悸不安，食欲减退，舌淡苔白，脉细弱。治疗应首选
答案：E
（23~24 题共用备选答案）
A. 当归六黄汤
B. 当归建中汤
C. 当归补血汤
D. 黄芪建中汤
E. 补中益气汤
23. 治疗气虚发热的最佳选方是
答案：E
24. 治疗血虚发热的最佳选方是
答案：C

第九单元　固　涩　剂

知识点概要

一、概述

1. 适用范围　气、血、精、津液耗散滑脱之证。属于“十剂”中的“涩剂”。
2. 应用注意事项
（1）固涩剂所治的滑脱散失之证，皆由正气亏虚而致，故应配伍相应的补益药，使之标本兼顾。
（2）若是元气大虚，亡阳欲脱所致的大汗淋漓、小便失禁或崩中不止，宜急用大剂参附之类回阳固脱，非单纯固涩所能治疗。
（3）固涩剂为正虚无邪者设，故凡邪气未尽，误用固涩，则有“闭门留寇”之弊。此外，对于热病多汗、痰饮咳嗽、火扰遗泄、热痢初起、伤食泄泻、实热崩带等，均非本类方剂之所宜。

二、固表止汗剂

牡蛎散
【组成】黄芪、麻黄根、煅牡蛎。
【用法】上三味为粗散。每服三钱，水一盏半，小麦百余粒，同煎至八分，去渣热服，日二服，不拘时候。亦可作汤剂，水煎，用量按原方比例酌减。
【功用】**敛阴止汗，益气固表**。
【主治】**体虚自汗、盗汗证**。常自汗出，夜卧更甚，心悸惊惕，短气烦倦，舌淡红，脉细弱。
【配伍意义】煅牡蛎咸涩微寒，敛阴潜阳，固涩止汗为君。生黄芪味甘微温，益气实卫，固表止汗为臣。麻黄根甘平，功专收敛止汗为佐。小麦甘凉，专入心经，养气阴，退虚热，为佐使。全方配伍，补敛并用，涩补共施，益气固表，敛阴潜阳，则腠理得固，气阴得养，心阳内潜，汗出自止。

三、涩肠固脱剂

1. 真人养脏汤
【组成】人参、当归、白术、肉豆蔻、肉桂、甘草、白芍药、木香、诃子、罂粟壳。
【方歌】真人养脏诃粟壳，肉蔻当归桂木香，术芍参甘为涩剂，脱肛久痢早煎尝。

【用法】共为粗末，每服二大钱，水煎去滓，饭前温服。亦可作汤剂水煎服，用量按原方比例酌减。

【功用】涩肠固脱，温补脾肾。

【主治】**久泻久痢，脾肾虚寒证**。泻痢无度，滑脱不禁，甚至脱肛坠下，脐腹疼痛，喜温喜按，倦怠食少，舌淡苔白，脉迟细。

【配伍意义】罂粟壳涩肠止泻为君。臣以肉豆蔻温中涩肠；诃子苦酸温涩，涩肠止泻。佐以肉桂温肾暖脾，人参、白术补气健脾。佐以当归、白芍养血和血之功，木香调气醒脾，共成调气和血，既治下痢腹痛后重，又使全方涩补不滞。甘草益气和中，调和诸药，合参、术补中益气，合芍药缓急止痛，为佐使。综观全方，标本兼治，重在治标；脾肾兼顾，补脾为主；涩中寓通，补而不滞。

2. 四神丸

【组成】**肉豆蔻、补骨脂、五味子、吴茱萸**。

【用法】上为末，用水一碗，煮生姜四两，红枣五十枚，水干，取枣肉为丸，如桐子大，每服五七十丸，空心食前服。亦可作汤剂，加姜、枣水煎，临睡温服，用量按原方比例酌减。

【功用】温肾暖脾，固肠止泻。

【主治】**脾肾阳虚之肾泻证**。五更泄泻，不思饮食，食不消化，或久泻不愈，腹痛喜温，腰酸肢冷，神疲乏力，舌淡，苔薄白，脉沉迟无力。

【配伍意义】补骨脂补命门之火以温养脾土，为君。臣以肉豆蔻温中涩肠，与补骨脂相伍，既增温肾暖脾之力，又涩肠止泻。佐以吴茱萸温脾暖胃以散阴寒；五味子固肾涩肠，合吴茱萸以助君、臣药温涩止泻之力。姜、枣同煮，枣肉为丸，意在温补脾胃。诸药合用，共奏温肾暖脾、固肠止泻之功。

四、涩精止遗剂

桑螵蛸散

【组成】**桑螵蛸、远志、菖蒲、龙骨、人参、茯神、当归、龟甲**。

【方歌】桑螵蛸散治便数，参苓龙骨同龟壳，菖蒲远志及当归，补肾宁心健忘觉。

【用法】上为末，夜卧人参汤调下二钱。

【功用】**调补心肾，涩精止遗**。

【主治】**心肾两虚证**。小便频数，或尿如米泔色，或遗尿，或遗精，心、神恍惚，健忘，舌淡苔白，脉细弱。

【配伍意义】桑螵蛸补肾固精止遗，为君。臣以龙骨收敛固涩，镇心安神；龟甲滋养肾阴，补心安神。桑螵蛸得龙骨则固涩止遗之力增，得龟甲则补肾益精之功著。佐以人参大补元气，配茯神合而益心气、宁心神；当归补心血，合人参补益气血；菖蒲、远志安神定志，交通心肾。诸药相合，共奏调补心肾、交通上下、补养气血、涩精止遗之功。

五、固崩止带剂

固冲汤

【组成】**白术、生黄芪、龙骨、牡蛎、萸肉、生杭芍、海螵蛸、茜草、棕边炭、五倍子**。

【方歌】固冲汤中术芪龙，牡蛎海蛸五倍同，茜草山萸棕炭芍，益气止血治雪崩。

【用法】水煎服。

【功用】**固冲摄血，益气健脾**。

【主治】**脾肾亏虚，冲脉不固证**。猝然血崩，或月经过多，或漏下不止，色淡质稀，头晕肢冷，心悸气短，神疲乏力，腰膝酸软，舌淡，脉微弱。

【配伍意义】山萸肉为君，补益肝肾，收敛固涩。煅龙骨、煅牡蛎助君药以收敛元气，固涩滑脱。白术、黄芪补气健脾，以助健运统摄；黄芪又擅升提，尤擅治流产崩漏。四味为臣。佐以生白芍补益肝肾，养血敛阴；棕榈炭、五倍子收敛止血；海螵蛸、茜草固摄下焦，既止血，又化瘀。诸药合用，共奏固冲摄血、益气健脾之功。

单元测试

1. 属于固涩剂适应范围的病证是
A. 血热崩漏
B. 肺虚久咳
C. 火动遗精
D. 伤食泄泻
E. 热病多汗
答案：B
2. 真人养脏汤的功用是
A. 温中祛寒，补益脾胃
B. 温中补虚，降逆止呕
C. 益气健脾，缓急止痛
D. 温补脾肾，涩肠止泻
E. 涩肠固脱，温补脾肾
答案：E
3. 固冲汤的功用是
A. 益气滋阴，化瘀止血
B. 降火坚阴，止血固经
C. 固冲摄血，益气健脾
D. 滋阴清热，止血固经
E. 温补肝肾，固冲止血
答案：C
4. 治疗五更泄泻的首选方剂是
A. 吴茱萸汤
B. 理中丸
C. 真人养脏汤
D. 四神丸
E. 金匮肾气丸
答案：D
5. 牡蛎散中功专收敛止汗的药物是
A. 煅牡蛎
B. 麻黄根
C. 生黄芪
D. 小麦
E. 白术
答案：B
6. 真人养脏汤主治之久泻久痢的主要病机是
A. 肾阳衰微
B. 脾胃虚寒
C. 肠胃寒积
D. 脾肾虚寒
E. 肝肾虚寒
答案：D
7. 下列各项，属四神丸功用的是
A. 固表止汗
B. 固经止血
C. 健脾止带
D. 涩肠止泻
E. 涩精止遗
答案：D
（8~9 题共用备选答案）
A. 当归补血汤
B. 固冲汤
C. 玉屏风散
D. 补中益气汤
E. 补阳还五汤
8. 体现益气摄血法的代表方剂是
答案：B
9. 体现益气升阳法的代表方剂是
答案：D
（10~11 题共用备选答案）
A. 温经散寒
B. 温肾暖脾
C. 温肾纳气
D. 温脾暖胃
E. 温肾暖肝
10. 肉桂在真人养脏汤中的作用是
答案：B
11. 肉豆蔻在四神丸中的作用是
答案：D

第十单元 安 神 剂

知识点概要

一、概述

1. 适用范围 神志不安病证。

2. 应用注意事项

（1）安神剂虽有重镇安神与滋养安神之分，但火热每多伤阴，阴虚易致阳亢，病机又多虚实夹杂，且互为因果，故组方配伍时，重镇安神与滋养安神又往往配合运用，以顾虚实。

（2）重镇安神剂多由金石介壳类药物组成，易伤胃气，不宜久服。脾胃虚弱者，宜配伍健脾和胃之品。

（3）某些安神药，如朱砂等有一定的毒性，久服能引起慢性中毒，亦应注意。

二、重镇安神剂

朱砂安神丸

【组成】**朱砂、黄连、炙甘草、生地黄、当归**。

【方歌】朱砂安神东垣方，归连甘草合地黄，怔忡不寐心烦乱，养阴清热可复康。

【用法】上药除朱砂外，四味共为细末，汤浸蒸饼为丸，如黍米大，以朱砂为衣，每服十五丸或二十丸（3~4g），津唾咽之，食后服。

【功用】**镇心安神，清热养血**。

【主治】**心火亢盛，阴血不足证**。失眠多梦，惊悸怔忡，心烦神乱，或胸中懊侬，舌尖红，脉细数。

【配伍意义】朱砂为君，重镇安神，清心经火。**黄连为臣，清心泻火**。佐生地黄滋阴清热，当归滋阴养血，合生地黄补阴血以养心。佐使炙甘草调和诸药，益胃和中，且防黄连之苦寒、朱砂之质重碍胃。诸药合用，标本兼治，清中有养，使心、火得清，阴血得充，心、神得养，则神志自安。

三、滋养安神剂

1. 天王补心丹

【组成】**人参、茯苓、玄参、丹参、桔梗、远志、当归、五味子、麦门冬、天门冬、柏子仁、酸枣仁、生地黄**。

【方歌】补心丹用柏枣仁，二冬生地当归身，三参桔梗朱砂味，远志茯苓共养神。

【用法】上为末，炼蜜为丸，如梧桐子大，用朱砂为衣，每服二三十丸（6~9g），临卧，竹叶煎汤送下。亦可作汤剂，用量按原方比例酌减。

【功用】**滋阴清热，养血安神**。

【主治】**阴虚血少，神志不安证**。心悸怔忡，虚烦失眠，神疲健忘，或梦遗，手足心热，口舌生疮，大便干结，舌红少苔，脉细数。

【配伍意义】生地黄为君，滋阴养血，壮水以制虚火。天冬、麦冬滋阴清热，当归补血润燥，共助生地滋阴补血；酸枣仁、柏子仁养心安神，五味合而为臣。佐以玄参滋阴降火；茯苓、远志养心安神；人参补气以生血，并能安神益智；五味子敛心气，安心神；丹参清心活血；朱砂镇心安神。桔梗载药上行，以使药力缓留于上部心经，为使。本方滋阴补血以治本，养心安神以治标，标本兼治，心肾两顾，但以补心治本为主，共奏滋阴养血、补心安神之功。

2. 酸枣仁汤

【组成】**酸枣仁、甘草、知母、茯苓、川芎**。

【方歌】酸枣仁汤治失眠，川芎知草茯苓煎，养血除烦清虚热，安然入睡梦乡甜。

【用法】上五味，以水八升，煮酸枣仁得六升，内诸药，煮取三升，分温三服。

【功用】**养血安神，清热除烦**。

【主治】**肝血不足，虚热内扰证**。虚烦失眠，心悸不安，头目眩晕，咽干口燥，舌红，脉弦细。

【配伍意义】**酸枣仁为君，养血补肝，宁心安神**。臣以茯苓宁心安神；知母滋阴润燥，清热除烦。佐川芎，调肝血而疏肝气，与酸枣仁伍，辛散与酸收并用，养血调肝。甘草和中缓急，调和诸药，为佐使。诸药相伍，标本兼治，养中兼清，补中有行，共奏养血安神、清热除烦之效。

单元测试

1. 天王补心丹的辨证要点是指
A. 失眠，惊悸，舌红苔黄，脉细数
B. 失眠，心悸，手足心热，舌红少苔，脉细数
C. 虚烦失眠，咽干口燥，舌红，脉弦细
D. 精神恍惚，悲伤欲哭，舌红苔少，脉细
E. 心悸失眠，体倦食少，舌淡，脉细弱
答案：B
2. 以镇心安神、清热养血为主要功用的方剂是
A. 归脾汤
B. 酸枣仁汤
C. 朱砂安神丸
D. 当归六黄汤
E. 天王补心丹
答案：C
3. 以滋阴清热、养血安神为主要功用的方剂是
A. 炙甘草汤
B. 酸枣仁汤
C. 甘麦大枣汤
D. 天王补心丹
E. 朱砂安神丸
答案：D
4. 酸枣仁汤主治证候的病因病机是
A. 心脾两虚，气血不足
B. 心阴不足，肝气失和
C. 心肾两亏，阴虚血少
D. 肝血不足，虚热内扰
E. 心阳偏亢，心肾不交
答案：D
（5~6题共用备选答案）
A. 清营汤
B. 天王补心丹
C. 百合固金汤
D. 清燥救肺汤
E. 朱砂安神丸
5. 方中人参、玄参、丹参同用的方剂是
答案：B
6. 组成中含有生地、当归、甘草的方剂是
答案：E
（7~8题共用备选答案）
A. 补肾宁心，益智安神
B. 养血安神，清热除烦
C. 滋阴清热，养血安神
D. 镇心安神，泻火养阴
E. 养心安神，和中缓急
7. 天王补心丹的功用是
答案：C
8. 酸枣仁汤的功用是
答案：B
（9~10题共用备选答案）
A. 补气摄血
B. 养血安神
C. 养血调经
D. 滋阴清热
E. 益气升阳
9. 固冲汤和归脾汤均具有的治疗作用是
答案：A
10. 归脾汤和天王补心丹均具有的治疗作用是
答案：B
（11~12题共用备选答案）
A. 六味地黄丸
B. 天王补心丹
C. 桑螵蛸散
D. 金锁固精丸
E. 大补阴丸
11. 心肾两虚，虚火内扰而梦遗健忘者，治宜选用
答案：B
12. 心肾两虚，水火不济而尿频健忘者，治宜选用
答案：C
（13~14题共用备选答案）
A. 归脾汤
B. 酸枣仁汤
C. 天王补心丹
D. 朱砂安神丸
E. 甘麦大枣汤
13. 心脾两虚，气血不足而健忘失眠者，治宜选用
答案：A
14. 肝血不足，虚热内扰而心悸失眠者，治宜选用
答案：B

第十一单元 开 窍 剂

知识点概要

一、概述

1. 适用范围 窍闭神昏证。

2. 应用注意事项

(1) 应辨别闭证和脱证。凡邪盛气实而见神志昏迷、口噤不开、两手握固、脉实有力的闭证方可用开窍剂；而对汗出肢冷、呼吸气微、手撒遗尿、口开目合、脉虚弱无力或脉微欲绝的脱证，即使神志昏迷也不宜使用。

(2) 辨清闭证之属热属寒，正确选用凉开或温开之剂。

(3) 对于阳明腑实证而见神昏谵语者，只宜寒下，不宜用开窍剂。但阳明腑实而兼有邪陷心包之证，则应根据病情缓急，先予开窍，或先投寒下，或开窍与寒下并用，才能切合病情。

(4) 开窍剂大多为芳香药物，辛散走窜，只宜暂用，不宜久服，久服则易伤元气，故临床多用于急救，中病即止，待患者神志清醒后，应根据不同表现，辨证施治。

(5) 麝香等药，有碍胎元，孕妇慎用。

(6) 本类方剂多制成丸、散剂或注射剂，丸、散剂在使用时宜温开水化服或鼻饲，不宜加热煎煮，以免药性挥发，影响疗效。

二、凉开剂

1. 安宫牛黄丸（牛黄丸）

【功用】**清热解毒，开窍醒神**。

【主治】**邪热内陷心包证**。高热烦躁，神昏谵语，舌謇肢厥，舌红或绛，脉数有力。亦治中风昏迷、小儿惊厥属邪热内闭者。

【配伍意义】牛黄苦凉，清心解毒，辟秽开窍；犀角（用水牛角代）咸寒，清心凉血解毒；麝香芳香开窍醒神。黄连、黄芩、栀子大苦大寒，泻火解毒；冰片、郁金芳香辟秽，化浊通窍，共为臣。佐以雄黄，助牛黄辟秽解毒；朱砂、珍珠镇心安神而除烦躁不安。原方以金箔为衣，取其重镇安神之效。炼蜜为丸，和胃调中，共为佐使。本方以牛黄等为君药，善清心包邪热，豁痰开窍，使心主安居于心之宫城，故名安宫牛黄丸。

2. 紫雪

【功用】**清热开窍，息风止痉**。

【主治】**温热病，热闭心包及热盛动风证**。高热烦躁，神昏谵语，痉厥，口渴唇焦，尿赤便闭，舌质红绛，苔黄燥，脉数有力或弦数；小儿热盛惊厥。

【配伍意义】犀角（用水牛角代）功专清心凉血解毒，羚羊角长于凉肝息风止痉，麝香芳香开窍醒神，合为君。生石膏、寒水石、滑石清热泻火，滑石且可导热从小便而出；玄参、升麻清热解毒，其中玄参尚能养阴生津，升麻又可清热透邪，俱为臣。佐以青木香、丁香、沉香辛温芳香，行气通转，与麝香配伍，增强开窍醒神之功；黄金镇心安神，平肝息风，解毒；朱砂、磁石重镇安神，朱砂并能清心解毒，磁石又能潜镇肝阳，与君药相配以加强除烦止痉之效；更用朴硝、硝石泄热散结以“釜底抽薪”，可使邪热从肠腑下泄。炙甘草益气安中，调和诸药，并防寒凉伤胃之弊，为佐使。本方以金石重镇、甘寒咸凉与芳香开窍之品相伍，心肝并治，清热开窍之中更具息风止痉之效，既开上窍，又通下窍。由于本药如“霜雪紫色”，且药性大寒犹如霜雪，故名“紫雪”。

3. 至宝丹

【功用】**化浊开窍，清热解毒**。

【主治】**痰热内闭心包证**。神昏谵语，身热烦躁，痰盛气粗，舌绛，苔黄垢腻，脉滑数。亦治中风、中暑、小儿惊厥属于痰热内闭者。

【配伍意义】麝香芳香开窍醒神；牛黄豁痰开窍，合犀角（水牛角代）清心凉血解毒为君。臣以安息香、冰片辟秽化浊，芳香开窍，与麝香同用，为治窍闭神昏之要品；玳瑁清热解毒，镇惊安神，可增强牛黄、犀角清热解毒之力。佐以朱砂、金箔、银箔镇心安神。诸药合用，共奏清热开窍、化浊解毒之功。

三、温开剂

苏合香丸（吃力伽丸）

【功用】芳香开窍，行气止痛。

【主治】**寒闭证**。突然昏倒，牙关紧闭，不省人事，苔白，脉迟。亦治心腹猝痛，甚则昏厥，属寒凝气滞者。

【配伍意义】苏合香、麝香、冰片、安息香芳香走窜，开窍启闭，辟秽化浊，而为君。臣以木香、香附、丁香、沉香、白檀香、乳香，行气解郁，散寒止痛，理气活血。佐以辛热之荜茇，温中散寒，助诸香药以增强祛寒止痛开郁之力；犀角（用水牛角代）清心解毒，朱砂重镇安神，二者药性虽寒，但与大队温热之品相伍，则不悖温通开窍之旨；白术益气健脾、温燥化湿，诃子收涩敛气，二药一补一敛，以防诸香辛散走窜太过，耗散真气。诸药合用，芳香化浊，温通开窍，行气止痛。

单元测试

1. 适宜用开窍剂治疗的证候是
A. 阳明腑实，神昏谵语
B. 阴虚风动，神倦瘛疭
C. 瘀热扰神，谵语如狂
D. 热陷心包，窍闭神昏
E. 火毒扰神，错语不眠
答案：D

2. 苏合香丸主治
A. 心绞痛属疾浊气滞血瘀者
B. 寒闭证
C. 暑秽
D. 热闭证
E. 痰热内闭心包证
答案：B

（3~4 题共用备选答案）
A. 清热解毒，开窍醒神
B. 清热解毒，开窍安神
C. 安神定惊，化痰开窍
D. 清热解毒，化浊开窍
E. 辟秽解毒，化痰开窍

3. 安宫牛黄丸的功用是
答案：A

4. 至宝丹的功用是
答案：D

（5~6 题共用备选答案）
A. 辟秽解毒，清热开窍
B. 辟秽解毒，化痰开窍
C. 清热开窍，息风止痉
D. 清热开窍，化浊解毒
E. 芳香开窍，行气止痛

5. 紫雪的功用是
答案：C

6. 苏合香丸的功用是
答案：E

（7~8 题共用备选答案）
A. 清热解毒
B. 息风止痉
C. 化浊开窍
D. 行气止痛
E. 通便散结

7. 安宫牛黄丸长于
答案：A

8. 紫雪长于
答案：B

第十二单元　理　气　剂

知识点概要

一、概述

1. 适用范围　气滞或气逆病证。

2. 应用注意事项

（1）首先应辨清气病的虚实，勿犯虚虚实实之戒。

（2）临证应注意辨别气滞与气逆，气滞当行气，气逆当降气。

（3）理气药多属芳香辛燥之品，容易伤津耗气，应适可而止，勿使过剂，尤其是年老体弱、阴虚火旺、孕妇或素有崩漏吐衄者，更应慎之。

二、行气剂

1. 越鞠丸（芎术丸）

【组成】**香附、川芎、苍术、栀子、神曲**。

【方歌】越鞠丸治六般郁，气血痰火湿食因，芎苍香附兼栀曲，气畅郁舒痛闷伸。

【用法】上为末，水丸如绿豆大。也可作汤剂服。

【功用】**行气解郁**。

【主治】**六郁证**。胸膈痞闷，脘腹胀痛，嗳腐吞酸，恶心呕吐，饮食不消。

【配伍意义】**香附行气解郁为君**，以治气郁；配伍血中之气药川芎，既可活血祛瘀治血郁，又可助香附行气解郁；栀子清热泻火，以治火郁；苍术燥湿运脾，以治湿郁；神曲消食导滞，以治食郁。因痰郁乃气滞湿聚而成，若气行湿化，则痰郁随之而解，故方中不另用治痰之品，此亦治病求本之意。

2. 枳实薤白桂枝汤

【组成】枳实、厚朴、薤白、桂枝、瓜蒌。

【用法】以水五升，先煮枳实、厚朴，取二升，去滓，内诸药，煮数沸，分三次温服。

【功用】通阳散结，祛痰下气。

【主治】**胸阳不振，痰气互结之胸痹**。胸满而痛，甚或胸痛彻背，喘息咳唾，短气，气从胁下冲逆，上攻心胸，舌苔白腻，脉沉弦或紧。

【配伍意义】瓜蒌涤痰散结，开胸通痹，薤白通阳散结，化痰散寒，共为君。枳实下气破结，消痞除满，厚朴燥湿化痰，下气除满，二者同用，助君宽胸散结、下气除满、通阳化痰之效，均为臣。佐桂枝通阳散寒，降逆平冲。诸药配伍，共奏通阳散结、祛痰下气之功。

3. 半夏厚朴汤

【组成】半夏、厚朴、茯苓、生姜、苏叶。

【用法】以水七升，煮取四升，分温四服，日三夜一服。

【功用】**行气散结，降逆化痰**。

【主治】**梅核气**。咽中如有物阻，咯吐不出，吞咽不下，胸膈满闷，或咳或呕，舌苔白润或白滑，脉弦缓或弦滑。

【配伍意义】半夏化痰散结，降逆和胃，为君。厚朴下气除满，助半夏散结降逆，为臣。茯苓渗湿健脾，以助半夏化痰。生姜辛温散结，和胃止呕，且可以制半夏毒性。苏叶芳香行气，理肺疏肝，助厚朴行气宽胸，宣通郁结之气，共为佐。全方辛苦合用，辛以行气散结，苦以燥湿降逆，使郁气得疏，痰涎得化，梅核气自除。

4. 天台乌药散

【组成】天台乌药、木香、小茴香、青皮、高良姜、槟榔、川楝子、巴豆。

【方歌】天台乌药木茴香，川楝槟榔巴豆尝，再加青皮为细末，一钱酒下痛疝尝。

【用法】上八味，先将巴豆微打破，同川楝子用麸炒黑，去巴豆及麸皮不用，合余药共研为末，和匀，每服一钱，温酒送下。

【功用】行气疏肝，散寒止痛。

【主治】**肝经气滞寒凝证**。小肠疝气，少腹引控睾丸而痛，偏坠肿胀，或少腹疼痛，苔白，脉弦。

【配伍意义】乌药行气疏肝，散寒止痛，为君。青皮疏肝行气，小茴香暖肝散寒，高良姜散寒止痛，木香行气止痛，共助君药行气散结、祛寒止痛，俱为臣。槟榔下气导滞，能直达下焦而破坚，取苦寒之川楝子与辛热之巴豆同炒，去巴豆而用川楝子，既可减川楝子之寒，又能增其行气散结之力，为佐使。诸药合用，使寒凝得散，气滞得疏，肝经得调，则疝痛、腹痛可愈。

5. 暖肝煎

【组成】当归、枸杞子、小茴香、肉桂、乌药、沉香、茯苓。

【方歌】暖肝煎中杞茯归，茴沉乌药姜肉桂，下焦虚寒疝气痛，温补肝肾此方推。

【用法】水一盅半，加生姜三五片，煎七分，食远温服。

【功用】温补肝肾，行气止痛。

【主治】**肝肾不足，寒滞肝脉证**。睾丸冷痛，或小腹疼痛，疝气痛，畏寒喜暖，舌淡苔白，脉沉迟。

【配伍意义】肉桂温肾暖肝，祛寒止痛，小茴香暖肝散寒，理气止痛，合为君。当归养血补肝，枸杞子补肝益肾，二药均补肝肾不足之本，乌药、沉香辛温散寒，行气止痛，以去阴寒冷痛之标，同为臣。佐以茯苓渗湿健脾，生姜散寒和胃。综观全方，以温补肝肾治其本，行气逐寒治其标，标本兼顾。

三、降气剂

1. 苏子降气汤

【组成】**紫苏子、半夏、川当归、甘草、前胡、厚朴、肉桂**。

【方歌】苏子降气半夏归，前胡桂朴草姜随，下虚上盛痰嗽喘，亦有加参贵和机。

【用法】上为细末，每服二大钱，水一盏半，入生姜二片，枣子一个，苏叶五叶，同煎至八分，去滓热服，不拘时候。

【功用】降气平喘，祛痰止咳。

【主治】**上实下虚喘咳证**。痰涎壅盛，胸膈满闷，喘咳短气，呼多吸少，或腰痛脚弱，肢体倦怠，或肢体浮肿，舌苔白滑或白腻，脉弦滑。

【配伍意义】苏子降气平喘，祛痰止咳，为君。半夏燥湿化痰降逆，厚朴下气宽胸除满，前胡下气祛痰止咳，三药为臣，助苏子降气祛痰平喘。**肉桂温补下元，纳气平喘**；当归既治咳逆上气，又养血补肝润燥，同肉桂配伍以增强温补下虚之效；略加生姜、苏叶以散寒宣肺，共为佐。甘草、大枣和中调药，为佐使。诸药合用，标本兼顾，上下并治，而以治上为主。

2. 旋覆代赭汤

【组成】旋覆花、人参、生姜、代赭石、甘草、半夏、大枣。

【用法】以水一斗，煮取六升，去滓再煎，取三升，温服一升，日三服。

【方歌】旋覆代赭用人参，半夏姜甘大枣临，重以镇逆咸软痞，痞硬噫气力能禁。

【功用】降逆化痰，益气和胃。

【主治】**胃虚痰阻气逆证**。胃脘痞闷或胀满，按之不痛，频频嗳气，或见纳差、呃逆、恶心，甚或呕吐，舌苔白腻，脉缓或滑。

【配伍意义】**旋覆花下气消痰，降逆止嗳，为君。代赭石善镇冲逆，为臣**。生姜用量独重，和胃降逆以增止呕之效，宣散水气以助祛痰之功，制约代赭石的寒凉之性，使其镇降逆气而不伐胃；半夏祛痰散结，降逆和胃，并为臣。人参、炙甘草、大枣益脾胃，补气虚，为佐使，炙甘草调和诸药兼为使药。诸药配合，共成降逆化痰、益气和胃之剂。

单元测试

1. 越鞠丸的功用是
A. 行气散结
B. 行气和血
C. 行气消痞
D. 行气解郁
E. 行气止痛
答案：D
2. 天台乌药散与暖肝煎两方组成中均含有的药物是
A. 当归、枸杞子
B. 沉香、川楝子
C. 肉桂、青木香
D. 乌药、小茴香
E. 槟榔、高良姜
答案：D
3. 下列各项中，不属于苏子降气汤组成药物的是
A. 生姜、苏叶
B. 前胡、甘草
C. 杏仁、白前
D. 半夏、厚朴
E. 当归、肉桂
答案：C
4. 苏子降气汤中配伍当归和肉桂的意义是
A. 温肾纳气
B. 养血补肝
C. 温补下虚
D. 祛痰止咳
E. 温肾祛寒
答案：C
5. 旋覆花、代赭石在旋覆代赭汤中的配伍意义是
A. 温胃化痰止呕
B. 平冲降逆止呕
C. 祛痰降逆和胃
D. 镇冲逆除噫气
E. 化痰消食和胃
答案：D
6. 半夏厚朴汤的组成药物中不含
A. 半夏
B. 厚朴
C. 白术
D. 茯苓
E. 生姜
答案：C
（7~8 题共用备选答案）
A. 木通
B. 当归
C. 厚朴
D. 木香
E. 栀子
7. 暖肝煎的组成药物中含有
答案：B
8. 越鞠丸的组成药物中含有
答案：E

第十三单元　理　血　剂

知识点概要

一、概述

1. 适用范围　血瘀或出血病证。属“八法”中“消法”的范畴。

2. 应用注意事项

（1）须辨清造成瘀血或出血的病因，分清标本缓急，做到急则治标，缓则治本，或标本兼顾。

（2）逐瘀防伤正气，止血慎防留瘀。对于瘀血内阻，血不循经所致的出血，法当祛瘀为先，因瘀血不去则出血不止。

（3）活血祛瘀剂其性破泄，易于动血、伤胎，故凡妇女经期、月经过多及孕妇均当慎用或忌用。

二、活血祛瘀剂

1. 桃核承气汤

【组成】桃仁、大黄、桂枝、甘草、芒硝。

【方歌】桃仁承气五般施，甘草硝黄并桂枝，瘀热互结小腹胀，如狂蓄血最相宜。

【用法】上四味，以水七升，煮取二升半，去滓，内芒硝，更上火，微沸，下火，先食，温服五合，日三服，当微利。

【功用】逐瘀泻热。

【主治】**下焦蓄血证**。少腹急结，小便自利，甚则烦躁谵语，神志如狂，至夜发热；血瘀经闭，痛经，脉沉实而涩。

【配伍意义】桃仁活血破瘀，大黄荡涤邪热，活血下瘀，为君。芒硝咸苦寒，泻热软坚，助大黄下瘀泻热；桂枝辛甘温，通行血脉，既助桃仁活血祛瘀，又防硝、黄寒凉凝血之弊，共为臣。桂枝得硝、黄则温通而不助热；硝、黄得桂枝则寒下而不凉遏。炙甘草护胃安中，缓和诸药的峻烈之性，为佐使。全方配伍，使蓄血除，瘀热清，邪有出路，诸症自平。

2. 血府逐瘀汤

【组成】**桃仁、红花、当归、生地黄、川芎、赤芍、牛膝、桔梗、柴胡、枳壳、甘草**。

【方歌】血府当归生地桃，红花枳壳膝芎饶，柴胡赤芍甘桔梗，血化下行不作痨。

【用法】水煎服。

【功用】**活血化瘀，行气止痛**。

【主治】**胸中血瘀证**。胸痛，头痛，日久不愈，痛如针刺而有定处，或呃逆日久不止，或饮水即呛，干呕，或内热瞀闷，或心悸怔忡，失眠多梦，急躁易怒，入暮潮热，唇暗或两目暗黑，舌质暗红，或舌有瘀斑、瘀点，脉涩或弦紧。

【配伍意义】桃仁破血行滞而润燥，红花活血祛瘀以止痛，共为君。赤芍、川芎助君活血祛瘀；**牛膝活血通经，祛瘀止痛，引血下行**，共为臣。佐以生地、当归养血益阴，兼能清热活血；桔梗、枳壳一升一降，宽胸行气；柴胡疏肝解郁，升达清阳，与桔梗、枳壳同用，升、降、开并施，使气行则血行。桔梗并能载药上行，甘草调和诸药，同为佐使。全方配伍特点：①活血与行气相伍，既行血分瘀滞，又解气分郁结。②祛瘀与养血同施，则活血而无耗血之虑，行气又无伤阴之弊。③升、降、开兼顾，既能升达清阳，又可降泄下行，还能开胸行气，使气血和调，共奏活血化瘀、行气止痛之功。

3. 补阳还五汤

【组成】**黄芪、当归尾、赤芍、地龙、川芎、红花、桃仁**。

【方歌】补阳还五赤芍芎，归尾通经佐地龙，四两黄芪为主药，血中瘀滞用桃红。

【用法】水煎服。

【功用】补气，活血，通络。

【主治】**中风之气虚血瘀证**。半身不遂，口眼歪斜，语言謇涩，口角流涎，小便频数或遗尿失禁，舌暗淡，苔白，脉缓无力。

【配伍意义】**生黄芪为君，补益元气，意在气旺则血行，瘀去则络通，同时气旺还能生血以补血瘀而致的血亏**。臣以当归尾，活血通络而不伤血。佐以赤芍、川芎、桃仁、红花，助当归尾以活血祛瘀；地龙通经活络，力专善走，周行全身，以行药力，为佐使。全方重用补气药，配伍少量活血药，共奏补气、活血、通络之功。

4. 复元活血汤

【组成】柴胡、瓜蒌根、当归、红花、甘草、穿山甲、大黄、桃仁。

【方歌】复元活血汤柴胡，花粉当归山甲俱，桃仁红花大黄草，损伤瘀血酒煎祛。

【用法】除桃仁外，锉如麻豆大，每服一两，水一盏半，酒半盏，同煎至七分，去滓，大温服之，食前。以利为度，得利痛减，不尽服。现代用法：按原方用量比例酌减，水煎服。

【功用】**活血祛瘀，疏肝通络**。

【主治】**跌打损伤，瘀血阻滞证**。胁肋瘀肿，痛不可忍。

【配伍意义】**大黄荡涤凝瘀败血，导瘀下行，推陈致新；柴胡疏肝行气，并可引诸药入肝经。合为君**。臣以桃仁、红花活血祛瘀，消肿止痛；穿山甲破瘀通络，消肿散结。佐以当归补血活血；瓜蒌根既入血分助诸药以消瘀散结，又清热润燥。甘草缓急止痛，调和诸药，为佐使。大黄、桃仁酒制，及原方加酒煎服，乃增强活血通络之意。诸药合用，使“去者去，生者生，痛自舒而元自复”，故名“复元活血汤”。

5. 温经汤

【组成】**吴茱萸、当归、芍药、川芎、人参、桂枝、阿胶、牡丹皮、生姜、甘草、半夏、麦冬**。

【方歌】温经归芍桂萸芎，姜夏丹皮及麦冬，参草阿胶胶益血，暖宫祛瘀在温通。

【用法】水煎服，阿胶烊冲。

【功用】**温经散寒，养血祛瘀**。

【主治】**冲任虚寒，瘀血阻滞证**。漏下不止，或血色暗而有块，淋沥不畅，或月经超前或延后，或逾期不止，或一月再行，或经停不至，而见少腹里急，腹满，傍晚发热，手心烦热，唇口干燥，舌质暗红，脉细而涩。亦治妇人宫冷，久不受孕。

【配伍意义】吴茱萸、桂枝温经散寒，通利血脉，为君。臣以当归、川芎活血祛瘀，养血调经；丹皮既助诸药活血散瘀，又清血分虚热。佐以阿胶、白芍、麦冬养血调肝，滋阴润燥，且清虚热，并制吴茱萸、桂枝之温燥，还可敛阴缓肝止痛；人参、甘草益气健脾，以资生化之源；半夏、生姜辛开散结，通降胃气，以助祛瘀调经，其中生姜既温胃气以助生化，又助吴茱萸、桂枝以温经散寒。甘草尚能调和诸药，兼为使。诸药合用，共奏温经散寒、养血祛瘀之功。

6. 生化汤

【组成】**当归、川芎、桃仁、干姜、甘草**。

【方歌】生化汤宜产后尝，归芎桃草酒炮姜，恶露不行少腹痛，温养活血最见长。

【用法】黄酒、童便各半煎服。

【功用】**养血祛瘀，温经止痛**。

【主治】**血虚寒凝，瘀血阻滞证**。产后恶露不行，小腹冷痛。

【配伍意义】当归养血活血、化瘀生新、温经散寒，为君；川芎活血行气，桃仁活血祛瘀，为臣；炮姜入血散寒，黄酒通脉活血，均为佐；炙甘草和中缓急，调和诸药为使。原方另用童便同煎（现多已不用），乃取其益阴化瘀，引败血下行之意。诸药合用，寓生新于化瘀之内，而奏养血祛疲、温经止痛之功。

三、止血剂

1. 十灰散

【组成】大蓟、小蓟、荷叶、侧柏叶、茅根、茜根、栀子、大黄、牡丹皮、棕榈皮。

【方歌】十灰散用十般灰，柏荷茅茜丹榈煨，二蓟栀黄各炒黑，上部出血势能摧。

【用法】上药各烧灰存性，研极细末，用纸包，碗盖于地上一夕，出火毒，用时先将白藕捣汁或萝卜汁磨京墨半碗，调服五钱，食后服下。

【功用】凉血止血。

【主治】**血热妄行之上部出血证**。呕血、吐血、咯血、嗽血、衄血等，血色鲜红，来势急暴，舌红，脉数。

【配伍意义】大蓟、小蓟性味甘凉，长于凉血止血，且能祛瘀，为君。荷叶、侧柏叶、白茅根、茜根皆能凉血止血，棕榈皮收涩止血，皆为臣。栀子、大黄清热泻火为佐。丹皮配大黄凉血祛瘀，使止血而不留瘀，亦为佐。藕汁能清热凉血散瘀，萝卜汁降气清热以助止血，京墨亦有收涩止血之功，皆属佐。诸药炒炭存性，亦可加强收敛止血之力。全方集凉血、止血、清降、祛瘀诸法于一方，但以凉血止血为主，使血热清，气火降，则出血自止。

2. 咳血方

【组成】**青黛、瓜蒌仁、海粉、栀子、诃子**。

【方歌】咳血方中诃子收，瓜蒌海粉山栀投，青黛蜜丸口噙化，咳嗽痰血服之瘳。

【用法】上为末，以蜜同姜汁为丸，噙化。

【功用】**清肝宁肺，凉血止血**。

【主治】**肝火犯肺之咳血证**。咳嗽，痰稠带血，咯吐不爽，心烦易怒，胸胁作痛，咽干口苦，颊赤便秘，舌红苔黄，脉弦数。

【配伍意义】青黛泻肝经实火而凉血，栀子泻火除烦凉血，为君。瓜蒌仁清热化痰，润肺止咳；海粉（现多用海浮石）清金降火，软坚化痰，共为臣。诃子清热下气，敛肺化痰，为佐。诸药合用，共奏清肝宁肺、凉血止血之功。

3. 小蓟饮子

【组成】**生地黄、小蓟、木通、滑石、蒲黄、藕节、淡竹叶、当归、山栀子、甘草。**

【方歌】小蓟饮子藕蒲黄，木通滑石生地襄，归草黑栀淡竹叶，血淋热结服之良。

【用法】上㕮咀，每服半两，水煎，空心服。

【功用】凉血止血，利水通淋。

【主治】**热结下焦之血淋、尿血。**尿中带血，小便频数，赤涩热痛，舌红，脉数。

【配伍意义】生地黄凉血止血，养阴清热；小蓟凉血止血，共为君。藕节、蒲黄凉血止血，并能消瘀，为臣。滑石、竹叶、木通清热利水通淋；栀子清泄三焦之火，导热从下而出；当归养血和血，引血归经，且可防诸药寒凉太过之弊，为佐。甘草和中调药为使。诸药合用，共成凉血止血为主，利水通淋为辅之方。

4. 槐花散

【组成】槐花、侧柏叶、荆芥穗、枳壳。

【用法】上为细末，用清米饮调下二钱，空心食前服。

【功用】**清肠止血，疏风行气。**

【主治】**风热湿毒，壅遏肠道，损伤血络证。**肠风、脏毒，或便前出血，或便后出血，或粪中带血，以及痔疮出血，血色鲜红或晦暗，舌红苔黄，脉数。

【配伍意义】槐花善清大肠湿热，凉血止血，为君。臣以侧柏叶清热止血，可增强君药凉血止血之力。荆芥穗辛散疏风，微温不燥，炒用入血分而止血；枳壳行气宽肠，共为佐。诸药合用，既能凉血止血，又能清肠疏风，具有寓行气于止血之中、寄疏风于清肠之内之相反相成的配伍特点。

5. 黄土汤

【组成】**甘草、干地黄、白术、附子、阿胶、黄芩、灶心土。**

【方歌】黄土汤将远血医，胶芩地术附甘随，温阳健脾能摄血，便血崩漏服之宜。

【用法】先将灶心土水煎过滤取汤，再煎余药，阿胶烊化冲服。

【功用】温阳健脾，养血止血。

【主治】**脾阳不足，脾不摄血证。**大便下血，先便后血，以及吐血、衄血、妇人崩漏，血色暗淡，四肢不温，面色萎黄，舌淡苔白，脉沉细无力。

【配伍意义】灶心黄土温中收涩止血而为君。臣以白术、附子温阳健脾以复统血之权。生地、阿胶滋阴养血止血；与苦寒之黄芩合用以制约术、附过于温燥；生地、阿胶得术、附则滋而不腻而无呆滞碍脾之弊，均为佐。甘草调药和中，为佐使。诸药合用，为温中健脾、养血止血之良剂，具有寒热并用、标本兼顾、刚柔相济的配伍特点，故吴瑭称本方为“甘苦合用，刚柔互济法”。

单元测试

1. 大黄牡丹汤与桃核承气汤两方组成中均含有的药物是

A. 大黄、桃仁、甘草

B. 大黄、芒硝、甘草

C. 大黄、赤芍、甘草

D. 大黄、芒硝、桃仁

E. 大黄、芒硝、赤芍

答案：D

2. 黄土汤的组成药物中含有

A. 熟地黄、人参、干姜、附子

B. 生地黄、当归、炮姜、附子

C. 熟附子、干姜、黄芪、人参

D. 干地黄、阿胶、附子、黄芩

E. 熟地黄、芍药、附子、干姜

答案：D

3. 温经汤的组成药物中不含

A. 半夏、甘草

B. 干姜、肉桂

C. 人参、阿胶

D. 丹皮、麦冬

E. 当归、芍药

答案：B

4. 小蓟饮子的组成药物中不含

A. 当归、蒲黄

B. 生地、滑石

C. 藕节、木通

D. 大黄、车前子

E. 栀子、淡竹叶

答案：D
5. 以活血祛瘀、行气止痛为主要功用的方剂是
A. 温经汤
B. 失笑散
C. 金铃子散
D. 桂枝茯苓丸
E. 血府逐瘀汤
答案：E
6. 温经汤中配伍半夏的主要用意是
A. 燥湿化痰而和胃
B. 和胃降逆而止呕
C. 通降胃气而散结
D. 降逆散结而消痞
E. 化痰开胃而行津
答案：C
7. 咳血方主治证的病机是
A. 肝火犯肺，灼伤肺络
B. 脾阳不足，统血失常
C. 阴虚火旺，损伤肺络
D. 血热妄行，损伤肺络
E. 心脾两虚，气不摄血
答案：A
8. 生化汤的功用是
A. 温经散寒，祛瘀养血
B. 养血祛瘀，温经止痛
C. 化瘀生新，行气止痛
D. 活血化瘀，疏肝通络
E. 活血化瘀，缓消癥块
答案：B
9. 槐花散的功用是
A. 清肠凉血，养阴活血
B. 清肠止血，疏风下气
C. 养阴清热，凉血止血
D. 养血止血，清肠祛风
E. 益气健脾，养血止血
答案：B
（10~11 题共用备选答案）
A. 补气活血，化瘀通络
B. 活血祛瘀，疏肝通络
C. 活血化瘀，缓消癥块
D. 活血祛瘀，散结止痛
E. 活血祛瘀，温经止痛
10. 复元活血汤的功用是
答案：B
11. 补阳还五汤的功用是
答案：A
（12~13 题共用备选答案）
A. 生化汤
B. 温经汤
C. 失笑散
D. 丹参饮
E. 桂枝茯苓丸
12. 具有养血祛瘀、温经止痛功用的方剂是
答案：A
13. 具有活血祛瘀、散结止痛功用的方剂是
答案：C
（14~15 题共用备选答案）
A. 失笑散
B. 越鞠丸
C. 柴胡疏肝散
D. 苏合香丸
E. 血府逐瘀汤
14. 治疗寒凝气滞之心腹猝痛，宜选用
答案：D
15. 治疗瘀血内停之心腹刺痛，宜选用
答案：A
（16~17 题共用备选答案）
A. 十灰散
B. 黄土汤
C. 止嗽散
D. 咳血方
E. 小蓟饮子
16. 治疗肝火犯肺所致之咳痰带血，宜选用
答案：D
17. 治疗下焦瘀热所致之血淋尿血，宜选用
答案：E
（18~19 题共用备选答案）
A. 归脾汤
B. 健脾丸
C. 槐花散
D. 黄土汤
E. 十灰散
18. 脾阳不足，统摄无权所致之便血，宜选用
答案：D
19. 风热客于肠中，损伤脉络所致之便血，宜选用
答案：C

第十四单元　治　风　剂

知识点概要

一、概述

1. 适用范围　风病。

2. 应用注意事项

(1) 辨别风病属性。外风宜疏散，不宜平息；内风宜平息，而忌用辛散。

(2) 应辨别病邪的兼夹以及病情的虚实，进行适当的配伍，才能切合病情。

(3) 外风与内风，亦常相互影响，外风可以引动内风，内风又可兼夹外风，这种错综复杂的证候，应该分清主次，全面兼顾。

二、疏散外风剂

1. 川芎茶调散

【组成】川芎、荆芥、白芷、羌活、甘草、细辛、薄荷、防风。

【方歌】川芎茶调散荆防，辛芷薄荷甘草羌，目昏鼻塞风攻上，偏正头痛悉能康。

【用法】上为细末，每服二钱，食后，茶清调下。亦可作汤剂，用量酌减。

【功用】疏风止痛。

【主治】**外感风邪头痛**。偏正头痛，或巅顶作痛，目眩鼻塞，或恶风发热，舌苔薄白，脉浮。

【配伍意义】川芎善治少阳、厥阴经头痛，祛风活血而止头痛，“诸经头痛之要药”，为君。薄荷、荆芥辛散上行，善疏风止痛、清利头目，为臣；**羌活治太阳经头痛，白芷治阳明经头痛，细辛散寒止痛，长于治少阴经头痛，防风辛散上部风邪，共为佐**；甘草益气和中，调和诸药，为使。服时佐以茶清调下，取其苦凉轻清之性，既可上清头目，又能制约风药过于温燥与升散。诸药合用，共奏疏风止痛之效。

2. 消风散

【组成】**当归、生地、防风、蝉蜕、知母、苦参、胡麻、荆芥、苍术、牛蒡子、石膏、甘草、木通**。

【方歌】消风散内用荆防，蝉蜕胡麻苦参苍，石知蒡通归地草，风疹湿疹服之康。

【用法】水煎服。

【功用】疏风养血，清热除湿。

【主治】**风疹、湿疹**。皮肤瘙痒，疹出色红，或遍身云片斑点，抓破后渗出津水，苔白或黄，脉浮数。

【配伍意义】荆芥、防风、牛蒡子、蝉蜕辛散透达，疏风散邪，使风去痒止，为君。苍术祛风燥湿，苦参清热燥湿，木通渗利湿热；石膏、知母清热泻火，共为臣。佐以当归、生地、胡麻仁养血活血，寓“治风先治血，血行风自灭”之意。生甘草清热解毒，调和药性，为佐使。诸药配伍，以奏疏风除湿、清热养血之效。

三、平息内风剂

1. 羚角钩藤汤

【组成】羚角片、双钩藤、霜桑叶、滁菊花、鲜生地、生白芍、京川贝、淡竹茹、茯神木、生甘草。

【方歌】俞氏羚角钩藤汤，桑叶菊花鲜地黄，芍草茯神川贝茹，凉肝增液定风方。

【用法】水煎服。

【功用】凉肝息风，增液舒筋。

【主治】**肝热生风证**。高热不退，烦闷躁扰，手足抽搐，发为痉厥，甚则神昏，舌绛而干，或舌焦起刺，脉弦而数；肝热风阳上逆，头晕胀痛，耳鸣心悸，面红如醉，或手足躁扰，甚则瘛疭，舌红，脉弦数。

【配伍意义】羚羊角入肝经，凉肝息风，钩藤清热平肝，息风解痉，为君。桑叶疏散肝热，菊花平肝息风，助君药以清热息风，为臣。鲜生地、生白芍、生草酸甘化阴，增液凉血泄热，缓急柔肝舒筋；川贝、竹茹清热化痰；茯神木平肝宁心安神，以上俱为佐。生甘草调和诸药，兼以为使。诸药合用，标本兼治，以凉肝息风为主，兼呈增液化痰、舒筋通络之效。

2. 镇肝熄风汤

【组成】**怀牛膝、生赭石、生龙骨、生牡蛎、生龟板、生杭芍、玄参、天冬、川楝子、生麦芽、茵陈、甘草**。

【方歌】张氏镇肝熄风汤，龙牡龟牛制亢阳，代赭天冬元芍草，茵陈川楝麦芽襄。

【用法】水煎服。

【功用】**镇肝息风，滋阴潜阳**。

【主治】**类中风**。头目眩晕，目胀耳鸣，脑部热痛，面色如醉，心中烦热，或时常噫气，或肢体渐觉不利，口眼渐形歪斜，甚或眩晕颠仆，昏不知人，移时始醒，或醒后不能复原，脉弦长有力。

【配伍意义】怀牛膝为君，引血下行，补益肝肾。代赭石镇肝降逆，合牛膝以引气血下行，急治其标；龙骨、牡蛎、龟板、白芍益阴潜阳，镇肝息风，共为臣。玄参、天冬下走肾经，滋阴清热，合龟板、白芍滋水以涵木，滋阴以柔肝；**茵陈、川楝子、生麦芽清泄肝热，疏肝理气，以遂其性**。以上俱为佐。甘草调和诸药，合生麦芽能和胃安中，以防金石、介壳类药物碍胃，为佐使。

3. 天麻钩藤饮

【组成】**天麻、钩藤、石决明、栀子、黄芩、川牛膝、杜仲、益母草、桑寄生、夜交藤、朱茯神**。

【方歌】天麻钩藤益母桑，栀芩清热决潜阳，杜仲牛膝益肾损，茯神夜交安服良。

【用法】水煎服。

【功用】**平肝息风，清热活血，补益肝肾**。

【主治】**肝阳偏亢，肝风上扰证**。头痛，眩晕，失眠多梦，或口苦面红，舌红苔黄，脉弦或数。

【配伍意义】天麻、钩藤平肝息风，为君。石决明平肝潜阳，除热明目，与天麻、钩藤合用，加强平肝息风之功；川牛膝引血下行，共为臣。栀子、黄芩清热泻火，使肝经之热不致上扰；益母草活血利水；杜仲、桑寄生补益肝肾；夜交藤、朱茯神安神定志，俱为佐。诸药配伍，以奏平肝息风、清热活血、补益肝肾之效。

4. 大定风珠

【组成】**生白芍、阿胶、生龟板、干地黄、麻仁、五味子、生牡蛎、麦冬、炙甘草、鸡子黄、鳖甲**。

【方歌】大定风珠鸡子黄，胶芍三甲五味襄，麦冬生地麻仁草，滋阴息风是妙方。

【用法】水煎，去渣，入阿胶烊化，再入鸡子黄，搅匀，温服。

【功用】滋阴息风。

【主治】**阴虚风动证**。手足瘛疭，形消神倦，舌绛少苔，脉气虚弱，时时欲脱。

【配伍意义】鸡子黄、阿胶滋养阴液以息内风，为君。白芍、地黄、麦冬滋阴柔肝；龟板、鳖甲、牡蛎介壳类潜镇之品，滋阴潜阳，重镇息风；麻仁养阴润燥；五味子味酸善收，与滋阴药相伍而收敛真阴，与白芍、甘草配伍则能酸甘化阴，均为佐。炙甘草调和诸药，为使。诸药相伍，使真阴得复，浮阳得潜，则虚风自息。

单元测试

1. 外感风邪头痛、头风，治宜选用
A. 消风散
B. 二陈汤
C. 川芎茶调散
D. 天麻钩藤饮
E. 半夏白术天麻汤

答案：C

2. 天麻钩藤饮的组成药物中含有
A. 川牛膝
B. 生牡蛎
C. 生龟板
D. 生鳖甲
E. 生龙骨

答案：A

3. 消风散中配伍蝉蜕的用意是
A. 明目退翳
B. 疏散风邪
C. 疏风清热
D. 宣散透疹
E. 息风止痉

答案：B

4. 镇肝熄风汤中配伍生麦芽的用意是

A. 消食和中

B. 疏肝和胃

C. 健脾化滞

D. 和胃护中

E. 疏肝理气

答案：E

5. 下列各项中除哪项外，均是大定风珠的组成药物

A. 白芍

B. 龟板

C. 甘草

D. 牡蛎

E. 牛膝

答案：E

6. 大定风珠所主证候的病因病机是

A. 阴血不足，风自内生

B. 邪热亢盛，热极动风

C. 阳阳偏亢，化风上旋

D. 真阴大亏，虚风内动

E. 痰浊上逆，引动肝风

答案：D

7. 主治肝肾阴亏，肝阳上亢，气血逆乱所致类中风证的方剂是

A. 羚角钩藤汤

B. 地黄饮子

C. 大定风珠

D. 天麻钩藤饮

E. 镇肝熄风汤

答案：E

（8~9 题共用备选答案）

A. 荆芥、防风、牛蒡

B. 荆芥、白芷、牛蒡

C. 荆芥、薄荷、秦艽

D. 荆芥、白芷、羌活

E. 防风、薄荷、升麻

8. 消风散的组成药物中含有

答案：A

9. 川芎茶调散的组成药物中含有

答案：D

（10~11 题共用备选答案）

A. 活血祛瘀

B. 补肝肾，强筋骨

C. 利尿通淋

D. 引血下行

E. 排脓止痛

10. 牛膝在天麻钩藤饮中的主要作用是

答案：D

11. 牛膝在镇肝熄风汤中的主要作用是

答案：D

（12~13 题共用备选答案）

A. 天麻钩藤饮

B. 大定风珠

C. 羚角钩藤汤

D. 镇肝熄风汤

E. 川芎茶调散

12. 高热不退，烦闷躁扰，手足抽搐，舌绛而干，脉弦数者。治宜选用

答案：C

13. 头痛眩晕，失眠多梦，舌红苔黄，口苦面红，脉弦数者。治宜选用

答案：A

第十五单元　治　燥　剂

知识点概要

一、概述

1. 适用范围　燥证。

2. 应用注意事项

（1）要分清外燥和内燥，外燥又须辨清是温燥还是凉燥，治法用方才能合。

（2）燥邪最易化热，伤津耗气，故治燥剂还须酌情配伍清热泻火或生津益气之品。而辛香耗津、苦寒化燥之品，则非燥病所宜。

（3）甘凉滋润药易于助湿滞气，脾虚便溏或素体湿盛者忌用。

二、轻宣外燥剂

1. 杏苏散

【组成】苏叶、半夏、茯苓、前胡、苦桔梗、枳壳、甘草、生姜、橘皮、杏仁、大枣。

【方歌】杏苏散内夏陈前，枳桔苓草姜枣研，轻宣温润治凉燥，咳止痰化病自痊。

【用法】水煎温服。

【功用】轻宣凉燥，理肺化痰。

【主治】**外感凉燥证**。恶寒无汗，头微痛，咳嗽痰稀，鼻塞咽干，苔白脉弦。

【配伍意义】苏叶发表散邪，宣发肺气；杏仁降利肺气，润燥止咳，共为君。前胡疏风散邪，降气化痰，既助苏叶轻宣达表，又助杏仁降气化痰；桔梗、枳壳助杏仁、苏叶理肺化痰，共为臣。半夏、橘皮燥湿化痰，理气行滞；茯苓渗湿健脾；生姜、大枣调和营卫，滋脾行津，为佐。甘草调和诸药，合桔梗宣肺利咽，功兼佐使。诸药配伍，以奏疏散风寒、轻宣凉燥、理肺化痰之效。

2. 桑杏汤

【组成】桑叶、杏仁、沙参、象贝、香豉、栀皮、梨皮。

【方歌】桑杏汤中象贝宜，沙参栀豉与梨皮，身热咽干咳痰少，辛凉甘润燥能医。

【用法】水二杯，煮取一杯，顿服之，重者再作服。

【功用】清宣温燥，润肺止咳。

【主治】**外感温燥证**。身热不甚，口渴，咽干鼻燥，干咳无痰，或痰少而黏，舌红，苔薄白而干，脉浮数而右脉大。

【配伍意义】桑叶清宣燥热，透邪外出；杏仁宣利肺气，润燥止咳，共为君。豆豉辛凉，助桑叶轻宣透热；贝母清化热痰，助杏仁止咳化痰；沙参养阴生津，润肺止咳，共为臣。栀子皮质轻而入上焦，清泄肺热；梨皮清热润燥，止咳化痰，均为佐。本方体现"治上焦如羽，非轻不举"之特点。

3. 清燥救肺汤

【组成】**桑叶、石膏、甘草、人参、胡麻仁、真阿胶、麦冬、杏仁、枇杷叶**。

【方歌】清燥救肺参草杷，石膏胶杏麦胡麻，经霜收下干桑叶，解郁滋肝效堪夸。

【用法】水一碗，煎六分，频频二三次，滚热服。

【功用】清燥润肺，益气养阴。

【主治】**温燥伤肺，气阴两伤证**。身热头痛，干咳无痰，气逆而喘，咽喉干燥，鼻燥，心烦口渴，胸满胁痛，舌干少苔，脉虚大或数。

【配伍意义】桑叶质轻性寒，清透肺中燥热之邪，重用为君。石膏辛甘而寒，清泄肺热，虽质重沉寒而量少，故不碍桑叶轻宣之性；麦冬甘寒，养阴润肺，合为臣。甘草培土生金；人参益气生津；胡麻仁、阿胶养阴润肺；杏仁、枇杷叶苦降肺气，共为佐。甘草调和诸药为使。全方宣、清、润三法并用，气阴双补，且宣散不耗气，清热不伤中，滋润不腻膈，为本方配伍特点。

三、滋阴润燥剂

1. 增液汤

【组成】**玄参、麦冬、细生地**。

【用法】水八杯，煮取三杯，口干则与饮令尽；不便，再作服。

【功用】增液润燥。

【主治】**阳明温病，津亏便秘证**。大便秘结，口渴，舌干红，脉细数或沉而无力。

【配伍意义】玄参为君，滋阴润燥，壮水制火，启肾水以滋肠燥。生地清热养阴，壮水生津；麦冬滋养肺胃阴津以润肠燥，共为臣。本方咸寒苦甘同用，旨在增水行舟，非属攻下，欲使其通便，必须重用，故名"增液汤"。

2. 麦门冬汤

【组成】**麦门冬、半夏、人参、甘草、粳米、大枣**。

【方歌】麦门冬汤用人参，枣草粳米半夏存，肺痿咳逆因虚火，清养肺胃此方珍。

【用法】上六味，以水一斗二升，煮取六升，温服一升，日三夜一服。

【功用】**清养肺胃，降逆下气**。

【主治】

（1）**虚热肺痿**。咳嗽气喘，咽喉不利，咳痰不爽，或咳唾涎沫，口干咽燥，手足心热，舌红少苔，脉虚数。

（2）**胃阴不足证**。呕吐，纳少，呃逆，口渴咽干，舌红少苔，脉虚数。

【配伍意义】麦门冬为君，养阴生津，滋液润燥。臣以人参益气生津。佐以甘草、粳米、大枣益胃气，养胃阴，合人参益胃生津，津液充足，自能上归于肺，此“培土生金”之法。佐以半夏，降逆下气化痰。甘草润肺利咽，调和诸药，为佐使。配伍特点：一则体现“**培土生金**”“**虚则补母**”之治，二是大量甘润剂中少佐辛燥之品，药仅六味，主从有序，润燥得宜，滋而不腻，燥不伤津。

3. 养阴清肺汤

【组成】大生地、麦冬、生甘草、玄参、贝母、丹皮、薄荷、白芍。

【方歌】养阴清肺是妙方，玄参草芍冬地黄，薄荷贝母丹皮入，时疫白喉急煎尝。

【用法】水煎服。一般日服一剂，重证可日服二剂。

【功用】养阴清肺，解毒利咽。

【主治】**白喉之阴虚燥热证**。喉间起白如腐，不易拭去，并逐渐扩展，病变甚速，咽喉肿痛，初起或发热或不发热，鼻干唇燥，或咳或不咳，呼吸有声，似喘非喘，脉数无力或细数。

【配伍意义】生地滋阴壮水，清热凉血，为君。玄参滋阴降火，解毒利咽，麦冬养阴清肺，共为臣。佐以丹皮清热凉血，散瘀消肿；白芍敛阴和营泄热；贝母清热润肺，化痰散结；薄荷辛凉散邪，清热利咽。生甘草清热解毒利咽，并调和诸药，以为佐使。诸药配伍，邪正兼顾，养肺肾之阴以扶正，凉血解毒，散邪利咽以祛毒。

4. 百合固金汤

【组成】**熟地、生地、当归身、白芍、甘草、桔梗、玄参、贝母、麦冬、百合**。

【方歌】百合固金二地黄，玄参贝母桔甘藏，麦冬芍药当归配，喘咳痰血肺家伤。

【用法】水煎服。

【功用】滋养肺肾，止咳化痰。

【主治】**肺肾阴亏，虚火上炎证**。咳嗽气喘，痰中带血，咽喉燥痛，头晕目眩，午后潮热，舌红少苔，脉细数。

【配伍意义】百合滋阴清热，润肺止咳；**生地、熟地滋肾壮水，生地兼能凉血止血**。共为君。麦冬协百合以滋阴清热，润肺止咳；玄参助二地滋阴壮水，以清虚火，兼利咽喉，共为臣。当归治咳逆上气，伍白芍以养血和血；贝母清热润肺，化痰止咳，俱为佐。桔梗宣肺利咽，化痰散结，并载药上行；生甘草清热泻火，调和诸药，共为佐使。本方配伍特点：①滋肾保肺，金水并调，尤以润肺止咳为主。②滋养之中兼以凉血止血，宣肺化痰，标本兼顾，但以治本为主。

单元测试

1. 组成药物中含有麦冬、杏仁、桑叶的方剂是
A. 麦门冬汤
B. 桑杏汤
C. 清燥救肺汤
D. 杏苏散
E. 青蒿鳖甲汤
答案：C

2. 下列各项中，除哪项外均属杏苏散的组成药物
A. 半夏、生姜
B. 橘皮、前胡
C. 荆芥、防风
D. 枳壳、桔梗
E. 茯苓、甘草
答案：C

3. 以清宣温燥、润肺止咳为主要功用的方剂是
A. 杏苏散
B. 桑杏汤
C. 百合固金汤
D. 增液汤
E. 清燥救肺汤
答案：B

4. 主治虚热肺痿的方剂是
A. 杏苏散
B. 百合固金汤
C. 麦门冬汤
D. 桑杏汤
E. 补中益气汤
答案：C

5. 阳明温病，津亏便秘者，治当首选
A. 济川煎
B. 增液汤
C. 麦门冬汤
D. 麻子仁丸
E. 地黄饮子
答案：B
6. 增液汤的组成药物中含有
A. 党参
B. 白参
C. 玄参
D. 沙参
E. 丹参
答案：C
7. 桑菊饮与桑杏汤中均含有的药物是
A. 杏仁
B. 桔梗
C. 象贝
D. 连翘
E. 芦根
答案：A
8. 百合固金汤所治阴虚证的主要脏腑是
A. 肺、肾
B. 肝、胃
C. 心、肝
D. 脾、胃
E. 肺、胃
答案：A
9. 麦门冬汤中配伍粳米、大枣、甘草的意义有
A. 佐金平木
B. 培土生金
C. 扶土抑木
D. 滋水涵木
E. 益火补土
答案：B
（10~11 题共用备选答案）
A. 百合固金汤
B. 增液汤
C. 麦门冬汤
D. 玉液汤
E. 清燥救肺汤
10. 以清养肺胃、降逆下气为主要功用的方剂是
答案：C
11. 以滋润肺肾，止咳化痰为主要功用的方剂是
答案：A
（12~13 题共用备选答案）
A. 玉液汤
B. 炙甘草汤
C. 麦门冬汤
D. 养阴清肺汤
E. 清燥救肺汤
12. 治疗肺胃阴虚之肺痿，宜用
答案：C
13. 治疗气阴两亏之肺痿，宜用
答案：B
（14~15 题共用备选答案）
A. 清燥救肺汤
B. 杏苏散
C. 桑杏汤
D. 麦门冬汤
E. 百合固金汤
14. 患者头微痛，恶寒无汗，咳嗽痰稀，鼻塞咽干，苔白，脉弦。治宜选用
答案：B
15. 患者咳唾涎沫，短气喘促，咽喉干燥，舌干红少苔，脉虚数。治宜选用
答案：D
（16~17 题共用备选答案）
A. 凉燥外袭，肺失宣降
B. 温燥外袭，肺津被灼
C. 温燥伤肺，气阴两伤
D. 肺肾阴虚，虚火上炎
E. 肝肾阴虚，虚火上炎
16. 清燥救肺汤证的病因病机是
答案：C
17. 桑杏汤证的病因病机是
答案：B

第十六单元　祛　湿　剂

知识点概要

一、概述

1. 适用范围　水湿病证。

2. 应用注意事项

（1）治湿之法，当结合部位、虚实寒热、兼夹等因素。

（2）湿邪最易阻滞气机，故多配伍理气之品。

（3）祛湿剂多由芳香温燥或甘淡渗利之品组成，易耗伤阴津，故素体阴虚津亏、病后体虚以及孕妇应慎用。

二、燥湿和胃剂

1. 平胃散

【组成】**苍术、厚朴、陈橘皮、甘草**。

【用法】上为散。每服二钱，水一中盏，加生姜二片，大枣二枚，同煎至六分，去滓，食前温服。

【功用】燥湿运脾，行气和胃。

【主治】**湿滞脾胃证**。脘腹胀满，不思饮食，口淡无味，恶心呕吐，嗳气吞酸，肢体沉重，怠惰嗜卧，常多自利，舌苔白腻而厚，脉缓。

【配伍意义】苍术为君，燥湿健脾。臣以厚朴，行气除满化湿。陈皮为佐，理气和胃，燥湿醒脾，助苍术、厚朴之力。佐使以甘草，调和诸药，益气健脾和中。姜、枣为佐，生姜温散水湿且能和胃降逆，大枣补脾益气以助甘草培土制水之功；姜、枣相合尚能调和脾胃。综合全方，燥湿与行气并用，而以燥湿为主。燥湿以健脾，行气以祛湿，使湿去脾健，气机调畅，脾胃自和。

2. 藿香正气散

【组成】**大腹皮、白芷、紫苏、茯苓、半夏曲、白术、陈皮、厚朴、苦桔梗、藿香、甘草**。

【方歌】藿香正气大腹苏，甘桔陈苓术朴俱，夏曲白芷加姜枣，感伤岚瘴并能祛。

【用法】上为细末，每服二钱，水一盏，姜三片，枣一枚，同煎至七分，热服，如欲出汗，衣被盖，再煎并服。

【功用】解表化湿，理气和中。

【主治】**外感风寒，内伤湿滞证**。恶寒发热，头痛，胸膈满闷，脘腹疼痛，恶心呕吐，肠鸣泄泻，舌苔白腻，以及山岚瘴疟等。

【配伍意义】藿香辛散风寒，芳化湿浊，和胃悦脾，为君。半夏燥湿降气，和胃止呕；厚朴行气化湿，宽胸除满；紫苏叶、白芷助藿香外散风寒，兼芳香化湿，共为臣。陈皮理气和中燥湿；茯苓、白术健脾运湿；大腹皮行气利湿；桔梗宣肺利膈，通调水道，俱为佐。生姜、大枣调和脾胃，甘草调和诸药，兼为佐使。诸药合用，使风寒外散，湿浊内化，气机通畅，脾胃调和，清升浊降，则霍乱自已。

三、清热祛湿剂

1. 茵陈蒿汤

【组成】茵陈、栀子、大黄。

【用法】上三味，以水一斗二升，先煮茵陈，减六升，内二味，煮取三升，去滓，分三服。

【功用】**清热，利湿，退黄**。

【主治】**湿热黄疸**。一身面目俱黄，黄色鲜明，身热，无汗或但头汗出，口渴欲饮，恶心呕吐，腹微满，小便短赤，大便不爽或秘结，舌红苔黄腻，脉沉数或滑数有力。

【配伍意义】茵陈为君，清热利湿，利胆退黄。臣以栀子清热降火，通利三焦，助茵陈引湿热从小便而去。佐以大黄泻热逐瘀，通利大便，导瘀热从大便而下。三药合用，利湿与泄热并进，通利二便，前后分消，湿邪得除，瘀热得去，黄疸自退。

2. 八正散

【组成】**车前子、瞿麦、萹蓄、滑石、山栀子仁、甘草、木通、大黄**。

【方歌】八正木通与车前，萹蓄大黄滑石研，草梢瞿麦兼栀子，煎加灯草痛淋蠲。

【用法】上为散，每服二钱，水一盏，入灯心，煎至七分，去滓，温服，食后临卧。小儿量力少少与之。

【功用】清热泻火，利水通淋。

【主治】**湿热淋证**。尿频尿急，溺时涩痛，淋沥不畅，尿色浑赤，甚则癃闭不通，小腹急满，口燥咽干，舌苔黄腻，脉滑数。

【配伍意义】滑石、木通为君，滑石善能滑利窍道，清热渗湿，利水通淋；木通上清心火，下利湿热，使湿热之邪从小便而去。萹蓄、瞿麦、车前子为臣，清热利水通淋。佐以栀子仁清泄三焦，通利水道，以增君、臣清热利水通淋之功；大黄荡涤邪热，使湿热从大便而去。甘草调和诸药，缓急止痛，是为佐使。煎加灯心以增利水通淋。本方集大队寒凉降泄之品，泻火与利湿合法，利尿与通腑并行，诸药合用，既可直入膀胱清利而除邪，又兼通利大肠导浊以分消，务使湿热之邪尽从二便而去，共成清热泻火、利水通淋之剂。

3. 三仁汤

【组成】**杏仁、白蔻仁、生薏苡仁、飞滑石、白通草、竹叶、厚朴、半夏**。

【方歌】三仁杏蔻薏苡仁，朴夏通草滑竹伦，水用甘澜扬百遍，湿温初起法堪遵。

【用法】甘澜水八碗，煮取三碗，每服一碗，日三服。

【功用】**宣畅气机，清利湿热**。

【主治】**湿温初起及暑温夹湿之湿重于热证**。头痛恶寒，身重疼痛，肢体倦怠，面色淡黄，胸闷不饥，午后身热，苔白不渴，脉弦细而濡。

【配伍意义】**杏仁宣利上焦肺气，气行则湿化；白蔻仁芳香化湿，行气宽中，畅中焦之脾气；薏苡仁甘淡性寒，渗湿利水而健脾，使湿热从下焦而去，共为君**。滑石、通草、竹叶甘寒淡渗，加强君药利湿清热之功，为臣。半夏、厚朴行气化湿，散结除满，为佐。诸药相合，宣上、畅中、渗下，使湿热之邪从三焦分消。

◆ **提醒**：三仁汤中的三仁：杏仁、白蔻仁、薏苡仁。

4. 甘露消毒丹

【组成】飞滑石、绵茵陈、淡黄芩、石菖蒲、川贝母、木通、藿香、射干、连翘、薄荷、白豆蔻。

【方歌】甘露消毒蔻藿香，茵陈滑石木通菖，芩翘贝母射干薄，暑疫湿温为末尝。

【用法】生晒研末，每服三钱，开水调下，或神曲糊丸，如弹子大，开水化服亦可。

【功用】利湿化浊，清热解毒。

【主治】**湿温时疫，邪在气分，湿热并重证**。发热倦怠，胸闷腹胀，肢酸咽痛，身目发黄，颐肿口渴，小便短赤，泄泻淋浊，舌苔白或厚腻或干黄，脉濡数或滑数。

【配伍意义】滑石利水渗湿，清热解暑；茵陈善清利湿热而退黄；黄芩清热燥湿，泻火解毒。共为君。臣以石菖蒲、藿香、白豆蔻行气化湿，悦脾和中；木通清热利湿通淋。佐以连翘、射干、贝母、薄荷，合而清热解毒，散结消肿而利咽止痛。诸药相伍，则可令弥漫三焦之湿热毒邪俱除。

四、利水渗湿剂

1. 五苓散

【组成】猪苓、泽泻、白术、茯苓、桂枝。

【方歌】五苓散治太阳腑，白术泽泻猪苓茯，桂枝化气兼解表，小便通利水饮除。

【用法】散剂，每服二至三钱，多饮热水，取微汗。汤剂，水煎服，取微汗，用量按原方比例酌定。

【功用】**利水渗湿，温阳化气**。

【主治】**膀胱气化不利之蓄水证**。小便不利，头痛微热，烦渴欲饮，甚则水入即吐，或脐下动悸，吐涎沫而头目眩晕，或短气而咳，或水肿，泄泻，舌苔白，脉浮或浮数。

【配伍意义】泽泻利水渗湿，为君；茯苓、猪苓助君利水渗湿，为臣；白术健脾燥湿，桂枝温阳化气兼以解表，为佐。全方于淡渗利水中佐以温阳化气，使水湿之邪从小便而去。

2. 猪苓汤

【组成】猪苓、茯苓、阿胶、滑石、泽泻。

【方歌】猪苓汤用猪茯苓，泽泻滑石阿胶并，小便不利兼烦渴，利水养阴热亦平。

【用法】以水四升，先煮四味，取两升，去滓，内阿胶烊消，温服七合，日三服。

【功用】**利水，养阴，清热**。

【主治】**水热互结证**。小便不利，发热，口渴欲饮，或心烦不寐，或兼有咳嗽、呕恶、下利，舌红苔白或微黄，脉细数。又治血淋，小便涩痛，点滴难出，小腹满痛者。

【配伍意义】猪苓为君，淡渗利水。臣以泽泻、茯苓，助猪苓利水渗湿之力，且泽泻性寒兼可泄热，茯苓尚可健脾以助运湿。佐入**滑石之甘寒，利水、清热两彰其功**；阿胶滋阴润燥，既益已伤之阴，又防诸药渗利重伤阴血。五药合用，利水不伤阴，滋阴不敛邪，但总以利水为主，养阴清热兼之。

3. 防己黄芪汤

【组成】**防己、黄芪、甘草、白术**。

【用法】现代用法，加生姜四片，大枣一枚，水煎服，用量按原方比例酌定。

【功用】**益气祛风，健脾利水**。

【主治】**表虚不固之风水或风湿证**。汗出恶风，身重微肿，或肢节疼痛，小便不利，舌淡苔白，脉浮。

【配伍意义】防己祛风行水，黄芪益气固表，兼可利水，合为君。臣以白术补气健脾祛湿，既助防己祛湿行水之功，又增黄芪益气固表之力。姜、枣调和营卫，为佐。甘草和中，兼可调和诸药，为佐使。诸药相伍，祛风与除湿健脾并用，扶正与祛邪兼顾，使风湿俱去，诸症自除。

五、温化寒湿剂

1. 苓桂术甘汤

【组成】茯苓、桂枝、白术、甘草。

【用法】水煎服。

【功用】**温阳化饮，健脾利湿**。

【主治】**中阳不足之痰饮**。胸胁支满，目眩心悸，短气而咳，舌苔白滑，脉弦滑或沉紧。

【配伍意义】茯苓为君，健脾利水，渗湿化饮。桂枝为臣，温阳化气，平冲降逆。白术为佐，健脾燥湿。炙甘草合桂枝以辛甘化阳，合白术益气健脾，崇土以利制水，调和诸药，功兼佐使。四药合用，使中阳复而气化行，脾运健而饮邪去，实为治本之法。

2. 真武汤

【组成】**茯苓、芍药、白术、生姜、附子**。

【方歌】真武汤壮肾中阳，茯苓术芍附生姜，少阴腹痛有水气，悸眩瞤惕保安康。

【用法】水煎服。

【功用】温阳利水。

【主治】**阳虚水泛证**。畏寒肢厥，小便不利，心下悸动不宁，头目眩晕，身体筋肉瞤动，站立不稳，四肢沉重疼痛，浮肿，腰以下为甚，或腹痛，泄泻，或咳喘呕逆，舌质淡胖，边有齿痕，舌苔白滑，脉沉细。

【配伍意义】附子为君，**温肾助阳以化气行水，兼暖脾土以温运水湿**。臣以茯苓利水渗湿；白术健脾燥湿。佐以生姜之温散，既助附子温阳散寒，又合苓、术宣散水湿。白芍亦为佐药，利小便以行水气，柔肝缓急以止腹痛，敛阴舒筋以解筋肉瞤动，防止附子燥热伤阴。

3. 实脾散

【组成】**厚朴、白术、木瓜、木香、草果仁、大腹子、附子、白茯苓、干姜、甘草**。

【方歌】实脾苓术与木瓜，甘草木香大腹加，草果姜附兼厚朴，虚寒阴水效堪夸。

【用法】加生姜五片，大枣一枚，水煎服。

【功用】温阳健脾，行气利水。

【主治】**脾肾阳虚，水停气停之阴水**。身半以下肿甚，手足不温，口中不渴，胸腹胀满，大便溏薄，舌苔白腻，脉沉弦而迟。

【配伍意义】附子善温肾阳、助气化以行水，干姜偏温脾阳、助运化以制水，合为君，温肾暖脾，扶阳抑阴。臣以茯苓、白术渗湿健脾。佐以木瓜除湿醒脾和中；厚朴、木香、大腹子、草果行气导滞；且草果、厚朴兼可燥湿，槟榔尚能利水。甘草、生姜、大枣益脾和中，生姜兼能温散水气，甘草则可调和诸药，同为佐使。诸药相伍，脾肾同治，而以温脾阳为主，寓行气于温利之中，令气行则湿化。

六、祛风胜湿剂

独活寄生汤

【组成】**独活、桑寄生、杜仲、牛膝、细辛、秦艽、茯苓、肉桂心、防风、川芎、人参、甘草、当归、芍药、干地黄。**

【方歌】独活寄生艽防辛，归芎地芍桂苓均，杜仲牛膝人参草，冷风顽痹屈能伸。

【用法】上㕮咀，以水一斗，煮取三升，分三服，温身勿冷也。

【功用】**祛风湿，止痹痛，益肝肾，补气血。**

【主治】**痹证日久，肝肾两虚，气血不足证。**腰膝疼痛、痿软，肢节屈伸不利，或麻木不仁，畏寒喜温，心悸气短，舌淡苔白，脉细弱。

【配伍意义】独活为君，善治伏风，除久痹，性善下行，以祛下焦与筋骨间的风寒湿邪。细辛搜剔阴经之风寒湿邪；秦艽祛风湿，舒筋络而利关节；桂心温经散寒，通利血脉；防风祛一身之风而胜湿，四药合为臣。佐桑寄生、杜仲、牛膝以补益肝肾而强壮筋骨，桑寄生兼祛风湿，牛膝兼活血以通利肢节筋脉；当归、川芎、地黄、白芍养血和血，人参、茯苓、甘草健脾益气。且白芍与甘草相合，能柔肝缓急，以助舒筋。甘草调和诸药，兼使药。诸药合用，祛邪扶正，标本兼顾，使气血足而风湿除，肝肾强而痹痛愈。

单元测试

1. 茵陈蒿汤的组成药物是
A. 栀子、茵陈、黄柏
B. 茵陈、炮姜、附子
C. 茵陈、滑石、黄芩
D. 茵陈、麦芽、川楝子
E. 栀子、茵陈、大黄
答案：E

2. 下列各项中，除哪项外均属八正散的组成药物
A. 大黄、炙甘草
B. 瞿麦、萹蓄
C. 木通、栀子仁
D. 茯苓、猪苓
E. 滑石、车前子
答案：D

3. 平胃散的功用是
A. 燥湿运脾，和中益气
B. 燥湿运脾，行气和胃
C. 行气化湿，和胃止呕
D. 化湿和胃，理气健脾
E. 疏肝和胃，益气健脾
答案：B

4. 猪苓汤主治证候的病机要点是
A. 表虚受风，水道失畅
B. 脾虚湿盛，泛溢肌肤
C. 中阳不足，饮停心下
D. 气化不利，水蓄下焦
E. 水热互结，阴伤水停
答案：E

5. 防己黄芪汤中黄芪的主要作用是
A. 固表止汗
B. 实卫御风
C. 健脾升阳
D. 祛风行水
E. 益气利水
答案：E

6. 三仁汤中具有“宣上、畅中、渗下”作用的药物是
A. 杏仁、草蔻仁、薏苡仁
B. 杏仁、白蔻仁、冬瓜仁
C. 杏仁、白蔻仁、薏苡仁
D. 杏仁、桃仁、薏苡仁
E. 桃仁、白蔻仁、薏苡仁
答案：C

7. 实脾散的功用是
A. 健脾和胃，消食止泻
B. 益气健脾，渗湿止泻
C. 健脾和胃，消痞除满
D. 温阳健脾，行气利水
E. 燥湿运脾，行气和胃
答案：D

8. 真武汤与实脾散的组成中，均含有的药物是
A. 茯苓、干姜、附子
B. 白术、干姜、附子
C. 白术、茯苓、附子
D. 甘草、茯苓、干姜
E. 甘草、茯苓、附子
答案：C

9. 下列各项中，不属于独活寄生汤组成药物是
A. 杜仲、牛膝、肉桂
B. 白术、羌活、川断
C. 细辛、防风、秦艽
D. 杜仲、当归、生地
E. 人参、芍药、甘草
答案：B

（10~11 题共用备选答案）
A. 发汗解表
B. 温阳化气，平冲降逆

C. 温阳化气，解表散邪
D. 温心阳，通心脉
E. 温经通脉
10. 五苓散中桂枝的作用是
答案：C
11. 苓桂术甘汤中桂枝的作用是
答案：B
（12~13 题共用备选答案）
A. 当归拈痛汤
B. 藿香正气散
C. 连朴饮
D. 清暑益气汤
E. 平胃散
12. 治疗外感风寒，内伤湿滞之霍乱吐泻，宜选用
答案：B
13. 治疗湿滞脾胃，脘腹胀满，舌苔厚腻，宜选用
答案：E
（14~15 题共用备选答案）
A. 清热化湿，理气和中
B. 利湿化浊，清热解毒
C. 利水渗湿，温阳化气
D. 宣畅气机，清利湿热
E. 清热泻火，利水通淋
14. 八正散的功用是
答案：E
15. 五苓散的功用是
答案：C

第十七单元　祛　痰　剂

知识点概要

一、概述

1. 适用范围　痰病。属于“八法”中“消法”的范畴。
2. 应用注意事项
（1）要辨别痰病的性质，分清寒热燥湿之不同。
（2）有咳血倾向者，不宜过用燥热之剂，以免引起大量出血。
（3）表邪未解或痰多者，慎用滋润之品，以免壅滞留邪，病久不愈。

二、燥湿化痰剂

1. 二陈汤
【组成】**半夏、橘红、白茯苓、甘草**。
【用法】加生姜七片，乌梅一个，水煎温服。
【功用】**燥湿化痰，理气和中**。
【主治】**湿痰证**。咳嗽痰多，色白易咯，恶心呕吐，胸膈痞闷，肢体困重，或头眩心悸，舌苔白滑或腻，脉滑。
【配伍意义】半夏为君，燥湿化痰，降逆和胃而止呕。橘红为臣，理气燥湿化痰，使气顺则痰消。茯苓健脾渗湿，以杜生痰之源；生姜降逆化饮，并解半夏之毒；乌梅收敛肺气，合半夏散中寓收，防燥散而伤正，共为佐。甘草调和诸药，为使。
2. 温胆汤
【组成】半夏、竹茹、枳实、陈皮、甘草、茯苓。
【方歌】温胆夏茹枳陈助，佐以茯草姜枣煮，理气化痰利胆胃，胆郁痰扰诸症除。
【用法】加生姜五片，大枣一枚，水煎服。
【功用】**理气化痰，利胆和胃**。
【主治】**胆郁痰扰证**。胆怯易惊，头眩心悸，心烦不眠，夜多异梦，或呕恶呃逆，眩晕，癫痫，苔白腻，脉弦滑。
【配伍意义】半夏为君，燥湿化痰，和胃止呕。臣以竹茹，清热化痰，除烦止呕。陈皮理气行滞，燥湿化

痰；枳实降气导滞，消痰除痞。佐以茯苓，健脾渗湿，以杜生痰之源；煎加姜、枣调和脾胃，且生姜兼制半夏毒性。甘草调和诸药，为使。全方温凉并进，不寒不燥，理气化痰以和胃利胆，胆无邪扰，自能复其宁谧之常。

三、清化热痰剂

清气化痰丸

【组成】瓜蒌仁、陈皮、黄芩、杏仁、枳实、茯苓、胆南星、制半夏。

【方歌】清气化痰星夏橘，杏仁枳实瓜蒌仁，芩苓姜汁为糊丸，气顺火清痰自失。

【用法】姜汁为丸，每服6g，温开水送下。

【功用】**清热化痰，理气止咳**。

【主治】**热痰咳嗽**。咳嗽气喘，咯痰黄稠，胸膈痞闷，甚则气急呕恶，烦躁不宁，舌质红，苔黄腻，脉滑数。

【配伍意义】胆南星清热化痰，善治痰热；瓜蒌仁清热化痰，且能导痰热从大便而下，共为君。半夏燥湿化痰，黄芩清降肺热，共为臣。枳实理气宽胸，下气消痰；杏仁肃降肺气，化痰止咳；陈皮和胃宽胸理气，燥湿化痰；茯苓益气健脾渗湿，以杜绝生痰之源，共为佐。姜汁化痰开结，为佐使。使以姜汁为丸。

四、润燥化痰剂

贝母瓜蒌散

【组成】贝母、瓜蒌、天花粉、茯苓、橘红、桔梗。

【方歌】贝母瓜蒌天花粉，橘红茯苓加桔梗，肺燥有痰咳难出，润肺化痰此方珍。

【用法】水煎服。

【功用】润肺清热，理气化痰。

【主治】**燥痰咳嗽**。咳嗽呛急，咯痰不爽，涩而难出，咽喉干燥梗痛，苔白而干。

【配伍意义】贝母清热润肺，化痰止咳，开痰气之郁结；瓜蒌清热润燥，理气化痰，通胸膈之痹塞，共为君。天花粉清肺化痰，生津润燥，为臣。茯苓健脾渗湿，杜生痰之源；橘红理气化痰，使气顺痰消；桔梗宣利肺气，并引诸药入肺经，为佐使。诸药合用，清润化并施，肺脾同调。

五、化痰息风剂

半夏白术天麻汤

【组成】**半夏、白术、茯苓、天麻、橘红、甘草、生姜、大枣**。

【方歌】半夏白术天麻汤，苓草橘红枣生姜，眩晕头痛风痰盛，痰化风息复正常。

【用法】加生姜一片，大枣二枚，水煎服。

【功用】化痰息风，健脾祛湿。

【主治】**风痰上扰证**。眩晕，头痛，胸膈痞闷，恶心呕吐，舌苔白腻，脉弦滑。

【配伍意义】半夏燥湿化痰，降逆止呕，天麻平肝息风，止头眩，合为君。白术、茯苓为臣，健脾祛湿，治生痰之源。佐以橘红理气化痰，俾气顺则痰消。佐使以姜、枣调和脾胃，生姜兼制半夏之毒；甘草和中调药。

单元测试

1. 清气化痰丸的组成药物中不含
A. 陈皮、苦杏仁
B. 黄芩、炒枳实
C. 白果、胆南星
D. 茯苓、制半夏
E. 瓜蒌仁

答案：C

2. 二陈汤的功用是
A. 燥湿化痰，理气和中
B. 理气化痰，清胆和胃
C. 清热化痰，理气止咳
D. 清热化痰，宽胸散结

E. 燥湿行气，软坚化痰

答案：A

3. 下列方剂，用法中有乌梅的是

A. 平胃散

B. 止嗽散

C. 清燥救肺汤

D. 玉液汤

E. 二陈汤

答案：E

4. 贝母瓜蒌散的组成药物中不含

A. 花粉

B. 胆星

C. 茯苓

D. 橘红

E. 桔梗

答案：B

5. 清气化痰丸的主治证候中，不包括的是

A. 胸膈痞满

B. 舌苔白腻

C. 脉象滑数

D. 咳嗽痰黄

E. 小便短赤

答案：B

（6~7 题共用备选答案）

A. 化痰息风，健脾祛湿

B. 清肺化痰，散结排脓

C. 疏风宣肺，化痰止咳

D. 清热化痰，平肝息风

E. 润肺清热，理气化痰

6. 贝母瓜蒌散的功用是

答案：E

7. 半夏白术天麻汤的功用是

答案：A

（8~9 题共用备选答案）

A. 止嗽散

B. 泻白散

C. 清气化痰丸

D. 苏子降气汤

E. 贝母瓜蒌散

8. 热痰咳嗽。症见胸膈痞闷，气急呕恶，咯痰不爽，苔黄而腻者。治宜选用

答案：C

9. 燥痰咳嗽。症见呛咳气急，咯痰不爽，咽喉干燥，苔白而干者。治宜选用

答案：E

（10~11 题共用备选答案）

A. 消风散

B. 二陈汤

C. 川芎茶调散

D. 天麻钩藤饮

E. 半夏白术天麻汤

10. 外感风邪头痛、头风，治宜选用

答案：C

11. 风痰上扰头痛、眩晕，治宜选用

答案：E

第十八单元　消　食　剂

知识点概要

一、概述

1. 适用范围　食积证。属于“八法”中“消法”的范畴。

2. 应用注意事项

（1）积滞每使气机不畅，气机阻滞则更增积滞不化，故消食剂常配伍理气药，以助化积导滞。若积滞郁而化热，则宜消而兼清；积而生湿，消导之中又当佐以化湿。

（2）消食剂终属攻伐之剂，不宜久服，纯虚无实更非其所宜。

二、消食化滞剂

1. 保和丸

【组成】**山楂、神曲、半夏、茯苓、陈皮、连翘、莱菔子。**

【方歌】保和神曲与山楂，苓夏陈翘菔子加，炊饼为丸麦汤下，亦可方中用麦芽。

【用法】共为末，水泛为丸。每服 6~9g，温开水送下。亦可水煎服，用量按原方比例酌减。

【功用】消食和胃。

【主治】**食滞胃脘证**。脘腹痞满胀痛，嗳腐吞酸，恶食呕逆，或大便泄泻，舌苔厚腻，脉滑。

【配伍意义】山楂为君，善消肉食油腻之积。臣以神曲消食和胃，善化酒食陈腐之积；莱菔子长于消面食痰气之积，宽膈消痰除满。君臣合用，可消各种饮食积滞。半夏、陈皮理气化痰，和胃止呕；茯苓健脾利湿，和中止泻；**连翘既散结以助消积，又清解食积所生之热**，均为佐。诸药配伍，使食积得化，胃气因和。本方虽以消导为主，但药性平和，故以"保和"名之。

2. 枳实导滞丸

【组成】大黄、枳实、神曲、茯苓、黄芩、黄连、白术、泽泻。

【方歌】枳实导滞首大黄，芩连曲术茯苓襄，泽泻蒸饼糊丸服，湿热积滞力能攘。

【用法】为细末，汤浸蒸饼为丸，梧桐子大，每服五七十丸，温水送下。亦可作汤剂，水煎服，用量按原方比例酌减。

【功用】**消导化积，清热利湿**。

【主治】**湿热食积证**。脘腹胀痛，下痢泄泻，或大便秘结，小便短赤，舌苔黄腻，脉沉有力。

【配伍意义】大黄为君，攻积泻热，使积热从大便而下。枳实为臣，行气消积，除脘腹之胀满。佐以苦寒之黄连、黄芩清热燥湿，又可厚肠止痢；茯苓、泽泻利水渗湿而止泻；白术健脾燥湿，使攻积而不伤正；神曲消食化滞，使食消则脾胃和。诸药合用，积去食消，湿化热清，诸症自解，此方用于泄泻、下痢，亦属"通因通用"之法。

3. 木香槟榔丸

【组成】木香、槟榔、青皮、陈皮、广茂烧（莪术）、枳壳、黄连、黄柏、大黄、香附子、牵牛。

【方歌】木香槟榔青陈皮，黄柏黄连莪术齐，大黄黑丑兼香附，泻痢后重热滞宜。

【用法】以上细末，水丸，如小豆大，每服三十丸，食后生姜汤送下。

【功用】行气导滞，攻积泄热。

【主治】**积滞内停，湿蕴生热证**。脘腹痞满胀痛，赤白痢疾，里急后重，或大便秘结，舌苔黄腻，脉沉实。

【配伍意义】木香、槟榔行气导滞，调中止痛，消脘腹胀满，除里急后重而为君。大黄、牵牛攻积导滞，泄热通便；青皮、香附疏肝理气，消积止痛，助君行气导滞，共为臣。莪术祛瘀行气，散结止痛；陈皮理气和胃，健脾燥湿；枳壳下气宽肠；黄连、黄柏清热燥湿而止痢，均为佐。诸药合用，以行气导滞为主，配以清热、攻下、祛瘀之品，共奏行气导滞、攻积泄热之功。

三、健脾消食剂

健脾丸

【组成】**白术、木香、黄连、甘草、白茯苓、人参、神曲、陈皮、砂仁、麦芽、山楂、山药、肉豆蔻**。

【方歌】健脾参术苓草陈，肉蔻香连合砂仁，楂肉山药曲麦炒，消补兼施不伤正。

【用法】共为细末，糊丸或水泛小丸，每服二至三钱，温开水送下，每日2次。亦可作汤剂，水煎服，用量按原方比例酌减。

【功用】健脾和胃，消食止泻。

【主治】**脾虚食积证**。食少难消，脘腹痞闷，大便溏薄，倦怠乏力，苔腻微黄，脉虚弱。

【配伍意义】重用茯苓、白术为君，重在健脾渗湿止泻。臣以山楂、神曲、麦芽，消既停之积；人参、山药补气健脾止泻，以增君药之功。木香、砂仁、陈皮理气和胃，醒脾化湿；肉豆蔻温涩，合山药以涩肠止泻；黄连清热燥湿，清解积久所郁之热，皆为佐。甘草补中和药，用为佐使。全方补重于消，食消脾自健，是为"健脾丸"之旨。

单元测试

1. 下列各项中，除哪项外均是健脾丸的组成药物

A. 白术、木香

B. 黄连、甘草

C. 神曲、陈皮

D. 半夏、黄芪
E. 人参、白茯苓
答案：D
2. 连翘在保和丸中的作用是
A. 清热解毒
B. 辛凉透表
C. 透热转气
D. 清泄胸膈之热
E. 清热散结
答案：E
3. 保和丸的功用是
A. 健脾和胃，消食止泻
B. 健脾消痞
C. 消痞除满，健脾和胃
D. 消食和胃
E. 分消酒湿，理气健脾
答案：D
4. 健脾丸的主要配伍特点是
A. 补气健脾与渗湿止泻同用
B. 补气健脾与涩肠止泻同用
C. 补气健脾与消食行气同用
D. 补气健脾与行气利湿同用
E. 补气健脾与清热除湿同用
答案：C
5. 大黄在枳实导滞丸中的作用是
A. 泄热通便
B. 攻下寒积
C. 以泻代清
D. 泄热逐瘀
E. 攻积泻热
答案：E
6. 具有行气导滞、攻积泄热功用的方剂是
A. 枳实导滞丸
B. 枳实消痞丸
C. 木香槟榔丸
D. 大承气汤
E. 麻子仁丸
答案：C
（7~8 题共用备选答案）
A. 保和丸
B. 健脾丸
C. 半夏泻心汤
D. 枳实导滞丸
E. 三子养亲汤
7. 饮食不节，脘腹痞胀，嗳腐吞酸，恶食呕吐，大便泄泻，舌苔厚腻，脉滑者。治宜选用
答案：A
8. 食积内停，脘腹胀痛，下利泄泻，小便短赤，舌苔黄腻，脉沉而有力者。治宜选用
答案：D
（9~10 题共用备选答案）
A. 舟车丸
B. 保和丸
C. 枳实消痞丸
D. 木香槟榔丸
E. 枳实导滞丸
9. 具有消导化积、清热祛湿功用的方剂是
答案：E
10. 具有行气导滞、攻积泄热功用的方剂是
答案：D

第十九单元　驱　虫　剂

知识点概要

一、概述

1. 适用范围　人体消化道寄生虫病。
2. 应用注意事项
（1）驱虫剂宜在空腹时服用，尤以临睡前服用为妥，服后忌食油腻香甜之物。
（2）需适当配伍泻下药物，以助排除虫体。
（3）脾虚的患者，纵有虫病，还当以健脾为主。
（4）年老、体弱、孕妇宜慎用或禁用。

二、具体方剂

乌梅丸

【组成】乌梅、附子、细辛、干姜、黄连、当归、蜀椒、桂枝、人参、黄柏。

【方歌】乌梅丸用细辛桂，人参附子椒姜继，黄连黄柏及当归，温脏安蛔寒厥剂。

【用法】乌梅用50%醋浸一宿，去核捣烂，和入余药捣匀，烘干或晒干，研末，加蜜制丸，每服9g，日服2~3次，空腹温开水送下。亦可作汤剂，水煎服，用量按原方比例酌减。

【功用】温脏安蛔。

【主治】**脏寒蛔厥证**。脘腹阵痛，烦闷呕吐，时发时止，得食而吐，甚则吐蛔，手足厥冷；久泻久痢。

【配伍意义】乌梅为君，酸能安蛔，苦酒（醋）渍之，更增其效。臣以细辛、蜀椒辛温，辛可伏蛔，温可祛寒。佐以苦寒之黄连、黄柏苦以下蛔，寒可清热；桂枝、干姜、附子以其热助蜀椒、细辛温脏祛寒，其辛可助伏蛔之力，使蛔虫不致上窜。当归、人参补养气血，合桂枝以养血通脉，以除四肢厥冷。以蜜为丸，甘缓和中调药，为佐使。如此**邪正兼顾，寒热互用，苦辛酸并投**，则“蛔得酸则静，得辛则伏，得苦则下”，共奏温脏安蛔之效。

单元测试

1. 乌梅丸的组成药物中含有

A. 黄芪、黄连

B. 黄芩、黄连

C. 黄芪、黄柏

D. 黄连、黄柏

E. 黄芩、黄柏

答案：D

2. 乌梅丸具有的功用是

A. 生津止渴

B. 温脏安蛔

C. 杀虫消疳

D. 收涩止带

E. 涩肠固脱

答案：B

（3~4题共用备选答案）

A. 干姜、蜀椒

B. 人参、半夏

C. 桂枝、附子

D. 当归、芍药

E. 细辛、生姜

3. 乌梅丸和大建中汤的组成中均含有的药组是

答案：A

4. 乌梅丸中含有，而大建中汤中不含有的药组是

答案：C

第五章 中医内科学

第一单元 感 冒

知识点概要

一、概述

感冒是感受触冒风邪，邪犯卫表而导致的常见外感疾病，以鼻塞、流涕、喷嚏、咳嗽、头痛、恶寒、发热、全身不适、脉浮为特征。四季均可发生，尤以春冬两季为多。在一个时期内广泛流行、病情类似者，称为时行感冒。

二、病因病机

1. 病因 **外感六淫、时行病毒**。

2. 病机 卫表不和，肺失宣肃。病位在肺卫，主要在卫表。病理因素为六淫之邪。感冒的病理性质，常人多属实证，虚体感冒则属虚实夹杂。

三、诊断和类证鉴别

1. 诊断要点

（1）临证以卫表及鼻咽症状为主，可见鼻塞、流涕、多嚏、咽痒、咽痛、周身酸楚不适、恶风或恶寒，或有发热等。若风邪夹暑、夹湿、夹燥，还可见相关症状。

（2）时行感冒多呈**流行性**，在同一时期发病人数剧增，且病证相似，多**突然起病，恶寒，发热（多为高热），周身酸痛，疲乏无力**，病情一般较普通感冒为重。

（3）病程一般3~7日，普通感冒多不传变，时行感冒少数可传变入里，变生它病。

◆ **提醒：**普通感冒与实行感冒的区别为常考内容，考生需注意。

2. 与风温早期的鉴别

病 名	相同点	不同点
感冒	风热感冒与风温初起相似	发热一般不高或不发热，病势轻，不传变，服解表药后，多能汗出热退，脉静身凉，病程短，预后良好
风温		病势急，**寒战发热甚至高热**，汗出后热虽暂降，但脉数不静，身热旋即复起，咳嗽胸痛，头痛较剧，甚至出现神志昏迷、惊厥、谵妄等**传变入里**的证候

四、辨证论治

1. 辨证要点

（1）鉴别普通感冒与时行感冒：参见诊断要点。

（2）辨感冒之虚实

感　冒	症　　状
实体感冒	一般以风寒、风热、暑湿症状为主，病程短，痊愈快
虚体感冒	病程长，常呈反复感邪、反复发病之势，同时兼有气、血、阴、阳虚损症状
气虚感冒	除感冒症状外，兼有平素神疲体弱、气短懒言、反复易感特征
阴虚感冒	除感冒症状外，兼有口干咽燥、干咳少痰、舌红少苔、脉细数等阴虚症状

（3）辨别风寒、风热、暑湿感冒

感　冒	症　　状
风寒感冒	恶寒重，发热轻，鼻涕、痰液清稀色白，咽不痛，脉浮紧
风热感冒	恶寒轻，发热重，鼻涕、痰液稠厚色黄，咽痛，脉浮数
暑湿感冒	发于夏季，以身热不扬，恶风少汗，头昏身重，胸闷纳呆，苔腻，脉濡

2. 治疗原则　解表达邪。风寒证治以辛温发汗；风热证治以辛凉清解；暑湿杂感者，又当清暑祛湿解表；虚体感冒则当扶正解表。

3. 风寒束表、风热犯表、暑湿伤表等证的主症、治法和方剂

（1）风寒束表证

【主症】**恶寒重，发热轻，无汗，头痛，肢节酸痛，鼻塞声重，或鼻痒喷嚏，时流清涕，咽痒，咳嗽，痰稀薄色白，口不渴或渴喜热饮，舌苔薄白而润，脉浮或浮紧**。

【治法】**辛温解表**。

【方剂】**荆防达表汤或荆防败毒散加减**。

【加减】若表寒重，头身痛，憎寒发热，无汗者，配麻黄、桂枝；若表湿较重，肢体酸痛，头重头胀，身热不扬者，加羌活、独活，或用羌活胜湿汤。

（2）风热犯表证

【主症】身热较著，微恶风，汗出不畅，头胀痛，面赤，咳嗽，痰黏或黄，咽燥，或咽喉乳蛾红肿疼痛，鼻塞，流黄浊涕，口干欲饮，舌苔薄白微黄，舌边尖红，脉浮数。

【治法】辛凉解表。

【方剂】**银翘散或葱豉桔梗汤加减**。

【加减】若风热上壅，头胀痛较甚，加桑叶、菊花；时行感冒热毒较盛，壮热恶寒，头痛身痛，咽喉肿痛，咳嗽气粗，配大青叶、蒲公英、草河车；若风寒外束，入里化热，热为寒遏，烦热恶寒，少汗，咳嗽气急，痰稠，声哑，苔黄白相兼，可用石膏合麻黄。

（3）暑湿伤表证

【主症】身热，微恶风，汗少，肢体酸重或疼痛，头昏重胀痛，咳嗽痰黏，鼻流浊涕，心烦口渴，或口中黏腻，渴不多饮，胸闷脘痞，泛恶，腹胀，大便或溏，小便短赤，舌苔薄黄而腻，脉濡数。

【治法】清暑祛湿解表。

【方剂】**新加香薷饮加减**。

【加减】若暑热偏盛，可加黄连、山栀、黄芩、青蒿；湿困卫表，肢体酸重疼痛较甚，加豆卷、藿香、佩兰。

4. 气虚感冒、阴虚感冒的主症、治法和方剂

（1）气虚感冒

【主症】恶寒较甚，发热，无汗，头痛身楚，咳嗽，痰白，咳痰无力，平素神疲体弱，气短懒言，反复易感，舌淡苔白，脉浮而无力。

【治法】益气解表。

【方剂】**参苏饮加减**。

（2）阴虚感冒

【主症】**身热，微恶风寒，少汗，头昏，心烦，口干咽燥，干咳少痰，舌红少苔，脉细数。**

【治法】滋阴解表。

【方剂】**加减葳蕤汤化裁。**

单元测试

1. 感冒的基本病机是

A. 邪犯于肺，肺气上逆

B. 卫表不和，肺失宣肃

C. 风热犯表，卫表失和

D. 风寒外束，卫阳被郁

E. 暑湿遏表，卫表不和

答案：B

2. 下列各项，对于鉴别普通感冒与时行感冒无意义的是

A. 病情轻重

B. 有无流行性

C. 有无传变

D. 病程长短及预后

E. 有无发热

答案：E

3. 治疗常人感冒之风寒束表证，首选的方剂是

A. 银翘散

B. 加减葳蕤汤

C. 荆防败毒散

D. 新加香薷饮

E. 参苏饮

答案：C

4. 治疗虚体感冒之气虚感冒证，首选的方剂是

A. 葱豉桔梗汤

B. 加减葳蕤汤

C. 荆防达表汤

D. 新加香薷饮

E. 参苏饮

答案：E

5. 感冒的病程是

A. 1~3天

B. 3~5天

C. 3~7天

D. 7~10天

E. 长短不定

答案：C

6. 风寒感冒兼胸脘痞闷，食少纳呆，脉濡者。治疗应首选

A. 荆防败毒散

B. 香苏散

C. 杏苏散

D. 羌活胜湿汤

E. 三仁汤

答案：D

7. 患儿，女，6岁。发热，头痛，鼻塞，流脓涕，咳嗽，喷嚏，咽红，口干而渴，舌红苔薄白，脉浮数。其治法是

A. 疏风肃肺

B. 疏风宣肺

C. 辛凉解表

D. 辛温解表

E. 清暑解表

答案：C

8. 患者，男，41岁。鼻塞，流黄浊涕，发热1天，体温39℃。微恶风，头胀痛，咳嗽咳痰，痰黄黏，咽喉红肿疼痛，口干欲饮，舌苔薄白微黄，舌边尖红，脉浮数。其诊断是

A. 常人感冒风寒束表证

B. 常人感冒暑湿伤表证

C. 常人感冒风热犯表证

D. 虚体感冒气虚感冒证

E. 虚体感冒阴虚感冒证

答案：C

9. 患者，男，45岁。发热1天，微恶风，汗少，肢体酸重，头昏重胀痛，咳嗽痰黏，鼻流浊涕，心烦口渴，渴不多饮，胸闷脘痞，泛恶，腹胀便溏，舌苔薄黄而腻，脉濡数。其治疗应首选的方剂是

A. 银翘散

B. 加减葳蕤汤

C. 荆防达表汤

D. 新加香薷饮

E. 参苏饮

答案：D

10. 患者，男，42岁。发热恶寒，肢节酸痛，头痛，鼻塞声重，咳嗽轻微，咯吐白稀痰，苔薄白，脉浮。临床上最可能诊断

A. 风寒感冒

B. 风热感冒

C. 时行感冒

D. 气虚感冒

E. 阴虚感冒

答案：A

（11~12题共用备选答案）
A. 恶寒重，发热轻，鼻涕、痰液清稀色白，咽不痛
B. 身热不扬，恶风少汗，头昏身重，胸闷纳呆
C. 恶寒轻，发热重，鼻涕、痰液稠厚色黄，咽痛
D. 除感冒症状外，兼有平素神疲体弱，气短懒言
E. 除感冒症状外，兼有口干咽燥，干咳少痰，舌红少苔

11. 常人感冒暑湿伤表证的主症是
答案：B
12. 虚体感冒气虚感冒证的主症是
答案：D

第二单元 咳 嗽

知识点概要

一、概述

咳嗽是指肺失宣降，肺气上逆作声，或伴咯吐痰液而言。分别言之，有声无痰为咳，有痰无声为嗽，一般多为痰声并见，难以截然分开，故以咳嗽并称。

二、病因病机

1. 病因
（1）外因：六淫之邪，侵袭肺系。
（2）内因：脏腑功能失调，内邪干肺。
2. 病机
（1）基本病机：**邪犯于肺，肺气上逆**。病位在肺，与肝、脾有关，久则及肾。
（2）病理性质：外感咳嗽属于邪实，为六淫外邪犯肺，肺气壅遏不畅所致。内伤咳嗽，病理因素主要为“痰”与“火”，病理性质多为虚实夹杂。

三、辨证论治

1. 辨证要点
（1）辨外感内伤

咳 嗽	症 状
外感咳嗽	多为新病，起病急，病程短，常伴恶寒、发热、头痛等肺卫表证
内伤咳嗽	多为久病，常反复发作，病程长，可伴他脏见症

（2）辨证候虚实

咳 嗽	症 状
外感咳嗽	以风寒、风热、风燥为主，一般属邪实
内伤咳嗽	多为虚实夹杂，本虚标实，虚实之间尚有先后主次的不同，他脏有病而及肺者，多因实致虚，肺脏自病者，多因虚致实。详言之，痰湿、痰热、肝火多为邪实正虚；肺阴亏耗则属正虚，或虚中夹实。还应分清标本主次缓急

（3）辨咳嗽及咯痰特点：咳嗽一般从时间、节律、性质、声音以及加重因素鉴别，痰液从色、质、量、味等辨别。
2. 治疗原则
（1）外感咳嗽：多为实证，应祛邪利肺，按病邪性质分风寒、风热、风燥论治。
（2）内伤咳嗽：多为邪实正虚。标实为主治以祛邪止咳；本虚为主治以扶正补虚。并按本虚标实的主次酌

情兼顾。除直接治肺外，还应从整体出发，注意治脾、治肝、治肾等。

3. 风寒、风热、风燥咳嗽的主症、治法和方剂

（1）风寒袭肺证

【主症】咽痒，咳嗽声重、气急，咳痰稀薄色白，鼻塞流清涕，头痛，肢体酸楚，或见恶寒发热无汗，舌苔薄白，脉浮或浮紧。

【治法】疏风散寒，宣肺止咳。

【方剂】**三拗汤合止嗽散加减**。

（2）风热犯肺证

【主症】咳嗽频剧，气粗或咳声嘶哑，喉燥咽痛，咳痰不爽，痰黏稠或黄，咳时汗出，常伴鼻流黄涕，口渴，头痛，全身酸楚，或见恶风、身热等表证，舌苔薄黄，脉浮数或浮滑。

【治法】疏风清热，宣肺止咳。

【方剂】**桑菊饮加减**。

（3）风燥伤肺证

【主症】**干咳，连声作呛，喉痒，咽喉干痛，唇鼻干燥，无痰或痰少而黏，不易咳出，或痰中带有血丝，口干，初起或伴鼻塞、头痛、微寒、身热等表证，舌质红干而少津，苔薄白或薄黄，脉浮数或小数**。

【治法】疏风清肺，润燥止咳。

【方剂】**桑杏汤加减**。

4. 痰湿蕴肺、肝火犯肺、肺阴亏耗等证的主症、治法和方剂

（1）痰湿蕴肺证

【主症】咳嗽反复发作，咳声重浊，痰黏腻，或稠厚成块，痰多易咳，早晨或食后咳甚痰多，进甘甜油腻物加重，胸闷脘痞，呕恶，食少，体倦，大便时溏，舌苔白腻，脉濡滑。

【治法】燥湿化痰，理气止咳。

【方剂】二陈平胃散合三子养亲汤加减。

（2）肝火犯肺证

【主症】**上气咳逆阵作，咳时面赤，咽干口苦，痰少质黏，或如絮条，咳之难出，胸胁胀痛，咳时引痛，症状可随情绪波动而增减，舌质红或舌边红，舌苔薄黄少津，脉弦数**。

【治法】清肺泻肝，顺气降火。

【方剂】**黛蛤散合加减泻白散加减**。

（3）肺阴亏耗证

【主症】干咳，咳声短促，痰少黏白，或痰中带血丝，或声音逐渐嘶哑，口干咽燥，或午后潮热，颧红，盗汗，日渐消瘦，神疲，舌质红少苔，脉细数。

【治法】**滋阴润肺，化痰止咳**。

【方剂】**沙参麦冬汤加减**。

单元测试

1. 下列关于咳嗽的各项叙述中，错误的是

A. 有声无痰为咳

B. 有痰无声为嗽

C. 一般多为痰声并见，难以截然分开

D. 病位在肺，与其他脏腑无密切关系

E. 由于肺失宣降，肺气上逆作声导致

答案：D

2. 咳嗽的基本病机是

A. 风寒袭肺，肺气失宣

B. 风热犯肺，肺失清肃

C. 痰热壅肺，肺失肃降

D. 肝郁化火，上逆侮肺

E. 邪犯于肺，肺气上逆

答案：E

3. 下列关于外感咳嗽与内伤咳嗽的鉴别点中，无意义的是

A. 病程的长短

B. 起病的缓急

C. 咳痰的多少

D. 是否兼有脏腑受损的兼症

E. 是否兼有表证

答案：C

4. 治疗咳嗽之风寒袭肺证，应首选的方剂是

A. 桑菊饮

B. 三拗汤合止嗽散

C. 桑杏汤

D. 荆防达表汤

E. 沙参麦冬汤

答案：B

5. 治疗咳嗽之肺阴亏耗证，应首选的方剂是

A. 桑菊饮

B. 生脉散合补肺汤

C. 桑杏汤

D. 生脉地黄汤

E. 沙参麦冬汤

答案：E

6. 治疗咳嗽，应以治肺为主，还应注意治

A. 肝、脾、肾

B. 心、肝、肾

C. 心、脾、肾

D. 心、肝、脾

E. 肝、胃、肾

答案：A

7. 患者，女，45 岁。喉痒干咳 3 天，无痰，咽喉干痛，唇鼻干燥，伴鼻塞、头痛、微寒、身热，舌质红少津，苔薄黄，脉浮数。其治疗应首选的方剂是

A. 桑菊饮

B. 桑杏汤

C. 杏苏散

D. 清金化痰汤

E. 沙参麦冬汤

答案：B

8. 患者，女，45 岁。咳嗽 2 月，呈阵发性，咳时面赤，咽干口苦，常感痰滞咽喉而咯之难出，量少质黏，胸胁胀痛，咳时引痛，舌红，舌苔薄黄，脉弦数。此病证的治法是

A. 清热肃肺，豁痰止咳

B. 燥湿化痰，理气止咳

C. 清肺泻肝，顺气降火

D. 滋阴润肺，化痰止咳

E. 疏风清肺，润燥止咳

答案：C

9. 患者，女，63 岁。咳嗽反复发作半年，咳声重浊，痰多色白，痰出咳平，每于早晨咳甚痰多，胸闷脘痞，呕恶食少，舌苔白腻，脉濡滑。其证候诊断是

A. 肝火犯肺证

B. 痰湿蕴肺证

C. 痰热郁肺证

D. 肺阴亏耗证

E. 风热犯肺证

答案：B

10. 患者，男，40 岁。咳嗽气促，咳痰量多，痰质黏稠而黄，咯吐不爽，胸胁胀满，面赤身热，口干，舌红苔黄腻，脉滑数。治疗应首选

A. 止嗽散

B. 桑菊饮

C. 二陈汤

D. 清金化痰汤

E. 加减泻白散

答案：D

（11～12 题共用备选答案）

A. 痰中带血、质浊、有腥臭味

B. 痰多、色黄、质稠

C. 痰白、质稀

D. 脓血相兼浊痰、有腥臭味

E. 痰少、质黏、夹有血丝

11. 咳嗽肺阴亏耗证，其痰的特点是

答案：E

12. 咳嗽痰热蕴肺证，其痰的特点是

答案：B

第三单元　哮　　病

知识点概要

一、概述

哮病是一种发作性的痰鸣气喘疾患。发时喉中有哮鸣声，呼吸气促困难，甚则喘息不能平卧。

二、病因病机

1. 病因　**外邪侵袭，饮食不当，体虚病后。**

2. 病机　病位主要在肺，与脾、肾关系密切。病理因素以痰为主。基本病理变化为“伏痰”遇感引触，

痰随气升，气因痰阻，相互搏结，壅塞气道，肺管狭窄，通畅不利，肺气宣降失常，引动停积之痰，而致痰鸣如吼，气息喘促。

三、诊断和类证鉴别

1. 诊断要点

（1）呈反复发作性。常为突然发作，可见鼻痒、喷嚏、咳嗽、胸闷等先兆。喉中有明显哮鸣声，呼吸困难，不能平卧，甚至面色苍白，唇甲青紫，可于数分钟、数小时后缓解。

（2）平时可一如常人，或稍感疲劳、纳差。但病程日久，反复发作，导致正气亏虚，可常有轻度哮鸣，甚至在大发作时持续难平，出现喘脱。

（3）部分患者与先天禀赋有关，家族中可有哮病史。常因气候突变、环境因素、饮食不当、情志失调、劳累等诱发。

2. 哮病与喘证的鉴别　哮病和喘证都有呼吸急促、困难的表现。**哮必兼喘，但喘未必兼哮**。哮指声响言，**喉中哮鸣有声**，是一种反复发作的独立性疾病；喘指气息言，为**呼吸气促困难**，是多种肺系急慢性疾病的一个症状。

四、辨证论治

1. 辨证要点

（1）辨发病特点

1）哮病发作如有明显的季节性，且有鼻痒、喷嚏、咳嗽、胸闷等先兆症状，则本病与肺虚表卫不固有关，此时当着重辨清风寒与风热。

2）哮病发作如与饮食密切相关，则与脾虚痰蕴有关，当着重辨清痰湿与痰热之不同。

3）如哮病发作持续数分钟、数十分钟即能缓解者，病情较轻，若持续时间较久者，当警惕喘脱的可能。

（2）辨寒热偏盛

哮　病	症　　状
寒哮	呼吸气促，喉中哮鸣，痰白清稀多泡沫
热哮	气粗息涌，痰鸣如吼，痰黄稠厚，咯吐不利

（3）辨肺脾肾虚损

1）肺虚：自汗畏风，少气乏力，极易感冒。

2）脾虚：食少便溏，痰多。

3）肾虚：短气，动则喘甚，腰酸膝软。

2. 治疗原则　发时治标，平时治本。

3. 冷哮、热哮的主症、治法和方剂

（1）冷哮证

【主症】喉中哮鸣如水鸡声，呼吸急促，喘憋气逆，胸膈满闷如塞，咳不甚，痰少咳吐不爽，色白而多泡沫，口不渴或渴喜热饮，形寒怕冷，天冷或受寒易发，面色青晦，舌苔白滑，脉弦紧或浮紧。

【治法】**宣肺散寒，化痰平喘**。

【方剂】**射干麻黄汤或小青龙汤加减**。

【加减】表寒明显，寒热身痛，配桂枝、生姜；痰涌气逆，不得平卧，加葶苈子、苏子，并酌加杏仁、白前、橘皮等；咳逆上气，汗多，加白芍。

（2）热哮证

【主症】喉中痰鸣如吼，喘而气粗息涌，胸高胁胀，咳呛阵作，咳痰色黄或白，黏浊稠厚，咳吐不利，口苦，口渴喜饮，汗出，面赤，或有身热，甚至有好发于夏季者，舌苔黄腻，质红，脉滑数或弦滑。

【治法】**清热宣肺，化痰定喘**。

【方剂】**定喘汤或越婢加半夏汤加减**。

【加减】肺气壅实，痰鸣息涌，不得平卧，加葶苈子、广地龙泻肺平喘；肺热壅盛，痰吐稠黄，加海蛤壳、射干、知母、鱼腥草以清热化痰；兼有大便秘结者，可用大黄、芒硝、全瓜蒌、枳实通腑以利肺。

4. 哮病缓解期肺脾气虚、肺肾两虚证的主症、治法和方剂

（1）肺脾气虚证

【主症】**气短声低，喉中时有轻度哮鸣，痰多质稀，色白，自汗，怕风，常易感冒，倦怠无力，食少便溏，舌质淡，苔白，脉细弱**。

【治法】健脾益气，补土生金。

【方剂】**六君子汤加减**。

【加减】表虚自汗，加炙黄芪、浮小麦、大枣；怕冷，畏风，易感冒，可加桂枝、白芍、制附片；痰多者加前胡、杏仁。

（2）肺肾两虚证

【主症】**短气息促，动则为甚，吸气不利，咳痰质黏起沫，脑转耳鸣，腰酸腿软，心慌，不耐劳累。或五心烦热，颧红，口干，舌质红少苔，脉细数；或畏寒肢冷，面色苍白，舌苔淡白，质胖，脉沉细**。

【治法】**补肺益肾**。

【方剂】生脉地黄汤合金水六君煎加减。

【加减】肺气阴两虚为主加黄芪、沙参、百合；肾阳虚为主酌加补骨脂、仙灵脾、鹿角片、制附片、肉桂；肾阴虚为主加生地、冬虫夏草。另可常服紫河车粉。

单元测试

1. 下列关于哮病的各项叙述中，错误的是
A. 呈反复发作，常为突然发作，平时可一如常人
B. 发作时，喉中有明显哮鸣声，呼吸困难，可于数分钟或数小时后缓解
C. 可见鼻痒、喷嚏、咳嗽、胸闷等先兆症状
D. 与先天禀赋有关，全体家族都有哮病史
E. 常因气候突变、环境因素、饮食不当、情志失调等诱发

答案：D

2. 治疗哮病发作期冷哮证，应首选的方剂是
A. 定喘汤或越婢加半夏汤
B. 小青龙加石膏汤
C. 三子养亲汤
D. 射干麻黄汤或小青龙汤
E. 平喘固本汤

答案：D

3. 哮证发作期的主要病机是
A. 外邪侵袭，肺失宣降
B. 肺失宣肃，肺气上逆
C. 痰气搏结，气道被阻
D. 邪袭于肺，肺气不利
E. 肺脏虚弱，气失所主

答案：C

4. 哮病的治疗原则是
A. 扶正治本为主
B. 发时治标，平时治本
C. 攻邪治标为主
D. 宣肺降逆为主
E. 祛痰利气为主

答案：B

5. 治疗哮病缓解期肺肾两虚证，应首选的方剂是
A. 平喘固本汤
B. 六君子汤
C. 定喘汤
D. 三子养亲汤
E. 生脉地黄汤合金水六君煎

答案：E

6. 患者，女，20岁。气粗息涌，喉中痰鸣如吼，胸高胁胀，呛咳阵作，舌红苔黄腻，脉滑。最可能的诊断是
A. 咳嗽
B. 哮证
C. 喘证
D. 肺胀
E. 肺痈

答案：B

7. 患者，男，21岁。反复发作气急痰鸣10年余。半小时前因外出感寒后，又出现喉中痰鸣如吼，喘而气粗息涌，咳痰色黄，黏浊稠厚，排吐不利，口苦，口渴喜饮，汗出，身热，舌苔黄腻，质红，脉滑数。其诊断是
A. 哮病发作期，冷哮证
B. 喘证，表寒肺热证
C. 哮病发作期，热哮证

D. 哮病发作期，风痰哮证
E. 喘证，痰热郁肺证
答案：C

8. 患者，女，35岁。反复发作气急痰鸣6年余。10分钟前受寒复发，喉中哮鸣如水鸡声，呼吸急促，喘憋气逆，胸膈满闷如塞，咳不甚，痰少咯吐不爽，色白而多泡沫，渴喜热饮，形寒怕冷，面色青晦，舌苔白滑，脉浮紧。此病证的治法是
A. 清热宣肺，化痰定喘
B. 宣肺散寒，化痰平喘
C. 解表散寒，清化痰热
D. 祛风涤痰，降气平喘
E. 补肺纳肾，降气化痰
答案：B

9. 患者，女，63岁。反复发作气急痰鸣30余年。气短声低，自汗，怕风，常易感冒，倦怠无力，食少便溏，喉中时有轻度哮鸣，痰多质稀色白，舌质淡，苔白，脉细弱。其诊断是
A. 哮病缓解期，肺脾气虚证
B. 喘证，肺气虚耗证
C. 哮病缓解期，肺肾两虚证
D. 哮病发作期，风痰哮证
E. 喘证，肾虚不纳证
答案：A

（10~11题共用备选答案）
A. 桑白皮汤
B. 麻杏石甘汤
C. 苏子降气汤
D. 定喘汤
E. 泻白散
10. 治疗热哮发作期，应首选
答案：D
11. 治疗喘证痰热郁肺证，应首选
答案：A

第四单元　喘　　证

知识点概要

一、概述

喘即气喘、喘息。喘证是以呼吸困难，甚至张口抬肩，鼻翼煽动，不能平卧为临床特征的病证。

二、病因病机

1. 病因　**外邪侵袭、饮食不当、情志所伤、劳欲久病。**

2. 病机　**肺气上逆，肺失宣降；或气无所主，肾失摄纳。**病位主要在肺和肾，涉及肝脾。喘证的病理性质有虚实之分。实喘在肺，为外邪、痰浊、肝郁气逆，邪壅肺气，宣降不利所致；虚喘责之肺、肾两脏，因阳气不足，阴精亏耗，而致肺肾出纳失常，且尤以气虚为主。喘证的严重阶段，不但肺肾俱虚，在孤阳欲脱之时，每多影响心。

三、诊断与类证鉴别

1. 诊断要点
（1）以喘促短气，呼吸困难，甚至张口抬肩，鼻翼煽动，不能平卧，口唇发绀为特征。
（2）可有慢性咳嗽、哮病、肺痨、心悸等病史，每遇外感及劳累而诱发。
2. 与哮病、气短的鉴别
（1）喘证与哮病

病名	相同点	不同点
哮病	呼吸急促、困难	哮指声响言，喉中哮鸣有声，亦伴呼吸困难，是一种反复发作的独立性疾病
喘证		喘指气息言，为呼吸气促困难，甚则张口抬肩，摇身撷肚，是多种肺系急慢性疾病的一个症状。**喘未必兼哮，而哮必兼喘**

（2）喘证与气短：两者同为呼吸异常，喘证呼吸困难，张口抬肩，摇身撷肚。但气短进一步加重，亦可呈虚喘表现。

四、辨证论治

1. 辨证要点

喘 证	症 状
实喘	呼吸深长有余，呼出为快，气粗声高，伴有痰鸣咳嗽，脉数有力，病势多急
虚喘	呼吸短促难续，深吸为快，气怯声低，少有痰鸣咳嗽，脉微弱或浮大中空，病势徐缓，时轻时重，遇劳则甚

2. 治疗原则

（1）实喘：治肺，以祛邪利气为主，区别寒、热、痰、气的不同，分别采用温化宣肺、清化肃肺、化痰理气的方法。

（2）虚喘：以培补摄纳为主，或补肺，或健脾，或益肾，阳虚则温补，阴虚则滋养。

（3）虚实夹杂，寒热互见：需分清主次，权衡标本，辨证选方用药。

3. 风寒壅肺、表寒肺热、痰浊阻肺、肺气郁痹等证的主症、治法和方剂

（1）风寒壅肺证

【主症】喘息咳逆，呼吸急促，胸部胀闷，痰多稀薄而带泡沫，色白质黏，常有头痛，恶寒，或有发热，口不渴，无汗，舌苔薄白而滑，脉浮紧。

【治法】**宣肺散寒**。

【方剂】**麻黄汤合华盖散加减**。

【加减】表证明显，寒热无汗，头身疼痛，加桂枝；寒痰较重，痰白清稀，量多起沫，加细辛、生姜；如寒饮伏肺，复感客寒而引发者，可用小青龙汤。

（2）表寒肺热证

【主症】喘逆上气，胸胀或痛，息粗，鼻煽，咳而不爽，吐痰稠黏，伴形寒，身热，烦闷，身痛，有汗或无汗，口渴，舌苔薄白或罩黄，舌边红，脉浮数或滑。

【治法】解表清里，化痰平喘。

【方剂】麻杏石甘汤加味。

【加减】表寒重加桂枝；痰热重，痰黄黏稠量多，加瓜蒌、贝母；痰鸣息涌加葶苈子、射干。

（3）痰浊阻肺证

【主症】喘而胸满闷塞，甚则胸盈仰息，咳嗽，痰多黏腻色白，咳吐不利，兼有呕恶，食少，口黏不渴，舌苔白腻，脉象滑或濡。

【治法】祛痰降逆，宣肺平喘。

【方剂】**二陈汤合三子养亲汤加减**。

【加减】痰从寒化，色白清稀，畏寒，加干姜、细辛；痰浊郁而化热，按痰热证治疗。

（4）肺气郁痹证

【主症】每遇情志刺激而诱发，发时突然呼吸短促，息粗气憋，胸闷胸痛，咽中如窒，但喉中痰鸣不著，或无痰声。平素常多忧思抑郁，失眠，心悸。舌苔薄，脉弦。

【治法】开郁降气平喘。

【方剂】**五磨饮子加减**。

【加减】肝郁气滞较著，加柴胡、郁金、青皮；若有心悸、失眠者加百合、合欢皮、酸枣仁、远志等；若气滞腹胀，大便秘结，可加大黄，即六磨汤之意。

4. 肺气虚耗、肾虚不纳证的主症、治法和方剂

（1）肺气虚耗证

【主症】喘促短气，气怯声低，喉有鼾声，咳声低弱，痰吐稀薄，自汗畏风，或见呛咳，痰少质黏，烦热

而渴，咽喉不利，面颧潮红，舌质淡红或有苔剥，脉软弱或细数。

【治法】**补肺益气养阴**。

【方剂】生脉散合补肺汤加减。

【加减】偏阴虚者加沙参、麦冬、玉竹、百合、诃子；兼中气虚弱，肺脾同病，清气下陷，食少便溏，腹中气坠者，配合补中益气汤。

(2) 肾虚不纳证

【主症】喘促日久，动则喘甚，呼多吸少，呼则难升，吸则难降，气不得续，形瘦神惫，跗肿，汗出肢冷，面青唇紫，舌淡苔白或黑而润滑，脉微细或沉弱；或见喘咳，面红烦躁，口燥咽干，足冷，汗出如油，舌红少津，脉细数。

【治法】**补肾纳气**。

【方剂】**金匮肾气丸合参蛤散加减**。

【加减】肾阴虚者，不宜辛燥，宜用七味都气丸合生脉散加减，药用生地、天门冬、麦门冬、龟板胶、当归养阴，五味子、诃子敛肺纳气；若喘息渐平，善后调理可常服紫河车、胡桃肉。

单元测试

1. 下列除哪项外，均为喘证的病因

A. 外邪侵袭

B. 饮食不当

C. 情志所伤

D. 痰热素盛

E. 劳欲久病

答案：D

2. 下列关于虚喘的各项叙述中，错误的是

A. 呼吸短促难续

B. 气怯声低，深吸为快

C. 多有痰鸣咳嗽

D. 脉象微弱或浮大中空

E. 病势徐缓，时轻时重，遇劳则甚

答案：C

3. 治疗实喘风寒壅肺证，首选的方剂是

A. 麻杏石甘汤

B. 荆防达表汤

C. 麻黄汤合华盖散

D. 桑白皮汤

E. 麻黄连翘赤小豆汤

答案：C

4. 下列各项，对于鉴别哮病与喘证无意义的是

A. 是否幼年起病

B. 是否反复发作

C. 是否喉中哮鸣

D. 气喘是否突发突止

E. 是否伴有发热

答案：E

5. 患者，男，42 岁。喘逆上气，咳痰不爽，痰质稠、色黄，恶寒身热，无汗，舌红苔黄，脉浮滑而数。治疗应首选

A. 麻杏石甘汤

B. 黄连解毒汤

C. 清金化痰汤

D. 银翘散

E. 桑白皮汤

答案：A

6. 患者，男，70 岁。喘促气短，声低气怯，咳声低弱，咳痰稀白，自汗畏风，舌淡红苔薄白，脉弱无力。治疗应首选

A. 三子养亲汤合二陈汤

B. 生脉散合补肺汤

C. 七味都气丸合生脉散

D. 参蛤散合金匮肾气丸

E. 苏子降气汤合二陈汤

答案：B

7. 患者喘促日久，动则喘甚，呼多吸少，气不得续，汗出肢冷，跗肿，面青唇紫，舌淡苔白，脉沉弱。其治疗应首选

A. 平喘固本汤合补肺汤

B. 金匮肾气丸合参蛤散

C. 参附汤合黑锡丹

D. 生脉散合补肺汤

E. 生脉地黄汤合金水六君煎

答案：B

8. 患者，女，45 岁。喘而胸满闷塞，咳嗽，痰多黏腻色白，咯吐不利，兼有呕恶，食少，口黏不渴，舌苔白腻，脉滑。其诊断是

A. 喘证痰浊阻肺证

B. 咳嗽痰湿蕴肺证

C. 哮病风痰哮证

D. 肺胀痰浊壅肺证

E. 喘证痰热郁肺证
答案： A
（9～10 题共用备选答案）
A. 呼吸急促，喉间痰鸣
B. 气短息促，胸胁胀痛，咳唾转侧，呼吸时加剧
C. 咳吐浊唾涎沫，咳声不扬，气急喘促
D. 咳嗽气急，咯吐脓痰，其味腥臭，壮热汗出
E. 呼吸困难，甚则张口抬肩，鼻翼煽动不能平卧
9. 喘证的特征是
答案： E
10. 哮证的特征是
答案： A

第五单元　肺　　痈

知识点概要

一、概述

肺痈以咳嗽、胸痛、发热、咯吐腥臭浊痰，甚则脓血相兼为主要特征。

二、病因病机

1. 病因　感受风热，痰热素盛。
2. 病机
（1）病位及病理性质：病位在肺。病理性质主要表现为邪盛的实热证候，脓疡溃后方见阴伤气耗之象。
（2）病理演变过程
1）初期（表证期）：因风热（寒）之邪侵袭卫表，内郁于肺，或内外合邪，肺卫同病，蓄热内蒸，热伤肺气，肺失清肃，出现恶寒、发热、咳嗽等肺卫表证。
2）成痈期：邪热壅肺，蒸液成痰，气分热毒浸淫及血，热伤血脉，血为之凝滞，热壅血瘀，蕴酿成痈，表现高热、振寒、咳嗽、气急、胸痛等痰瘀热毒蕴肺的证候。
3）溃脓期：痰热与瘀血壅阻肺络，肉腐血败化脓，继则肺损络伤，脓疡内溃外泄，排出大量腥臭脓痰或脓血痰。
4）恢复期：脓疡溃后，邪毒渐尽，病情趋向好转，但因肺体损伤，故可见邪去正虚，阴伤气耗的病理过程。

三、诊断和类证鉴别

1. 诊断要点
（1）临床表现：发病多急，常突然寒战高热，咳嗽胸痛，咯吐黏浊痰，经旬日左右，咯吐大量腥臭脓痰，或脓血相兼，身热遂降，症情好转，经数周逐渐恢复。如脓毒不净，持续咳嗽，咯吐脓血臭痰，低烧，消瘦，则为转成慢性。
（2）验痰法：肺痈病人咳吐的脓血浊痰腥臭，吐在水中，沉者是痈脓，浮者是痰。
（3）验口味：肺痈病人吃生黄豆或生豆汁不觉其腥。
（4）体征：肺痈患者可见舌下生细粒。迁延之慢性患者，还可见指甲紫而带弯，指端形如鼓槌。脓肿接近胸壁部位者，叩诊可呈浊音，听诊呼吸音减弱，或闻及湿啰音。
2. 与风温的鉴别

病　名	不同点
风温	起病多急，以发热、咳嗽、烦渴或伴气急胸痛为特征
肺痈	振寒、咯吐浊痰明显，喉中有腥味。风温经正确及时治疗后，多在气分而解，如经 1 周身热不退，或退而复升，咯吐浊痰，应进一步考虑肺痈之可能

四、辨证论治

1. 辨肺痈的分期

分期	症状
初期	恶寒、发热、咳嗽、痰多等肺卫表证
成痈期	高热、振寒、咳嗽、气急、胸痛、咯痰黄稠量多、带有腥味
溃脓期	排出大量腥臭脓痰或脓血痰
恢复期	身热渐退，咳嗽减轻，咯吐脓痰渐少，臭味亦淡，气短，口燥咽干，面色无华，形体消瘦

2. 治疗原则　以**祛邪**为原则，采用**清热解毒**、**化瘀排脓**的治法，脓未成应着重清肺消痈，脓已成需排脓解毒。

3. 肺痈初期、成痈期、溃脓期、恢复期的主症、治法和方剂

（1）初期

【主症】恶寒发热，咳嗽，咳白色黏痰，痰量日渐增多，胸痛，咳则痛甚，呼吸不利，口干鼻燥，舌苔薄黄，脉浮数而滑。

【治法】疏风散热，清肺化痰。

【方剂】**银翘散加减**。

（2）成痈期

【主症】身热转甚，时时振寒，继则壮热，汗出烦躁，咳嗽气急，胸满作痛，转侧不利，咳吐浊痰，呈黄绿色，自觉喉间有腥味，口干咽燥，舌苔黄腻，脉滑数。

【治法】**清肺解毒，化瘀消痈**。

【方剂】**千金苇茎汤合如金解毒散加减**。

（3）溃脓期

【主症】咳吐大量脓痰，或如米粥，或痰血相兼，腥臭异常，有时咯血，胸中烦满而痛，甚则气喘不能卧，身热面赤，烦渴喜饮，舌苔黄腻，舌质红，脉滑数或数实。

【治法】**排脓解毒**。

【方剂】**加味桔梗汤加减**。

（4）恢复期

【主症】身热渐退，咳嗽减轻，咳吐脓痰渐少，臭味亦淡，痰液转为清稀，精神渐振，食纳好转。或有胸胁隐痛，难以平卧，气短，自汗盗汗，低热，午后潮热，心烦，口燥咽干，面色无华，形体消瘦，精神萎靡，舌质红或淡红，苔薄，脉细或细数无力。或见咳嗽，咳吐脓血痰日久不净，或痰液一度清稀而复转臭浊，病情时轻时重，迁延不愈。

【治法】清热养阴，益气补肺。

【方剂】沙参清肺汤或桔梗杏仁煎加减。

单元测试

1. 肺痈的特征性临床表现中，错误的是
A. 咳嗽
B. 胸痛
C. 发热
D. 咳吐腥臭脓痰
E. 咯铁锈色痰
答案： E

2. 治疗肺痈成痈期，应首选的方剂是
A. 银翘散
B. 千金苇茎汤
C. 加味桔梗汤
D. 沙参清肺汤
E. 桔梗杏仁煎
答案： B

3. 治疗肺痈恢复期，首选的方剂是
A. 银翘散

B. 千金苇茎汤
C. 加味桔梗汤
D. 桔梗杏仁煎
E. 如金解毒散
答案：D
4. 肺痈溃脓期的治法是
A. 清肺化瘀消痈
B. 养阴补肺消痈
C. 清肺解表
D. 排脓解毒
E. 清热解毒
答案：D
5. 患者，男，32岁。素日嗜酒，外出着凉后，始见时时振寒，发热，继而壮热汗出，烦躁不宁，咳嗽气急，咳吐腥臭浊痰，胸满作痛，口干苦，便秘，舌红苔黄腻，脉滑数。治疗应首选
A. 清金化痰汤
B. 千金苇茎汤
C. 桑白皮汤
D. 加味泻白散
E. 济生桔梗汤
答案：B
6. 患者，男，31岁。10天前因外出淋雨，出现高热，时时振寒，汗出烦躁，咳嗽痰多。现症：胸满作痛，转侧不利，咳吐浊痰，呈黄绿色，自觉喉间有腥味，口干咽燥，舌苔黄腻，脉滑数。其诊断是
A. 肺痈初期
B. 肺痈恢复期
C. 肺痈成痈期
D. 肺痈溃脓期
E. 咳嗽痰热蕴肺证
答案：C
7. 患者，男，25岁。咳吐大量脓痰，痰血相兼，腥臭异常，胸中烦满而痛，身热面赤，烦渴喜饮，舌苔黄腻，舌质红，脉滑数。治疗应首选的方剂是
A. 银翘散
B. 千金苇茎汤
C. 加味桔梗汤
D. 桔梗杏仁煎
E. 如金解毒散
答案：C
8. 肺痈患者，咳吐大量脓血痰，气味腥臭异常，舌红苔黄腻，脉滑数。其病期是
A. 初期
B. 成痈期
C. 溃脓期
D. 恢复期
E. 慢性期
答案：C
（9~10题共用备选答案）
A. 肝
B. 心
C. 脾
D. 肺
E. 肾
9. 实喘病位主要在
答案：D
10. 肺痈病位主要在
答案：D

第六单元 心 悸

知识点概要

一、概述

心悸指病人自觉心中悸动，惊惕不安甚则不能自主的一种病证。轻者为惊悸，重者为怔忡。

二、病因病机

1. 心神不宁与心悸发生的关系 心悸的发病，或由惊恐恼怒，动摇心神，致心主不安而为惊悸。

2. 虚、痰、瘀与心悸的关系

（1）虚者为气、血、阴、阳亏损，使心失滋养，而致心悸。

（2）实者多由痰火扰心，水饮上凌，或心血瘀阻，气血运行不畅而引起。病理因素包括气滞、血瘀、痰浊、水饮。

（3）阴虚者常兼火盛或痰热；阳虚易夹水饮、痰湿；气血不足者，易见气血瘀滞、痰浊。

3. 病机　基本病机是气血阴阳亏虚，心失所养，或邪扰心神，心神不宁。病位在心，与肝、脾、肾、肺密切相关。

三、辨证论治

1. 治疗原则　虚证宜补气、养血、滋阴、温阳；实证宜祛痰、化饮、清火、行瘀。

2. 心虚胆怯、心血不足、阴虚火旺、心阳不振、水饮凌心、瘀阻心脉等证的主症、治法和方剂

（1）心虚胆怯证

【主症】心悸不宁，善惊易恐，坐卧不安，不寐多梦而易惊醒，恶闻声响，食少纳呆，舌苔薄白，脉细略数或细弦。

【治法】镇惊定志，养心安神。

【方剂】**安神定志丸加减**。

【加减】若见心阳不振，用肉桂易桂枝，加附子；兼心血不足，加阿胶、首乌、龙眼肉；兼心气郁结，加柴胡、郁金、合欢皮、绿萼梅。

（2）心血不足证

【主症】**心悸气短，头晕目眩，失眠健忘，面色无华，倦怠乏力，纳呆食少，舌淡红，脉细弱**。

【治法】**补血养心，益气安神**。

【方剂】**归脾汤加减**。

【加减】若五心烦热，自汗盗汗，胸闷心烦，舌红少苔，脉细数或结代，为气阴两虚，用炙甘草汤加减；失眠多梦，加合欢皮、夜交藤、五味子、柏子仁、莲子心；若热病后期损及心阴而心悸者，以生脉散加减。

（3）阴虚火旺证

【主症】**心悸易惊，心烦失眠，五心烦热，口干，盗汗，思虑劳心则症状加重，伴耳鸣腰酸，头晕目眩，急躁易怒，舌红少津，苔少或无，脉象细数**。

【治法】滋阴清火，养心安神。

【方剂】**天王补心丹合朱砂安神丸加减**。

【加减】若肾阴亏虚，虚火妄动，遗精腰酸者，加龟板、熟地、知母、黄柏，或加服知柏地黄丸；若阴虚而火热不明显者，可单用天王补心丹；若阴虚兼有瘀热者，加赤芍、丹皮、桃仁、红花、郁金。

（4）心阳不振证

【主症】心悸不安，胸闷气短，动则尤甚，面色苍白，形寒肢冷，舌淡苔白，脉象虚弱或沉细无力。

【治法】温补心阳，安神定悸。

【方剂】桂枝甘草龙骨牡蛎汤合参附汤加减。

【加减】若形寒肢冷者，重用人参、黄芪、附子、肉桂；大汗出者重用人参、黄芪、煅龙骨、煅牡蛎、山茱萸，或用独参汤煎服；兼见水饮内停者，加葶苈子、五加皮、车前子、泽泻；夹瘀血者，加丹参、赤芍、川芎、桃仁、红花；若心阳不振，以致心动过缓者，酌加炙麻黄、补骨脂，重用桂枝。

（5）水饮凌心证

【主症】心悸眩晕，胸闷痞满，渴不欲饮，小便短少，或下肢浮肿，形寒肢冷，伴恶心欲吐，流涎，舌淡胖，苔白滑，脉象弦滑或沉细而滑。

【治法】振奋心阳，化气行水，宁心安神。

【方剂】苓桂术甘汤加减。

【加减】兼见肺气不宣，肺有痰湿，咳喘胸闷，加杏仁、前胡、桔梗；兼见瘀血者，加当归、川芎、刘寄奴、泽兰叶、益母草；若见因心功能不全而致浮肿、尿少、阵发性夜间咳喘或端坐呼吸者，当重用温阳利水之品，如真武汤。

（6）瘀阻心脉证

【主症】**心悸不安，胸闷不舒，心痛时作，痛如针刺，唇甲青紫，舌质紫暗或有瘀斑，脉涩或结代**。

【治法】活血化瘀，理气通络。

【方剂】**桃仁红花煎合桂枝甘草龙骨牡蛎汤**。

【加减】若因虚致瘀者去理气之品，气虚加黄芪、党参、黄精；络脉痹阻，胸部窒闷，加沉香、檀香、降

香；夹痰浊，胸满闷痛，苔浊腻，加瓜蒌、薤白、半夏、广陈皮；胸痛甚，加乳香、没药、五灵脂、蒲黄、三七粉等。

单元测试

1. 下列选项中，不属于心悸诊断依据的是
A. 自觉心中悸动不安，心搏异常
B. 呈阵发性或持续不解
C. 伴有胸闷不舒，易激动
D. 伴有上下冲逆，发自少腹
E. 劳倦、饱食等因素可诱发
答案：D
2. 治疗心悸瘀阻心脉证，应首选的方剂是
A. 通窍活血汤合甘麦大枣汤
B. 半夏泻心汤合当归活血饮
C. 桃仁红花煎合桂枝甘草龙骨牡蛎汤
D. 桂枝甘草龙骨牡蛎汤合参附汤
E. 黄连温胆汤合炙甘草汤
答案：C
3. 阴虚而火不旺之心悸，最佳方剂可选
A. 天王补心丹加减
B. 朱砂安神丸加减
C. 甘麦大枣汤加减
D. 知柏地黄丸加减
E. 生脉散加减
答案：A
4. 治疗心悸心阳不振证，应首选
A. 温胆汤
B. 二陈汤
C. 苓桂术甘汤
D. 金匮肾气丸
E. 桂枝甘草龙骨牡蛎汤
答案：E
5. 治疗心悸心血不足证，应首选
A. 天王补心丹
B. 安神定志丸
C. 桂枝甘草龙骨牡蛎汤
D. 归脾汤
E. 朱砂安神丸
答案：D
6. 患者，男，52岁。2年来心中悸动不安，眩晕，胸闷痞满，渴不欲饮，恶心，流涎，舌淡胖，苔白滑，脉沉细而滑。其诊断是
A. 眩晕痰湿中阻证
B. 心悸水饮凌心证
C. 眩晕气血亏虚证
D. 心悸心阳不振证
E. 眩晕肾精不足证
答案：B
7. 患者，女，57岁。有心悸病史5年余，平素心悸气短，面色无华，倦怠乏力，纳呆食少，舌淡红，脉细弱。治疗应选用的方剂为
A. 炙甘草汤
B. 参苓白术散
C. 归脾汤
D. 六味地黄丸
E. 当归补血汤
答案：C
8. 患者，男，69岁。3日来心悸不安，胸闷气短，动则尤甚，面色苍白，形寒肢冷，舌淡苔白，脉沉细无力。此病证的治法是
A. 温补心阳，安神定悸
B. 补血养心，益气安神
C. 振奋心阳，化气行水
D. 化痰祛湿，健脾和胃
E. 回阳救逆，益气固脱
答案：A
9. 患者，女，40岁。平素胆小易惊，2日前因受惊吓而心悸不宁，坐卧不安，不寐多梦，恶闻声响，食少纳呆，苔薄白，脉细弦。其治疗应首选的方剂是
A. 安神定志丸
B. 归脾汤
C. 甘麦大枣汤
D. 黄连温胆汤
E. 酸枣仁汤
答案：A
10. 患者，男，35岁。心悸不宁，头晕目眩，手足心热，耳鸣腰酸，舌红少苔，脉细数。其证候是
A. 心血不足
B. 心虚胆怯
C. 心血瘀阻
D. 阴虚火旺
E. 心阳不振
答案：D
（11~12题共用备选答案）
A. 乳香、没药
B. 瓜蒌、薤白
C. 煅龙骨、煅牡蛎
D. 炙麻黄、补骨脂
E. 合欢皮、夜交藤
11. 治疗心悸瘀阻心脉证，若胸痛甚。应加用

答案：A

12. 治疗心悸心阳不振证，若心动过缓。应加用

答案：D

第七单元　胸　　痹

知识点概要

一、概述

胸痹指以胸部闷痛，甚则胸痛彻背，喘息不得卧为主的一种疾病。轻者仅感胸闷如窒，呼吸欠畅，重者则有胸痛，严重者心痛彻背，背痛彻心。

二、病因病机

1. 病因　**寒邪内侵、饮食失调、情志失节、劳倦内伤、年迈体虚**。

2. 病机　**心脉痹阻**。病位在心，涉及肝、肺、脾、肾等脏。其临床主要表现为本虚标实，虚实夹杂。本虚有气虚、气阴两虚及阳气虚衰；标实有血瘀、寒凝、痰浊、气滞。

◆ **提醒**：胸痹的病位在心，主要病机是心脉痹阻。

三、诊断和类证鉴别

1. 诊断要点

（1）以胸部闷痛为主。多见膻中或心前区憋闷疼痛，甚则痛引左肩背、咽喉、胃脘部、左上臂内侧等部位，呈反复发作性，一般几秒到几十分钟，休息或用药后可缓解。

（2）常伴心悸、气短、自汗，甚则喘息不得卧，严重者可见胸痛剧烈，持续不解，汗出肢冷，面色苍白，唇甲青紫，脉散乱或微细欲绝等危候，可发生猝死。

（3）多见于中年以上，常因操劳过度、抑郁恼怒、多饮暴食或气候变化而诱发，亦有无明显诱因或安静时发病者。

2. 与胃痛、真心痛的鉴别

（1）胸痹与胃痛

病　名	不同点
胸痹	以闷痛为主，时间极短，虽与饮食有关，但休息、服药常可缓解
胃痛	与饮食相关，以胀痛为主，局部有压痛，持续时间较长，常伴泛酸、嘈杂、嗳气、呃逆等

（2）胸痹与真心痛：真心痛乃胸痹的进一步发展，症见心痛剧烈，甚则持续不解，伴有汗出、肢冷、面白、唇紫，手足青至节，脉微或结代等。

四、辨证论治

1. 辨证要点

（1）辨病情轻重

1）轻：疼痛持续时间短暂，瞬息即逝。

2）重：持续时间长，反复发作。

3）重症或危候：持续数小时甚至数日不休。疼痛遇劳发作，休息或服药后能缓解者为顺证，服药后难以缓解者常为危候。

（2）辨标本虚实

标本虚实		症　　状
标实	气滞	闷重而痛轻，兼见胸胁胀满，善太息，憋气，苔薄白，脉弦
	痰浊	胸部窒闷而痛，伴唾吐痰涎，苔腻，脉弦滑或弦数
	寒凝心脉	胸痛如绞，遇寒则发，或得冷加剧，伴畏寒肢冷，舌淡苔白，脉细
	心脉瘀滞	刺痛固定不移，痛有定处，夜间多发，舌紫暗或有瘀斑，脉结代或涩
本虚	心气不足	心胸隐痛而闷，因劳累而发，伴心慌，气短，乏力，舌淡胖嫩，边有齿痕，脉沉细或结代
	心阳不振	绞痛兼见胸闷气短，四肢厥冷，神倦自汗，脉沉细
	气阴两虚	隐痛时作时止，缠绵不休，动则多发，伴口干，舌淡红而少苔，脉沉细而数

2. 治疗原则及具体治疗方法　标实当泻，针对气滞、血瘀、寒凝、痰浊而疏理气机，活血化瘀，辛温通阳，泄浊豁痰，尤重活血通脉。本虚宜补，权衡心脏阴阳气血之不足，有无兼见肺、肝、脾、肾等脏之亏虚，补气温阳，滋阴益肾，纠正脏腑之偏衰，尤重补益心气之不足。

3. 心血瘀阻、气滞心胸、痰浊闭阻、寒凝心脉、气阴两虚、心肾阳虚等证的主症、治法和方剂

（1）心血瘀阻证

【主症】心胸疼痛，如刺如绞，痛有定处，入夜为甚，甚则心痛彻背，背痛彻心，或痛引肩背，伴有胸闷，日久不愈，可因暴怒、劳累而加重，舌质紫暗，有瘀斑，苔薄，脉弦涩。

【治法】**活血化瘀，通脉止痛**。

【方剂】血府逐瘀汤加减。

【加减】**瘀血痹阻重证，胸痛剧烈，可加乳香、没药、郁金、降香、丹参；若血瘀气滞并重，胸闷痛甚者，可加沉香、檀香、荜茇**；若气虚血瘀，伴气短乏力，自汗，脉细弱或结代者，用人参养营汤合桃红四物汤加减，重用人参、黄芪等益气祛瘀之品；若猝然心痛发作，可含化复方丹参滴丸、速效救心丸等活血化瘀、芳香止痛之品。

（2）气滞心胸证

【主症】心胸满闷，隐痛阵发，痛有定处，时欲太息，遇情志不遂时容易诱发或加重，或兼有胸脘满闷，得嗳气或矢气则舒，舌苔薄或薄腻，脉细弦。

【治法】疏肝理气，活血通络。

【方剂】**柴胡疏肝散加减**。

【加减】胸闷心痛明显，为气滞血瘀之象，可合用失笑散；气郁日久化热，心烦易怒，口干便秘，舌红苔黄，脉弦数者，用丹栀逍遥散；便秘严重者加当归芦荟丸。

（3）痰浊闭阻证

【主症】**胸闷重而心痛微，痰多气短，肢体沉重，形体肥胖，遇阴天易发作或加重，伴有倦怠乏力，纳呆便溏，咳吐痰涎，舌体胖大且边有齿痕，苔浊腻或白滑，脉滑**。

【治法】**通阳泄浊，豁痰宣痹**。

【方剂】**瓜蒌薤白半夏汤合涤痰汤加减**。

【加减】痰浊郁而化热者，用黄连温胆汤加郁金；如痰热兼有郁火者，加海浮石、海蛤壳、黑山栀、天竺黄、竹沥；大便干结加桃仁、大黄。

（4）寒凝心脉证

【主症】**猝然心痛如绞，心痛彻背，喘不得卧，多因气候骤冷或骤感风寒而发病或加重，伴形寒，甚则手足不温，冷汗自出，胸闷气短，心悸，面色苍白，舌苔薄白，脉沉紧或沉细**。

【治法】辛温散寒，宣通心阳。

【方剂】**枳实薤白桂枝汤合当归四逆汤加减**。

【加减】阴寒极盛之胸痹重症，表现胸痛剧烈，痛无休止，伴身寒肢冷，气短喘息，脉沉紧或沉微者，当用温通散寒之法，予乌头赤石脂丸加荜茇、高良姜、细辛等；若痛剧而四肢不温，冷汗自出，即刻舌下含化苏

合香丸或麝香保心丸。

（5）气阴两虚证

【主症】心胸隐痛，时作时休，心悸气短，动则益甚，伴疲倦乏力，声息低微，面白自汗，舌质淡红，舌体胖且边有齿痕，苔薄白，脉虚细缓或结代。

【治法】益气养阴，活血通脉。

【方剂】**生脉散合人参养荣汤加减**。

【加减】兼有气滞血瘀者，可加川芎、郁金；兼见痰浊之象者可合用茯苓、白术、白蔻仁；兼见纳呆、失眠等心脾两虚者，可并用茯苓、茯神、远志、半夏曲、柏子仁、酸枣仁。

（6）心肾阳虚证

【主症】**心悸而痛，胸闷气短，动则更甚，自汗，面色㿠白，神倦怯寒，四肢欠温或肿胀，舌质淡胖，边有齿痕，苔白或腻，脉沉细迟**。

【治法】温补阳气，振奋心阳。

【方剂】**参附汤合右归饮加减**。

【加减】若肾阳虚衰，不能制水，水饮上凌心肺，症见水肿、喘促、心悸，用真武汤加黄芪、汉防己、猪苓、车前子；若阳虚欲脱厥逆者，用四逆加人参汤，或参附注射液40～60ml加入5%葡萄糖注射液250～500ml中静脉点滴。

单元测试

1. 胸痹的病位在

A. 肺

B. 肝

C. 心

D. 肾

E. 脾

答案：C

2. 胸痹寒凝心脉的治法是

A. 辛温散寒，宣通心阳

B. 通阳泄浊，豁痰宣痹

C. 益气养阴，活血通脉

D. 温补阳气，振奋心阳

E. 疏肝理气，活血通络

答案：A

3. 下列选项中，属于胸痹主症的是

A. 胸部闷痛甚则胸痛彻背，休息或用药后可缓解

B. 自觉心中悸动不安，心搏异常

C. 咳嗽，胸痛，脓血痰

D. 胸胁胀痛，持续不解，多伴有咳唾

E. 心下有气攻冲作痛

答案：A

4. 胸痹之病因，多与下列哪项以外有关

A. 寒邪内侵

B. 心虚胆怯

C. 饮食不当

D. 情志失调

E. 年迈体虚

答案：B

5. 胸痹的主要病机为

A. 气滞血瘀

B. 寒凝气滞

C. 痰瘀交阻

D. 阳气虚衰

E. 心脉痹阻

答案：E

6. 治疗胸痹心血瘀阻证的代表方剂是

A. 生脉饮

B. 瓜蒌薤白白酒汤

C. 血府逐瘀汤

D. 瓜蒌薤白半夏汤

E. 苏合香丸

答案：C

7. 患者，男，55岁。胸痛反复发作2个月，现胸部刺痛，夜间尤甚，持续10分钟左右，病处固定，多因生气及受寒后加重，时有心悸，舌质紫暗，脉象沉涩。治疗的首选方为

A. 瓜蒌薤白半夏汤

B. 参附汤合右归饮

C. 血府逐瘀汤

D. 乌头赤石脂丸

E. 瓜蒌薤白白酒汤

答案：C

8. 患者，男，38岁。胸闷反复发作3年。近日来，胸闷重而心痛微，痰多气短，肢体沉重，倦怠乏力，纳呆便溏，舌体胖大且边有齿痕，苔白滑，脉滑。其治疗应首选方剂是

A. 半夏厚朴汤合黄连温胆汤
B. 参苓白术散合二陈汤
C. 枳实薤白桂枝汤合当归四逆汤
D. 瓜蒌薤白半夏汤合涤痰汤
E. 生脉散合人参养荣汤
答案： D

9. 患者，女，56 岁。有冠心病史 4 年。近日来心悸而痛，胸闷气短，动则更甚，自汗，面色白，四肢欠温，舌质淡胖，边有齿痕，苔白腻，脉沉细迟。此病证诊断为
A. 心悸心血不足证
B. 胸痹气阴两虚证
C. 胸痹心肾阳虚证
D. 心悸心阳不振证
E. 胸痹痰浊闭阻证
答案： C

（10~11 题共用备选答案）
A. 失笑散
B. 黄连温胆汤
C. 丹栀逍遥散
D. 苏合香丸
E. 乌头赤石脂丸

10. 治疗胸痹气滞心胸证，若胸痛明显者，应选用的方剂为
答案： A

11. 治疗胸痹阴寒极盛之重症，应选用的方剂为
答案： E

（12~13 题共用备选答案）
A. 胸部刺痛，入夜尤甚
B. 胸闷隐痛，时作时止
C. 胸闷如窒，气短喘促
D. 胸闷气短，畏寒肢冷
E. 胸痛彻背，感寒痛甚

12. 胸痹气阴两虚证，其临床特点是
答案： B

13. 胸痹寒凝心脉证，其临床特点是
答案： E

第八单元　不　　寐

知识点概要

一、概述

不寐是以不能获得正常睡眠为特征的一类病证，主要表现为睡眠时间、深度的不足，轻者入睡困难，或寐而不酣，时寐时醒，或醒后不能再寐，重则彻夜不寐。

二、病因病机

1. 病因　饮食不节、情志失常、劳倦思虑过度、病后、年迈体虚。

2. 病机　**阳盛阴衰，阴阳失交**。病位主要在心，与肝、脾、肾密切相关。不寐的病机有虚实之分，实证由肝郁化火，痰热内扰，阳盛不得入于阴而致，虚证多由心脾两虚，心虚胆怯，心肾不交，水火不济，心神失养，阴虚不能纳阳而发。

三、辨证论治

1. 辨证要点

（1）虚证：多属阴血不足，心失所养，特点为体质瘦弱，面色无华，神疲懒言，心悸健忘。

（2）实证：邪热扰心，特点为心烦易怒，口苦咽干，便秘溲赤。

2. 治疗原则及常用方法　**补虚泻实，调整脏腑阴阳**。

（1）实证：泻其有余，如疏肝泻火，清化痰热，消导和中。

（2）虚证：补其不足，如益气养血，健脾补肝益肾。

（3）在此基础上安神定志，如养血安神，镇惊安神，清心安神。

3. 肝火扰心、痰热扰心、心脾两虚、心肾不交、心胆气虚等证的主症、治法和方剂

（1）肝火扰心证

【主症】不寐多梦，甚则彻夜不眠，性情急躁，伴头晕头胀，目赤耳鸣，口干而苦，不思饮食，便秘溲赤，舌红苔黄，脉弦而数。

【治法】疏肝泻火，镇心安神。

【方剂】**龙胆泻肝汤加减**。

（2）痰热扰心证

【主症】**心烦不寐，胸闷脘痞，泛恶嗳气，伴口苦，头重，目眩，舌偏红，苔黄腻，脉滑数**。

【治法】清化痰热，和中安神。

【方剂】**黄连温胆汤加减**。

（3）心脾两虚证

【主症】不易入睡，多梦易醒，心悸健忘，神疲食少，伴头晕目眩，四肢倦怠，腹胀便溏，面色少华，舌淡苔薄，脉细无力。

【治法】补益心脾，养血安神。

【方剂】**归脾汤加减**。

（4）心肾不交证

【主症】心烦不寐，入睡困难，心悸多梦，伴头晕耳鸣，腰膝酸软，潮热盗汗，五心烦热，咽干少津，男子遗精，女子月经不调，舌红少苔，脉细数。

【治法】**滋阴降火，交通心肾**。

【方剂】**六味地黄丸合交泰丸加减**。

（5）心胆气虚证

【主症】虚烦不寐，触事易惊，终日惕惕，胆怯心悸，伴气短自汗，倦怠乏力，舌淡脉弦细。

【治法】益气镇惊，安神定志。

【方剂】**安神定志丸合酸枣仁汤加减**。

单元测试

1. 下列除哪项外均为不寐的病因

A. 情志所伤

B. 饮食不节

C. 外邪侵袭

D. 素体虚弱

E. 心虚胆怯

答案：C

2. 肝火扰心型不寐者，治疗宜首选

A. 安神定志丸

B. 龙胆泻肝汤

C. 朱砂安神丸

D. 柴胡疏肝散

E. 黄连阿胶汤

答案：B

3. 不寐的辨证，应首辨的要点是

A. 病位

B. 虚实

C. 标本

D. 寒热

E. 久暂

答案：B

4. 不寐的治疗原则为

A. 益气养血，补益肝肾

B. 清热化痰，安神定志

C. 补虚泻实，调整阴阳

D. 先治其标，后治其本

E. 补虚扶正，充髓养脑

答案：C

5. 治疗不寐痰热扰心证，首选的方剂是

A. 涤痰汤

B. 礞石滚痰丸

C. 半夏白术天麻汤

D. 羚角钩藤汤

E. 黄连温胆汤

答案：E

6. 不寐实证，其病位多在

A. 心、脾、肾

B. 心、肝、小肠

C. 心、肺、大肠

D. 心、脾、肝

E. 肝、胃、心

答案：E

7. 患者，男，70岁。多种慢性病迁延难愈，现虚烦不寐，形体消瘦，易疲劳，头晕健忘，纳少，面色白，舌淡，脉细弱。治疗应首选的方剂是

A. 酸枣仁汤

B. 天王补心丹

C. 归脾汤

D. 安神定志丸

E. 朱砂安神丸

答案：C

8. 患者，女，30岁。症见入寐困难1个月，多梦，胸闷胁胀，急躁易怒，伴头晕头胀，口干口苦，小便短赤，舌红苔黄，脉弦数。治疗应首选的方剂是

A. 泻心汤

B. 滋水清肝饮

C. 礞石滚痰丸

D. 当归龙荟丸

E. 龙胆泻肝汤

答案：E

9. 患者，男，58岁。近年来心烦不寐，入睡困难，心悸多梦，腰膝酸软，潮热盗汗，咽干少津，舌红少苔，脉细数。治疗此病证首选方剂是

A. 左归丸合酸枣仁汤

B. 六味地黄丸合交泰丸

C. 安神定志丸合酸枣仁汤

D. 六味地黄丸合安神定志丸

E. 右归丸合酸枣仁汤

答案：B

10. 患者，男，40岁。失眠近2周。现症：心烦不寐，胸闷脘痞，泛恶嗳气，口苦，头重，目眩，舌偏红，苔黄腻，脉滑数。其证候诊断是

A. 肝阳上亢证

B. 痰浊中阻证

C. 心肾不交证

D. 肝火扰心证

E. 痰热扰心证

答案：E

11. 患者，女，53岁。出现失眠半年余。如今不易入睡，多梦易醒，心悸健忘，神疲食少，四肢倦怠，腹胀便溏，舌淡苔薄，脉细无力。此病证的治法是

A. 补益心脾，养血安神

B. 补血养心，益气安神

C. 滋阴降火，交通心肾

D. 温补心阳，安神定悸

E. 通阳泄浊，豁痰清心

答案：A

第九单元　癫　　狂

知识点概要

一、概述

癫病以**精神抑郁，表情淡漠，沉默痴呆，语无伦次，静而多喜**为特征。狂病以**精神亢奋，狂躁不安，喧扰不宁，骂詈毁物，动而多怒**为特征。

二、病因病机

1. 病因　七情内伤、饮食失节、禀赋不足。

2. 病机　病变主要在心肝，涉及脾胃，久而伤肾。病理因素以气、痰、火、瘀为主，癫为**痰气郁结，蒙蔽神机**。狂为**痰火上扰，神明失主**。脏气不平，阴阳失调，脑之神机逆乱又是病机的关键所在。病理性质属本虚标实。

◆ **提醒：**癫病主静，狂证主动。

三、诊断和类证鉴别

1. 诊断要点

（1）神情抑郁，表情淡漠，静而少动，沉默痴呆，或喃喃自语，语无伦次，或突然狂奔，喧扰不宁，呼号打骂，不避亲疏。

（2）有家庭史或脑外伤史。多发于青壮年女性，素日性格内向，近期情志不遂，或突遭变故，惊恐而心绪不宁。

（3）排除药物、中毒、热病原因所致。

2. 病证鉴别

（1）癫证与狂证

病名	相同点	不同点
癫证	均属性格行为异常的精神疾病	属阴，以**静而多喜**为主，表现为沉静独处，言语支离，畏见生人，或哭或笑，声低气怯，以抑郁性精神失常为特征
狂证		属阳，以**动而多怒**为主，表现为躁动狂乱，气力倍常，呼号詈骂，声音多亢，以兴奋性精神失常为特征

（2）癫证与郁证

病名	相同点	不同点
郁证	喜怒无常，多语或不语等	心情抑郁，情绪不宁，胸胁胀闷，急躁易怒，心悸失眠，喉中如有异物等，以自我感觉异常为主，但神志清晰
癫证		一般已失去自控力，神明逆乱，神志不清

（3）癫证与痴呆：痴呆以智能低下为突出表现，以神志呆滞、愚笨迟钝为主要特征，其部分症状可自制。

（4）癫证与痫病：痫病是以突然昏仆、不省人事、两目上视、口吐涎沫、四肢抽搐为特征的发作性疾病，不难区别。

四、辨证论治

1. 辨证要点

（1）辨癫证与狂证

病　名	症　　状
癫证	初期以情感障碍为主，表现情感淡漠，生活懒散，少与人交往，喜静恶动。若病情进一步发展，可出现思维障碍，情绪低下，沉默寡言，学习成绩下降，直至丧失生活和工作能力。进一步发展，病情更甚者，可出现淡漠不知，喃喃自语，终日闭户，不知饥饱
狂证	初期以情绪高涨为主，多见兴奋话多，夜不寐，好外走，喜冷饮，喜动恶静。病情进一步发展，渐至频繁外走，气力倍增，刚暴易怒，登高而歌，自高贤，自尊贵，部分患者亦可出现呼号骂詈，不避水火，不避亲疏的严重症状

（2）辨病性虚实

1）癫：气郁、痰阻、血瘀，久延则脾气心血亏耗。

2）狂：火郁、痰壅、热瘀，久延心肾阴伤，水不济火，而致阴虚火旺。

2. 治疗原则　初期多以邪实为主，治当理气解郁，畅达神机，降（泄）火豁痰，化瘀通窍。后期以正虚为主，治当补益心脾，育阴养血，调整阴阳。

3. 癫证中痰气郁结和心脾两虚证的主症、治法和方剂

（1）痰气郁结证

【主症】精神抑郁，表情淡漠，沉默痴呆，时时太息，言语无序，或喃喃自语，多疑多虑，喜怒无常，秽洁不分，不思饮食，舌红苔腻而白，脉弦滑。

【治法】**理气解郁，化痰醒神。**

【方剂】**逍遥散合顺气导痰汤加减。**

（2）心脾两虚证

【主症】**神思恍惚，魂梦颠倒，心悸易惊，善悲欲哭，肢体困乏，饮食锐减，言语无序，舌质淡，苔薄白，脉沉细无力。**

【治法】**健脾益气，养心安神。**

【方剂】**养心汤合越鞠丸加减。**

4. 狂证中痰火扰神、火盛阴伤和痰热瘀结证的主症、治法和方剂

（1）痰火扰神证

【主症】起病先有性情急躁，头痛失眠，两目怒视，面红目赤，突发狂乱无知，骂詈嚎叫，不避亲疏，逾垣上屋，或毁物伤人，气力倍常，不食不眠，舌质红绛，苔多黄腻或黄燥而垢，脉弦大滑数。

【治法】**清心泻火，涤痰醒神**。

【方剂】**生铁落饮加减**。

（2）火盛阴伤证

【主症】癫狂久延，时作时止，势已较缓，妄言妄为，呼之已能自制，但有疲惫之象，寐不安，焦躁，形瘦，面红而秽，口干便难，舌尖红无苔，有剥裂，脉细数。

【治法】育阴潜阳，交通心肾。

【方剂】二阴煎合琥珀养心丹加减。

（3）痰热瘀结证

【主症】癫狂日久不愈，面色晦滞而秽，情绪躁扰不安，多言不序，恼怒不休，甚至登高而歌，弃衣而走，妄见妄闻，妄思离奇，头痛，心悸而烦，舌质紫暗，有瘀斑，少苔或薄黄苔干，脉弦细或细涩。

【治法】**豁痰化瘀，调畅气血**。

【方剂】**癫狂梦醒汤加减**。

单元测试

1. 癫狂的病理因素主要是

A. 气、痰、火、瘀

B. 风、火、痰、瘀

C. 风、气、火、瘀

D. 风、痰、气、瘀

E. 风、痰、火、气

答案：A

2. 治疗狂证火盛阴伤证，首选的方剂是

A. 生铁落饮

B. 养心汤合越鞠丸

C. 二阴煎合琥珀养心丹

D. 癫狂梦醒汤

E. 逍遥散合顺气导痰汤

答案：C

3. 治疗癫证痰气郁结证，应首选的方剂是

A. 逍遥散合顺气导痰汤

B. 半夏厚朴汤

C. 养心汤合越鞠丸

D. 苏合香丸

E. 控涎丹

答案：A

4. 患者，男，32岁。平素急躁易怒，头痛失眠5日。今日突发狂乱无知，骂詈号叫，不避亲疏，不食不眠，舌质红绛，苔黄腻，脉滑数。其诊断为

A. 癫证痰气郁结证

B. 狂证痰热瘀结证

C. 肝阳头痛

D. 狂证痰火扰神证

E. 狂证火盛阴伤证

答案：D

5. 患者，男，45岁。神思恍惚，梦魂颠倒，心悸易惊，善悲欲哭，肢体困乏，饮食减少，舌质淡，脉细无力。其治法是

A. 健脾养心，益气活血

B. 健脾养心，化痰解郁

C. 益气养血，化浊祛痰

D. 健脾益气，养心安神

E. 益气和胃，养心安神

答案：D

6. 患者，女，40岁。精神抑郁，表情淡漠，神志痴呆，语无伦次，不思饮食，舌苔腻，脉弦滑。其治法是

A. 疏肝理气，活血化瘀

B. 清肝泻火，解郁和胃

C. 理气解郁，化痰醒神

D. 理气活血，宁心定志

E. 顺气化痰，清肝泄热

答案：C

第十单元　痫　　病

知识点概要

一、概述

痫病是一种发作性神志异常的病证。临床以突然意识丧失，甚则仆倒，不省人事，强直抽搐，口吐涎沫，两目上视或口中怪叫，移时苏醒，一如常人为特征。发作前可伴眩晕、胸闷等先兆，发作后常有疲倦乏力等症状。

二、病因病机

1. 病因　先天遗传、七情失调、惊恐、饮食失调、脑部外伤、六淫所干、他病之后。

2. 病机　**脏腑失调，痰浊阻滞，气机逆乱，风痰内动，蒙蔽清窍**。病理因素主要有风、火、痰、瘀，又以痰为重要。本病的病位在脑，涉及肝、脾、心、肾诸脏。其中肝、脾、肾的损伤是痫病发生的主要病理基础。

三、诊断

1. 任何年龄、性别均可发病，但多在儿童期、青春期或青年期发病，多有家族史，每因惊恐、劳累、情志过极等诱发。

2. 典型发作时突然昏倒，不省人事，两目上视，项背强直，四肢抽搐，口吐涎沫，或有异常叫声，或仅有突然呆木，两眼瞪视，呼之不应，或头部下垂，面色苍白等。

3. 局限性发作可见多种形式，如口、眼、手等局部抽搐而无突然昏倒，或凝视，或语言障碍，或无意识动作等，多数在数秒至数分钟即止。

4. 发作前可有眩晕、胸闷等先兆症状。

5. 发作突然，醒后如常人，醒后对发作时情况不知，反复发作。

6. 脑电图在发作期描记到对称性同步化棘波或棘-慢波等阳性表现，有条件做磁共振等相应检查。

◆ **提醒：**痫病与中风均可见发作时起病急骤，突然昏仆倒地。然中风仆地无声，一般无四肢抽搐及口吐涎沫，神昏症状严重，持续时间长，难以自行苏醒，需及时治疗方可逐渐清醒，多伴半身不遂、口眼歪斜；痫病表现为阵发性神志异常，猝发仆地时常口中作声，如猪羊啼叫，四肢频抽而口吐白沫。神昏多为时短暂，移时可自行苏醒，醒后一如常人，但可再发。应注意鉴别。

四、辨证论治

1. 辨证要点

（1）辨病情轻重

1）病发持续时间之长短，一般持续时间长则病重，短则病轻。

2）发作间隔时间之久暂，即间隔时间短暂则病重，间隔时间长久则病轻。

（2）辨证候虚实

1）发病期多实，多由风痰闭阻，痰火或瘀热扰动神明。

2）间歇期多虚，或虚中夹实，常由心脾两虚，肝肾阴虚，夹风夹痰夹瘀所致，当宜分而治之。

（3）辨病理性质

病理性质	症　状
风	来势急骤，神昏猝倒，不省人事，口噤牙紧，颈项强直，四肢抽搐

续　表

病理性质	症　状
火	发作时口吐涎沫，气粗痰鸣，呆木无知，发作后或有情志错乱，幻听，错觉，或有梦游
痰	有猝倒啼叫，面赤身热，口流血沫，平素或发作后有大便秘结，口臭苔黄
瘀	发作时面色潮红、紫红，继则青紫，口唇发绀，或有颅脑外伤、产伤等病史

2. 治疗原则　频繁发作，以治标为主，着重清泻肝火，豁痰息风，开窍定痫；平时病缓，则补虚以治其本，宜益气养血，健脾化痰，滋补肝肾，宁心安神。

3. 风痰闭阻、痰火扰神、瘀阻脑络、心脾两虚和心肾亏虚等证的主症、治法和方剂

（1）风痰闭阻证

【主症】发病前常有眩晕，头昏，胸闷，乏力，痰多，心情不悦。发作呈多样性，或见突然跌倒，神志不清，抽搐吐涎或伴尖叫与二便失禁，或短暂神志不清，两目发呆，茫然若失，谈话中断，持物落地，或精神恍惚而无抽搐，舌质红，苔白腻，脉多弦滑有力。

【治法】**涤痰息风，开窍定痫**。

【方剂】**定痫丸加减**。

（2）痰火扰神证

【主症】**发作时昏仆抽搐，吐涎，或有吼叫，平时急躁易怒，心烦失眠，咳痰不爽，口苦咽干，便秘溲黄，病发后，症状加重，彻夜难眠，目赤，舌红，苔黄腻，脉弦滑而数**。

【治法】清热泻火，化痰开窍。

【方剂】**龙胆泻肝汤合涤痰汤加减**。

（3）瘀阻脑络证

【主症】平素头晕头痛，痛有定处，常伴单侧肢体抽搐，或一侧面部抽动，颜面口唇青紫，舌质暗红或有瘀斑，舌苔薄白，脉涩或弦。多继发于颅脑外伤、产伤、颅内感染性疾患后，或先天大脑发育不全。

【治法】活血化瘀，息风通络。

【方剂】**通窍活血汤加减**。

（4）心脾两虚证

【主症】反复发痫，神疲乏力，心悸气短，失眠多梦，面色苍白，体瘦纳呆，大便溏薄，舌质淡，苔白腻，脉沉细而弱。

【治法】补益气血，健脾宁心。

【方剂】**六君子汤合归脾汤加减**。

（5）心肾亏虚证

【主症】痫病频发，神思恍惚，心悸，健忘失眠，头晕目眩，两目干涩，面色晦暗，耳轮焦枯不泽，腰膝酸软，大便干燥，舌质淡红，脉沉细而数。

【治法】补益心肾，潜阳安神。

【方剂】**左归丸合天王补心丹加减**。

单元测试

1. 痫病涉及的脏腑为
A. 肝、脾、肺、肾
B. 肺、脾、心、肾
C. 肝、肺、心、肾
D. 肝、脾、心、肾
E. 肝、心、脾、肺
答案：D

2. 下列各项，不属痫病病因的是
A. 先天遗传
B. 七情失调
C. 劳欲过度
D. 饮食失调
E. 脑部外伤
答案：C

3. 下列各项中，属于痫病临床特征的是
A. 多发生于老年，有家族史
B. 两目上视，四肢抽搐，口吐涎沫
C. 典型发作时突然昏仆，半身不遂，口眼歪斜
D. 突然发作，毫无征兆
E. 面色苍白，四肢厥冷
答案：B

4. 治疗痫病风痰闭阻证，首选的方剂是
A. 半夏厚朴汤
B. 定痫丸
C. 清金化痰汤
D. 二陈汤
E. 苏合香丸
答案：B

5. 痫病瘀阻脑络证的治法为
A. 理气化痰，活血化瘀
B. 行气解郁，化瘀通络
C. 活血化瘀，息风通络
D. 活血化瘀，开窍醒神
E. 理气化痰，醒脑通窍
答案：C

6. 患者，女，19岁。有痫病史3年。平素头晕头痛，痛有定处，颜面口唇青紫，舌质暗红有瘀斑，舌苔薄白，脉涩或弦。其治疗应首选的方剂是
A. 定痫丸
B. 血府逐瘀汤
C. 当归活血饮
D. 通窍活血汤
E. 六君子汤
答案：D

7. 患者，男，28岁。平素急躁易怒，口苦咽干。今日突然仆倒，不省人事，吼叫，四肢抽搐，口吐白沫，舌红，苔黄腻，脉数。此病证的治法是
A. 活血化瘀，息风通络
B. 涤痰息风，开窍定痫
C. 平肝潜阳，清火息风
D. 化痰祛湿，健脾和胃
E. 清热泻火，化痰开窍
答案：E

8. 患者，男，50岁。有痫病史20年余。近年来痫病频发，神思恍惚，心悸，健忘失眠，两目干涩，腰膝酸软，大便干燥，舌质淡红，脉沉细而数。其证候诊断是
A. 心肾亏虚证
B. 心脾两虚证
C. 肝肾亏虚证
D. 阴虚风动证
E. 髓海不足证
答案：A

9. 患者，男，23岁。常轻叫一声，突然跌倒，口吐涎沫或血沫，牙关紧闭，甚则尖叫，短暂即清醒。曾将牙齿咬断，每月平均发作10多次，甚时日发2次，历经中西医治疗效果不佳。平时头昏目眩，大便不畅，痰多，苔薄滑，舌根腻，脉弦滑。其诊断是
A. 癫病
B. 狂病
C. 郁病
D. 厥病
E. 痫病
答案：E

第十一单元　胃　　痛

知识点概要

一、概述

胃痛，又称胃脘痛，是以上腹胃脘近心窝处疼痛为主症的病证。

二、病因病机

1. 病因　外邪犯胃、饮食伤胃、情志不畅、脾胃素虚。

2. 病机　**胃气阻滞，胃失和降，不通则痛**。病位在胃，但与肝、脾的关系极为密切。病理因素主要有气滞、寒凝、热郁、湿阻、血瘀。

三、诊断和类证鉴别

1. 诊断要点

（1）**上腹近心窝处胃脘部发生疼痛**为特征，其疼痛有胀痛、刺痛、隐痛、剧痛等不同的性质。

（2）常伴食欲不振，恶心呕吐，嘈杂泛酸，嗳气吞腐等上消化道症状。

（3）以中青年居多，多有反复发作病史。发病前多有明显的诱因，如天气变化、恼怒、劳累、暴饮暴食、饥饿、进食生冷干硬辛辣醇酒，或服用有损脾胃的药物等。

2. 与真心痛的鉴别

病　名	不同点
胃痛	多见胀痛、刺痛、隐痛，有反复发作史，一般无放射痛，伴嗳气、泛酸、嘈杂等
真心痛	多见于老年人，当胸而痛，多绞痛、闷痛，痛引肩背，常伴心悸气短、汗出肢冷，病情危急

四、辨证论治

1. 辨证要点

（1）辨虚实寒热

虚实寒热	症　　状
虚	痛势徐缓，痛处不定，喜按，脉虚
实	痛剧，固定不移，拒按，脉盛
寒	胃痛遇寒则痛甚，得温则痛减
热	胃脘灼痛，喜冷恶热

（2）辨在气在血

1）气虚者，指脾胃气虚，胃脘隐痛或空腹痛显，兼见食少，便溏，乏力等。

2）在血者，疼痛部位固定不移，痛如针刺，舌质紫暗或有瘀斑。

2. 治疗原则　**理气和胃止痛**。

3. 寒邪客胃、饮食伤胃、肝气犯胃、湿热中阻、瘀血停胃、胃阴亏耗、脾胃虚寒等证的主症、治法和方剂

（1）寒邪客胃证

【主症】胃痛暴作，恶寒喜暖，得温痛减，遇寒加重，口淡不渴，或喜热饮，舌苔薄白，脉弦紧。

【治法】**温胃散寒，行气止痛**。

【方剂】**良附丸方加减**。

【加减】如兼见恶寒、身热等风寒表证者，可加香苏散；如兼有纳呆、身重、恶心欲吐、苔白腻等寒湿症状，可用厚朴温中汤；若兼见胸脘痞闷，胃纳呆滞，嗳气或呕吐者，是为寒夹食滞，可加枳实、神曲、鸡内金、制半夏、生姜；若寒邪郁久化热，寒热错杂，可用半夏泻心汤辛开苦降，寒热并调。

（2）饮食伤胃证

【主症】胃脘疼痛胀满拒按，嗳腐吞酸，或呕吐不消化食物，其味腐臭，吐后痛减，不思饮食，大便不爽，得矢气或便后稍舒，舌苔厚腻，脉滑。

【治法】**消食导滞，和胃止痛**。

【方剂】**保和丸加减**。

【加减】若脘腹胀甚者，可加枳实、砂仁、槟榔；若胃脘胀痛而便闭者，可合用小承气汤或改用枳实导滞丸；胃痛急剧而拒按，伴见苔黄燥、便秘者，为食积化热成燥，则合用大承气汤。

（3）肝气犯胃证

【主症】胃脘胀满，攻撑作痛，脘痛连胁，胸闷嗳气，喜长叹息，大便不畅，随情志因素加重，舌苔薄白，脉弦。

【治法】疏肝理气，和胃止痛。

【方剂】柴胡疏肝散加减。

【加减】如胃痛较甚者，可加川楝子、延胡索；痛势急迫，嘈杂吐酸，口干口苦，舌红苔黄，脉弦或数，

乃肝胃郁热之证，改用化肝煎或丹栀逍遥散加左金丸，此时理气药应选择香橼、佛手、绿萼梅等理气而不伤阴的药。

（4）湿热中阻证

【主症】**胃脘疼痛，嘈杂灼热，口干口苦，渴不欲饮，头重如裹，身重肢倦，纳呆，恶心，小便色黄，大便不畅，舌苔黄腻，脉滑数**。

【治法】清热化湿，理气和胃。

【方剂】清中汤加减。

【加减】湿偏重者加苍术、藿香燥湿醒脾；热偏重者加蒲公英、黄芩清胃泄热；若为痰湿阻胃，可用二陈汤合平胃散。

（5）瘀血停胃证

【主症】胃脘疼痛，如针刺刀割，痛有定处，按之痛甚，痛势持久，食后加剧，入夜尤甚，或见吐血便血，舌质紫暗或有瘀斑，脉涩。

【治法】化瘀通络，理气和胃。

【方剂】失笑散合丹参饮加减。

【加减】若胃痛甚者，可加延胡索、木香、郁金、枳壳；若四肢不温，舌淡脉弱者，当为气虚无以行血，加党参、黄芪；便黑可加三七、白及。

（6）胃阴亏耗证

【主症】胃脘隐隐作痛，似饥而不欲食，口燥咽干，五心烦热，消瘦乏力，欲饮，大便干结，舌红少津，脉细数。

【治法】**养阴益胃，和中止痛**。

【方剂】一贯煎合芍药甘草汤加减。

【加减】若见胃脘灼痛、嘈杂泛酸者，可加珍珠层粉、牡蛎、海螵蛸或配用左金丸以制酸；胃脘胀痛较剧，兼有气滞，宜加厚朴花、玫瑰花、佛手；若阴虚胃热可加石斛、知母、黄连。

（7）脾胃虚寒证

【主症】胃痛隐隐，绵绵不休，喜温喜按，空腹痛甚，得食则缓，劳累或受凉后发作加重，泛吐清水，神疲纳呆，四肢倦怠，手足不温，便溏，舌淡苔白，脉虚弱。

【治法】**温中健脾，和胃止痛**。

【方剂】**黄芪建中汤加减**。

【加减】泛吐清水较多，宜加干姜、制半夏、陈皮、茯苓；泛酸，可去饴糖，加黄连、吴茱萸、乌贼骨、煅瓦楞子；胃脘冷痛，里寒较甚，呕吐，肢冷，可加理中丸；若兼有形寒肢冷，腰膝酸软，可用附子理中汤；无泛吐清水，无手足不温者，可改用香砂六君子汤。亦可用李东垣的升阳益气法以健脾益气，方用补中益气汤加减，重用黄芪、党参。

单元测试

1. 以下哪项不是阴虚胃痛的主症

A. 胃痛隐隐

B. 口燥咽干

C. 口不渴

D. 舌红少苔

E. 脉弦细

答案： C

2. 胃痛的主要病变脏腑在胃，但与胃痛关系最密切的脏腑是

A. 脾、肾

B. 脾、肝

C. 肺、脾

D. 肝、肾

E. 心、肝

答案： B

3. 胃痛总的治疗原则是

A. 理气和胃止痛

B. 温胃理气止痛

C. 疏肝理气止痛

D. 通络理气和胃

E. 健脾和胃止痛

答案： A

4. 治疗胃痛寒邪客胃证，应首选的方剂是
A. 吴茱萸汤
B. 良附丸
C. 桂枝人参汤
D. 小建中汤
E. 当归建中汤
答案：B
5. 治疗胃痛胃阴亏耗证，应首选的方剂是
A. 沙参麦冬汤
B. 黄芪建中汤
C. 一贯煎合芍药甘草汤
D. 小建中汤
E. 参苓白术散
答案：C
6. 下列除哪项外，均为肝气犯胃型胃痛的主症
A. 胃脘胀满，攻撑作痛，脘痛连胁
B. 每因情志因素而痛作
C. 嗳气频繁
D. 舌苔薄白
E. 脉象弦数
答案：E
7. 治疗胃痛脾胃虚寒证，应首选
A. 小建中汤
B. 理中丸
C. 附子理中丸
D. 良附丸
E. 黄芪建中汤
答案：E
8. 患者，女，50 岁。1 周前因情志不舒而出现胃脘胀痛，痛连两胁，嗳气、矢气则痛舒，胸闷嗳气，喜长叹息，大便不畅，舌苔薄白，脉弦。其诊断是
A. 胃痛饮食伤胃证
B. 胃痛脾胃虚寒证
C. 胃痛肝气犯胃证
D. 胁痛肝气郁滞证
E. 胁痛肝络失养证
答案：C
9. 患者，男，45 岁。反复胃脘疼痛 10 年。近 2 日，胃脘疼痛，似刀割，痛有定处，按之痛甚，痛时持久，食后加剧，入夜尤甚，黑便，舌质紫暗，脉涩。治疗应首选的方剂是
A. 血府逐瘀汤
B. 失笑散合丹参饮
C. 桃核承气汤
D. 身痛逐瘀汤
E. 复元活血汤
答案：B
10. 患者，男，46 岁。反复胃脘疼痛 3 年，胃痛隐隐，绵绵不休，喜温喜按，空腹痛甚，得食则缓，受凉后发作，泛吐清水，神疲纳呆，四肢倦怠，大便溏薄，舌淡苔白，脉迟缓。其证候诊断是
A. 饮食伤胃证
B. 寒邪客胃证
C. 胃阴亏耗证
D. 脾胃虚寒证
E. 瘀血停胃证
答案：D
11. 患者，男，50 岁。胃脘疼痛反复发作 20 年。近 2 日因饮食生冷后胃脘疼痛加剧，疼痛隐隐，进食后缓解，喜温喜按。治疗最佳方剂为
A. 大建中汤
B. 养胃汤
C. 化肝煎
D. 黄芪建中汤
E. 香砂六君子汤
答案：D
（12~13 题共用备选答案）
A. 健脾化湿
B. 温中健脾
C. 温中补肾
D. 散寒止痛
E. 散寒除湿
12. 胃痛暴作，畏寒喜暖，脘腹得温则痛减，口和不渴，喜热饮，舌苔薄白，脉弦紧。其治法是
答案：D
13. 胃痛隐隐，喜温喜按，空腹痛甚，得食痛减，泛吐清水，神疲乏力，大便溏薄，舌淡苔白，脉迟缓。其治法是
答案：B

第十二单元　呕　　吐

知识点概要

一、概述

呕吐指胃失和降，气逆于上，迫使胃中之物从口中吐出的一种病证。有物有声谓之呕，有物无声谓之吐，

无物有声谓之干呕。临床呕与吐常同时发生，故合称为呕吐。

二、病因病机

1. 病因

（1）实证：饮食所伤、外感时邪、情志失调。

（2）虚证：先天禀赋薄弱，脾胃素虚，或病后损伤脾胃，中阳不振或胃阴不足。

2. 病机　**胃失和降，胃气上逆**。病变脏腑主要在胃，还与肝、脾有密切的关系。

三、诊断与类证鉴别

1. 诊断要点

（1）初起呕吐量多，吐出物多有酸腐气味，久病呕吐，时作时止，吐出物不多，酸臭气味不甚。

（2）新病邪实，呕吐频频，常伴有恶寒，发热，脉实有力。久病正虚，呕吐无力，常伴精神萎靡，倦怠，面色萎黄，脉弱无力等症。

（3）常有饮食不节、过食生冷、恼怒气郁及久病不愈等病史。

2. 与呃逆的鉴别

病名	相同点	不同点
呕吐	都是胃部的病变，都有胃气上逆	病位在胃，以有声有物为特征
呃逆		病位在喉，以喉间呃呃连声，声短而频，令人不能自制为特征，有膈间不利的因素存在

四、辨证论治

1. 治疗原则　**和胃降逆**。实证呕吐以祛邪为主，虚证呕吐以扶正为主。

2. 外邪犯胃、食滞内停、痰饮内阻、肝气犯胃证的主症、治法和方剂

（1）外邪犯胃证

【主症】**突然呕吐，胸脘满闷，发热恶寒，头身疼痛，舌苔白腻，脉濡缓**。

【治法】疏邪解表，化浊和中。

【方剂】**藿香正气散加减**。

（2）食滞内停证

【主症】呕吐酸腐，脘腹胀满，嗳气厌食，大便或溏或结，舌苔厚腻，脉滑实。

【治法】消食化滞，和胃降逆。

【方剂】保和丸加减。

（3）痰饮内阻证

【主症】**呕吐清水痰涎，脘闷不食，头眩心悸，舌苔白腻，脉滑**。

【治法】温中化饮，和胃降逆。

【方剂】**小半夏汤合苓桂术甘汤加减**。

（4）肝气犯胃证

【主症】呕吐吞酸，嗳气频繁，胸胁胀痛，舌质红，苔薄腻，脉弦。

【治法】疏肝理气，和胃降逆。

【方剂】**四七汤加减**。

3. 脾胃气虚、胃阴不足、脾胃阳虚证的主症、治法和方剂

（1）脾胃气虚证

【主症】**恶心呕吐，食欲不振，食入难化，脘部痞闷，大便不畅，舌淡胖，舌薄，脉细**。

【治法】健脾益气，和胃降逆。

【方剂】**香砂六君子汤加减**。

(2) 胃阴不足证

【主症】呕吐反复发作，或时作干呕，似饥而不欲食，口燥咽干，舌红少津，脉细数。

【治法】**滋养胃阴，降逆止呕**。

【方剂】麦门冬汤加减。

(3) 脾胃阳虚证

【主症】饮食稍多即吐，时作时止，面色㿠白，倦怠乏力，喜暖恶寒，四肢不温，大便溏薄，舌质淡，脉濡弱。

【治法】温中健脾，和胃降逆。

【方剂】**理中汤加减**。

单元测试

1. 下列哪项不是引起呕吐的主要原因
A. 外邪侵袭
B. 湿邪困脾
C. 饮食不节
D. 情志失调
E. 脾胃虚弱
答案：B

2. 呕吐总的发病机理是
A. 中焦气机不利，脾胃升降失职
B. 胃气阻滞，胃失和降，不通则痛
C. 胃失和降，膈间气机不利
D. 胃失和降，胃气上逆
E. 痰饮内停，中阳不振，胃气上逆
答案：D

3. 与呕吐发病相关的主要脏腑是
A. 胃、脾、肺
B. 胃、脾、肝
C. 脾、胃、肾
D. 脾、肝、胆
E. 脾、肾、肝
答案：B

4. 治疗呕吐脾胃气虚证，首选的方剂是
A. 香砂六君子汤
B. 参苓白术散
C. 七味白术散
D. 理中汤
E. 黄芪建中汤
答案：A

5. 治疗呕吐肝气犯胃证，首选的方剂是
A. 柴胡舒肝散
B. 四七汤
C. 四磨汤
D. 逍遥散
E. 金铃子散
答案：B

6. 下列哪项不是脾胃虚寒型呕吐的症状
A. 饮食稍不慎即呕吐
B. 朝食暮吐
C. 面色白
D. 四肢不温
E. 呕吐时作时止
答案：B

7. 患者昨日出现呕吐酸腐，脘腹胀满，嗳气厌食，得食愈甚，吐后反畅，大便秽臭或溏泻，舌苔厚腻，脉滑数。应诊断为何种病证
A. 脾胃虚寒型呕吐
B. 食滞内停型呕吐
C. 痰饮内停型呕吐
D. 肝气犯胃型呕吐
E. 外邪犯胃型呕吐
答案：B

8. 患者，男，55 岁。反复呕吐 1 个月，呕吐清水痰涎，脘闷不食，头眩心悸，舌苔白腻，脉滑。治疗应首选的方剂是
A. 半夏白术天麻汤
B. 平胃散合甘草干姜茯苓白术汤
C. 实脾饮
D. 小半夏汤合苓桂术甘汤
E. 藿香正气散
答案：D

9. 患者，男，46 岁。初起恶寒发热，咽痛，呕吐，腹泻，经治后，表虽解，腹泻已止，但呕吐反复发作，似饥而不欲食，口燥咽干，舌红少津，脉细数。其证候诊断是
A. 脾胃气虚证
B. 肝气犯胃证
C. 痰饮内阻证
D. 外邪犯胃证
E. 胃阴不足证
答案：E

10. 患者，女，30 岁。呕吐反复发作 2 年。每因饮食不慎即发呕吐，或劳倦之后，困惫乏力，眩晕作呕，口干不欲饮，喜暖恶寒，面色白，甚则四肢不温，大便溏薄，舌质淡，脉象濡弱。其治法应是
A. 滋阴养胃，降逆止呕

B. 舒肝和胃，降逆止呕
C. 消食化滞，和胃降逆
D. 温化痰饮，和胃降逆
E. 温中健脾，和胃降逆
答案：E

第十三单元　腹　　痛

知识点概要

一、概述

1. 概念　腹痛是以胃脘以下、耻骨毛际以上的部位发生疼痛为主症的病证。

2. 腹痛与脏腑经络的关系　腹中有肝、胆、脾、肾、大小肠、膀胱等脏腑，并为足三阴、足少阳、手足阳明、冲、任、带等经脉循行之处。

二、病因病机

1. 病因　**外感时邪、饮食不节、情志失调、素体阳虚、跌仆损伤、络脉瘀阻、腹部手术**。

2. 病机　脏腑气机阻滞，气血运行不畅，经脉痹阻，“不通则痛”，或脏腑经络失养，“不荣则痛”。病理因素主要有寒凝、火郁、食积、气滞、血瘀。

三、诊断和类证鉴别

1. 诊断要点

（1）以胃脘以下、耻骨毛际以上部位的疼痛为主症，若病因外感，突然剧痛，伴发症状明显者，属于急性腹痛；病因内伤，起病缓慢，痛势缠绵者，则为慢性腹痛。

（2）注意与腹痛相关病因，脏腑经络相关的症状。如涉及肠腑，可伴有腹泻或便秘；寒凝肝脉痛在少腹，常牵引睾丸疼痛；膀胱湿热可见腹痛牵引前阴，小便淋沥，尿道灼痛；蛔虫作痛多伴嘈杂吐涎，时作时止；瘀血腹痛常有外伤或手术史；少阳表里同病腹痛可见痛连腰背，伴恶寒发热，恶心呕吐。

（3）根据性别、年龄、婚况，与饮食、情志、受凉等关系，起病经过，其他伴发症状，以鉴别何脏何腑受病，明确病理性质。

2. 与胃痛的鉴别

病　名	不同点
腹痛	部位以胃脘部以下，耻骨毛际以上整个位置疼痛为主症
胃痛	胃处腹中，与肠相连，腹痛常伴胃痛的症状，胃痛亦时有腹痛的表现，常需鉴别。胃痛部位在心下胃脘之处，常伴恶心、嗳气等胃病见症

四、辨证论治

1. 辨证要点

（1）首辨腹痛之缓急

病　名	症　　状	病　　因
急性腹痛	突然起病，腹痛剧烈，常有明显诱发因素，或伴有寒热，或伴有呕吐，嗳腐酸臭等症状	因外感时邪、饮食不节、虫积内扰所致
慢性腹痛	起病缓慢，病程迁延，腹痛时作时止，痛势不甚，经久缠绵	由情志内伤，脏腑虚弱，气血不足引起

（2）次辨腹痛性质

性　质	症　　状
寒痛	腹痛拘急，疼痛暴作，痛无间断，坚满急痛，遇冷痛剧，得热则减
热痛	痛在脐腹，痛处有热感，时轻时重，或伴有便秘，得凉痛减
气滞痛	腹痛时轻时重，痛处不定，攻冲作痛，伴胸胁不舒，腹胀，嗳气或矢气则胀痛减轻
血瘀痛	少腹刺痛，痛无休止，痛处不移，痛处拒按，经常夜间加剧，伴面色晦暗
伤食痛	因饮食不慎，脘腹胀痛，嗳气频作，嗳后稍舒，痛甚欲便，便后痛减
暴痛	暴痛多实，伴腹胀，呕逆，拒按等；久痛多虚，痛势绵绵，喜揉喜按

（3）再辨腹痛部位

疼痛部位	归　　经
胁腹、两侧少腹痛	肝经病证，为足厥阴、足少阳经脉所过
大腹疼痛	脾胃病证，为足太阴、足阳明经脉所主
脐腹疼痛	大小肠病证，为手阳明、手太阳经脉所主
脐以下小腹痛	肾、膀胱、胞宫病证，为足少阴、足太阳经脉及冲、任、带脉所主

2. 治疗原则　**以“通”立法**。属实证者，重在祛邪疏导，所谓“痛随利减”；对虚痛，应温中补虚，益气养血，不可滥施攻下。对于久痛入络，绵绵不愈之腹痛，可采取辛润活血通络之法。

3. 寒邪内阻、湿热壅滞、肝郁气滞、瘀血内停、中虚脏寒等证的主症、治法和方剂

（1）寒邪内阻证

【主症】腹痛拘急，遇寒痛甚，得温痛减，口淡不渴，形寒肢冷，小便清长，大便清稀或秘结，舌质淡，苔白腻，脉沉紧。

【治法】**温里散寒，理气止痛**。

【方剂】良附丸合正气天香散加减。

（2）湿热壅滞证

【主症】腹痛拒按，烦渴引饮，大便秘结，或溏滞不爽，潮热汗出，小便短黄，舌质红，苔黄燥或黄腻，脉滑数。

【治法】**泄热通腑，行气导滞**。

【方剂】**大承气汤加减**。

（3）肝郁气滞证

【主症】腹痛胀闷，痛无定处，痛引少腹，或兼痛窜两胁，时作时止，得嗳气或矢气则舒，遇忧思恼怒则剧，舌淡红，苔薄白，脉弦。

【治法】疏肝解郁，理气止痛。

【方剂】柴胡疏肝散加减。

（4）瘀血内停证

【主症】腹痛较剧，痛如针刺，痛处固定，经久不愈，舌质紫暗，脉细涩。

【治法】**活血化瘀，和络止痛**。

【方剂】少腹逐瘀汤加减。

（5）中脏虚寒证

【主症】腹痛绵绵，时作时止，喜热恶冷，痛时喜按；劳累后加重，反之缓解，神疲乏力，气短懒言，形寒肢冷，胃纳不佳，面色不华，大便溏薄，舌淡苔薄白，脉弦细。

【治法】温中补虚，缓急止痛。

【方剂】**小建中汤加减**。

单元测试

1. 腹痛发生的基本病机是
A. 外邪内传，阻塞气机
B. 脏腑气机阻滞，经脉痹阻
C. 肝脾湿热，络脉不和
D. 肝气郁结，胃失和降
E. 食滞肠胃，痞塞不通
答案：B
2. 治疗腹痛湿热壅滞证，首选的方剂是
A. 大承气汤
B. 正气天香散
C. 枳实导滞丸
D. 小建中汤
E. 大黄附子汤
答案：A
3. 治疗腹痛瘀血内停证，首选的方剂是
A. 通幽汤
B. 丹参饮
C. 温经汤
D. 少腹逐瘀汤
E. 柴胡疏肝散
答案：D
4. 患者，女，30岁。今晨受凉后出现腹痛拘急，得温痛减，口淡不渴，形寒肢冷，小便清长，大便清稀，舌质淡，苔白腻，脉沉紧。其治法应是
A. 消食导滞，理气止痛
B. 散寒温里，理气止痛
C. 疏肝解郁，理气止痛
D. 活血化瘀，和络止痛
E. 温中补虚，缓急止痛
答案：B
5. 患者，男，65岁。反复腹痛1年，近2日腹痛绵绵，时作时止，喜温喜按，形寒肢冷，气短懒言，胃纳不佳，大便溏薄，舌质淡，苔薄白，脉沉细。其治疗应首选的方剂是
A. 理中丸
B. 吴茱萸汤
C. 良附丸
D. 小建中汤
E. 参苓白术散
答案：D
（6~7题共用备选答案）
A. 遇寒痛甚，得温痛减
B. 腹痛拒按，胀满不舒
C. 腹痛畏寒，喜温喜按
D. 腹痛胀满，攻窜不定
E. 腹部刺痛，固定不移
6. 气滞腹痛的证候特点是
答案：D
7. 虚寒腹痛的证候特点是
答案：C

第十四单元　泄　　泻

知识点概要

一、概述

泄泻是以排便次数增多，粪质稀溏或完谷不化，甚至泻出如水样为主症的病证。

二、病因病机

1. 病因　**感受外邪、饮食所伤、情志失调、禀赋不足、病后体虚**。

2. 泄泻与脾虚湿盛的关系　病机关键是湿盛与脾虚。因湿盛而后脾虚者，多为急性泄泻（暴泻）；因脾虚而后湿邪郁滞者，多为慢性泄泻（久泻）。

3. 病机　**脾虚湿盛，肠道功能失司**。病位在肠，主病之脏属脾，同时与肝、肾密切相关。病理因素主要是湿。

三、诊断和类证鉴别

1. 诊断要点

（1）以大便粪质稀溏为主要依据，或完谷不化，或粪如水样，大便次数增多，每日三五次以至十数次。

（2）常兼腹胀、腹痛、肠鸣、纳呆。

（3）起病或急或缓。暴泻者多有暴饮暴食或误食不洁的病史。迁延日久，时发时止者，常由外邪、饮食或情志等诱发。

2. 与痢疾的鉴别

病名	相同点	不同点
泄泻	均见大便次数增多、粪质稀薄的病证	**大便次数增加，粪质稀溏，甚则如水样，或完谷不化为主症，大便不带脓血，也无里急后重，或无腹痛**
痢疾		**腹痛、里急后重、便下赤白脓血**

四、辨证论治

1. 辨证要点

（1）首辨暴泻与久泻

1）暴泻：多发病急，病程短，或兼见表证，多以湿盛邪实为主，且尤在夏季多发，若暑湿热毒而暴泻无度则为重症。

2）久泻：多发病缓慢，病程较长，易因饮食、劳倦、情志而复发，常以脾虚为主，或肝脾两病，或脾肾同病等，临床上亦可表现为虚实夹杂之证，但总以脾虚为要。

（2）次辨泻下之物

证　候	症　　状
寒湿泻	大便清稀，或如水样，气味略腥
湿热泻	大便或稀或溏，其色黄褐，气味臭秽，泻下急迫，肛门灼热
伤食积滞	大便溏垢，臭如败卵
痰湿壅盛	大便溏稠，夹有白色黏冻
虚寒泻	大便稀溏，甚则完谷不化，无腥臭

（3）再辨脏腑定位

病　位	症　　状
肝	每因情志郁怒而诱发，伴胸胁胀闷，嗳气食少
脾	大便时溏时烂，饮食稍有不慎即作，伴神疲肢倦
肾	多发于五更，大便稀溏，完谷不化，伴腰酸肢冷

2. 治疗原则　**运脾化湿**。

3. 寒湿内盛、湿热伤中、食滞肠胃等证的主症、治法和方剂

（1）寒湿内盛证

【主症】泄泻清稀，甚如水样，腹痛肠鸣，或兼外感风寒，则恶风寒，发热，头痛，肢体酸痛，舌苔白或白腻，脉濡缓。

【治法】芳香化湿，解表散寒。

【方剂】**藿香正气散加减**。

【加减】若表寒重者，可加荆芥、防风；若外感寒湿，饮食生冷，腹痛，泻下清稀，可用纯阳正气丸；若湿邪偏重，腹满肠鸣，小便不利，可改用胃苓汤。

（2）湿热伤中证

【主症】泄泻腹痛，泻下急迫，或泻而不爽，粪色黄褐，气味臭秽，肛门灼热，烦热口渴，小便短黄，舌质红，苔黄腻，脉滑数或濡数。

【治法】**清热燥湿，分利止泻**。

【方剂】葛根黄芩黄连汤加减。

【加减】若夹食滞者，加神曲、山楂、麦芽；若见大便欠爽，腹中痞满作痛甚者，可加木香、大腹皮、枳壳；若湿邪偏重，胸腹满闷，口不渴或渴不欲饮，舌苔微黄厚腻者，加藿香、厚朴、茯苓、猪苓、泽泻，或合平胃散；若在夏暑之间，症见发热头重，烦渴自汗，小便短赤，脉濡数，可用新加香薷饮合六一散。

（3）食滞肠胃证

【主症】腹痛肠鸣，泻下大便，臭如败卵，泻后痛减，脘腹胀满，嗳腐酸臭，不思饮食，舌苔垢浊或厚腻，脉滑实。

【治法】消食导滞，和中止泻。

【方剂】**保和丸加减**。

【加减】若食积较重，脘腹胀满，可因势利导，根据“通因通用”的原则，用枳实导滞丸；食积化热可加黄连；兼脾虚可加白术、扁豆。

4. 脾胃虚弱、肝气乘脾、肾阳虚衰等证的主症、治法和方剂

（1）脾胃虚弱证

【主症】**大便时溏时泻，迁延反复，食少，食后脘闷不舒，稍进油腻食物，则大便次数增加，面色萎黄，神疲倦怠，舌淡苔白，脉细弱**。

【治法】健脾益气，化湿止泻。

【方剂】**参苓白术散加减**。

【加减】若脾阳虚衰，阴寒内盛，可用理中丸；若久泻不止，中气下陷，或兼有脱肛者，可用补中益气汤；若兼有湿盛者，可用升阳除湿汤加减。若胃热而肠寒交错者，可仿诸泻心汤意，寒热并调。

（2）肝气乘脾证

【主症】腹痛泄泻，腹中雷鸣，攻窜作痛，矢气频作，每因抑郁恼怒，或情绪紧张之时而作，素有胸胁胀闷，嗳气食少，舌淡红，脉弦。

【治法】抑肝扶脾。

【方剂】**痛泻要方加减**。

【加减】若胸胁脘腹胀满疼痛，嗳气者，可加柴胡、木香、郁金、香附；若兼神疲乏力，纳呆，脾虚甚者，加党参、茯苓、扁豆、鸡内金等；久泻反复发作，可加乌梅、焦山楂、甘草。

（3）肾阳虚衰证

【主症】黎明之前脐腹作痛，肠鸣即泻，完骨不化，腹部喜暖，泻后则安，形寒肢冷，腰膝酸软，舌淡苔白，脉沉细。

【治法】**温肾健脾，固涩止泻**。

【方剂】**四神丸加减**。

【加减】若脐腹冷痛，可加附子理中丸；若年老体衰，久泻不止，脱肛，为中气下陷，可加黄芪、党参、白术、升麻；若泻下滑脱不禁，或虚坐努责者，可改用真人养脏汤；若脾虚肾寒不著，反见心烦嘈杂，大便夹有黏冻，表现寒热错杂证候，可改服乌梅丸；若久泻伤阴，阴阳两伤者，症见泄泻或溏或濡，时干时稀，不思饮食，食后腹胀，口干咽燥不欲饮，形体消瘦，面色无华，唇红，手足心热，倦怠乏力，舌质淡红或边尖红，苔少或黄腻或白厚，脉细数或带滑，当以调补脾肾之阴为主，兼顾补气健脾助运，方用张景岳胃关煎加减。

单元测试

1. 泄泻的基本病机是
A. 肝气郁结，胃失和降
B. 肝脾湿热，络脉不和
C. 脏腑气机阻滞，经脉痹阻
D. 脾虚湿盛，肠道功能失司
E. 邪滞于肠，气血壅滞，肠道传化失司
答案：D

2. 泄泻与痢疾主要的鉴别点是

A. 有无发热
B. 有无大便不成形
C. 有无便下赤白脓血
D. 有无腹泻
E. 有无腹痛
答案：C

3. 治疗泄泻肝气乘脾证，应首选的方剂是
A. 柴胡疏肝散
B. 痛泻要方
C. 五磨饮子
D. 四七汤
E. 参苓白术散
答案：B

4. 泄泻的辨证要点中，首先要辨别的是
A. 辨泻下之物
B. 辨暴泻与久泻
C. 辨有无腹痛
D. 辨脏腑定位
E. 辨外感内伤
答案：B

5. 患者，女，40岁。昨日晚上贪凉饮冷，今晨出现腹泻，泄泻清稀如水样，脘闷食少，腹痛肠鸣，头痛，肢体酸痛，舌苔白腻，脉濡缓。其诊断是
A. 腹痛寒邪内阻证
B. 胃痛脾胃虚寒证
C. 泄泻寒湿内盛证
D. 腹痛中虚脏寒证
E. 泄泻肾阳虚衰证
答案：C

6. 患者，男，45岁。正值夏季盛暑之季，今日在户外劳动后2小时即出现泄泻腹痛，泻下急迫，粪色黄褐，气味臭秽，肛门灼热，烦热口渴，小便短黄，舌质红，苔黄腻，脉滑数。其治疗应首选的方剂是
A. 枳实导滞丸
B. 白头翁汤
C. 芍药汤
D. 藿香正气散
E. 葛根芩连汤
答案：E

7. 患者，女，35岁。1年来，大便时溏时泻，迁延反复，稍进油腻食物，则腹泻，面色萎黄，纳差，食后脘闷不舒，神疲倦怠，舌质淡，苔白，脉细弱。此病证的治法是
A. 温肾健脾，固涩止泻
B. 健脾益气，化湿止泻
C. 温中健脾
D. 消食导滞，和中止泻
E. 升提中气
答案：B

8. 患者，男，16岁。昨日饱食后出现腹痛肠鸣，泻下粪便臭如败卵，泻后痛减，伴有不消化食物，脘腹痞满，嗳腐酸臭，不思饮食，舌苔垢浊，脉滑。诊断属于
A. 饮食停滞型呕吐
B. 饮食停滞型胃痛
C. 食滞肠胃型泄泻
D. 饮食停滞型腹痛
E. 湿热泄泻
答案：C

9. 患者大便时溏时泻，水谷不化，稍进油腻之物，则大便次数增多，食少，脘腹胀闷，面黄，肢倦乏力，舌淡苔白，脉细弱。治疗应首选
A. 四君子汤
B. 大建中汤
C. 参苓白术散
D. 小建中汤
E. 补气运脾汤
答案：C

（10~11题共用备选答案）
A. 藿香正气散
B. 不换金正气散
C. 葛根芩连汤
D. 白头翁汤
E. 芍药汤
10. 患者泄泻腹痛，泻下急迫，粪色黄褐，气味臭秽，肛门灼热，烦热口渴，舌质红，苔黄腻，脉滑数。治疗应首选
答案：C
11. 患者腹痛拘急，痢下赤白黏冻，白多赤少，里急后重，脘腹胀满，舌苔白腻，脉濡缓。治疗应首选
答案：B

（12~13题共用备选答案）
A. 藿香正气散
B. 理中丸
C. 参苓白术散
D. 四神丸
E. 痛泻要方
12. 治疗泄泻寒湿内盛证，首选的方剂是
答案：A
13. 治疗泄泻肾阳虚衰证，首选的方剂是
答案：D

第十五单元　痢　　疾

知识点概要

一、概述

痢疾以大便次数增多、腹痛、里急后重、痢下赤白黏冻为主症。是夏秋季常见的肠道传染病。

二、病因病机

1. 病因　外感时邪疫毒、饮食不节和脾胃虚弱。感邪的性质：①疫毒之邪。②湿热之邪。③夏暑感寒伤湿。

2. 痢疾与久痢的病理特点　初期多为暴痢，属湿热或寒湿壅滞，表现为湿热痢或寒湿痢。日久，可由实转虚或虚实夹杂，湿热伤阴，形成阴虚痢；脾胃素虚，寒湿留滞肠中，则为虚寒痢。

3. 病机　邪滞于肠，气血壅滞，肠道传化失司，脂络受伤，腐败化为脓血而为痢。病位在肠，与脾胃密切相关，可涉及肾。

三、诊断

痢疾的诊断要点如下。

1. 以**腹痛**、**里急后重**、**大便次数增多**、**泻下赤白脓血便**为主症。

2. 暴痢起病突然，病程短，可伴恶寒、发热等；久痢起病缓慢，反复发作，迁延不愈。疫毒痢病情严重而病势凶险，以儿童为多见，起病急骤，在腹痛、腹泻尚未出现之时，即有高热神疲，四肢厥冷，面色青灰，呼吸浅表，神昏惊厥，而痢下、呕吐并不一定严重。

3. 多有饮食不洁史。急性起病者多发生在夏秋之交，久痢则四季皆可发生。

四、辨证论治

1. 辨证要点

（1）辨久暴，察虚实主次

1）暴痢：发病急，病程短，腹痛胀满，痛而拒按，痛时窘迫欲便，便后里急后重暂时减轻者，为实。

2）久痢：发病慢，时轻时重，病程长，腹痛绵绵，痛而喜按，便后里急后重不减，坠胀甚者，常为虚中夹实。

（2）辨寒热偏重

1）热：大便排出脓血，色鲜红，甚至紫黑，浓厚黏稠腥臭，腹痛，里急后重感明显，口渴喜冷，口臭，小便黄或短赤，舌红，苔黄腻，脉滑数。

2）寒：大便排出赤白清稀，白多赤少，清淡无臭，腹痛喜按，里急后重感不明显，面白肢冷形寒，舌淡苔白，脉沉细。

3）下痢白多赤少，湿邪伤及气分；赤多白少，或以血为主者，热邪伤及血分。

2. 治疗原则　热痢清之，寒痢温之，初痢实则通之，久痢虚则补之，寒热交错者清温并用，虚实夹杂者攻补兼施。

3. 湿热痢、疫毒痢、寒湿痢、阴虚痢、虚寒痢、休息痢的主症、治法和方剂

（1）湿热痢

【主症】痢下赤白脓血，黏稠如胶冻，腥臭，腹部疼痛，里急后重，肛门灼热，小便短赤，舌苔黄腻，脉滑数。

【治法】**清肠化湿，调气和血**。

【方剂】芍药汤加减。

（2）疫毒痢

【主症】起病急骤，痢下鲜紫脓血，腹痛剧烈，后重感特著，壮热口渴，头痛烦躁，恶心呕吐，甚者神昏惊厥，舌质红绛，舌苔黄燥，脉滑数或微欲绝。

【治法】清热解毒，凉血除积。

【方剂】白头翁汤加减。

（3）寒湿痢

【主症】腹痛拘急，痢下赤白黏冻，白多赤少，或为纯白冻，里急后重，口淡乏味，脘胀腹满，头身困重，舌质或淡，舌苔白腻，脉濡缓。

【治法】温中燥湿，调气和血。

【方剂】不换金正气散加减。

（4）阴虚痢

【主症】痢下赤白，日久不愈，脓血黏稠，或下鲜血，脐下灼痛，虚坐努责，食少，心烦口干，至夜转剧，舌红绛少津，苔腻或花剥，脉细数。

【治法】养阴和营，清肠化湿。

【方剂】驻车丸加减。

（5）虚寒痢

【主症】腹部隐痛，缠绵不已，喜按喜温，痢下赤白清稀、无腥臭，或为白冻，甚则滑脱不禁，肛门坠胀，便后更甚，形寒畏冷，四肢不温，食少神疲，腰膝酸软，舌淡苔薄白，脉沉细而弱。

【治法】温补脾肾，收涩固脱。

【方剂】桃花汤合真人养脏汤。

（6）休息痢

【主症】下痢时发时止，迁延不愈，常因饮食不当、受凉、劳累而发，发时大便次数增多，夹有赤白黏冻，腹胀食少，倦怠嗜卧，舌质淡苔腻，脉濡软或虚数。

【治法】温中清肠，调气化滞。

【方剂】连理汤加减。

单元测试

1. 治疗寒湿痢首选的方剂是

A. 芍药汤

B. 不换金正气散

C. 白头翁汤

D. 驻车丸

E. 真人养脏汤

答案：B

2. 下列哪项不是湿热痢的主症

A. 腹痛

B. 里急后重

C. 下痢赤白相杂

D. 肛门灼热

E. 神昏痉厥

答案：E

3. 疫毒痢的治法是

A. 清热解毒化湿

B. 活血解毒和胃

C. 凉血清热利湿

D. 清热利湿和胃

E. 清热凉血解毒

答案：E

4. 患者，男，20岁。2天前因饮食不洁后出现痢下赤白脓血，黏稠如胶冻，腥臭，腹部疼痛，里急后重，肛门灼热，小便短赤，舌苔黄腻，脉滑数。其诊断是

A. 泄泻湿热伤中证

B. 疫毒痢

C. 胃痛肝气犯胃证

D. 湿热痢

E. 泄泻食滞肠胃证

答案：D

5. 患者，女，24岁。昨日骤然痢下鲜紫脓血，腹痛剧烈，后重感特著，壮热口渴，头痛烦躁，恶心呕吐，舌质红绛，舌苔黄燥，脉滑数。治疗应首选的方剂是

A. 白芍汤

B. 白头翁汤

C. 驻车丸

D. 葛根芩连汤
E. 清中汤
答案：B
6. 患者发病急骤，痢下鲜紫脓血，腹痛剧烈，里急后重较甚，壮热口渴，舌红绛苔黄燥，脉滑数。其诊断是
A. 湿热痢
B. 疫毒痢
C. 休息痢
D. 寒湿痢
E. 噤口痢
答案：B
（7~8 题共用备选答案）
A. 下痢时发时止，夹有赤白黏冻
B. 痢下赤白黏冻，白多赤少
C. 下痢日久不愈，脓血黏稠
D. 痢下赤白清稀，无腥臭
E. 痢下赤白脓血，黏稠如胶冻，腥臭
7. 阴虚痢下痢的特点是
答案：C
8. 虚寒痢下痢的特点是
答案：D
（9~10 题共用备选答案）
A. 不换金正气散
B. 芍药汤
C. 驻车丸
D. 桃花汤
E. 连理汤
9. 治疗痢疾之休息痢，应首选
答案：E
10. 治疗痢疾之湿热痢，应首选
答案：B

第十六单元　便　　秘

知识点概要

一、概述

便秘是指大便在肠内滞留过久，秘结不通，排便周期延长，或周期不长，但粪质干结，排出艰难，或不硬，虽有便意，但便而不畅的病证。

二、病因病机

1. 病因　饮食不节、情志失调、年老体虚、感受外邪。

2. 病机　大肠传导失常，气机不畅，糟粕内停。病理性质可概括为寒、热、虚、实四个方面。燥热内结于肠胃者，属热秘；气机郁滞者，属实秘；气血阴阳亏虚者，为虚秘；阴寒积滞者，为冷秘或寒秘。

三、诊断和类证鉴别

1. 诊断要点

（1）排便间隔时间超过自己的习惯 1 天以上，或两次排便时间间隔 3 天以上。

（2）大便粪质干结，排出艰难，或欲大便而艰涩不畅。

（3）伴腹胀、腹痛、口臭、纳差及神疲乏力、头眩心悸等症。

（4）有饮食不节、情志内伤、劳倦过度等病史。

2. 与肠结的鉴别

病名	相同点	不同点
便秘	大便秘结不通	急病，因大肠通降受阻所致，表现为腹部疼痛拒按，大便完全不通，且无矢气和肠鸣音，严重者可吐出粪便
肠结		慢性久病，因大肠传导失常所致，表现为腹部胀满，大便干结艰行，可有矢气和肠鸣音，或有恶心欲吐，食纳减少

四、辨证论治

1. 辨证要点

（1）审查病因：详细询问病人的饮食习惯、生活习惯及其他病史，以推测可能的致秘之因。

证　候	病　　因
热秘	平素喜食辛辣厚味、煎炒酒食者，多致胃肠积热而成
气秘实证	长期忧郁思虑过度，或久坐、久卧少动，或有腹部手术者，多致气机郁滞
虚秘	年老体衰，病后产后，多为气血阴精亏虚
冷秘	平素阳气虚衰或嗜食寒凉生冷

（2）辨别粪质及排便情况

证　候	症　　状
燥热内结	大便干燥坚硬，排便时肛门有热感，苔见黄厚、垢腻而燥
阴寒内结	大便干结，排出艰难，苔见白润而滑
气机郁滞	粪质不甚干结，欲便不出，胁腹作胀
肺脾气虚	大便并不干硬，用力努挣，便后乏力
血虚津枯	便质干如栗状或如羊屎，舌红少津，无苔或苔少

2. 治疗原则　通下为主。

3. 热秘、气秘、冷秘等的主症、治法和方剂

（1）热秘

【主症】**大便干结，腹胀腹痛。口干口臭，面红心烦，或有身热，小便短赤，舌红苔黄燥，脉滑数**。

【治法】泄热导滞，润肠通便。

【方剂】**麻子仁丸加减**。

（2）气秘

【主症】大便干结，或不甚干结，欲便不得出，或便而不爽，肠鸣矢气，腹中胀痛，舌苔薄腻，脉弦。

【治法】顺气导滞。

【方剂】**六磨汤加减**

（3）冷秘

【主症】大便艰涩，腹痛拘急，胀满拒按。胁下偏痛，手足不温，呃逆呕吐。舌苔白腻，脉弦紧。

【治法】温里散寒，通便止痛。

【方剂】**温脾汤加减**。

4. 气虚秘、血虚秘、阴虚秘、阳虚秘的主症、治法和方剂

（1）气虚秘

【主症】大便并不干硬，虽有便意，但排便困难，用力努挣则汗出短气，便后乏力，面白神疲，肢倦懒言。舌淡苔白，脉弱。

【治法】**益气润肠**。

【方剂】**黄芪汤加减**。

（2）血虚秘

【主症】大便干结，面色无华，头晕目眩，心悸气短，健忘，口唇色淡，舌淡苔白，脉细。

【治法】养血润燥。

【方剂】润肠丸加减。

（3）阴虚秘

【主症】大便干结，如羊屎状，形体消瘦，头晕耳鸣，两颧红赤，心烦少眠，潮热盗汗，腰膝酸软。舌红少苔，脉细数。

【治法】滋阴通便。

【方剂】增液汤加减。

（4）阳虚秘

【主症】大便干或不干，排出困难，小便清长，面色㿠白，四肢不温，腹中冷痛，或腰膝酸冷，舌淡苔白，脉沉迟。

【治法】**温阳通便**。

【方剂】济川煎加减。

单元测试

1. 气虚秘的治法为
A. 行气通便
B. 润肠通便
C. 益气润肠
D. 温阳通便
E. 理气导滞
答案： C

2. 治疗冷秘的主方是
A. 温脾汤
B. 黄芪汤
C. 六磨汤
D. 麻子仁丸
E. 五仁丸
答案： A

3. 便秘的基本病机是
A. 肝气郁结
B. 肺失肃降
C. 肝胃不和
D. 大肠传导失常
E. 脾失运化
答案： D

4. 下列各项，不属于便秘病因的是
A. 饮食不节
B. 情志失调
C. 外伤
D. 年老体虚
E. 感受外邪
答案： C

5. 治疗热秘首选的方剂是
A. 麻子仁丸
B. 六磨汤
C. 黄芪汤
D. 增液承气汤
E. 济川煎
答案： A

6. 患者，女，44岁。反复便秘2个月余，大便干结，欲便不得出，肠鸣矢气，腹中胀痛，嗳气频作，纳食减少，胸胁痞满，舌苔薄腻，脉弦。治疗应首选的方剂是
A. 麻子仁丸
B. 更衣丸
C. 大承气汤
D. 柴胡疏肝散
E. 六磨汤
答案： E

7. 患者，男，55岁。大便不干硬，虽有便意，临厕努挣无力，挣则汗出短气，便后疲乏，面色㿠白，舌淡嫩苔薄，脉虚。其治法是
A. 补脾和胃
B. 温阳通便
C. 益气补肺
D. 温中健脾
E. 益气润肠
答案： E

8. 患者，男，60岁。大便艰涩，腹痛拘急，胀满拒按，胁下偏痛，手足不温，呃逆呕吐，舌苔白腻，脉弦紧。治疗应首选
A. 麻仁丸
B. 六磨汤
C. 温脾汤
D. 济川煎
E. 更衣丸
答案： C

9. 患者，男，56岁。大便秘结，排出困难，面色无华，头晕目眩，心悸，舌淡，苔白，脉细涩。其诊断是
A. 气虚秘
B. 血虚秘
C. 阴虚秘
D. 冷秘
E. 气秘
答案： B

（10~11题共用备选答案）
A. 面赤身热，口臭唇焦，尿赤，苔黄燥，脉滑实

B. 嗳气频作，胸胁痞满，腹胀，苔薄腻，脉弦
C. 神疲气短，临厕努挣乏力，大便不燥，脉虚
D. 面色无华，头晕心悸，舌淡，脉细
E. 面色白，畏寒肢冷，尿清，舌苔白，脉沉迟

10. 阳虚秘的特点是
答案：E
11. 气秘的特点是
答案：B

第十七单元　胁　　痛

知识点概要

一、概述

胁痛是指以一侧或两侧胁肋部疼痛为主要表现的病证。

二、病因病机

1. 病因　情志不遂、跌仆损伤、饮食所伤、外感湿热、劳欲久病。
2. 病机　**肝络失和**。其病理变化可归结为“不通则痛”与“不荣则痛”两类。其病变脏腑主要在于肝胆，又与脾胃及肾相关。其病理因素有**气滞**、**血瘀**、**湿热**。

三、辨证论治

1. 辨证要点
（1）辨在气在血
1）胀痛多属气郁，且疼痛呈游走不定，时轻时重，症状轻重与情绪变化有关。
2）刺痛多属血瘀，且痛处固定不移，疼痛持续不已，局部拒按，入夜尤甚。
（2）辨胁痛属虚属实
1）实证：以气滞、血瘀、湿热为主，多病程短，来势急，症见疼痛剧烈而拒按，脉实有力。
2）虚证：多为阴血不足，脉络失养，症见其痛隐隐，绵绵不休，且病程长，来势缓，并伴见全身阴血亏耗之症。
2. 治疗原则　疏肝和络止痛。实证之胁痛，宜用理气、活血、清利湿热之法；虚证之胁痛，宜补中寓通，采用滋阴、养血、柔肝之法。
3. 肝郁气滞、肝胆湿热、瘀血阻络、肝络失养等证的主症、治法和方剂
（1）肝郁气滞证
【主症】**胁肋胀痛，走窜不定，甚则引及胸背肩臂，疼痛多因情志而增减，胸闷腹胀，嗳气频作，得嗳气而胀痛稍舒，纳少口苦，舌苔薄白，脉弦。**
【治法】疏肝理气。
【方剂】**柴胡疏肝散加减。**
【加减】若气郁化火，症见胁肋掣痛，口干口苦，烦躁易怒，溲黄便秘，舌红苔黄者，可去川芎，加山栀、丹皮、黄芩、夏枯草；若肝郁化火，耗伤阴津，症见胁肋隐痛不休，眩晕少寐，舌红少津，脉细者，可去川芎，酌配枸杞子、菊花、首乌、丹皮、栀子；若兼见胃失和降，恶心呕吐者，可加半夏、陈皮、生姜、旋覆花等；若气滞兼见血瘀者，可酌加赤芍、当归尾、川楝子、延胡索、郁金等。
（2）肝胆湿热证
【主症】**胁肋胀痛或灼热疼痛，口苦口黏，胸闷纳呆，恶心呕吐，小便黄赤，大便不畅，或兼有身热恶寒，身目发黄，舌红苔黄腻，脉弦滑数。**
【治法】**清热利湿。**
【方剂】**龙胆泻肝汤加减。**
【加减】若兼见发热、黄疸者，加茵陈、黄柏；若肠胃积热，大便不通，腹胀腹满者，加大黄、芒硝；若

湿热煎熬，结成砂石，阻滞胆道，症见胁肋剧痛，连及肩背者，可加金钱草、海金沙、郁金、川楝子，或酌配硝石矾石散；胁肋剧痛，呕吐蛔虫者，先以乌梅丸安蛔，再予驱蛔。

（3）瘀血阻络证

【主症】胁肋刺痛，痛有定处，痛处拒按，入夜痛甚，胁肋下或见有癥块，舌质紫暗，脉沉涩。

【治法】祛瘀通络。

【方剂】**血府逐瘀汤或复元活血汤加减**。

【加减】若因跌打损伤而致胁痛，局部可见积瘀肿痛者，可酌加穿山甲、酒军、瓜蒌根；若胁肋刺痛较重，可酌加当归尾、延胡索等；若胁肋下有癥块，而正气未衰者，可酌加三棱、莪术、土鳖虫，或配合服用鳖甲煎丸。

（4）肝络失养证

【主症】胁肋隐痛，悠悠不休，遇劳加重，口干咽燥，心中烦热，头晕目眩，舌红少苔，脉细弦而数。

【治法】养阴柔肝。

【方剂】**一贯煎加减**。

【加减】若阴亏过甚，舌红而干，可酌加石斛、玄参、天冬；若心神不宁，而见心烦不寐者，可酌配酸枣仁、炒栀子、合欢皮；若肝肾阴虚，头目失养，而见头晕目眩者，可加菊花、女贞子、熟地黄等；若阴虚火旺，可酌配黄柏、知母、地骨皮等。

单元测试

1. 胁痛的基本病机是

A. 肝郁气滞

B. 瘀血停着

C. 肝络失养

D. 肝络失和

E. 湿热蕴结

答案：D

2. 治疗胁痛瘀血阻络证，首选的方剂是

A. 一贯煎

B. 柴胡疏肝散

C. 复元活血汤

D. 龙胆泻肝汤

E. 茵陈蒿汤

答案：C

3. 患者，女，34岁。胁痛口苦，目黄，小便短赤，胸闷纳呆，恶心呕吐，舌苔黄腻，脉弦滑数。其诊断是

A. 黄疸，湿重于热

B. 黄疸，热重于湿

C. 黄疸，湿热并重

D. 胁痛，肝胆湿热

E. 胁痛，肝郁化热

答案：D

4. 患者，女，31岁。胁肋胀痛，走窜不定，疼痛每因情志变化而增减，嗳气则胀痛稍舒，胸闷腹胀，纳少口苦，舌苔薄白，脉弦。其诊断是

A. 胁痛瘀血阻络证

B. 胁痛肝郁气滞证

C. 胁痛肝胆湿热证

D. 胸痹气滞心胸证

E. 痰饮病悬饮证

答案：B

5. 患者，女，78岁。胁肋隐痛，悠悠不休，遇劳加重，头晕目眩，舌红少苔，脉细弦而数。治疗此病证首选的方剂是

A. 生脉散

B. 鳖甲煎丸

C. 左归丸

D. 一贯煎

E. 天麻钩藤汤

答案：D

6. 患者，女，53岁。昨日过食油腻食物，今日胁肋重着疼痛，痛有定处，触痛明显，口苦口黏，纳呆恶心，小便黄赤，舌红苔黄腻，脉弦滑数。该病证的治法是

A. 消食导滞

B. 健脾和胃

C. 清热利湿

D. 疏肝理气

E. 祛瘀通络

答案：C

7. 患者，男，60岁。久患胁痛，悠悠不休，遇劳加重，头晕目眩，口干咽燥，舌红少苔，脉弦细。治疗应首选

A. 柴胡疏肝散

B. 逍遥散

C. 杞菊地黄丸

D. 一贯煎

E. 二阴煎

答案：D

第十八单元　黄　　疸

知识点概要

一、概述

黄疸是以目黄、身黄、小便黄为主症的一种病证。目睛黄染尤为重要特征。

二、病因病机

1. 病因　外感湿热疫毒、内伤饮食、劳倦、病后续发。

2. 病机　**湿邪壅阻中焦，脾胃失健，肝气郁滞，疏泄不利，致胆汁输泄失常，胆液不循常道，外溢肌肤，下注膀胱**。黄疸的病位主要在脾、胃、肝、胆。其病理因素有湿邪、热邪、寒邪、疫毒、气滞、瘀血六种，但其中以湿邪为主。

三、诊断

黄疸的诊断要点如下。

1. **目黄，肤黄，小便黄**，其中**目睛黄染**为重要特征。
2. 常伴食欲减退、恶心呕吐、胁痛腹胀等症状。
3. 常有外感湿热疫毒，内伤酒食不节，或有胁痛、癥积等病史。

◆ **提醒**：目睛黄染为确诊黄疸的重要特征。

四、辨证论治

1. 辨证要点

(1) 辨阳黄、阴黄

病　名	色　泽	病　势	病　程	兼　　症
阳黄	黄色鲜明	发病急	病程短	伴身热，口干苦，舌苔黄腻，脉弦数
阴黄	黄色晦暗	病势缓	病程长	伴纳少，乏力，舌淡，脉沉迟或细缓

(2) 辨阳黄湿热之轻重、胆腑郁热及疫毒炽盛

证　候	症　　状
热重	黄疸鲜明，发热口渴，苔黄腻，脉弦数
湿重	黄疸不如热重者鲜明，身热不扬，口黏，苔白腻，脉濡缓
胆腑郁热	黄色鲜明，上腹、右胁胀闷疼痛，牵引肩背，身热不退，或寒热往来
疫毒炽盛	病情急骤，疸色如金，兼见神昏、发斑、出血等危象

(3) 辨阴黄之病因

病　因	症　　状
寒湿阻遏	黄疸晦暗如烟熏，脘腹闷胀，神疲畏寒，舌淡苔腻，脉濡缓或沉迟
脾虚湿滞	黄疸色黄不泽，肢软乏力，大便溏薄，舌质淡苔薄，脉濡细

（4）辨黄疸病势轻重

1）黄疸逐渐加深，提示病情加重。

2）黄疸逐渐变浅，表明病情好转。

3）黄疸色泽鲜明，神清气爽，为顺证、病轻。

4）黄疸晦滞，烦躁不安，为逆证、病重。

2. 治疗原则 **化湿邪，利小便**。急黄热毒炽盛，邪入心营者，又当以清热解毒、凉营开窍为主；阴黄脾虚湿滞者，治以健脾养血，利湿退黄。

3. 阳黄热重于湿、湿重于热、胆腑郁热、疫毒炽盛证及阴黄寒湿阻遏等证的主症、治法和方剂

（1）热重于湿证

【主症】**身目俱黄，黄色鲜明，发热口渴，或见心中懊侬，腹部胀闷，口干而苦，恶心呕吐，小便短少黄赤，大便秘结，舌苔黄腻，脉象弦数**。

【治法】**清热通腑，利湿退黄**。

【方剂】**茵陈蒿汤加减**。

【加减】如胁痛较甚，可加柴胡、郁金、川楝子、延胡索等；如热毒内盛，心烦懊侬，可加黄连、龙胆草；如恶心呕吐，可加橘皮、竹茹、半夏等。

（2）湿重于热证

【主症】身目俱黄，黄色不及前者鲜明，头重身困，胸脘痞满，食欲减退，恶心呕吐，腹胀或大便溏垢，舌苔厚腻微黄，脉象濡数或濡缓。

【治法】**利湿化浊运脾，佐以清热**。

【方剂】**茵陈五苓散合甘露消毒丹加减**。

【加减】如湿阻气机，胸腹痞胀，呕恶纳差等症较著，可加入苍术、厚朴。

（3）胆腑郁热证

【主症】身目发黄，黄色鲜明，上腹、右胁胀闷疼痛，牵引肩背，身热不退，或寒热往来，口苦咽干，呕吐呃逆，尿赤黄，大便秘，舌苔黄舌质红，脉弦滑数。

【治法】**疏肝泄热，利胆退黄**。

【方剂】**大柴胡汤加减**。

【加减】若砂石阻滞，可加金钱草、海金沙、元明粉；恶心呕逆明显，加厚朴、竹茹、陈皮。

（4）疫毒炽盛证（急黄）

【主症】发病急骤，黄疸迅速加深，其色如金，皮肤瘙痒，高热口渴，胁痛腹满，神昏谵语，烦躁抽搐，或见衄血、便血，或肌肤瘀斑，舌质红绛，苔黄而燥，脉弦滑或数。

【治法】**清热解毒，凉血开窍**。

【方剂】**千金犀角散加味**。

【加减】如神昏谵语，加服安宫牛黄丸以凉开透窍；如动风抽搐者，加用钩藤、石决明，另服羚羊角粉或紫雪丹；如衄血、便血、肌肤瘀斑重者，可加黑地榆、侧柏叶、紫草、茜根炭等；如腹大有水，小便短少不利，可加马鞭草、木通、白茅根、车前草，并另吞琥珀、蟋蟀、沉香粉。

（5）寒湿阻遏证

【主症】身目俱黄，黄色晦暗，或如烟熏，脘腹痞胀，纳谷减少，大便不实，神疲畏寒，口淡不渴，舌淡苔腻，脉濡缓或沉迟。

【治法】**温中化湿，健脾和胃**。

【方剂】**茵陈术附汤加减**。

【加减】若脘腹胀满，胸闷、呕恶显著，可加苍术、厚朴、半夏、陈皮；若胁腹疼痛作胀，肝脾同病者，当酌加柴胡、香附；若湿浊不清，气滞血结，胁下癥结疼痛，腹部胀满，肤色苍黄或黧黑，可加服硝石矾石散。

4. 黄疸消退后的调治

（1）湿热留恋，余邪未清

【治法】清热利湿。

【方剂】茵陈四苓散加减。
(2) 肝脾不调，疏运失职
【治法】调和肝脾，理气助运。
【方剂】柴胡疏肝饮或归芍六君子汤加减。
(3) 气滞血瘀，积块留着
【治法】疏肝理气，活血化瘀。
【方剂】逍遥散合鳖甲煎丸。

单元测试

1. 下列哪项为诊断黄疸的最重要依据
A. 齿垢黄
B. 爪甲上黄
C. 小便黄
D. 目黄
E. 身黄
答案： D
2. 下列哪项不属于寒湿阻遏型黄疸的主症
A. 黄色晦暗
B. 大便不实，脘闷腹胀
C. 食少纳呆，神疲畏寒
D. 舌质淡，苔白腻
E. 脉弦
答案： E
3. 阳黄的颜色特征是
A. 淡黄色
B. 深黄色
C. 金黄色
D. 黄色鲜明
E. 黄色晦暗
答案： D
4. 黄疸病的治疗原则是
A. 清热化湿退黄
B. 化湿邪，利小便
C. 健脾温化退黄
D. 清热解毒退黄
E. 健脾养血，利湿退黄
答案： B
5. 治疗黄疸疫毒炽盛证，首选的方剂是
A. 茵陈蒿汤
B. 甘露消毒丹
C. 千金犀角散
D. 龙胆泻肝汤
E. 大柴胡汤
答案： C
6. 治疗黄疸消退后湿热留恋证，首选的方剂是
A. 平胃散
B. 归芍六君子汤
C. 茵陈五苓散
D. 茵陈四苓散
E. 黄连温胆汤
答案： D
7. 患者，女，21 岁。3 天来身目俱黄，黄色鲜明，发热口渴，腹部胀闷，口干而苦，小便黄赤，舌苔黄腻，脉弦数。其诊断是
A. 黄疸（阳黄）湿重于热证
B. 黄疸（阳黄）热重于湿证
C. 黄疸（阳黄）疫毒炽盛证
D. 黄疸（阳黄）胆腑郁热证
E. 黄疸（阴黄）脾虚湿滞证
答案： B
8. 患者，女，53 岁。1 年来身目俱黄，黄色晦暗，神疲乏力，脘腹痞胀，纳谷减少，大便不实，舌淡苔腻，脉濡缓。该病证的治法是
A. 健脾养血，利湿退黄
B. 调和肝脾，理气助运
C. 利湿化浊运脾
D. 温中化湿，健脾和胃
E. 疏肝理气，活血化瘀
答案： D
9. 患者，男，65 岁。黄疸日久，黄色晦暗如烟熏，纳少脘闷，大便溏，神疲畏寒，口淡不渴，舌淡苔腻，脉沉迟。治疗应首选
A. 茵陈蒿汤
B. 茵陈五苓散
C. 甘露消毒丹
D. 黄连温胆汤
E. 茵陈术附汤
答案： E
10. 患者，女，45 岁。突发身目发黄，黄色鲜明，右胁胀闷疼痛，牵引肩背，寒热往来，口苦咽干，尿黄便秘，舌红苔黄，脉弦滑数。其证型是
A. 热重于湿
B. 湿重于热
C. 疫毒炽盛
D. 胆腑郁热

E. 脾虚湿滞

答案：D

（11~12 题共用备选答案）

A. 茵陈蒿汤

B. 茵陈术附汤

C. 茵陈五苓散

D. 犀角散

E. 逍遥散

11. 治疗阳黄热重于湿的主方为

答案：A

12. 治疗阳黄湿重于热的主方为

答案：C

第十九单元　鼓　　胀

知识点概要

一、概述

鼓胀是指腹部胀大如鼓的一类病证，临床以腹大胀满，绷急如鼓，皮色苍黄，脉络显露为特征。

二、病因病机

1. 病因　酒食不节、情志刺激、虫毒感染、病后续发。

2. 病机　**肝、脾、肾**三脏功能受损，**气滞、血瘀、水停腹中**。病位主要在于肝脾，久则及肾。其病理因素为气滞、血瘀、水湿三者。其病理性质为本虚标实。

三、诊断与类证鉴别

1. 诊断要点

（1）初起脘腹作胀，食后尤甚，继而腹部胀大如鼓，重者腹壁青筋显露，脐孔突起。

（2）常伴乏力、纳差、尿少及齿衄、鼻衄、皮肤紫斑等出血现象，可见面色萎黄、黄疸、手掌殷红、面颈胸部红丝赤缕、血痣及蟹爪纹。

（3）常有酒食不节、情志内伤、虫毒感染或黄疸、胁痛、癥积等病史。

2. 与水肿的鉴别

病　名	不同点
鼓胀	肝、脾、肾受损，气、血、水互结于腹中，以腹部胀大为主，四肢肿不甚明显，晚期方伴肢体浮肿，每兼面色青晦，面颈部有血痣赤缕，胁下癥积坚硬，腹皮青筋显露等
水肿	肺、脾、肾功能失调，水湿泛溢肌肤。浮肿多从眼睑开始，继则延及头面及肢体，或下肢先肿，后及全身，每见面色㿠白、腰酸倦怠等，水肿较甚亦可见腹水

◆ **提醒：**鼓胀的主要病位在肝、脾、肾，水肿的主要病位在肺、脾、肾。

四、辨证论治

1. 辨证要点

（1）辨虚实

1）虚证：病程往往较长，鼓胀反复形成，伴见面色枯槁、精神萎靡、少气懒言、肢体消瘦、畏寒、便溏、舌淡、脉或虚或细等虚证表现。

2）实证：病程较短，腹膨急起，纳差，身体尚壮实，可伴见大便艰、舌红或紫暗、苔腻、脉弦滑等实证表现。

（2）辨明气血水三者轻重

证 候	症 状
气滞	腹胀叩之如鼓，亦可水气参半，叩之鼓浊兼见
水湿	腹膨如蛙腹，按之如囊裹水，甚则脐突皮光
血瘀	腹胀坚满，日久不消，两胁刺痛，脉络怒张，或面、颈、胸、臂红丝缕缕，赤掌，舌质紫暗，脉细涩

（3）辨寒热偏盛

1）寒证：腹胀尿少，面色皖白或萎黄，畏寒，便溏，舌淡胖，苔白，脉缓。

2）热证：腹胀坚满，目黄如橘，口干渴，大便秘结，舌红，苔黄或黄腻，脉弦滑或数。

2. 治疗原则　标实分别采用行气、活血、祛湿利水或暂用攻逐之法，同时配以疏肝健脾；本虚分别采取温补脾肾或滋养肝肾法，同时配合行气活血利水。

3. 气滞湿阻、水湿困脾、水热蕴结、瘀结水留、阳虚水盛、阴虚水停等证的主症、治法和方剂

（1）气滞湿阻证

【主症】腹胀按之不坚，伴胁胀，食后胀甚，得嗳气、矢气稍减，舌苔薄白腻，脉弦。

【治法】疏肝理气，运脾利湿。

【方剂】**柴胡疏肝散合胃苓汤加减**。

【加减】胸脘痞闷，腹胀，噫气为快，气滞偏甚者，可酌加佛手、沉香、木香；如尿少，腹胀，苔腻者，加砂仁、大腹皮、泽泻、车前子；如兼胁下刺痛，舌紫，脉涩者，可加延胡索、莪术、丹参等。

（2）水湿困脾证

【主症】腹大胀满，按之如囊裹水，脘腹痞胀，困倦懒动，尿少便溏，舌苔白腻，脉缓。

【治法】**温中健脾，行气利水**。

【方剂】**实脾饮加减**。

【加减】若浮肿较甚，小便短少，可加肉桂、猪苓、车前子；如兼胸闷咳喘，可加葶苈子、苏子、半夏等；如胁腹痛胀，可加郁金、香附、青皮、砂仁等；如脘闷纳呆，神疲，便溏，下肢浮肿，可加党参、黄芪、山药、泽泻等。

（3）水热蕴结证

【主症】腹大坚满，脘腹胀急，烦热口苦，身目发黄，尿赤便秘，舌边尖红，苔黄腻，脉弦数。

【治法】清热利湿，攻下逐水。

【方剂】**中满分消丸合茵陈蒿汤加减**。

（4）瘀结水留证

【主症】脘腹坚满，青筋显露，胁痛如针刺，面色晦暗黧黑，舌紫暗，脉细涩。

【治法】活血化瘀，行气利水。

【方剂】调营饮加减。

【加减】胁下癥积肿大明显，可选加穿山甲、土鳖虫、牡蛎，或配合鳖甲煎丸；如病久体虚，气血不足，或攻逐之后，正气受损，宜用八珍汤或人参养荣丸等；如大便色黑，可加参三七、茜草、侧柏叶等。

（5）阳虚水盛证

【主症】腹大胀满，形似蛙腹，朝宽暮急，神倦怯寒，肢冷浮肿，舌体胖，苔白，脉沉细无力。

【治法】温补脾肾，化气利水。

【方剂】**附子理苓汤或济生肾气丸加减**。

【加减】偏于脾阳虚弱，神疲乏力，少气懒言，纳少，便溏者，可加黄芪、山药、薏苡仁、扁豆益气健脾；偏于肾阳虚衰，面色苍白，怯寒肢冷，腰膝酸冷疼痛者，酌加肉桂、仙茅、仙灵脾等，以温补肾阳。

（6）阴虚水停证

【主症】腹大胀满，口干而燥，心烦失眠，齿鼻衄血，舌红绛少津，苔少，脉弦细数。

【治法】滋肾柔肝，养阴利水。

【方剂】六味地黄丸合一贯煎加减。

【加减】津伤口干明显，可酌加石斛、玄参、芦根等养阴生津；如青筋显露，唇舌紫暗，小便短少，可加丹参、益母草、泽兰、马鞭草等化瘀利水；如腹胀甚，加枳壳、大腹皮以行气消胀；兼有潮热，烦躁，酌加地骨皮、白薇、栀子以清虚热；齿鼻衄血，加鲜茅根、藕节、仙鹤草之类以凉血止血；如阴虚阳浮，症见耳鸣，面赤，颧红，宜加龟板、鳖甲、牡蛎等滋阴潜阳。

单元测试

1. 哪一项不属于水肿与鼓胀的鉴别要点
A. 肿胀部位
B. 肿胀的先后顺序
C. 肿处皮肤的色泽
D. 小便通利与否
E. 腹壁青筋有无暴露
答案：D

2. 治疗水湿困脾型鼓胀的主方是
A. 胃苓汤
B. 舟车丸
C. 实脾饮
D. 附子理中丸
E. 六味地黄丸
答案：C

3. 患者，男，50岁。腹大胀满，按之如囊裹水，胸脘胀闷，得热稍舒，精神困倦，怯寒懒动，大便稀溏，小便短少，舌苔白腻，脉缓。其治疗的主方为
A. 胃苓汤
B. 实脾饮
C. 调营饮
D. 柴胡疏肝散
E. 中满分消丸
答案：B

4. 患者，女，38岁。素有黄疸反复发作史12年。现症：腹大坚满，膨如蛙腹，按之如囊裹水，烦热口苦，面、目发黄，小便赤涩，大便秘结，舌边尖红，苔黄腻，脉弦数。其诊断是
A. 鼓胀水湿困脾证
B. 鼓胀水热蕴结证
C. 鼓胀阳虚水盛证
D. 黄疸（阳黄）湿重于热证
E. 黄疸（阴黄）脾虚湿滞证
答案：B

5. 患者，女，46岁。1年来腹大胀满，形似蛙腹，朝宽暮急，面色苍黄，脘闷纳呆，肢冷浮肿，小便短少不利，舌淡胖，苔淡白，脉沉细无力。治疗此病证首选的方剂是
A. 实脾饮
B. 调营饮
C. 茵陈术附汤
D. 柴胡疏肝散合胃苓汤
E. 附子理苓汤
答案：E

6. 患者，男，48岁。腹部胀大3个月余，胁下胀痛不适，纳食欠佳，食后腹胀，小便短少，下肢微肿。检查示：面色晦暗，周身皮肤发黄，腹胀大，胁下可触及癥块，双下肢按之微肿，苔白腻，脉弦细。应诊断为
A. 水肿
B. 胁痛
C. 黄疸
D. 积聚
E. 鼓胀
答案：E

（7~8题共用备选答案）
A. 心、脾
B. 肺、肾
C. 肝、肾
D. 肺、脾、肾
E. 肝、脾、肾
7. 鼓胀的病位在
答案：E
8. 水肿的病位在
答案：D

第二十单元　头　　痛

知识点概要

一、概述

头痛是常见的自觉症状，可单独出现，亦见于多种疾病的过程中。本单元讨论的头痛，是指因外感六淫、

内伤杂病而引起的，以头痛为主症的一类疾病。

二、病因病机

1. 病因 感受外邪、情志失调、先天不足或房事不节、饮食劳倦及体虚久病、头部外伤或久病入络。

2. 病机

（1）外感头痛：外邪上扰清空，壅滞经络，络脉不通。

（2）内伤头痛：肝阳上扰，或瘀血阻络，或头目失荣。

（3）病位多在**肝**、**脾**、**肾**三脏。病理因素涉及痰湿、风火、血瘀。病理性质有虚有实。

三、类证鉴别

1. 外感头痛与内伤头痛的鉴别要点

病 名	病 史	病 势	症 状
外感头痛	起居不慎、感受外邪	**起病较急，病势较剧**	**掣痛、跳痛、灼痛、胀痛、重痛，痛无休止**
内伤头痛	饮食劳倦、房事不节、病后体虚	**起病缓慢，病势较缓**	**隐痛、空痛、昏痛、痛处固定，痛势悠悠，遇劳加重，时作时止**

2. 根据头痛的不同部位，判断其经络归属

经络归属	头痛部位
太阳头痛	**在头后部，下连于项**
阳明头痛	**在前额部及眉棱骨等处**
少阳头痛	**在头之两侧，并连及于耳**
厥阴头痛	**在巅顶部位，或连目系**

四、辨证论治

1. 治疗原则

（1）外感头痛：主以疏风，兼以散寒、清热、祛湿。

（2）内伤头痛：虚者以滋阴养血，益肾填精为主；实证当平肝、化痰、行瘀；虚实夹杂者，酌情兼顾并治。

2. 外感头痛各证的主症、治法和方剂及内伤头痛各证的主症、治法和方剂

（1）外感头痛

1）风寒头痛

【主症】头痛连及项背，常有拘急收紧感，或伴恶风畏寒，遇风尤剧，口不渴，苔薄白，脉浮紧。

【治法】**疏风散寒止痛**。

【方剂】**川芎茶调散加减**。

【加减】若头痛、恶寒明显者，酌加麻黄、桂枝、制川乌等。若寒邪侵于厥阴经脉，症见巅顶头痛，干呕，吐涎沫，四肢厥冷，苔白脉弦者，方用吴茱萸汤去人参，加藁本、川芎、细辛、法半夏。若寒邪客于少阴经脉，症见头痛，足寒，气逆，背冷，脉沉细，方用麻黄附子细辛汤加白芷、川芎。

2）风热头痛

【主症】头痛而胀，甚则头胀如裂，发热或恶风，面红目赤，口渴喜饮，大便不畅，或便秘，溲赤，舌尖红，苔薄黄，脉浮数。

【治法】疏风清热和络。

【方剂】**芎芷石膏汤加减**。

【加减】烦热口渴，舌红少津者，可重用石膏，配知母、天花粉、黄芩、山栀；大便秘结，腑气不通，口

舌生疮者，可用黄连上清丸。

3）风湿头痛

【主症】**头痛如裹，肢体困重，胸闷纳呆，大便或溏，舌苔白腻，脉濡**。

【治法】祛风胜湿通窍。

【方剂】羌活胜湿汤加减。

【加减】若胸闷脘痞、腹胀便溏显著者，可加苍术、厚朴、陈皮、藿梗；恶心、呕吐者，可加半夏、生姜；纳呆食少者，加麦芽、神曲。

（2）内伤头痛

1）肝阳头痛

【主症】头昏胀痛，两侧为重，心烦易怒，夜寐不宁，口苦面红，或兼胁痛，舌红苔黄，脉弦数。

【治法】平肝潜阳息风。

【方剂】**天麻钩藤饮加减**。

【加减】若因肝郁化火，肝火炎上，而症见头痛剧烈，目赤口苦，急躁，便秘溲黄者，加夏枯草、龙胆草、大黄。若兼肝肾亏虚，水不涵木，症见头晕目涩，视物不明，遇劳加重，腰膝酸软者，可选加枸杞子、白芍、山萸肉。

2）血虚头痛

【主症】头痛隐隐，时时昏晕，心悸失眠，面色少华，神疲乏力，遇劳加重，舌质淡，苔薄白，脉细弱。

【治法】养血滋阴，和络止痛。

【方剂】**加味四物汤加减**。

【治法】若因血虚气弱者，兼见乏力气短，神疲懒言，汗出恶风等，可选加党参、黄芪、白术；若阴血亏虚，阴不敛阳，肝阳上扰者可加入天麻、钩藤、石决明、菊花等。

3）痰浊头痛

【主症】头痛昏蒙，胸脘满闷，纳呆呕恶，舌苔白腻，脉滑或弦滑。

【治法】**健脾燥湿，化痰降逆**。

【方剂】**半夏白术天麻汤加减**。

【治法】若痰湿久郁化热，口苦便秘，舌红苔黄腻，脉滑数者，可加黄芩、竹茹、枳实、胆星。若胸闷、呕恶明显，加厚朴、枳壳、生姜。

4）肾虚头痛

【主症】头痛且空，眩晕耳鸣，腰膝酸软，神疲乏力，滑精或带下，舌红少苔，脉细无力。

【治法】**养阴补肾，填精生髓**。

【方剂】大补元煎加减。

【治法】若头痛而晕，头面烘热，面颊红赤，时伴汗出，证属肾阴亏虚，虚火上炎者，去人参，加知母、黄柏，或方用知柏地黄丸。若头痛畏寒，面色㿠白，四肢不温，腰膝无力，舌淡，脉细无力，证属肾阳不足者，当温补肾阳，选用右归丸或金匮肾气丸加减。

5）瘀血头痛

【主症】头痛经久不愈，痛处固定不移，痛如锥刺，或有头部外伤史，舌紫暗，或有瘀斑、瘀点，苔薄白，脉细或细涩。

【治法】活血化瘀，通窍止痛。

【方剂】通窍活血汤加减。

【治法】若头痛较剧，久痛不已，可加全蝎、蜈蚣、土鳖虫等。

3. 根据头痛的不同部位选用不同的“引经药”　**太阳头痛选羌活、蔓荆子、川芎；阳明头痛选葛根、白芷、知母；少阳头痛选柴胡、黄芩、川芎；厥阴头痛选吴茱萸、藁本等**。

单元测试

1. 下列哪项不是头痛的病因病机
A. 外感六淫
B. 气郁化火
C. 痰浊内生
D. 气血亏虚
E. 肺气上逆
答案：E
2. 内伤头痛的发生，与下列哪些脏腑关系密切
A. 心、脾、肾
B. 肺、胃、肾
C. 心、肺、肾
D. 心、肝、肾
E. 肝、脾、肾
答案：E
3. 头痛的辨证，应首辨的要点是
A. 脏腑经络
B. 寒热缓急
C. 外感内伤
D. 虚实缓急
E. 寒热虚实
答案：C
4. 治疗风湿头痛，首选的方剂是
A. 芎芷石膏汤
B. 川芎茶调散
C. 半夏白术天麻汤
D. 通窍活血汤
E. 羌活胜湿汤
答案：E
5. 治疗肝阳头痛，首选的方剂是
A. 加味四物汤
B. 天麻钩藤饮
C. 通窍活血汤
D. 半夏白术天麻汤
E. 芎芷石膏汤
答案：B
6. 患者，男，18岁。近日天气炎热，调摄不慎，而出现头痛而胀，甚则头痛如裂，发热恶风，面红目赤，口渴欲饮，便秘溲黄，舌质红，苔黄，脉浮数。选方宜
A. 川芎茶调散
B. 芎芷石膏汤
C. 羌活胜湿汤
D. 天麻钩藤饮
E. 银翘散
答案：B
7. 患者，女，21岁。近日气候骤冷，调摄不慎，出现恶风畏寒，头痛时作，痛连项背，遇风尤剧，不渴，苔薄白，脉浮。证属
A. 风湿头痛
B. 风寒头痛
C. 风热头痛
D. 肝阳头痛
E. 痰浊头痛
答案：B
8. 患者，男，49岁。头痛且空，眩晕耳鸣，腰膝酸软，神疲乏力，滑精，舌红少苔，脉细无力。其治疗应首选的方剂是
A. 天麻钩藤饮
B. 通窍活血汤
C. 加味四物汤
D. 当归补血汤
E. 大补元煎
答案：E
9. 患者，女，50岁。头痛昏蒙，胸脘满闷，呕吐痰涎，舌苔白腻，脉弦滑。治疗应首选
A. 羌活胜湿汤
B. 半夏白术天麻汤
C. 川芎茶调散
D. 半夏厚朴汤
E. 苓桂术甘汤
答案：B
（10～11题共用备选答案）
A. 头昏胀痛
B. 头痛如裹
C. 昏蒙重痛
D. 刺痛、痛点固定
E. 头痛且空，腰膝酸软
10. 痰浊头痛的特点是
答案：C
11. 瘀血头痛的特点是
答案：D
（12～13题共用备选答案）
A. 头后部
B. 前额部
C. 眉棱骨
D. 巅顶部
E. 头之两侧
12. 太阳头痛的部位在
答案：A
13. 厥阴头痛的部位在
答案：D

（14~15题共用备选答案）
A. 柴胡、黄芩、川芎
B. 杜仲、桑寄生、续断
C. 羌活、蔓荆子、川芎
D. 葛根、白芷、知母
E. 吴茱萸、藁本
14. 治疗太阳经头痛的引经药是
答案：C
15. 治疗阳明经头痛的引经药是
答案：D

第二十一单元 眩 晕

知识点概要

一、概述

眩是指眼花或眼前发黑，晕是指头晕甚或感觉自身或外界景物旋转。二者常同时并见，故统称“眩晕”。轻者闭目即止；重者如坐车船，旋转不定，不能站立，或伴有恶心、呕吐、汗出，甚则昏倒等症状。

二、病因病机

1. 病因　情志不遂、年高肾亏、病后体虚、饮食不节、跌仆损伤。

2. 病机　脑髓空虚，清窍失养，或痰火上逆，扰动清窍。病位在于头窍，其病变脏腑与肝、脾、肾三脏相关。其常见病理因素有风、火、痰、瘀。

三、诊断

诊断要点如下。
1. 头晕目眩，视物旋转，轻者闭目即止，重者如坐车船，甚则仆倒。
2. 重者可伴头痛、项强、恶心呕吐、眼球震颤、耳鸣耳聋、汗出、面色苍白等。
3. 多有情志不遂、年高体虚、饮食不节、跌仆损伤等病史。

四、辨证论治

1. 治疗原则　补虚泻实，调整阴阳。虚者当滋养肝肾，补益气血，填精生髓；实证当平肝潜阳，清肝泻火，化痰行瘀。

2. 眩晕肝阳上亢、气血亏虚、肾精不足和痰湿中阻等证的主症、治法和方剂

（1）肝阳上亢证

【主症】眩晕，耳鸣，头目胀痛，口苦，失眠多梦，遇烦劳郁怒而加重，甚则仆倒，颜面潮红，急躁易怒，肢麻震颤，舌红苔黄，脉弦或数。

【治法】平肝潜阳，清火息风。

【方剂】**天麻钩藤饮加减**。

【加减】若肝火上炎，口苦目赤，烦躁易怒者，酌加龙胆草、丹皮、夏枯草；若肝肾阴虚较甚，目涩耳鸣，腰酸膝软，舌红少苔，脉弦细数者，可酌加枸杞子、首乌、生地黄、麦冬、玄参；若眩晕剧烈，兼见手足麻木或震颤者，加羚羊角、石决明、生龙骨、生牡蛎、全蝎、蜈蚣等。

（2）气血亏虚证

【主症】眩晕动则加剧，劳累即发，面色淡白，神疲乏力，倦怠懒言，唇甲不华，发色不泽，心悸少寐，纳少腹胀，舌淡苔薄白，脉细弱。

【治法】**补养气血，调养心脾**。

【方剂】**归脾汤加减**。

【治法】若中气不足，清阳不升，兼见气短乏力，纳少神疲，便溏下坠，脉象无力者，可合用补中益气汤；若自汗时出，易于感冒，当重用黄芪，加防风、浮小麦；若兼见心悸怔忡，少寐健忘者，可加柏子仁、合欢

皮、夜交藤。

（3）肾精不足证

【主症】眩晕日久不愈，精神萎靡，腰酸膝软，少寐多梦，健忘，两目干涩，视力减退，或遗精滑泄，耳鸣齿摇。或颧红咽干，五心烦热，舌红少苔，脉细数；或面色㿠白，形寒肢冷，舌淡嫩，苔白，脉弱尺甚。

【治法】滋养肝肾，益精填髓。

【方剂】**左归丸加减**。

【加减】若阴虚火旺，症见五心烦热，潮热颧红，舌红少苔，脉细数者，可选加鳖甲、龟板、知母、黄柏、丹皮、地骨皮等；若肾失封藏固摄，遗精滑泄者，可酌加芡实、莲须、桑螵蛸等；若阴损及阳，肾阳虚明显，表现为四肢不温，形寒怕冷，精神萎靡，舌淡脉沉者，或予右归丸温补肾阳，填精补髓，或酌配巴戟天、仙灵脾、肉桂。

（4）痰浊中阻证

【主症】眩晕，头重昏蒙，或伴视物旋转，胸闷恶心，呕吐痰涎，食少多寐，舌苔白腻，脉濡滑。

【治法】化痰祛湿，健脾和胃。

【方剂】**半夏白术天麻汤加减**。

【加减】若眩晕较甚，呕吐频作，视物旋转，可酌加代赭石、竹茹、生姜、旋覆花；若兼见耳鸣重听，可酌加郁金、菖蒲、葱白；若痰郁化火，头痛头胀，心烦口苦，渴不欲饮，舌红苔黄腻，脉弦滑者，宜用黄连温胆汤。

单元测试

1. 眩晕与哪些脏腑有关

A. 肺、脾、肾

B. 心、肝、肾

C. 肝、脾、肾

D. 肺、胃、肾

E. 肺、肝、肾

答案：C

2. 眩晕的辨证中，应首辨的要点是

A. 病变脏腑

B. 寒热虚实

C. 标本虚实

D. 虚实缓急

E. 外感内伤

答案：A

3. 治疗眩晕气血亏虚证，首选的方剂是

A. 天麻钩藤饮

B. 左归丸

C. 半夏白术天麻汤

D. 归脾汤

E. 通窍活血汤

答案：D

4. 患者，女，36岁。1年来眩晕，劳累即发，面色少华，神疲乏力，倦怠懒言，唇甲不华，纳少腹胀，舌淡苔薄白，脉细弱。其证候诊断是

A. 肾精不足

B. 气血亏虚

C. 痰湿中阻

D. 瘀血阻窍

E. 肝阳上亢

答案：B

5. 患者，男，72岁。5年来时感眼前发黑，周围景物旋转，甚至无法站立，精神萎靡，腰酸膝软，两目干涩，耳鸣如蝉，舌红少苔，脉细数。其病证诊断是

A. 中风中经络之阴虚风动证

B. 眩晕气血亏虚证

C. 中风肝肾亏虚证

D. 眩晕肾精不足证

E. 厥证之血厥

答案：D

6. 患者，男，43岁。3年来头晕伴头目胀痛，口苦，遇郁怒而加重，颜面潮红，急躁易怒，肢麻震颤，舌红苔黄，脉弦数。其治疗应首选的方剂是

A. 天麻钩藤饮

B. 归脾汤

C. 左归丸

D. 半夏白术天麻汤

E. 通窍活血汤

答案：A

7. 患者，男，29岁。半年前因工受伤后，眩晕时作，头痛如刺，精神不振，面唇紫暗，舌暗有瘀斑，脉细涩。其治疗应首选的方剂是

A. 半夏白术天麻汤

B. 左归丸

C. 通窍活血汤

D. 归脾汤
E. 天麻钩藤饮
答案：C

8. 患者，男，56岁。刻下眩晕而见精神萎靡，少寐多梦，健忘，腰膝酸软，遗精耳鸣，五心烦热，舌质红，脉弦细数。选方宜
A. 天麻钩藤饮
B. 归脾汤
C. 左归丸
D. 右归丸
E. 八味肾气丸
答案：C

（9~10题共用备选答案）
A. 补益气血
B. 平肝潜阳
C. 滋养肝肾
D. 填精生髓
E. 补虚泻实，调整阴阳

9. 眩晕的治疗原则是
答案：E

10. 眩晕属于实证治法的是
答案：B

第二十二单元　中　　风

知识点概要

一、概述

中风是以猝然昏仆，不省人事，半身不遂，口眼歪斜，语言不利为主症的病证。

二、病因病机

1. 病因　内伤积损、劳欲过度、饮食不节、情志所伤、气虚邪中。
2. 中风发病与虚、火、风、痰、气、血和肝肾阴虚的关系　**阴阳失调，气血逆乱，上犯于脑**，虚（阴虚、气虚）、火（肝火、心火）、风（肝风、外风）、痰（风痰、湿痰）、气（气逆）、血（血瘀）为其病机六端。

三、诊断和类证鉴别

1. 中风的诊断要点
（1）有**突然昏仆、不省人事、半身不遂、偏身麻木、口眼歪斜、言语謇涩为主症。轻症仅见眩晕，偏身麻木，口眼歪斜，半身不遂**等。
（2）多急性起病，好发于40岁以上年龄。
（3）发病前多有头晕、头痛、肢体一侧麻木等先兆症状。
（4）有眩晕、头痛、心悸等病史，有情志失调、饮食不当或劳累等诱因。
2. 与痫病、厥证、痉证的鉴别
（1）中风与痫病

病名	相同点	不同点
中风	发作时起病急骤，突然昏仆倒地	仆地无声，一般无四肢抽搐及口吐涎沫。神昏症状严重，持续时间长，难以自行苏醒，需及时治疗方可逐渐清醒。多伴半身不遂、口眼歪斜
痫病		阵发性神志异常，猝发仆地时常口中作声，如猪羊啼叫，四肢频抽而口吐白沫。神昏多为时短暂，移时可自行苏醒，醒后一如常人，但可再发

（2）中风与厥证

病名	相同点	不同点
中风	突然昏仆、不省人事	神昏症状严重，持续时间长，难以自行苏醒，需及时治疗方可逐渐清醒。多伴半身不遂、口眼歪斜
厥证		神昏时间短暂，发作时常伴有四肢逆冷，移时多可自行苏醒，醒后无半身不遂、口眼歪斜、言语不利等表现

（3）中风与痉证

病名	相同点	不同点
中风	神昏	起病时即有神昏，而后可以出现抽搐，抽搐时间短，多伴半身不遂、口眼歪斜
痉证		以四肢抽搐、项背强直甚至角弓反张为主症，抽搐时间长，神昏多出现在抽搐之后。无半身不遂、口眼歪斜等症

四、辨证论治

1. 中风的分期要点　急性期为发病后2周以内，中脏腑可至1个月；恢复期指发病2周后或1个月至半年内；后遗症期指发病半年以上。

2. 中风中经络、中脏腑及恢复期各证的主症、治法和方剂

（1）中经络

1）风痰入络证

【主症】肌肤不仁，手足麻木，突然发生口眼歪斜，语言不利，口角流涎，舌强语謇，甚则半身不遂，或兼见手足拘挛，关节酸痛，舌苔薄白，脉浮数。

【治法】**祛风化痰通络**。

【方剂】**真方白丸子加减**。

【加减】语言不清者，加菖蒲、远志；痰瘀交阻，舌紫有瘀斑，脉细涩者，可酌加丹参、桃仁、红花、赤芍等。

2）风阳上扰证

【主症】头晕头痛，耳鸣目眩，突然发生口眼歪斜，舌强语謇，或手足重滞，甚则半身不遂，舌质红苔黄，脉弦。

【治法】平肝潜阳，活血通络。

【方剂】天麻钩藤饮加减。

【加减】夹有痰浊，胸闷，恶心，苔腻，加胆南星、郁金；头痛较重，加羚羊角、夏枯草以清肝息风；腿足重滞，加杜仲、桑寄生补益肝肾。

3）阴虚风动证

【主症】头晕耳鸣，腰酸，突然发生口眼歪斜，语言不利，手指瞤动，甚或半身不遂，舌质红，苔腻，脉弦细数。

【治法】滋阴潜阳，息风通络。

【方剂】**镇肝息风汤加减**。

【加减】痰热较重，苔黄腻，泛恶，加胆南星、竹沥、川贝母；阴虚阳亢，肝火偏旺，心中烦热，加栀子、黄芩。

（2）中脏腑

1）闭证

a. 痰热腑实证

【主症】素有头痛眩晕，心烦易怒，突然发病，半身不遂，口舌歪斜，舌强语謇或不语，神识欠清或昏糊，肢体强急，痰多而黏，伴腹胀，便秘，舌质暗红，或有瘀点瘀斑，苔黄腻，脉弦滑或弦涩。

【治法】通腑泄热，息风化痰。

【方剂】桃仁承气汤加减。

【加减】头痛，眩晕严重者，加钩藤、菊花、珍珠母；烦躁不安，彻夜不眠，口干，舌红，加生地黄、沙参、夜交藤。

b. 痰火瘀闭证

【主症】突然昏仆，不省人事，牙关紧闭，口噤不开，两手握固，大小便闭，肢体强痉，面赤身热，气粗口臭，躁扰不宁，苔黄腻，脉弦滑而数。

【治法】息风清火，豁痰开窍。

【方剂】羚角钩藤汤加减。另可服至宝丹或安宫牛黄丸以清心开窍。亦可用醒脑静或清开灵注射液静脉滴注。

【加减】若痰热阻于气道，喉间痰鸣辘辘，可服竹沥水、猴枣散；肝火旺盛，面红目赤，脉弦劲有力，宜酌加龙胆草、山栀、夏枯草、代赭石、磁石等；腑实热结，腹胀便秘，苔黄厚，宜加生大黄、元明粉、枳实。

c. 痰浊瘀闭证

【主症】突然昏仆，不省人事，牙关紧闭，口噤不开，两手握固，肢体强痉，大小便闭，面白唇暗，静卧不烦，四肢不温，痰涎壅盛，苔白腻，脉沉滑缓。

【治法】化痰息风，宣郁开窍。

【方剂】涤痰汤加减。

【加减】兼有动风者，加天麻、钩藤以平息内风；有化热之象者，加黄芩、黄连；见戴阳证者，属病情恶化，宜急进参附汤、白通加猪胆汁汤救治。

2）脱证（阴竭阳亡）

【主症】**突然昏仆，不省人事，目合口张，鼻鼾息微，手撒肢冷，汗多，大小便自遗，肢体软瘫，舌痿，脉细弱或脉微欲绝。**

【治法】回阳救阴，益气固脱。

【方剂】参附汤合生脉散加味。亦可用麦参注射液或生脉注射液静脉滴注。

【加减】阴不恋阳，阳浮于外，津液不能内守，汗泄过多者，可加龙骨、牡蛎；阴精耗伤，舌干，脉微者，加玉竹、黄精。

（3）恢复期

1）风痰瘀阻证

【主症】口眼歪斜，舌强语謇或失语，半身不遂，肢体麻木，苔滑腻，舌暗紫，脉弦滑。

【治法】**搜风化痰，行瘀通络。**

【方剂】**解语丹加减。**

【加减】痰热偏盛者，加全瓜蒌、竹茹、川贝母清化痰热；兼有肝阳上亢，头晕头痛，面赤，苔黄舌红，脉弦劲有力，加钩藤、石决明、夏枯草，平肝息风潜阳；咽干口燥，加天花粉、天冬养阴润燥。

2）气虚络瘀证

【主症】肢体偏枯不用，肢软无力，面色萎黄，舌质淡紫或有瘀斑，苔薄白，脉细涩或细弱。

【治法】益气养血，化瘀通络。

【方剂】**补阳还五汤加减。**

【加减】血虚甚，加枸杞子、首乌藤；肢冷，阳失温煦，加桂枝；腰膝酸软，加川断、桑寄生、杜仲。

3）肝肾亏虚证

【主症】半身不遂，患肢僵硬，拘挛变形，舌强不语，或偏瘫，肢体肌肉萎缩，舌红脉细，或舌淡红，脉沉细。

【治法】滋养肝肾。

【方剂】**左归丸合地黄饮子加减。**

【加减】若腰酸腿软较甚，加杜仲、桑寄生、牛膝；肾阳虚，加巴戟天、肉苁蓉、附子、肉桂；夹有痰浊，加菖蒲、远志、茯苓。

单元测试

1. 中风之中经络与中脏腑之分在于
A. 有无神志不清
B. 有无后遗症
C. 外风与内风
D. 夹痰与夹瘀
E. 邪浅与邪深
答案：A
2. 中风的基本病机是
A. 阴阳失调，神机逆乱
B. 阴阳失调，气血逆乱，上犯于脑
C. 脑髓空虚，清窍失养
D. 痰火上逆，扰动清窍
E. 外邪阻滞经络，脑窍失养
答案：B
3. 下列各项，属于中风与痉证鉴别要点的是
A. 发作时有无神志昏迷
B. 发作时有无四肢抽搐
C. 神昏与抽搐出现的前后
D. 发作时有无四肢厥冷
E. 发作时有无口吐白沫
答案：C
4. 治疗中风中经络风阳上扰证，首选的方剂是
A. 羚角钩藤汤
B. 天麻钩藤饮
C. 镇肝熄风汤
D. 解语丹
E. 地黄饮子
答案：B
5. 用真方白丸子治疗中风风痰入络证，若言语不清者。应加
A. 生地、沙参
B. 龙胆草、栀子
C. 厚朴、元明粉
D. 远志、菖蒲
E. 熟地、山药
答案：D
6. 治疗中风闭证痰热腑实证，首选的方剂是
A. 大柴胡汤
B. 桃仁承气汤
C. 涤痰汤
D. 二陈汤
E. 黄连温胆汤
答案：B
7. 中风脱证的临床表现除下列哪项外均是
A. 突然昏仆，不省人事
B. 目合口开，汗多不止
C. 手撒肢冷二便自遗
D. 肢体强痉
E. 舌痿，脉微欲绝
答案：D
8. 患者，男，52岁。平素性急，时而头晕，有高血压史。今日中午突然昏仆，不省人事，牙关紧闭，两手握固，肢体强痉，面赤身热，苔黄腻，脉弦滑而数。治疗应首选的方剂是
A. 镇肝熄风汤
B. 桃仁承气汤
C. 羚角钩藤汤
D. 涤痰汤
E. 天麻钩藤饮
答案：C
9. 患者，男，52岁。平素身体虚弱，今日突然昏仆，不省人事，目合口张，手撒肢冷，汗多，小便自遗，肢体软瘫，舌痿，脉细弱。治疗应首选的方剂是
A. 归脾汤
B. 参附汤合生脉散
C. 六味地黄丸
D. 肾气丸
E. 补阳还五汤
答案：B
10. 患者，男，59岁。5个月前患中风，现症：左侧肢体偏枯不用，肢软无力，面色萎黄，舌质淡紫，苔薄白，脉细涩。其病期属于
A. 急性期
B. 迁延期
C. 缓解期
D. 恢复期
E. 后遗症期
答案：D
11. 患者，女，51岁。平素头晕头痛，耳鸣目眩，少寐多梦，突然发生口眼歪斜，舌强语謇，半身不遂，舌质红脉弦细数。治疗方剂宜选
A. 大秦艽汤
B. 镇肝熄风汤
C. 安宫牛黄丸
D. 至宝丹
E. 涤痰汤
答案：B
（12~13题共用备选答案）
A. 解语丹
B. 真方白丸子

C. 血府逐瘀汤
D. 补阳还五汤
E. 左归丸合地黄饮子
12. 治疗中风恢复期气虚络瘀证，首选的方剂是
答案：D
13. 治疗中风恢复期肝肾亏虚证，首选的方剂是
答案：E
（14~15 题共用备选答案）
A. 猝发仆地，时常口中作声，四肢频抽，口吐白沫
B. 双下肢或四肢瘫痪，或肌肉萎缩
C. 昏仆倒地，不省人事，半身不遂，舌强言蹇
D. 伴有四肢逆冷，移时多可自行苏醒
E. 四肢抽搐，项背强直，甚至角弓反张
14. 上述各项，属痫证临床特征的是
答案：A
15. 上述各项，属中风临床特征的是
答案：C

第二十三单元　水　　肿

知识点概要

一、概述

水肿为体内水液潴留，泛滥肌肤，表现以头面、眼睑、四肢、腹背，甚至全身浮肿为特征的一类病证。

二、病因病机

1. 病因　外邪袭表、疮毒内犯、外感水湿、饮食不节、禀赋不足、久病劳倦。

2. 病机　肺失通调，脾失转输，肾失开阖，三焦气化不利，水液泛滥肌肤。病位在肺、脾、肾，而关键在肾。病理因素为风邪、水湿、疮毒、瘀血。

三、诊断

诊断要点如下。

1. 水肿先从**眼睑或下肢**开始，继及四肢全身。

2. 轻者仅眼睑或足胫浮肿，重者全身皆肿，甚则腹大胀满，气喘不能平卧，更甚者可见尿闭或尿少，恶心呕吐，抽搐，神昏谵语等危象。

3. 可有乳蛾、心悸、疮毒、紫癜以及久病体虚病史。

四、辨证论治

1. 辨证要点

（1）辨阳水、阴水

病　名	病　势	病　程	症　　状
阳水	起病较快	较短	**肿多从头面开始，由上而下，继及全身，肿处皮肤绷急光亮，按之凹陷即起**
阴水	起病较慢	较长	**肿多由下而上，继及全身，肿处皮肤松弛，按之凹陷不易恢复，甚则按之如泥**

（2）辨病变之脏腑

脏　腑	症　　状
肺水	多并见咳逆
脾水	多并见脘腹满闷而食少
肾水	多并见腰膝酸软，或见肢冷，或见烦热

续 表

脏 腑	症 状
心水	多并见心悸、怔忡
肝水	多并见胸胁胀满

2. 治疗原则 **发汗、利尿、泻下逐水。**

3. 水肿风水相搏、水湿浸渍、湿热壅盛、湿毒浸淫、脾阳虚衰、肾阳衰微等证的主症、治法和方剂

(1) 风水相搏证

【主症】**眼睑浮肿，继则四肢及全身皆肿，来势迅速，多有恶寒，发热，肢节酸楚，小便不利等。偏于风热者，伴咽喉红肿疼痛，舌质红，脉浮滑数。偏于风寒者，兼恶寒，咳喘，舌苔薄白，脉浮滑或紧。**

【治法】**疏风清热，宣肺行水。**

【方剂】**越婢加术汤加减。**

【加减】若风寒偏盛，去石膏，加苏叶、桂枝、防风；若风热偏盛，可加连翘、桔梗、板蓝根、鲜芦根；若咳喘较甚，可加杏仁、前胡；如见汗出恶风，卫阳已虚，则用防己黄芪汤加减；若表证渐解，身重而水肿不退者，可按水湿浸渍证论治。

(2) 水湿浸渍证

【主症】全身水肿，下肢明显，按之没指，小便短少，身体困重，胸闷，纳呆，泛恶，舌苔白腻，脉沉缓。

【治法】**运脾化湿，通阳利水。**

【方剂】**五皮饮合胃苓汤加减。**

【加减】外感风邪，肿甚而喘者，可加麻黄、杏仁；面肿，胸满，不得卧，加苏子、葶苈子；若湿困中焦，脘腹胀满者，可加川椒目、大腹皮、干姜。

(3) 湿热壅盛证

【主症】遍体浮肿，皮肤绷急光亮，胸脘痞闷，烦热口渴，小便短赤，或大便干结，舌红，苔黄腻，脉沉数或濡数。

【治法】**分利湿热。**

【方剂】疏凿饮子加减。

【加减】腹满不减，大便不通者，可合己椒苈黄丸；若肿势严重，兼见喘促不得平卧者，加葶苈子、桑白皮；若湿热久羁，亦可化燥伤阴，症见口燥咽干，可加白茅根、芦根，不宜过用苦温燥湿、攻逐伤阴之品。

(4) 湿毒浸淫证

【主症】眼睑浮肿，延及全身，皮肤光亮，尿少色赤，身发疮痍，甚则溃烂，恶风发热，舌质红，苔薄黄，脉浮数或滑数。

【治法】**宣肺解毒，利湿消肿。**

【方剂】**麻黄连翘赤小豆汤合五味消毒饮加减。**

【加减】脓毒甚者，当重用蒲公英、紫花地丁；湿盛糜烂者，加苦参、土茯苓；风盛者，加白鲜皮、地肤子；血热而红肿，加丹皮、赤芍；大便不通，加大黄、芒硝；症见尿痛、尿血，乃湿热之邪下注膀胱，伤及血络，可酌加石韦、大蓟、荠菜花等。

(5) 脾阳虚衰证

【主症】身肿日久，腰以下为甚，按之凹陷不易恢复，脘腹胀闷，纳减便溏，面色不华，神疲乏力，四肢倦怠，小便短少，舌质淡，苔白腻或白滑，脉沉缓或沉弱。

【治法】健脾温阳利水。

【方剂】实脾饮加减。

【加减】气虚甚，症见气短声弱者，可加人参、黄芪以健脾益气；若小便短少，可加桂枝、泽泻，以助膀胱气化而行水。

(6) 肾阳衰微证

【主症】**水肿反复消长不已，面浮身肿，腰以下甚，按之凹陷不起，尿量减少或反多，腰酸冷痛，四肢厥冷，怯寒神疲，面色晄白，甚者心悸胸闷，喘促难卧，腹大胀满，舌质淡胖，苔白，脉沉细或沉迟无力。**

【治法】温肾助阳，化气行水。

【方剂】**济生肾气丸合真武汤加减。**

【加减】小便清长量多，去泽泻、车前子，加菟丝子、补骨脂。若症见面部浮肿为主，表情淡漠，形寒肢冷，治以温补肾阳为主，方用右归丸加减。病至后期，因肾阳久衰，阳损及阴，可导致肾阴亏虚，出现肾阴虚为主的病证，治当滋补肾阴为主，兼利水湿，方用左归丸加泽泻、茯苓、冬葵子等。肾虚肝旺，头昏头痛，心慌腿软者，加鳖甲、牡蛎、杜仲、桑寄生、野菊花、夏枯草。如病程缠绵，反复不愈，正气日衰，复感外邪，症见发热恶寒，肿势增剧，小便短少，此为虚实夹杂，本虚标实之证，治以越婢汤为主，酌加党参、菟丝子。

单元测试

1. 下列各项，不属水肿病因的是
A. 风邪袭表
B. 外感水湿
C. 疮毒内犯
D. 情志内伤
E. 久病劳倦
答案： D

2. 下列各项，不属水肿病理因素的是
A. 风邪
B. 水湿
C. 痰浊
D. 疮毒
E. 瘀血
答案： C

3. 与水肿关系最为密切的脏腑是
A. 肺、脾、肾
B. 肺、胃、肾
C. 心、脾、肾
D. 肝、脾、肾
E. 心、肝、肾
答案： A

4. 治疗水肿肾阳衰微证，首选的方剂是
A. 实脾饮
B. 五皮饮合胃苓汤
C. 疏凿饮子
D. 济生肾气丸合真武汤
E. 麻黄连翘赤小豆汤
答案： D

5. 治疗水肿湿热壅盛证，应首选的方剂是
A. 疏凿饮子
B. 木防己汤
C. 舟车丸
D. 己椒苈黄丸
E. 八正散
答案： A

6. 水肿的治疗原则是
A. 发汗、利尿、攻逐
B. 温肾、健脾、养心
C. 发汗、利尿、消肿
D. 健脾、舒肝、温肾
E. 发汗、利尿、舒肝
答案： A

7. 阳水证属湿毒浸淫，主方为
A. 疏凿饮子
B. 越婢汤
C. 麻黄连翘赤小豆汤合五味消毒饮
D. 舟车丸
E. 实脾饮
答案： C

8. 患者，男，26 岁。初起恶寒发热，咽痛，眼睑浮肿，小便不利，经治后，表虽解，但肿势未退。现症：身重困倦，胸闷，纳呆，泛恶，苔白腻，脉沉缓。其证候诊断是
A. 水湿浸渍证
B. 湿毒浸淫证
C. 湿热壅盛证
D. 风水相搏证
E. 脾阳虚衰证
答案： A

9. 患者，女，31 岁。因皮肤疮痍破溃而引发水肿，肿势自颜面渐及全身，小便不利，恶风发热，咽红，舌红苔薄黄，脉滑数。治疗应首选
A. 越婢加术汤合桑白皮汤
B. 麻黄连翘赤小豆汤合五味消毒饮
C. 麻黄连翘赤小豆汤合五皮散
D. 麻黄连翘赤小豆汤合猪苓汤
E. 实脾饮合五味消毒饮
答案： B

10. 患者，男，41 岁。反复肢体浮肿 5 年。腰以下为甚，按之凹陷不易恢复，纳减便溏，神疲乏力，四肢倦怠，

小便短少，舌质淡，苔白腻，脉沉缓。其诊断是

A. 水肿水湿浸渍证

B. 水肿脾阳虚衰证

C. 癃闭脾气不升证

D. 癃闭膀胱湿热证

E. 淋证劳淋

答案： B

11. 患者，女，15 岁。浮肿 3 个月余，下肢为甚，按之凹陷不易恢复，心悸，气促，腰部冷痛，尿少，四肢冷，舌质淡胖，苔白，脉沉。其证候是

A. 湿毒浸淫

B. 湿热壅盛

C. 脾阳虚衰

D. 水湿浸渍

E. 肾阳衰微

答案： E

（12~13 题共用备选答案）

A. 遍体浮肿，皮肤绷急光亮

B. 面浮身肿，腰以下甚，按之凹陷不起

C. 全身水肿，下肢明显，按之没指

D. 身发疮痍，眼睑浮肿

E. 初起眼睑浮肿，继则四肢及全身皆肿

12. 水肿风水相搏证的水肿特点是

答案： E

13. 水肿湿热壅盛证的水肿特点是

答案： A

第二十四单元　淋　　证

知识点概要

一、概述

淋证指以小便频数短涩，淋沥刺痛，小腹拘急或痛引腰腹为主症的病证。

二、病因病机

1. 病因　外感湿热、饮食不节、情志失调、禀赋不足、劳伤久病。

2. 病机　**湿热蕴结下焦，肾与膀胱气化不利**。病位在膀胱与肾。其病理因素主要为湿热之邪。

三、诊断和类证鉴别

1. 诊断要点

（1）以**小便频数，淋沥涩痛，小腹拘急引痛**为各种淋证的主症，是诊断淋证的主要依据。但还需根据各种淋证的不同临床特征，确定不同的淋证类型。

（2）病久或反复发作后，常伴低热、腰痛、小腹坠胀、疲劳等。

（3）多见于已婚女性，每因疲劳、情志变化、不洁房事而诱发。

2. 六种淋证的特征

淋　证	特　　征
热淋	起病多急骤，小便赤热，溲时灼痛，或伴有发热，腰痛拒按
石淋	小便排出砂石，或排尿时突然中断，尿道窘迫疼痛，或腰腹绞痛难忍
气淋	小腹胀满较明显，小便艰涩疼痛，尿后余沥不尽
血淋	溺血而痛
膏淋	小便混浊如米泔水或滑腻如膏脂
劳淋	小便不甚赤涩，溺痛不甚，但淋沥不已，时作时止，遇劳即发

3. 血淋与尿血的鉴别

病名	相同点	不同点
血淋	小便出血，尿色红赤，甚至溺出纯血	溺血而痛
尿血		多无疼痛之感，虽亦间有轻微的胀痛或热痛，但终不若血淋的小便滴沥而疼痛难忍

◆ **提醒：**血淋与尿血的鉴别要点在于痛与不痛。

四、辨证论治

1. 辨证要点

（1）辨六淋的类别：参见六种淋证的特征。

（2）辨证候之虚实

1）病程：新病初起或在急性发作阶段多实，久病者病程较长，病势缠绵多虚。

2）疼痛程度：病急痛甚者多实，病缓痛轻者多虚。

3）尿液：混浊黄赤多为湿热邪气盛，清白色淡为正虚或邪退。虚实夹杂者，须分清标本虚实之主次，证情之缓急。

（3）辨明各淋证的转化与兼夹。

2. 治疗原则　实则清利，虚则补益。

3. 热淋、血淋、石淋、气淋、膏淋、劳淋的主症、治法和方剂

（1）热淋

【主症】**小便频数短涩，灼热刺痛，溺色黄赤，少腹拘急胀痛，或有寒热，口苦，呕恶，或有腰痛拒按，或有大便秘结，苔黄腻，脉滑数。**

【治法】清热利湿通淋。

【方剂】**八正散加减。**

【加减】若伴寒热、口苦、呕恶者，可加黄芩、柴胡；若大便秘结、腹胀者，可重用生大黄、枳实；若阳明热证，加知母、石膏；若热毒弥漫三焦，用黄连解毒汤合五味消毒饮；若气滞者，加青皮、乌药；若湿热伤阴者去大黄，加生地黄、知母、白茅根。

（2）血淋

【主症】小便热涩刺痛，尿色深红，或夹有血块，疼痛满急加剧，或见心烦，舌尖红，苔黄，脉滑数。

【治法】**清热通淋，凉血止血。**

【方剂】小蓟饮子加减。

【加减】有瘀血征象，加三七、牛膝、桃仁；若出血不止，可加仙鹤草、琥珀粉；若久病肾阴不足，虚火扰动阴血，症见尿色淡红，尿痛涩滞不显著，腰膝酸软，神疲乏力者，宜滋阴清热，补虚止血，用知柏地黄丸加减；若久病脾虚气不摄血，症见神疲乏力，面色少华者，用归脾汤加仙鹤草、泽泻、滑石。

（3）石淋

【主症】尿中夹砂石，排尿涩痛，或排尿时突然中断，尿道窘迫疼痛，少腹拘急，往往突发，一侧腰腹绞痛难忍，甚则牵及外阴，尿中带血，舌红，苔薄黄，脉弦或带数。

【治法】**清热利湿，排石通淋。**

【方剂】**石韦散加减。**

【加减】腰腹绞痛者，加芍药、甘草；若尿中带血，可加小蓟、生地黄、藕节，去炮山甲、王不留行；小腹胀痛加木香、乌药；伴有瘀滞，舌质紫者，加桃仁、红花、炮山甲、皂角刺。石淋日久，症见神疲乏力，少腹坠胀者，为虚实夹杂，当标本兼顾，补中益气汤加金钱草、海金沙、冬葵子；腰膝酸软，腰部隐痛者，加杜仲、续断、补骨脂。

（4）气淋

【主症】郁怒之后，小便涩滞，淋沥不宣，少腹胀满疼痛，苔薄白，脉弦。

【治法】理气疏导，通淋利尿。

【方剂】**沉香散加减**。

【加减】少腹胀满，上及于胁者，加川楝子、小茴香、广郁金；症见少腹坠胀，尿频涩滞，余沥难尽，不耐劳累，面色䍺白，少气懒言，舌淡，脉细无力，证属中气下陷，可用补中益气汤加减。

（5）膏淋

【主症】小便浑浊，乳白或如米泔水，上有浮油，置之沉淀，或伴有絮状凝块物，或混有血液、血块，尿道热涩疼痛，尿时阻塞不畅，口干，苔黄腻，舌质红，脉濡数。

【治法】清热利湿，分清泄浊。

【方剂】**程氏萆薢分清饮加减**。

【加减】伴有血尿，加小蓟、藕节、白茅根；小便黄赤，热痛明显，加甘草梢、竹叶、通草；病久湿热伤阴，加生地黄、麦冬、知母。膏淋病久不已，反复发作，淋出如脂，涩痛不甚，形体日见消瘦，头昏无力，腰膝酸软，舌淡，苔腻，脉细无力，此为脾肾两虚，气不固摄，用膏淋汤。

（6）劳淋

【主症】小便不甚赤涩，溺痛不甚，但淋沥不已，时作时止，遇劳即发，腰膝酸软，神疲乏力，病程缠绵，舌质淡，脉细弱。

【治法】补脾益肾。

【方剂】**无比山药丸加减**。

【加减】若肾阴虚，舌红苔少，加生熟地黄、龟板；阴虚火旺，面红烦热，尿黄赤伴有灼热不适者，可用知柏地黄丸；肾阳虚，加附子、肉桂、鹿角片、巴戟天等。

单元测试

1. 下列各项，不属淋证病因的是
A. 外感湿热
B. 饮食不节
C. 情志内伤
D. 禀赋不足
E. 瘀浊内停
答案：E

2. 治疗淋证之热淋，应首选的方剂是
A. 小蓟饮子
B. 补中益气汤
C. 八正散
D. 石韦散
E. 程氏萆薢分清饮
答案：C

3. 治疗淋证之劳淋，应首选的方剂是
A. 左归丸
B. 右归丸
C. 八正散
D. 知柏地黄丸
E. 无比山药丸
答案：E

4. 以小腹胀满疼痛，小便涩滞，淋沥不宣为特征的病证是
A. 热淋
B. 血淋
C. 石淋
D. 气淋
E. 劳淋
答案：D

5. 患者，女，30岁。小便灼热刺痛，尿色如洗肉水色，少腹拘急满痛；舌红苔黄，脉滑数。治疗应首选
A. 程氏萆薢分清饮
B. 知柏地黄丸
C. 小蓟饮子
D. 八正散
E. 沉香散
答案：C

6. 患者，男，40岁。病发于夏季，小便艰涩疼痛，尿道窘迫，曾排尿中断，腰腹绞痛难忍，舌红苔黄腻，脉弦数。应首先考虑的是
A. 膏淋
B. 石淋
C. 热淋
D. 劳淋
E. 气淋
答案：B

7. 患者，男，47岁。小便频数短涩，灼热刺痛，尿中夹沙石，排尿时突然中断，尿道窘迫疼痛，尿中带血。治疗应首选
A. 八正散
B. 石韦散

C. 小蓟饮子
D. 沉香散
E. 无比山药丸
答案：B

8. 患者小便热涩刺痛，尿色深红，夹有血块，心烦，舌苔黄，脉滑数。其治法是
A. 清热泻火，利湿通淋
B. 滋阴清热，补虚止血
C. 化瘀通淋，凉血止血
D. 清热通淋，凉血止血
E. 清热利湿，通淋排石
答案：D

9. 患者，男，70岁。小便点滴不通，短赤灼热，尿细如线，小腹胀满，口苦口黏，舌质红，苔黄腻，脉数。治疗应首选
A. 八正散
B. 沉香散
C. 春泽汤
D. 清肺饮
E. 石韦散
答案：A

（10~11题共用备选答案）
A. 黄芪、党参、白术
B. 杜仲、续断、补骨脂
C. 川楝子、小茴香、广郁金
D. 桃仁、红花、皂角刺
E. 芍药、甘草
10. 石淋，腰腹绞痛者。应加用
答案：E
11. 气淋，少腹胀满，上及于胁者。应加用
答案：C

第二十五单元　郁　　证

知识点概要

一、概述

郁证系由于情志不舒、气机郁滞所致，以心情抑郁、情绪不宁、胸部满闷、胁肋胀痛，或易怒喜哭，或咽中如有异物梗塞等为主症的一类病证。

二、病因病机

1. 病因　七情所伤、思虑劳倦、脏气素虚。
2. 病机　肝失疏泄，脾失健运，心失所养，脏腑阴阳气血失调。发病与肝的关系最为密切，涉及心、脾。病理性质有虚实两端。初起以气滞为主，兼血瘀、化火、痰结、食滞等，属实证。

三、诊断

诊断要点如下。
1. 以忧郁不畅、情绪不宁、胸胁胀满疼痛为主症，或有易怒易哭，或有咽中如有炙脔，吞之不下，咯之不出的特殊症状。
2. 患者大多数有忧愁、焦虑、悲哀、恐惧、愤懑等情志内伤的病史。并且郁证病情的反复常与情志因素密切相关。
3. 多发于青中年女性。无其他病证的症状及体征。

四、辨证论治

1. 基本治疗原则及方法　**理气开郁、调畅气机、怡情易性**。
（1）实证：首当理气开郁，并应根据是否兼有血瘀、火郁、痰结、湿滞、食积等而分别采用活血、降火、祛痰、化湿、消食等法。
（2）虚证：根据损及的脏腑及气血阴精亏虚的不同情况而补之，或养心安神，或补益心脾，或滋养肝肾。
（3）虚实夹杂：视虚实的偏重而虚实兼顾。

2. 肝气郁结、痰气郁结、心神失养、心脾两虚等证的主症、治法和方剂

（1）肝气郁结证

【主症】精神抑郁，情绪不宁，胸部满闷，胁肋胀痛，痛无定处，脘闷嗳气，不思饮食，大便不调，舌苔薄腻，脉弦。

【治法】疏肝解郁，理气畅中。

【方剂】**柴胡疏肝散加减**。

（2）痰气郁结证

【主症】**精神抑郁，胸部闷塞，胁肋胀满，咽中如有物梗塞，吞之不下，咯之不出，舌苔白腻，脉弦滑。亦称“梅核气”**。

【治法】行气开郁，化痰散结。

【方剂】**半夏厚朴汤加减**。

（3）心神失养证

【主症】精神恍惚，心神不宁，多疑易惊，悲忧善哭，喜怒无常，或时时欠伸，或手舞足蹈，詈骂喊叫等，舌质淡，脉弦。亦称“**脏躁**”。

【治法】甘润缓急，养心安神。

【方剂】**甘麦大枣汤加减**。

◆ **提醒**：痰气郁结证又称梅核气，心神失养证又称脏躁。

（4）心脾两虚证

【主症】**多思善疑，头晕神疲，心悸胆怯，失眠，健忘，纳差，面色不华，舌质淡，苔薄白，脉细**。

【治法】健脾养心，补益气血。

【方剂】归脾汤加减。

单元测试

1. 下列各项，不符合郁证临床表现的是
A. 忧郁不畅，情绪不宁，胸胁胀满疼痛
B. 咽中如有异物梗塞
C. 大多数有情志内伤的病史
D. 病情的反复常与情志因素密切相关
E. 多发于老年男性
答案：E

2. 郁证实证的治疗原则是
A. 活血化瘀
B. 理气开郁
C. 消食化痰
D. 清肝泻火
E. 养心安神
答案：B

3. 治疗“梅核气”，应首选方剂是
A. 柴胡疏肝散
B. 丹栀逍遥散
C. 五磨饮子
D. 半夏厚朴汤
E. 甘麦大枣汤
答案：D

4. 患者，男，26岁。精神抑郁，表情淡漠，神志痴呆，语无伦次，不思饮食，舌苔腻，脉弦滑。其证候是
A. 痰气郁结
B. 阳明热盛
C. 火盛伤阴
D. 瘀血内阻
E. 脾气虚衰
答案：A

5. 患者，女，49岁。精神恍惚，心神不宁，悲忧善哭，时时欠伸，舌淡苔薄白，脉弦细。其治法是
A. 益气养血
B. 补肾宁心
C. 养心安神
D. 解郁化痰
E. 疏肝解郁
答案：C

6. 患者，女，56岁。退休2年后出现精神抑郁，情绪不宁，胸部满闷，胁肋胀痛，痛无定处，脘闷嗳气，不思饮食，大便不调，苔薄腻，脉弦。此病证候诊断是
A. 肝气郁结
B. 气郁化火
C. 阴虚火旺
D. 心脾两虚

E. 心神失养

答案：A

7. 患者，女，42岁。长期情绪不宁，多思善疑，头晕神疲，心悸胆怯，失眠健忘，纳差，面色不华，舌质淡，苔薄白，脉细。本病的治法是

A. 健脾养心，补益气血

B. 补肾益气，养心安神

C. 清热化痰，宁心安神

D. 活血化瘀，理气通络

E. 甘润缓急，养心安神

答案：A

第二十六单元　血　证

知识点概要

一、概念

凡血液不循常道，或上溢于口鼻诸窍，或下泄于前后二阴，或渗出于肌肤，所形成的一类出血性疾患，统称为血证。在古代医籍中，亦称为血病或失血。

二、病因病机

1. 病因　感受外邪、情志过极、饮食不节、劳倦过度、久病或热病。

2. 各类血证与脏腑的关系　同一血证，可以由不同的脏腑病变而引起。如鼻衄，病变脏腑有在肺、在胃、在肝的不同；吐血有病在胃及病在肝之别；齿衄有病在胃及在肾之分；尿血则有病在膀胱、肾或脾的不同。

3. 病机　各种原因导致出血，其共同的病机可以归结为火热熏灼、迫血妄行及气虚不摄、血溢脉外两类。

三、诊断和类证鉴别

1. 各类血证的诊断要点

血　证	诊断要点
鼻衄	血自鼻道外溢而非因外伤、倒经所致
齿衄	血自齿龈或齿缝外溢，且排除外伤所致
咳血	血由肺、气道而来，经咳嗽而出，或觉喉痒胸闷，一咯即出，血色鲜红，或夹泡沫，或痰血相兼，痰中带血。多有慢性咳嗽、痰喘、肺痨等病史
吐血	发病急骤，吐血前多有恶心、胃脘不适、头晕等症。血随呕吐而出，常伴有食物残渣等胃内容物，血色多为咖啡色或紫暗色，也可为鲜红色，大便色黑如漆，或呈暗红色。多有胃痛、胁痛、黄疸、癥积等病史
便血	大便色鲜红、暗红或紫暗，甚至黑如柏油样，次数增多。多有胃肠或肝病病史
尿血	小便中混有血液或夹有血丝，**排尿时无疼痛**
紫斑	肌肤出现青紫斑点，小如针尖，大者融合成片，压之不褪色。好发于四肢，尤以下肢为甚，常反复发作，重者可伴有鼻衄、齿衄、尿血、便血及崩漏。小儿及成人皆可患此病，但以女性为多见

2. 咳血与吐血的鉴别

病名	相同点	不同点
咳血	血液均经口出	血由肺来，经气道随咳嗽而出，血色多为鲜红，常混有痰液，咳血之前多有咳嗽、胸闷、喉痒等症状，大量咳血后，可见痰中带血数天，大便一般不呈黑色
吐血		血自胃而来，经呕吐而出，血色紫暗，常夹有食物残渣，吐血之前多有胃脘不适或胃痛、恶心等症状，吐血之后无痰中带血，但大便多呈黑色

3. 便血之远血与近血的鉴别

病 名	不同点
远血	病位在胃、小肠，血与粪便相混，血色如黑漆色或暗紫色
近血	来自乙状结肠、直肠、肛门，血便分开，或是便外裹血，血色多鲜红或暗红

四、辨证论治

1. 治疗原则 治火、治气、治血。

2. 咳血、吐血、尿血、便血、衄血等证的主症、治法和方剂

（1）咳血

1）燥热伤肺证

【主症】喉痒咳嗽，痰中带血，口干鼻燥，或有身热，舌质红，少津，苔薄黄，脉数。

【治法】清热润肺，宁络止血。

【方剂】**桑杏汤加减**。

2）肝火犯肺证

【主症】**咳嗽阵作，痰中带血或纯血鲜红，胸胁胀痛，烦躁易怒，口苦，舌质红，苔薄黄，脉弦数**。

【治法】清肝泻火，凉血止血。

【方剂】泻白散合黛蛤散加减。

3）阴虚肺热证

【主症】咳嗽痰少，痰中带血，或反复咳血，血色鲜红，口干咽燥，颧红，潮热盗汗，舌质红，脉细数。

【治法】滋阴润肺，宁络止血。

【方剂】**百合固金汤加减**。

【加减】本证可合用十灰散凉血止血。反复及咳血量多者，加阿胶、三七养血止血；潮热，颧红者，加青蒿、鳖甲、地骨皮、白薇；盗汗加糯稻根、浮小麦、五味子、牡蛎。

（2）吐血

1）胃热壅盛证

【主症】脘腹胀闷，嘈杂不适，甚则作痛，吐血色红或紫，常夹有食物残渣，口臭，便秘，大便色黑，舌质红，苔黄腻，脉滑数。

【治法】**清胃泻火，化瘀止血**。

【方剂】**泻心汤合十灰散加减**。

2）肝火犯胃证

【主症】吐血色红或紫暗，口苦胁痛，心烦易怒，寐少梦多，舌质红绛，脉弦数。

【治法】泻肝清胃，凉血止血。

【方剂】**龙胆泻肝汤加减**。

3）气虚血溢证

【主症】吐血缠绵不止，时轻时重，血色暗淡，神疲乏力，心悸气短，面色苍白，舌质淡，脉细弱。

【治法】健脾益气摄血。

【方剂】**归脾汤加减**。

（3）尿血

1）下焦湿热证

【主症】**小便黄赤灼热，尿血鲜红，心烦口渴，面赤口疮，夜寐不安，舌质红，脉数**。

【治法】**清热利湿，凉血止血**。

【方剂】**小蓟饮子加减**。

2）肾虚火旺证

【主症】小便短赤带血，头晕耳鸣，神疲，颧红潮热，腰膝酸软，舌质红，脉细数。
【治法】滋阴降火，凉血止血。
【方剂】**知柏地黄丸加减**。
3）脾不统血证
【主症】久病尿血，甚或兼见齿衄、肌衄，食少，体倦乏力，气短声低，面色不华，舌质淡，脉细弱。
【治法】**补中健脾，益气摄血**。
【方剂】归脾汤加减。
4）肾气不固证
【主症】久病尿血，血色淡红，头晕耳鸣，精神困惫，腰脊酸痛，舌质淡，脉沉弱。
【治法】**补益肾气，固摄止血**。
【方剂】无比山药丸加减。
（4）便血
1）肠道湿热证
【主症】便血色红，大便不畅或稀溏，或有腹痛，口苦，舌质红，苔黄腻，脉濡数。
【治法】**清化湿热，凉血止血**。
【方剂】**地榆散合槐角丸加减**。
2）气虚不摄证
【主症】便血色红或紫暗，食少，体倦，面色萎黄，心悸，少寐，舌质淡，脉细。
【治法】益气摄血。
【方剂】**归脾汤加减**。
3）脾胃虚寒证
【主症】便血紫暗，甚则黑色，腹部隐痛，喜热饮，面色不华，神倦懒言，便溏，舌质淡，脉细。
【治法】**健脾温中，养血止血**。
【方剂】**黄土汤加减**。
（5）衄血
1）鼻衄
a. 热邪犯肺证
【主症】鼻燥衄血，口干咽燥，或兼有身热、恶风、头痛、咳嗽、痰少等症，舌质红，苔薄，脉数。
【治法】**清泄肺热，凉血止血**。
【方剂】**桑菊饮加减**。
b. 胃热炽盛证
【主症】**鼻衄，或兼齿衄，血色鲜红，口渴欲饮，鼻干，口干臭秽，烦躁，便秘，舌质红，苔黄，脉数**。
【治法】清胃泻火，凉血止血。
【方剂】**玉女煎加减**。
c. 肝火上炎证
【主症】鼻衄，头痛，目眩，耳鸣，烦躁易怒，两目红赤，口苦，舌质红，脉弦数。
【治法】**清肝泻火，凉血止血**。
【方剂】**龙胆泻肝汤加减**。
【加减】若阴液亏耗，口鼻干燥，舌红少津，脉细数者，可去车前子、泽泻、当归，酌加玄参、麦冬、女贞子、旱莲草；阴虚内热，手足心热，加玄参、龟板、地骨皮、知母。
d. 气血亏虚证
【主症】鼻衄，或兼齿衄、肌衄，神疲乏力，面色白，头晕，耳鸣，心悸，夜寐不宁，舌质淡，脉细无力。
【治法】**补气摄血**。
【方剂】归脾汤加减。
2）齿衄
a. 胃火炽盛证

【主症】齿衄，血色鲜红，齿龈红肿疼痛，头痛，口臭，舌质红，苔黄，脉洪数。
【治法】清胃泻火，凉血止血。
【方剂】加味清胃散合泻心汤加减。
b. 阴虚火旺证
【方剂】齿衄，血色淡红，起病较缓，常因受热及烦劳而诱发，齿摇不坚，舌质红，苔少，脉细数。
【治法】滋阴降火，凉血止血。
【方剂】六味地黄丸合茜根散加减。

3. 出血、瘀血、血虚的关系　出血之后，已离经脉而未排出体外的血液，留积体内，蓄积而为瘀血，瘀血又会妨碍新血的生长及气血的正常运行，使出血反复难止。但在反复出血之后，则会导致阴血亏损，虚火内生，或因出血过多，血去气伤，以致气虚阳衰，不能摄血。

单元测试

1. 下列各项中，不属于血证病机的是
A. 气虚不摄，血溢脉外
B. 外感热毒，迫血妄行
C. 瘀血阻络，血不循经
D. 肝郁化火，火灼血络
E. 卫气不固，血溢脉外
答案：E

2. 下列各项中，鼻衄涉及的病变脏腑是
A. 肺、胃、肝
B. 胃、肝、三焦
C. 脾、胃、肝
D. 脾、胃
E. 胃、肝
答案：A

3. 下列各项，不属于血证治疗原则的是
A. 治火
B. 治气
C. 治痰
D. 治血
E. 治虚
答案：C

4. 治疗鼻衄热邪犯肺证，应首选的方剂是
A. 桑菊饮
B. 玉女煎
C. 清营汤
D. 龙胆泻肝汤
E. 泻心汤
答案：A

5. 治疗吐血肝火犯胃证，应首选的方剂是
A. 桑菊饮
B. 玉女煎
C. 清营汤
D. 龙胆泻肝汤
E. 泻心汤
答案：D

6. 治疗吐血胃热壅盛证，应首选
A. 玉女煎
B. 龙胆泻肝汤
C. 加味清胃散合泻心汤
D. 地榆散合槐角丸
E. 泻心汤合十灰散
答案：E

7. 治疗咳血燥热伤肺证，应首选
A. 沙参麦冬汤
B. 桑杏汤
C. 百合固金汤
D. 麦门冬汤
E. 清燥救肺汤
答案：B

8. 治疗尿血肾气不固者，应首选
A. 六味地黄丸
B. 十灰散
C. 春泽汤
D. 保真汤
E. 无比山药丸
答案：E

9. 患者，男，16岁。近期曾患感冒，已愈，昨日发现小便色红如洗肉水，尿检红细胞高倍镜下满视野，伴有腰痛，心烦口渴，口舌生疮，舌红，脉数。方剂宜选用
A. 小蓟饮子
B. 知柏地黄丸
C. 茜根散
D. 无比山药丸
E. 六味地黄丸合二至丸
答案：A

10. 患者，男，26岁。因多食辛辣刺激性食品诱发鼻衄，兼有齿衄，血色鲜红，口干鼻干，烦渴喜饮，口臭，大便干燥，舌红苔黄，脉数。方剂可选用
A. 桑菊饮
B. 银翘散

C. 玉女煎
D. 龙胆泻肝汤
E. 知柏地黄丸
答案：C

11. 患者，男，19 岁。有隐匿性肾炎病史 3 年。间断发作肉眼血尿，持续镜下血尿，伴有头晕耳鸣，五心烦热，腰膝酸软，舌红，苔薄黄，脉细数。方剂宜选用
A. 小蓟饮子
B. 导赤散
C. 知柏地黄丸
D. 清心莲子饮
E. 茜根散
答案：C

12. 患者，男，17 岁。因感冒诱发鼻衄，鼻腔干燥，口干咽燥，体温 37.8℃，干咳少痰，舌质红，苔薄黄，脉数。方剂可选用
A. 桑菊饮
B. 银翘散
C. 玉女煎
D. 龙胆泻肝汤
E. 十灰散
答案：A

13. 患者，男，55 岁。平素喜烟酒，嗜辛辣。齿衄 3 日，血色鲜红，齿龈红肿疼痛，头痛，口臭，舌红，苔黄，脉洪数。本病的治法是
A. 滋阴降火，凉血止血
B. 清胃泻火，凉血止血
C. 清胃泻火，化瘀止血
D. 清化湿热，凉血止血
E. 清热解毒，凉血止血
答案：B

14. 患者，男，42 岁。咳逆阵作，痰中带血，时时汗出，胸胁胀痛，口苦咽干，尿黄便秘，舌红苔薄黄，脉弦数。其诊断是
A. 肺痨阴虚火旺证
B. 咳血肝火犯肺证
C. 喘证肺气郁痹证
D. 肺痈成痈期
E. 咳嗽痰热郁肺证
答案：B

15. 患者，男，60 岁。吐血缠绵不止，时轻时重，血色暗淡，神疲乏力，心悸气短，面色苍白，舌质淡，脉细弱。其治法是
A. 健脾和胃，宁络止血
B. 和中宁络，凉血止血
C. 益气养阴，宁络止血
D. 健脾益气，摄血止血
E. 健脾升阳，化瘀止血
答案：D

（16~17 题共用备选答案）
A. 玉女煎
B. 龙胆泻肝汤
C. 泻白散合黛蛤散
D. 泻心汤合十灰散
E. 加味清胃散合泻心汤

16. 治疗吐血肝火犯胃证，应首选
答案：B

17. 治疗鼻衄肝火上炎证，应首选
答案：B

第二十七单元　消　　渴

知识点概要

一、概述

消渴是以多饮、多食、多尿、乏力、消瘦及尿有甜味为主症的一种病证。

二、病因病机

1. 病因　**禀赋不足、饮食失节、情志失调、劳欲过度。**

2. 病机　**阴津亏损，燥热偏胜。**病变的脏腑主要在肺、胃、肾，尤以肾为关键。本病的病理因素主要是虚火、浊瘀。

三、诊断

诊断要点如下。

1. 口渴多饮、多食易饥、尿频量多、形体消瘦及尿有甜味等具有特征性的临床症状，是诊断消渴病的主要依据。

2. 有的患者“三多”症状不著，但若中年后发病，且嗜食膏粱厚味、醇酒炙煿，以及病久并发眩晕、肺痨、雀目、疮痈等病证者，应考虑消渴的可能性。

3. 家族史可供参考。

四、辨证论治

1. 辨证要点

（1）辨三消的脏腑定位

三消	脏腑定位
上消	多饮症状较为突出，以肺燥津伤为主
中消	多食症状较为突出，以胃热炽盛为主
下消	多尿症状较突出，以肾虚为主

（2）辨标本：以阴虚为主，燥热为标，两者互为因果。常因病程长短及病情轻重的不同，而阴虚和燥热之表现各有侧重。一般初病多以燥热为主，病程较长者则阴虚与燥热互见，日久则以阴虚为主，进而由于阴损及阳，导致阴阳俱虚。

（3）辨本症与并发症

1）本症：多饮、多食、多尿和乏力、消瘦为消渴病本症的基本临床表现，而易发生诸多并发症为本病的另一特点。

2）多数患者，先见本症，随病情的发展而出现并发症。但亦有少数患者与此相反，如少数中老年患者，“三多”及消瘦的本症不明显，常因痈疽、眼疾、心脑病证等为线索，最后确诊为本病。

2. 治疗原则 **清热润燥、养阴生津**。

3. 肺热津伤、胃热炽盛、肾阴亏虚、阴阳两虚等证及常见并发症的主症、治法和方剂

（1）肺热津伤证

【主症】**口渴多饮，口舌干燥，尿频量多，烦热多汗，舌边尖红，苔薄黄，脉洪数**。

【治法】清热润肺，生津止渴。

【方剂】**消渴方加减**。

【加减】若烦渴不止，小便频数，而脉数乏力者，为肺热津亏，气阴两伤，可选用玉泉丸或二冬汤。玉泉丸中，以人参、黄芪、茯苓益气，天花粉、葛根、麦冬、乌梅、甘草等。二冬汤中，重用人参益气生津，天冬、麦冬、天花粉、黄芩、知母。

（2）胃热炽盛证

【主症】多食易饥，口渴，尿多，形体消瘦，大便干燥，苔黄，脉滑实有力。

【治法】清胃泻火，养阴增液。

【方剂】玉女煎加减。

【治法】大便秘结不行，可用增液承气汤润燥通腑，“增水行舟”，待大便通后，再转上方治疗。本证亦可选用白虎加人参汤。

（3）肾阴亏虚证

【主症】尿频量多，浑浊如脂膏，或尿甜，腰膝酸软，乏力，头晕耳鸣，口干唇燥，皮肤干燥瘙痒，舌红苔少，脉细数。

【治法】滋阴固肾。

【方剂】**六味地黄丸加减**。

【加减】阴虚火旺而烦躁，五心烦热，盗汗，失眠者，可加知母、黄柏；尿量多而混浊者，加益智仁、桑螵蛸等；气阴两虚而伴困倦，气短乏力，舌质淡红者，可加党参、黄芪、黄精。若烦渴，头痛，唇红舌干，呼

吸深快，阴伤阳浮者，用生脉散加天冬、鳖甲、龟板等；如见神昏、肢厥、脉微细等阴竭阳亡危象者，可合参附龙牡汤。

（4）阴阳两虚证

【主症】小便频数，浑浊如膏，甚至饮一溲一，面容憔悴，耳轮干枯，腰膝酸软，四肢欠温，畏寒肢冷，阳痿或月经不调，舌苔淡白而干，脉沉细无力。

【治法】滋阴温阳，补肾固涩。

【方剂】**金匮肾气丸加减**。

【加减】尿量多而混浊者，加益智仁、桑螵蛸、覆盆子、金樱子等；身体困倦，气短乏力者，可加党参、黄芪、黄精；阳痿者，加巴戟天、淫羊藿、肉苁蓉；阳虚畏寒者，可酌加鹿茸粉0.5g冲服。

4. 并发症的治疗　白内障、雀盲、耳聋主要因肝肾精血不足，不能上承耳目所致，宜滋补肝肾，益精补血，可用杞菊地黄丸或明目地黄丸。对于并发疮毒痈疽者，则治宜清热解毒，消散痈肿，用五味消毒饮。在痈疽的恢复阶段，则治疗上要重视托毒生肌。并发肺痨、水肿、中风者，则可参考有关章节辨证论治。

单元测试

1. 下列哪项不是消渴常见的病因
A. 素体阴虚
B. 饮食不节
C. 情志失调
D. 感受热毒
E. 劳欲过度
答案：D

2. 消渴的基本病机主要是
A. 胃热炽盛
B. 肺热津伤
C. 肾阴亏损
D. 阴虚燥热
E. 阴阳两虚
答案：D

3. 消渴的病变脏腑主要是
A. 肝、脾、肾
B. 脾、胃、肾
C. 心、肝、肾
D. 肺、脾、肾
E. 肺、胃、肾
答案：E

4. 消渴的治疗原则是
A. 健脾补肾
B. 滋阴温阳
C. 滋阴清热，益气健脾
D. 清热润燥，养阴生津
E. 滋阴益气，活血化瘀
答案：D

5. 下列各项，不属于消渴并发症的是
A. 雀目、夜盲
B. 疮疖痈疽
C. 肺胀
D. 水肿
E. 中风
答案：C

6. 消渴“下消”的突出症状是
A. 消谷善饥
B. 烦热多汗
C. 腰膝酸软
D. 烦渴引饮
E. 尿频量多
答案：E

7. 患者，男，55岁。烦渴多饮半月余，口干舌燥，尿频量多，舌边尖红，苔黄，脉洪数有力。治法宜用
A. 清热润肺，生津止渴
B. 养阴润肺，生津止渴
C. 清胃泻火，养阴保津
D. 滋阴固肾
E. 清泻肺胃
答案：A

8. 患者，男，57岁。尿频量多，混浊如脂，尿有甜味，口干舌燥，舌红，脉沉细数。治法宜用
A. 清利湿热
B. 清热化湿
C. 滋阴固肾
D. 健脾益肾
E. 滋肾养阴
答案：C

9. 患者，男，52岁。口渴多饮2年，目前自觉口舌干燥，尿频量多，烦热多汗，舌边尖红，苔薄黄，脉洪数。其证候诊断是
A. 上消肺热津伤证
B. 中消胃热炽盛证
C. 中消气阴亏虚证
D. 下消肾阴亏虚证
E. 下消阴阳两虚证

答案：A

10. 患者，男，49 岁。发现血糖升高近 12 年，小便频数，混浊如膏，甚至饮一溲一，面容憔悴，耳轮干枯，腰膝酸软，四肢欠温，畏寒肢冷，阳痿，舌淡白而干，脉沉细无力。治疗本病的首选方剂是

A. 六味地黄丸

B. 金匮肾气丸

C. 右归丸

D. 十全大补汤

E. 七味白术散

答案：B

11. 患者，男，45 岁。平素多食，近期因外感诱发加重，多食易饥，口燥咽干，体重明显减轻，大便干燥，舌红苔黄，脉滑数有力。治法宜用

A. 清胃泻火，养阴增液

B. 清泻肺胃，养阴增液

C. 滋肾养阴，益气健脾

D. 滋养肺肾，清胃泻火

E. 清热润肺，养阴增液

答案：A

（12～13 题共用备选答案）

A. 口干舌燥

B. 消谷善饥

C. 疲乏无力

D. 多尿而频

E. 烦渴引饮

12. 消渴病，肺热津伤证最突出的症状是

答案：E

13. 消渴病，胃热炽盛证最突出的症状是

答案：B

（14～15 题共用备选答案）

A. 清热解毒，养阴生津

B. 滋补肝肾，益精补血

C. 清热解毒，消散痈肿

D. 滋阴补肾，活血化瘀

E. 清热解毒，活血化瘀

14. 消渴病，并发白内障、雀盲、耳聋者。其治法是

答案：B

15. 消渴病，并发疮毒痈疽者。其治法是

答案：C

第二十八单元　痹　　证

知识点概要

一、概述

痹证是由于**风**、**寒**、**湿**、**热**等邪气闭阻经络，影响气血运行，导致肢体筋骨、关节、肌肉等处发生疼痛、重着、酸楚、麻木，或关节屈伸不利、僵硬、肿大、变形等症的一种疾病。

二、病因病机

1. 病因　正气不足，卫外不固；风寒湿热，外邪入侵。

2. 病机　邪气痹阻经脉，不通则痛。病理因素为风、寒、湿、热。

三、诊断和类证鉴别

1. 诊断要点

（1）临床表现为肢体关节、肌肉疼痛，屈伸不利，或疼痛游走不定，甚则关节剧痛、肿大、强硬、变形。

（2）发病及病情的轻重常与劳累以及季节、气候的寒冷潮湿等天气变化有关，某些痹证的发生和加重可与饮食不当有关。

（3）发生于任何年龄，但不同年龄的发病与疾病的类型有一定的关系。

2. 与痿证的鉴别

病　名	不同点
痹证	鉴别要点在于痛与不痛，痹证以**关节疼痛**为主，因痛而影响活动，由于疼痛甚或关节僵直不能活动，日久废而不用导致肌肉萎缩

续 表

病 名	不同点
痿证	**肢体力弱，无疼痛症状**，无力运动，部分痿证病初即有肌肉萎缩

四、辨证论治

1. 辨证要点

（1）辨病邪

病 邪	症 状
行痹，属风邪盛	**痹痛游走不定**
痛痹，属寒邪盛	**痛势较甚，痛有定处，遇寒加重**
着痹，属湿邪盛	**关节酸痛、重着、漫肿**
热痹，属热邪盛	**关节肿胀，肌肤焮红，灼热疼痛**
属痰	关节疼痛日久，肿胀局限，或见皮下结节
属瘀	关节肿胀，僵硬，疼痛不移，肌肤紫暗或有瘀斑等

（2）辨别虚实

1）痹证新发，风、寒、湿、热之邪明显者为实。

2）痹证日久，耗伤气血，损及脏腑，肝肾不足者为虚。

3）病程缠绵，日久不愈，常为痰瘀互结、肝肾亏虚之虚实夹杂证。

（3）辨体质

1）素体阳盛或阴虚有热者，感受外邪易从热化，多属热痹。

2）素体阳虚者，感受外邪易从寒化，多属寒痹。

2. 治疗原则

（1）以祛邪通络为原则。

（2）治风宜重视养血活血，治寒宜结合温阳补火，治湿宜结合健脾益气。

（3）辨病位用药

病 位	用 药
上肢	片姜黄、羌活、桂枝
下肢	独活、川牛膝、木瓜
颈椎	葛根、伸筋草、桂枝、羌活
腰部	桑寄生、杜仲、巴戟天、淫羊藿、䗪虫
两膝关节	土茯苓、车前子、薏苡仁、猫爪草
四肢小关节	土贝母、猫眼草、蜂房、威灵仙

（4）久病入络，抽掣疼痛，肢体拘挛者，多用虫类搜风止痛药物。

3. 行痹、痛痹、着痹、风湿热痹和痰瘀痹阻、肝肾亏虚等证的主症、治法和方剂

（1）行痹

【主症】**肢体关节、肌肉疼痛酸楚，屈伸不利，活动受限，可涉及肢体多个关节，疼痛呈游走性，初起可见有恶风、发热等表证，舌苔薄白，脉浮或浮缓。**

【治法】**祛风通络，散寒除湿。**

【方剂】**防风汤加减**。

【加减】腰背酸痛为主者，多与肾气虚有关，加杜仲、桑寄生、淫羊藿、巴戟天、续断等；若见关节肿大，苔薄黄，邪有化热之象者，宜寒热并用，投桂枝芍药知母汤加减。

（2）痛痹

【主症】肢体关节疼痛，痛势较剧，部位固定，遇寒则痛甚，得热则痛缓，关节屈伸不利，局部皮肤或有寒冷感，时有肌肉酸楚疼痛。舌质淡，舌苔薄白，脉弦紧。

【治法】**散寒通络，祛风除湿**。

【方剂】**乌头汤加减**。

【加减】关节发凉，疼痛剧烈，遇冷更甚，加附子、细辛、桂枝、干姜、全当归。

（3）着痹

【主症】**肢体关节、肌肉酸楚、重着、疼痛，肿胀散漫，关节活动不利，肌肤麻木不仁，舌质淡，舌苔白腻，脉濡缓**。

【治法】除湿通络，祛风散寒。

【方剂】**薏苡仁汤加减**。

【加减】关节肿胀甚者，加萆薢、五加皮；若肌肤麻木不仁，加海桐皮、豨莶草；小便不利，浮肿，加茯苓、泽泻、车前子；痰湿盛者，加半夏、天南星。

（4）风湿热痹

【主症】游走性关节疼痛，可涉及一个或多个关节，活动不便，局部灼热红肿，痛不可触，得冷则舒，可有皮下结节或红斑，常伴有发热、恶风、汗出、口渴、烦躁不安、尿黄、便干等全身症状，舌质红，舌苔黄或黄腻，脉滑数或浮数。

【治法】清热通络，祛风除湿。

【方剂】**白虎加桂枝汤或宣痹汤加减**。

【加减】皮肤有红斑者，加丹皮、赤芍、生地、紫草；如热毒炽盛，化火伤津，深入骨节，而见关节红肿，触之灼热，疼痛剧烈如刀割，筋脉拘急抽挛，入夜尤甚，壮热烦渴，舌红少津，脉弦数，宜清热解毒，凉血止痛，可选用五味消毒饮合犀黄丸。热痹亦可由风寒湿邪内侵，郁久化热而成，若邪初化热仍兼有风寒湿邪，可用麻黄连翘赤小豆汤加味。

（5）痰瘀痹阻证

【主症】痹证日久，肌肉关节刺痛，固定不移，或关节肌肤紫暗、肿胀，按之较硬，肢体顽麻或重着，或关节僵硬变形，屈伸不利，有硬结、瘀斑，面色暗黧，眼睑浮肿，或胸闷痰多。舌质紫暗或有瘀斑，舌苔白腻，脉弦涩。

【治法】化痰行瘀，蠲痹通络。

【方剂】**双合汤加减**。

【加减】痰浊滞留，皮下有结节者，加胆南星、天竺黄；瘀血明显，关节疼痛、肿大、强直、畸形，活动不利，舌质紫暗，脉涩，可加莪术、三七、土鳖虫；痰瘀交结，疼痛不已者，加穿山甲、白花蛇、全蝎、蜈蚣、地龙；有痰瘀化热之象者，加黄柏、丹皮。

（6）肝肾亏虚证

【主症】痹证日久不愈，关节屈伸不利，肌肉瘦削，腰膝酸软，或畏寒肢冷，阳痿，遗精，大便溏薄，或骨蒸劳热，心烦口干，舌质淡红，舌苔薄白或少津，脉沉细弱或细数。

【治法】培补肝肾，舒筋止痛。

【方剂】独活寄生汤加减。

【加减】肾气虚，腰膝酸软，乏力较著，加鹿角霜、续断、狗脊；阳虚，畏寒肢冷，关节疼痛拘急，加附子、干姜、巴戟天，或合用阳和汤加减；肝肾阴亏，腰膝疼痛，低热心烦，或午后潮热，加龟板、熟地黄、女贞子，或合用河车大造丸加减。痹久内舍于心，心悸短气，动则尤甚，面色少华，舌质淡，脉虚数或结代，可用炙甘草汤加减。

4. 虫类药和川乌、草乌等药物在痹证治疗中的作用

（1）痹证久病入络，抽掣疼痛，肢体拘挛者，多用虫类药搜风之痛，通经达络，常用药如全蝎、蜈蚣、地

龙、水蛭、穿山甲、白花蛇、乌梢蛇、露蜂房等。

（2）风寒湿痹疼痛剧烈者，常用附子、川乌、草乌等药物。

单元测试

1. 痛痹的临床特征是

A. 关节痛，游走不定

B. 关节疼痛，红肿灼热

C. 疼痛剧烈，痛有定处

D. 痛重者，肌肤不仁

E. 屈伸不利，心悸气短

答案：C

2. 下列各项，不属痹证病理因素的是

A. 风邪

B. 湿邪

C. 寒邪

D. 热邪

E. 燥邪

答案：E

3. 治疗痹证的着痹，应首选的方剂是

A. 薏苡仁汤

B. 宣痹汤

C. 乌头汤

D. 防风汤

E. 独活寄生汤

答案：A

4. 治疗痹证肝肾亏虚证，应首选的方剂是

A. 双合汤

B. 独活寄生汤

C. 左归丸

D. 乌头汤

E. 白虎加桂枝汤

答案：B

5. 下列关于虫类药在痹证治疗中的用法哪项不正确

A. 具有通络止痛、祛风除湿的作用

B. 适用于痹证病程较久的抽掣、疼痛、肢体拘挛者

C. 包括有地龙、全蝎、蜈蚣、穿山甲、白花蛇、乌梢蛇

D. 药量宜大、可久服

E. 其中全蝎、蜈蚣二味可研末吞服

答案：D

6. 患者，女，65岁。关节、肌肉疼痛，屈伸不利25年。现症：肌肉关节刺痛，固定不移，关节僵硬变形，屈伸不利，有硬结、瘀斑。舌质紫暗，舌苔白腻，脉弦涩。此病证的治法是

A. 除湿通络，祛风散寒

B. 培补肝肾，舒筋止痛

C. 化痰行瘀，蠲痹通络

D. 清热通络，祛风除湿

E. 散寒通络，祛风除湿

答案：C

7. 患者，女，57岁。肢体关节疼痛较剧，痛有定处，得热痛减，遇寒痛增，疼痛局部皮色不红，触之不热，舌苔薄白，脉弦紧。治疗应首选

A. 独活寄生汤

B. 蠲痹汤

C. 薏苡仁汤

D. 乌头汤

E. 白虎加桂枝汤

答案：D

（8~9题共用备选答案）

A. 祛风通络，散寒除湿

B. 温经散寒，祛风除湿

C. 除湿通络，祛风散寒

D. 清热通络，祛风除湿

E. 化痰祛瘀，搜风通络

8. 风湿热痹的主要治法是

答案：D

9. 行痹的主要治法是

答案：A

（10~11题共用备选答案）

A. 关节疼痛，局部灼热红肿

B. 肢体关节重着、酸痛，或肿胀

C. 关节酸痛，游走不定，屈伸不利

D. 关节肿痛，屈伸不利，周围结节，皮肤瘀斑

E. 关节疼痛较剧，痛有定处，得热痛减，遇寒痛增

10. 行痹的主要症状是

答案：C

11. 着痹的主要症状是

答案：B

第六章　中医外科学

第一单元　中医外科学疾病命名、基本术语

知识点概要

一、疾病命名原则

1. 以部位命名者，如乳痈、子痈、对口疽等。
2. 以穴位命名者，如人中疔、委中毒、膻中疽等。
3. 以脏腑命名者，如肠痈、肝痈、肺痈等。
4. 以病因命名者，如破伤风、冻疮、漆疮等。
5. 以形态命名者，如蛇头疔、鹅掌风等。
6. 以颜色命名者，如白驳风、丹毒等。
7. 以疾病特征命名者，如烂疔、流注、湿疮等。
8. 以范围大小命名者，如小者为疖，大者为痈等。
9. 以病程长短命名者，如千日疮等。
10. 以传染性命名者，如疫疔等。

二、基本术语

1. 疡　指一切外科疾病的总称。
2. 疮疡　广义指一切体表外科疾患的总称；狭义指发于体表的化脓性疾病。
3. 肿疡　指体表外科疾病尚未溃破的肿块。
4. 溃疡　指一切外科疾病溃破的疮面。
5. 胬肉　指疮疡溃破后，出现过度生长高突于疮面或暴翻于疮口之外的腐肉。
6. 痈　指气血被邪毒壅聚而发生的化脓性疾病。
7. 疽　指气血被毒邪阻滞而发于皮肉筋骨的疾病。
8. 根盘　指肿疡基底部周围之坚硬区，边缘清楚。
9. 根脚　指肿疡之基底根部。一般多用于有粟粒状脓头、如钉丁之状的疔的基底根部的描述。
10. 应指　指患处已化脓（或有其他液体），用手按压时感觉内有波动感。
11. 护场　指在疮疡的正邪交争中，正气能够约束邪气，使之不至于深陷或扩散所形成的局部作肿范围。
12. 袋脓　指溃后疮口缩小，或切口不当，致使空腔较大，有如口袋之形，脓液不易排出而蓄积袋底。
13. 痔　指肛门、耳道、鼻孔等人之九窍中的小肉突起。
14. 漏　指溃口处脓水淋漓不止，包括：①瘘管：指体表与脏腔之间的病理性管道，伴有脓水淋漓，具有内口和外口。②窦道：指深部组织通向体表的病理性盲管，伴脓水淋漓，一般只具有外口而无内口。
15. 痰　指发于皮里膜外、筋肉骨节之间，或软或硬，或按之有囊性感的包块，属有形之征，多为阴证。临证中以痰取名的疾病，归纳起来大致有 2 类：①疮痨性病变如流痰、子痰等。②囊肿性病变如痰包、痰核等。
16. 毒　指导致机体阴阳平衡失调，对机体产生不利影响的因素。
17. 结核　泛指一切皮里膜外浅表部位的病理性肿块。非指西医之结核病。

18. 岩　指病变部肿块坚硬如石，高低不平，固定不移，形似岩石，破溃后疮面中间凹陷较深，状如岩穴。岩与癌相同。

19. 五善

（1）心善：精神爽快，言语清亮，舌润不渴，寝寐安宁。

（2）肝善：身体轻便，不怒不惊，指甲红润，二便通利。

（3）脾善：唇色滋润，饮食知味，脓黄而稠，大便和润。

（4）肺善：声音响亮，不咳不喘，呼吸均匀，皮肤润泽。

（5）肾善：身无潮热，口和齿润，小便清长，夜卧安静。

20. 七恶

（1）心恶：神志昏惚，心烦舌燥，疮色紫黑，言语呢喃。

（2）肝恶：身体强直，目难正视，疮流血水，惊悸时作。

（3）脾恶：形容消瘦，疮陷脓臭，不思饮食，纳药呕吐。

（4）肺恶：皮肤枯槁，痰多音喑，呼吸喘急，鼻翼煽动。

（5）肾恶：时渴引饮，面容惨黑，咽喉干燥，阴囊内缩。

（6）脏腑败坏：身体浮肿，呕吐呃逆，肠鸣泄泻，口糜满布。

（7）气血衰竭（阳脱）：疮陷色暗，时流污水，汗出肢冷，嗜卧语低。

21. 顺证　外科疾病在其发展过程中，按着顺序出现应有的症状。如阳证疮疡表现为初起疮顶高突，红肿疼痛，根脚不散；脓成顶高根收，皮薄光亮，易脓易腐；溃后脓稠色鲜，腐肉易脱，肿消痛减；收口期疮面红活，新肉易生，疮口易敛。

22. 逆证　外科疾病在其发展过程中，不以顺序而出现不良的症状。如阳证疮疡表现为初起疮顶平塌，根脚散漫，不痛不热；脓成疮顶软陷，肿硬紫暗，不脓不腐；溃后皮烂肉坚无脓，时流血水，肿痛不减；收口期脓稀淋漓，新肉不生，色败臭秽，疮口难敛。

单元测试

1. 冻疮的命名方法是

A. 以病因命名

B. 以部位命名

C. 以疾病特征命名

D. 以形态命名

E. 以范围大小命名

答案： A

2. 以疾病特征命名的外科疾病是

A. 背疽

B. 肺痈

C. 破伤风

D. 麻风

E. 流注

答案： E

3. “七恶”中，症见“皮肤枯槁，痰多音喑，呼吸喘急，鼻翼煽动”者，称为

A. 心恶

B. 肝恶

C. 脾恶

D. 肺恶

E. 气血衰竭

答案： D

（4~5 题共用备选答案）

A. 发

B. 乳痈

C. 肠痈

D. 烂疔

E. 委中毒

4. 以部位命名的是

答案： B

5. 以疾病特征命名的是

答案： D

（6~7 题共用备选答案）

A. 颈痈

B. 委中毒

C. 蛇头疔

D. 丹毒

E. 破伤风

6. 以形态命名的外科疾病是

答案： C

7. 以颜色命名的外科疾病是

答案： D

（8~9 题共用备选答案）

A. 心善

B. 肝善
C. 脾善
D. 肺善
E. 肾善
8. 重证见声音响亮，不喘不咳，呼吸均匀，皮肤润泽。其辨证为
答案：D
9. 重证见口和齿润，小便清长，夜卧安静，并无潮热。其辨证为
答案：E
（10~11 题共用备选答案）
A. 根脚
B. 根盘
C. 护场
D. 胬肉
E. 肿疡
10. 肿疡的基底根部是
答案：A
11. 肿疡基底部周围边缘清楚的坚硬区是
答案：B

第二单元　中医外科疾病的病因病机

知识点概要

一、致病因素

1. 外感六淫　外科疾病的发生，尤以“**热毒**”“**火毒**”最为常见。
2. 情志内伤　包括喜、怒、忧、思、悲、恐、惊，又称七情。
3. 饮食不节　恣食膏粱厚味、醇酒炙煿或辛辣刺激之品，可使脾胃功能失调，湿热火毒内生，同时感受外邪则易发生痈、有头疽、疔疮等疾病。
4. 外来伤害　凡跌仆损伤、沸水、火焰、寒冻及金刃竹木创伤等一切物理和化学因素都可直接伤害人体，引起局部气血凝滞，郁久化热，热盛肉腐等，导致瘀血流注、水火烫伤、冻伤、外伤染毒等外伤性疾病。
5. 劳伤虚损　指过度劳力、劳神、房事过度等因素，导致脏腑气血受损，阴阳失和，使正气亏损而发生疾病。
6. 感受特殊之毒　除虫毒、蛇毒、疯犬毒、药毒、食物毒外，尚有疫毒。由毒而致病的特点，一般发病迅速，有的具有传染性，常伴有疼痛、瘙痒、麻木、发热、口渴、便秘等全身症状。
7. 痰饮瘀血　都是脏腑功能失调的病理产物，在一定的条件下，又能作用于某些器官导致新的病理变化，产生继发病证。

二、发病机理

1. 邪正盛衰。
2. 气血凝滞。
3. 经络阻塞。
4. 脏腑失和。

单元测试

1. 下列关于痰饮瘀血的叙述，正确的是
A. 仅是病理产物
B. 既是病理产物，在一定的条件下又为病因
C. 任何情况下都是病因
D. 常常痰饮单独为病
E. 常常瘀血单独为病
答案：B
2. 下列各项中不属外科疾病发病机理的是
A. 邪正盛衰
B. 气血凝滞
C. 经络阻塞
D. 痰饮瘀血
E. 脏腑失和
答案：D

3. 下列各项中不属病因特殊之毒的是
A. 虫毒
B. 蛇毒
C. 冻伤
D. 疯犬毒
E. 疫毒
答案：C
4. 下列各项中不属外来伤害致病的是
A. 跌仆损伤
B. 沸水烫伤
C. 食物毒
D. 火焰伤
E. 金刃创伤
答案：C
5. 下列各项中不属劳伤虚损的是
A. 过度劳力
B. 食伤
C. 过度劳神
D. 妇女生育过多
E. 房事过度
答案：B

第三单元　中医外科疾病辨证

知识点概要

一、辨病

1. 辨病的概念　所谓辨病，就是认识和掌握疾病的现象、本质及其变化规律。

2. 辨病的方法　①详询病史。②全面体检。③注重局部：重点诊察局部特征是辨病的关键。④选用新技术和必要的辅助检查。⑤综合分析。

二、阴阳辨证

1. 以局部症状辨别阴阳

	阳　证	阴　证
发病缓急	急性发作	慢性发作
皮肤颜色	红赤	苍白或紫暗或皮色不变
皮肤温度	焮热	凉或不热
肿胀形势	高肿突起	平塌下陷
肿胀范围	根盘收束	根盘散漫
肿块硬度	软硬适度	坚硬如石或柔软如绵
疼痛感觉	疼痛剧烈、拒按	疼痛和缓、隐痛、不痛或酸麻
病位深浅	皮肤、肌肉	血脉、筋骨
脓液质量	脓质稠厚	脓质稀薄
溃疡形色	肉芽红活润泽	肉芽苍白或紫暗

2. 阴阳辨证应注意的问题　局部和全身相结合、辨别真假、消长与转化。

三、部位辨证

发于上、中、下部的疾病的病因与特点如下。

部　位	病因特点	发病特点
上部	多风温、风热	一般来势迅猛。常见发热恶风，头痛头晕，面红目赤，口干耳鸣，鼻燥咽痛，舌尖红而苔薄黄，脉浮而数。局部红肿宣浮，忽起忽消，根脚收束，肿势高突，疼痛剧烈，溃疡则脓稠而黄
中部	多为气郁、火郁	发病前常有情志不畅的刺激史，或素有性格郁闷。一般发病时常不易察觉，一旦发病，情志变化可影响病情
下部	多见**寒湿**、**湿热**	起病缓慢，缠绵难愈，反复发作。患部沉重不爽，二便不利，或肿胀如绵，或红肿流滋，或疮面紫暗，腐肉不脱，新肉不生

四、经络辨证

1. 十二经脉气血多少与外科疾病的关系

（1）**手阳明大肠经、足阳明胃经为多气多血之经**；手太阳小肠经、足太阳膀胱经、手厥阴心包经、足厥阴肝经为多血少气之经；手少阳三焦经、足少阳胆经、手少阴心经、足少阴肾经、手太阴肺经、足太阴脾经为多气少血之经。

（2）凡外疡发于多血少气之经，血多则凝滞必甚，气少则外发较缓，故治疗时注重破血，注重补托。发于多气少血之经，气多则结必甚，血少则收敛较难，故治疗时要注重行气，注重滋养。发于多气多血之经，病多易溃易敛，实证居多，故治疗时要注重行气活血。如乳痈所患部位属足阳明胃经，治宜行气通乳；瘰疬属足少阳胆经，治宜行滞滋养等。

2. 引经药

经　脉	药　　物
手太阳经	黄柏、藁本
足太阳经	羌活
手阳明经	升麻、石膏、葛根
足阳明经	白芷、升麻、石膏
手少阳经	柴胡、连翘
足少阳经	柴胡、青皮
手太阴经	桂枝、升麻、白芷、葱白
足太阴经	升麻、苍术、白芍
手厥阴经	柴胡、丹皮
足厥阴经	柴胡、青皮、川芎、吴茱萸
手少阴经	黄连、细辛
足少阴经	独活、知母、细辛

五、局部辨证

1. 辨肿

	临床表现	临床意义
热肿	肿而色红，皮薄光泽焮热疼痛，肿势急剧	见于阳证疮疡，如疖疔初期、丹毒等
寒肿	肿而不硬，皮色不泽，苍白或紫暗，皮肤清冷，常伴有酸痛，得暖则舒	见于冻疮、脱疽等
风肿	发病急骤，漫肿宣浮，或游走无定，不红微热，或轻微疼痛	见于痄腮、大头瘟等

续 表

	临床表现	临床意义
湿肿	皮肉重垂胀急，深按凹陷，如烂绵不起，浅则光亮如水疱，破流黄水，浸淫皮肤	见于股肿、湿疮
痰肿	肿势软如棉，或硬如馒，大小不一，形态各异，无处不生，不红不热，皮色不变	见于瘰疬、脂瘤等
气肿	皮紧内软，按之凹陷，复手即起，似皮下藏气，富有弹性，不红不热，或随喜怒消长	见于气瘿、乳癖等
瘀血肿	肿而胀急，病程较快，色初暗褐，后转青紫，逐渐变黄至消退。也有血肿染毒、化脓而肿	见于皮下血肿等
脓肿	肿势高突，皮肤光亮，焮红灼热，剧烈跳痛，按之应指	见于某些感染性疾病，如外痈、肛痈等
实肿	肿势高突，根盘收束	见于正盛邪实之疮疡
虚肿	肿势平坦，根盘散漫	见于正虚不能托毒之疮疡

2. 辨肿块、结节

（1）肿块：指体内比较大的或体表显而易见的肿物。主要根据其部位、大小、形态、质地、活动度、界限、内容物、疼痛等情况仔细鉴别，必要时结合 B 超、穿刺活检及手术病理。

（2）结节：结节大小不一，多呈圆形、卵圆形、扁圆形等局限性隆起，亦可相互融合成片或相连成串，亦有发于皮下，不易察觉，用手才能触及者。结节疼痛多伴有感染；生长缓慢，不红无肿的结节，多考虑良性结节；对不明原因增长较快的结节，应尽快手术治疗，必要时应做病理检查。

3. 辨痛

（1）疼痛原因

原　因	症　　状	临床意义
热痛	皮色焮红，灼热疼痛，遇冷则痛减	见于阳证疮疡
寒痛	皮色不红，不热，酸痛，得温则痛缓	见于脱疽、寒痹等
风痛	痛无定处，忽彼忽此，走注甚速，遇风则剧	见于行痹等
气痛	攻痛无常，时感抽掣，喜缓怒甚	见于乳癖
湿痛	痛而酸胀，肢体沉重，按之出现可凹水肿或见糜烂流滋	见于臁疮、股肿等
痰痛	疼痛轻微，或隐隐作痛，皮色不变，压之酸痛	见于脂瘤、肉瘤
化脓痛	痛势急胀，痛无止时，如同鸡啄，按之中软应指	多见于疮疡成脓期
瘀血痛	初起隐痛，胀痛，皮色不变或皮色暗褐，或见皮色青紫瘀斑	见于创伤或创伤性皮下出血

（2）疼痛类别

类别	症　　状	临床意义
猝痛	突然发作，病势急剧	多见于急性疾患
阵发痛	时重时轻，发作无常，忽痛忽止	多见于石淋等疾患
持续痛	痛无休止，持续不减，连续不断	常见于疮疡初起与成脓时或脱疽等

（3）疼痛性质

性 质	症 状	例 证
刺痛	痛如针刺，病变多在皮肤	蛇串疮
灼痛	痛而烧灼，病变多在肌肤	疖、颜面疔、烧伤
裂痛	痛如撕裂，病变多在皮肉	肛裂、手足皲裂较深
钝痛	疼痛滞缓，病变多在骨与关节间	流痰
酸痛	痛而酸楚，病变多在关节间	鹤膝痰
胀痛	痛而紧张，胀满不适	血肿、癃闭
绞痛	痛如刀割，发病急骤，病变多在脏腑	石淋
灼痛	痛如鸡啄，并伴有节律性痛，病变多在肌肉	阳证疮疡化脓阶段
抽掣痛	痛时扩散，除抽掣外，并伴有放射痛	乳岩、石瘿之晚期

4. 辨痒

（1）以原因来辨

原 因	症 状	例 证
风胜	走窜无定，遍体作痒，抓破血溢，随破随收，不致化腐，多为干性	牛皮癣、白疕、瘾疹
湿胜	浸淫四窜，黄水淋漓，最易沿表皮蚀烂，越腐越痒，多为湿性，或有传染性	急性湿疮、脓疱疮
热胜	皮肤瘾疹，焮红灼热作痒，或只发于裸露部位，或遍布全身，甚则糜烂滋水淋漓，结痂成片，常不传染	接触性皮炎
虫淫	浸淫蔓延，黄水频流，状如虫行皮中，其痒尤甚，最易传染	手足癣、疥疮
血虚	皮肤变厚、干燥、脱屑，很少糜烂流滋水	牛皮癣、慢性湿疮

（2）以病变过程来辨：肿疡作痒、溃疡作痒。

5. 辨脓

（1）成脓的特点：一般局部疼痛明显，呈鸡啄样，局部皮肤温度增高，皮薄光亮，肿块变软，伴全身发热，脉洪数。

（2）确认成脓的方法

方 法	操作要点
按触法	用两手食指的指腹轻放于脓肿患部，相隔适当的距离，然后以一手指稍用力按一下，则另一手指端即有一种波动的感觉，这种感觉称为应指。应指明显者为有脓
透光法	即以患指（趾）遮挡住手电筒的光线，然后注意观察患指（趾）部表面，若见其局部有深黑色的阴影即为有脓。此法适用于指、趾部甲下的辨脓
点压法	在指（趾）部，当病灶处脓液很少的情况下，可用点压法检查，此法简单易行。用大头针尾或火柴头等小的圆钝物，在患部轻轻点压，如测得有局限性的剧痛点，即为可疑脓肿
穿刺法	若脓液不多且位于组织深部时，用按触法辨脓有困难，可直接采用注射器穿刺抽脓方法，不仅可以用来辨别脓的有无，确定脓肿深度，而且还可以采集脓液标本，进行培养和药物敏感试验
B 超	检查的特点是操作简单，无损伤，可比较准确地确定脓肿部位，并协助判断脓肿大小，从而能引导穿刺或切开排脓

6. 辨溃疡

（1）色泽

1）阳证溃疡：色泽红活鲜润，疮面脓液稠厚黄白，腐肉易脱，新肉易生，疮口易收，知觉正常。

2）阴证溃疡：疮面色泽灰暗，脓液清稀，或时流血水，腐肉不脱，或新肉不生，疮口经久难敛，疮面不知痛痒。

（2）辨溃疡形态

溃疡形态	症 状
化脓性溃疡	疮面边沿整齐，周围皮肤微有红肿，一般口大底小，内有少量脓性分泌物
压迫性溃疡（缺血性溃疡）	初期皮肤暗紫，很快变黑并坏死，滋水、液化、腐烂，脓液有臭味，可深及筋膜、肌肉、骨膜。多见于褥疮
疮痨性溃疡	疮口多呈凹陷形或潜行空洞或漏管，疮面肉色不鲜，脓水清稀，并夹有败絮状物，疮口愈合缓慢，或反复溃破，经久难愈
岩性溃疡	疮面多呈翻花如岩穴，有的在溃疡底部见有珍珠样结节，内有紫黑坏死组织，渗流血水，伴腥臭味
梅毒性溃疡	多成半月形，边缘整齐，坚硬削直如凿，略微内凹，基底面高低不平，存有稀薄臭秽分泌物

7. 辨出血

（1）便血：血从肛门下泄，包括粪便带血与单纯下血。

1）远血：上消化道出血，一般呈柏油样黑便。

2）近血：直肠、肛门的便血，血色鲜红。

（2）尿血：一般以无痛者为“尿血”，有痛者称“血淋”。

单元测试

1. 下列症状哪项属于阴证表现
A. 高肿突起
B. 根盘收束
C. 坚硬如石或柔软如棉
D. 有脓，脓质稠厚
E. 肉芽红活润泽

答案： C

2. 阴证的疼痛表现是
A. 疼痛剧烈、拒按
B. 疼痛游走不定
C. 痛势甚速
D. 隐痛或不痛
E. 时有时无

答案： D

3. 阳证的皮肤颜色主要是
A. 红赤
B. 晦暗
C. 青紫
D. 苍白
E. 皮色不变

答案： A

4. 痒的常见病因是
A. 风胜、湿胜、热胜、虫淫、血虚
B. 风胜、热胜、湿胜、阴虚、血虚
C. 风胜、湿胜、热胜、燥胜、阴虚
D. 风胜、热胜、湿胜、虫淫、阴虚
E. 风胜、湿胜、热胜、血虚、火胜

答案： A

5. 病变在皮肉者的疼痛性质是
A. 胀痛
B. 裂痛
C. 灼痛
D. 绞痛
E. 抽掣痛

答案： B

6. 下列哪项不是外科局部辨证的主要内容
A. 辨肿
B. 辨痛
C. 辨痒
D. 辨脓
E. 辨气血

答案： E

7. 寒痛的特点是
A. 游走性，痛无定处
B. 阵发性，攻痛无常
C. 木痛，得热缓解
D. 酸痛，得热缓解
E. 持续性固定性胀痛

答案： D

8. 肿势或软如绵，或硬如馒，形态各异，不红不热。其肿的性质是
A. 热肿
B. 寒肿
C. 风肿

D. 痰肿
E. 湿肿
答案：D
9. 辨溃疡，疮面呈翻花或如岩穴属
A. 瘰疬溃疡
B. 麻风溃疡
C. 梅毒溃疡
D. 岩性溃疡
E. 流痰溃疡
答案：D
10. 下列各项，不属确认成脓方法的是
A. 按触法
B. 推拿法
C. 穿刺法
D. 透光法
E. 点压法
答案：B
（11~12 题共用备选答案）
A. 破血、补托
B. 行气、滋养
C. 行气、活血
D. 温阳、散寒
E. 清热、除湿
11. 外科疾病发于多血少气之经者，治疗时应注重
答案：A
12. 外科疾病发于多血多气之经者，治疗时应注重
答案：C
（13~14 题共用备选答案）
A. 热
B. 寒
C. 风
D. 气
E. 虚
13. 疼痛而皮色不红、不热，得暖则痛缓。其痛的原因是
答案：B
14. 攻痛无常，时感抽掣，喜缓怒甚。其痛的原因是
答案：D

第四单元　中医外科疾病治法

知识点概要

一、内治法

1. 外科疾病内治消、托、补三大法则的应用与内涵

治法	概　　念	适应证
消法	运用不同的治疗方法和方药，使初起的肿疡得到消散，不使邪毒结聚成脓，是一切肿疡初起的治法总则	适用于尚未成脓的初期肿疡和非化脓性肿块性疾病以及各种皮肤性疾病
托法	用补益气血和透脓的药物，扶助正气，托毒外出，以免毒邪扩散和内陷的治疗法则	适用于成脓期。补托法用于正虚毒盛，不能托毒外达，疮形平塌，根脚散漫不收，难溃难腐的虚证；透托法用于毒气虽盛而正气未衰者
补法	用补养的药物，恢复其正气，助养其新生，使疮口早日愈合的治疗法则	适用于溃疡后期，此时毒势已去，精神衰疲，血气虚弱，脓水清稀，肉芽灰白不实，疮口难敛

2. 清热法、和营法、内托法的代表方剂及应用

治　法		代表方	适应证
清热法		**五味消毒饮**、**黄连解毒汤**、犀角地黄汤、清营汤、知柏八味丸、清骨散	热毒之证；局部色红或皮色不变、灼热肿痛的阳证；邪热侵入营血，症见局部焮红灼热的外科疾病
和营法	活血化瘀法	桃红四物汤、大黄䗪虫丸	经络阻隔、气血凝滞引起的外科疾病
	活血逐瘀法		瘀血凝聚、闭阻经络所引起的外科疾病

续 表

治法		代表方	适应证
内托法	透托法	透脓散、托里消毒散、神功内托散	肿疡已成，毒盛正气不虚，肿疡尚未溃破或溃破后脓出不畅，多用于实证
	补托法		用于肿疡毒势方盛，正气已虚，不能托毒外出者

◆ **提醒**：清热法代表方：清热解毒方，如五味消毒饮；清气分之热方，如黄连解毒汤；清血分之热方，如犀角地黄汤、清营汤；养阴清热方，如知柏八味丸；清骨蒸潮热方，如清骨散。和营法代表方：活血化瘀方，如桃红四物汤；活血逐瘀方，如大黄䗪虫丸。内托法代表方：透托方，如透脓散；益气托毒方，如托里消毒散；温阳托毒方，如神功内托散。

二、外治法

1. 膏药、油膏的临床应用

（1）膏药

1）适应证：一切外科疾病初起、成脓、溃后各个阶段，均可应用。

2）用法

膏药	适应证
太乙膏、千捶膏	红肿热痛明显之阳证疮疡，为肿疡、溃疡的通用方
阳和解凝膏	疮形不红不热、漫肿无头之阴证疮疡未溃者
咬头膏	肿疡脓成，不能自破，以及患者不愿接受手术切开排脓者

（2）油膏

1）适应证：适用于肿疡、溃疡，皮肤病糜烂结痂渗液不多者，肛门病等。

2）用法

油膏	适应证
金黄膏、玉露膏	疮疡阳证
冲和膏	半阴半阳证
回阳玉龙膏	阴证
生肌玉红膏	一切溃疡腐肉未脱、新肉未生之时，或日久不能收口者
红油膏	一切溃疡
生肌白玉膏	溃疡腐肉已净，疮口不敛者，以及乳头皲裂、肛裂等
疯油膏	牛皮癣、慢性湿疮、皲裂等
青黛散油膏	蛇串疮、急慢性湿疮等皮肤焮红痒痛、渗液不多之症，亦可用于痄腮以及对各种油膏过敏者
消痔膏、黄连膏	内痔脱出、赘皮外痔、血栓性外痔等出血、水肿、疼痛之症

2. 箍围药的适应证、用法及注意点

（1）适应证：凡外疡不论初起、成脓及溃后，肿势散漫不聚，而无集中之硬块者。

（2）用法

箍围药	适应证
金黄散、玉露散	红肿热痛明显的阳证疮疡
冲和散	疮形肿而不高，痛而不甚，微红微热，属半阴半阳证者
回阳玉龙膏	疮形不红不热，漫肿无头属阴证者

（3）注意点：凡外疡初起，肿块局限者，一般宜用消散药。阳证不能用热性药敷贴，阴证不能用寒性药敷贴。箍围药敷后干燥之时，宜时时用液体湿润，以免药物剥落及干板不舒。

3. 掺药的种类及临床应用

掺　药	适应证	用　　法
消散药	肿疡初起，而肿势局限尚未成脓者	阳毒内消散、红灵丹用于一切阳证。阴毒内消散、桂麝散、黑退消用于一切阴证
提脓去腐药	凡溃疡初期，脓栓未溶，腐肉未脱；或脓水不净，新肉未生的阶段	升药药性太猛，须加赋形药使用。常用九一丹、八二丹、七三丹、五五丹、九黄丹
腐蚀药与平胬药	凡肿疡在脓未溃时；痔疮、瘰疬、赘疣、息肉等病；溃疡破溃以后，疮口太小，引流不畅；疮口僵硬，或胬肉突出，或腐肉不脱等妨碍收口	白降丹用于溃疡疮口太小，脓腐难去，用桑皮纸或丝棉纸做成裹药，插于疮口，使疮口开大，脓腐易出。枯痔散一般用于痔疮。平胬丹用于疮面胬肉突出，掺药其上，能使胬肉平复
祛腐生肌药	溃疡日久，腐肉难脱，新肉不生；或腐肉已脱，新肉不长，久不收口者	取药粉适量，直接掺布在创面上；或制成药捻，插入创口内。回阳玉龙散用于溃疡属阴证，腐肉难脱，肉芽暗红，或腐肉已脱，肉芽灰白，新肉不长者。月白珍珠散、拔毒生肌散用于溃疡阳证。黄芪六一散、回阳生肌散用于溃疡虚证，脓水清稀，久不收口
生肌收口药	溃疡腐肉已脱、脓水将尽时	常用的生肌收口药，如生肌散、八宝丹等，不论阴证、阳证，均可掺布于疮面上应用。
止血药	溃疡或创伤出血，凡属于小络损伤而出血者	桃花散用于溃疡出血；如圣金刀散适用于创伤性出血；云南白药对于溃疡出血、创伤性出血均可使用。其他如三七粉，调成糊状涂敷患部，也有止血作用
清热收涩药	一切皮肤病急性或亚急性皮炎而渗液不多者	常用的有青黛散，以其清热止痒的作用较强，故用于皮肤病大片潮红丘疹而无渗液者；三石散收涩生肌作用较好，故用于皮肤糜烂，稍有渗液而无红热之时，可直接干扑于皮损处，或先涂上一层油剂后再扑三石散，外加包扎

三、切开法的适应证及具体运用

1. 适应证　一切外疡，不论阴证、阳证，确已成脓者。

2. 用法

（1）选择有利时机：肿疡成脓，脓肿中央出现透脓点（脓腔中央最软的一点），即为脓已熟，此时予以切开最为适宜。若肿疡脓未成熟，过早切开，则徒伤气血，脓反难成，并可致脓毒走窜。

（2）切口选择：以便于引流为原则，选择脓腔最低点或最薄弱处进刀。**一般疮疡宜循经直切；乳房部应以乳头为中心，放射状切开；面部脓肿应尽量沿皮肤自然纹理切开；手指脓肿，应从侧方切开；关节区附近的脓肿，切口尽量避免越过关节；关节区脓肿，一般施行横切口、弧形切口或“S”形切口；肛旁低位脓肿，应以肛管为中心作放射状切开**。

（3）切开原则：不同的病变部位，进刀深浅必须适度。切口大小应根据脓肿范围大小以及病变部位的肌肉厚薄而定，以脓流通畅为原则。凡是脓肿范围大，肌肉丰厚而脓腔较深的，切口宜大；脓肿范围小，肉薄而脓肿较浅的，切口宜小。一般切口不能超越脓腔以外，以免损伤好肉筋络，愈合后瘢痕较大；但切口也不能过小，以免引流不畅脓水难出，延长治愈时间。

（4）注意点：在关节和筋脉的部位宜慎开刀；患者过于体弱，切开时应注意体位并做好充分准备，以防晕厥；颜面疔疮，忌早期切开。切开后，由脓自流，切忌用力挤压。

四、砭镰法、挑治疗法、挂线法、结扎法的适应证及用法

	适应证	用　法
砭镰法	适用于急性阳证疮疡，如下肢丹毒、红丝疔、疖疮痈肿初起、外伤瘀血肿痛、痔疮肿痛等	刺时，宜轻、准、浅、快，出血量不宜过多，应避开神经和大血管，刺后可再敷药包扎。头、面、颈部不宜施用砭镰法，阴证、虚证及有出血倾向者禁用
挑治疗法	内痔出血、肛裂、脱肛、肛门瘙痒、颈部多发性疖肿等	用三棱针挑破皮肤、皮下组织，挑断部分皮内纤维，通过刺激皮肤经络，使脏腑得到调理
挂线法	凡疮疡溃后，脓水不净，虽经内服、外敷等治疗无效而形成瘘管或窦道者；或疮口过深，或生于血络丛处，而不宜采用切开手术者	普通丝线，或药制丝线，或纸裹药线，或橡皮筋线等，来挂断瘘管或窦道
结扎法	瘤、赘疣、痔、脱疽等病，以及脉络断裂引起的出血之症	将线缠扎于病变部位与正常皮肉分界处，通过结扎，促使病变部位经络阻塞、气血不通，结扎远端的病变组织失去营养而致逐渐坏死脱落

五、引流法、垫棉法、药筒拔法、针灸法、熏法、熨法、溻渍法、冷冻疗法、激光疗法的适应证、用法及注意点

1. 引流法

	适应证	用　法	注意点
药线引流	**溃疡疮口过小，脓水不易排出者，或已成瘘管、窦道者**	外黏药物多用含有升丹成分的方剂或黑虎丹等；内裹药物，多用白降丹、枯痔散等	药线插入疮口中，应留出一小部分在疮口之外，并应将留出的药线末端向疮口侧方向下方折放，再以膏药或油膏盖贴固定
导管引流	附骨疽、流痰、流注等脓腔较深、脓液不易畅流者	将消毒的导管轻轻插入疮口，达到底部后，再稍退出一些即可	导管的放置应放在疮口较低的一端，以使脓液畅流。导管必须固定，以防滑脱或落入疮口内。管腔如被腐肉阻塞，可松动引流管或轻轻冲洗，以保持引流通畅
扩创引流	痈、有头疽溃后有袋脓者；瘰疬溃后形成空腔或脂瘤染毒化脓者	在消毒局麻下，对脓腔范围较小者，只需用手术刀将疮口上下延伸即可；如脓腔范围较大者，则用剪刀作十字形扩创	扩创后，须用消毒棉球按疮口大小，蘸八二丹或七三丹嵌塞疮口以祛腐，并加压固定，以防出血，以后可按溃疡处理

2. 垫棉法、药筒拔法、针灸法、熏法

	适应证	用　法	注意点
垫棉法	**溃疡脓出不畅，有袋脓者；或疮孔窦道形成，脓水不易排尽者；或溃疡脓腐已尽，新肉已生，但皮肉一时不能黏合者**	袋脓者，使用时将棉花或纱布垫衬在疮口下方空隙处，并用宽绷带加压固定；对窦道深而脓水不易排尽者，用棉垫压迫整个窦道空腔，并用绷带扎紧；溃疡空腔的皮肤与新肉一时不能黏合者，使用时可将棉垫按空腔的范围稍微放大，满垫在疮口之上，再用阔带绷紧	在急性炎症，红肿热痛尚未消退时不可应用，否则有促使炎症扩散之弊。如应用本法，未能获得预期效果时，应立即终止
药筒拔法	有头疽坚硬散漫不收，脓毒不得外出者；或毒蛇咬伤，肿势迅速蔓延，毒水不出；以及反复发作的流火等	因操作不便，多以拔火罐方法代替	必须验其筒内拔出的脓血，操作时须避开大血管以免出血不止

续　表

	适应证	用　　法	注意点
针灸法	针刺适用于瘰疬、乳痈、排尿困难等。灸法适用于肿疡初起坚肿	针刺一般采取病变远离部位取穴，手法大多应用泻法。灸法有明灸、隔灸两类	凡针刺一般不宜直接刺于病变部位。疔疮等实热阳证，不宜灸之
熏法	肿疡、溃疡	神灯照法、桑柴火烘法、烟熏法	随时听取患者对治疗部位热感程度的反映，不得引起皮肤灼伤。室内烟雾弥漫时，要适当流通空气

3. 熨法、溻渍法、冷冻疗法、激光疗法

	适应证	用　　法
熨法	风寒湿痰凝滞筋骨肌肉等证，以及乳痈的初起或回乳	把药物加酒、醋炒热，布包熨摩患处
溻渍法	阳证疮疡初起、溃后；半阴半阳证及阴证疮疡；美容、保健等	溻法和浸渍法。溻法是用6~8层纱布浸透药液，轻拧至不滴水，湿敷患处。冷溻适用于阳证疮疡初起，溃后脓水较多者；热溻适用于脓液较少的阳证溃疡，半阴半阳证和阴证疮疡。浸渍法包括淋洗、冲洗、浸泡等。淋洗多用于溃疡脓水较多，发生在躯干部者。冲洗法适用于腔隙间感染，如窦道、瘘管等。浸泡法适用于疮疡生于手、足部及会阴部患者，亦可用于皮肤病全身性沐浴，以及药浴美容、浸足保健防病等
冷冻疗法	瘤、赘疣、痔核、痣、早期皮肤癌等	最常用的制冷剂为液氮。棉签法适用于小的浅表病变；喷射冷冻法可用于浅表而面积稍大，表面不平的病变；冷冻头接触法适用于部位较深的病变；冷冻刀接触法适合于多种病变的治疗
激光疗法	二氧化碳激光适用于瘤、赘疣、痔核、痣、部分皮肤良恶性疾病等。氦氖激光适用于疮疡初起及僵块、溃疡久不愈合、皮肤瘙痒症、蛇串疮后遗症、油风等	分弱激光治疗和中、强功率激光治疗。根据病情采用清扫法、切割法或凝固照射法等

单元测试

1. 下列各项中不属清热法适应证的是
A. 热毒内传之走黄内陷
B. 药物性皮炎皮损色红灼热
C. 流痰初起，骨骼隐痛，漫肿不显者
D. 流痰后期，阴虚火旺，虚热不退者
E. 局部红、肿、热、痛
答案：C
2. 益气托毒法的常用方剂是
A. 透脓散
B. 仙方活命饮
C. 黄连解毒汤
D. 托里消毒散
E. 清肝解郁汤
答案：D
3. 温阳托毒法的代表方剂是
A. 右归丸
B. 托里消毒散
C. 金匮肾气丸
D. 神功内托散
E. 四君子汤
答案：D
4. 下列各项中属于提脓祛腐药的是
A. 九一丹
B. 红灵丹
C. 八宝丹
D. 白降丹
E. 金黄散
答案：A
5. 疮疡的半阴半阳证应选用的外用药物是
A. 冲和膏
B. 太乙膏
C. 阳和解凝膏

D. 咬头膏
E. 玉露膏
答案：A
6. 阳证肿疡的首选外用药物是
A. 红油膏
B. 冲和膏
C. 金黄膏
D. 疯油膏
E. 生肌玉红膏
答案：C
7. 阴证疮疡的首选外敷药物是
A. 冲和膏
B. 阳和解凝膏
C. 太乙膏
D. 疯油膏
E. 玉露膏
答案：B
8. 中医外科内治法的总则是
A. 温、托、补
B. 清、消、补
C. 清、补、托
D. 消、通、补
E. 消、托、补
答案：E
9. 溃疡疮口太小，脓腐难去，常用的腐蚀药是
A. 红灵丹
B. 白降丹
C. 七三丹
D. 八宝丹
E. 九黄丹
答案：B
10. 下列关于切开法切开方向的叙述，错误的是
A. 一般疮疡，宜循经直开，刀头向上
B. 乳部宜放射形切开
C. 面部脓肿沿皮肤纹理切开
D. 手指脓肿，最好从正面切开，免伤屈伸功能
E. 关节附近宜用横切口
答案：D
11. 下列各项中，需用砭镰法治疗的是
A. 托盘疔
B. 颜面部疔
C. 红丝疔
D. 蛇眼疔
E. 蛀节疔
答案：C
12. 适用于乳漏疮口漏乳不止，脓腐已脱尽后的外治法是
A. 腐蚀法
B. 垫棉法
C. 切开法
D. 挂线法
E. 结扎法
答案：B
13. 下列各项，不属溻渍法适应证的是
A. 阳证疮疡初起
B. 阴证疮疡
C. 美容
D. 保健
E. 创面干燥，僵而不敛
答案：E

第五单元　疮　　疡

知识点概要

一、疖

1. 定义与特点

（1）定义：指发生在肌肤浅表部位、范围较小的急性化脓性疾病。根据病因、证候不同，又可分有头疖、无头疖、蝼蛄疖、疖病等。

（2）特点：**肿势局限，范围多在 3cm 左右，突起根浅，色红、灼热、疼痛，易脓、易溃、易敛**。相当于西医的疖、头皮穿凿性脓肿、疖病等。

2. 病因病机

（1）常因内郁湿火，外感风邪，两相搏结，蕴阻肌肤所致；夏秋季节感受暑毒而生；或因天气闷热汗出不畅，暑湿热蕴蒸肌肤，引起痱子，复经搔抓，破伤染毒而成。

（2）患疖后若处理不当，疮口过小引起脓毒潴留，或搔抓染毒，致脓毒旁窜，在头顶皮肉较薄处易蔓延、

窜空而成蝼蛄疖。

3. 临床表现　局部皮肤红肿疼痛，可伴发热、口干、便秘、苔黄、脉数等症状。

疖	临床表现
有头疖	**患处皮肤上有一红色结块，范围约3cm，灼热疼痛，突起根浅，中心有一脓头，出脓即愈**
无头疖	皮肤上有一红色结块，范围约3cm，无脓头，表面灼热，触之疼痛，2~3天化脓，溃后多迅速自愈
蝼蛄疖	多发于**儿童头部**。①坚硬型：疮形肿势虽小，但根脚坚硬，溃破出脓而坚硬不退，疮口愈合后还会复发，常为一处未愈，他处又生。②多发型：疮大如枚李，相连三五枚，溃破脓出而不易愈合，日久头皮窜空，如蝼蛄串穴之状
疖病	好发于**项后发际、背部、臀部**。几个到几十个，**反复发作，缠绵不愈**。也可在身体各处散发疖肿，一处将愈，他处续发，或间隔周余、月余再发。**患消渴病、习惯性便秘或营养不良者易患本病**

◆ **提醒**：注意疖与疖病不是同一疾病。

4. 治疗方法

（1）内治

1）热毒蕴结证

【主症】常见于气实火盛患者。好发于项后发际、背部、臀部。轻者疖肿只有一两个，多则可散发全身，或簇集一处，或此愈彼起。伴发热，口渴，溲赤，便秘。苔黄，脉数。

【治法】清热解毒。

【方剂】五味消毒饮、黄连解毒汤加减。

2）暑热浸淫证

【主症】发于夏秋季节，以小儿及产妇多见。局部皮肤红肿结块，灼热疼痛，根脚很浅，范围局限。可伴发热，口干，便秘，溲赤等。舌苔薄腻，脉滑数。

【治法】**清暑化湿解毒**。

【方剂】**清暑汤加减**。

3）体虚毒恋，阴虚内热证

【主症】疖肿常此愈彼起，不断发生。或散发全身各处，或固定一处，疖肿较大，易转变成有头疽。常伴口干唇燥，舌质红，苔薄，脉细数。

【治法】养阴清热解毒。

【方剂】仙方活命饮合增液汤加减。

4）体虚毒恋，脾胃虚弱证

【主症】疖肿泛发全身各处，成脓、收口时间均较长，脓水稀薄。常伴面色萎黄，神疲乏力，纳少便溏。舌质淡或边有齿痕，苔薄，脉濡。

【治法】健脾和胃，清化湿热。

【方剂】五神汤合参苓白术散加减。

（2）外治

1）初起用千捶膏盖贴或三黄洗剂外搽，大者用金黄散或玉露散调成糊状外敷，或紫金锭水调外敷。

2）脓成宜切开排脓，深者可用药线引流。脓尽用生肌散掺白玉膏收口。

3）蝼蛄疖宜做十字形剪开。若有死骨，待松动时用镊子钳出。可配合垫棉法，使皮肉粘连而愈合。

二、疔

1. 特点与种类

（1）特点：疔是一种发病迅速，易于变化而危险性较大的急性化脓性疾病。多发于颜面和手足等处。**疮形虽小，但根脚坚硬，有如钉丁之状**，病情变化迅速，容易造成毒邪走散。如果处理不当，发于颜面部的疔疮，很容易走黄而有生命危险；发于手足部的疔疮，则易损筋伤骨而影响功能。

（2）种类：颜面部疔疮、手足部疔疮、红丝疔、烂疔、疫疔。

2. 颜面部疔疮的临床表现及与疖的鉴别

（1）临床表现：多发于额面、颧、颊、鼻、口唇等部。

分　期	临床表现
初期	在颜面部某处皮肤上忽起一**粟米样脓头**，或痒或麻，逐渐红肿热痛，范围3~6cm，根深坚硬，状如钉丁，重者有恶寒、发热等全身症状
中期	第5~7天，肿势渐大，四周浸润明显，痛剧，脓头破溃。伴发热口渴，便干溲赤，苔薄腻或黄腻，脉弦滑数等
后期	第7~10天，肿势局限，顶高根软溃脓，疔根随脓外出，肿消痛止，身热减退。病程一般10~14天，即可痊愈

（2）注意事项：若处理不当，或妄加挤压，或不慎碰伤，或过早切开等，可引起疔疮顶陷色黑无脓，四周皮肤暗红，肿势扩散，失去护场，以致头面、耳、项俱肿，并伴有壮热烦躁，神昏谵语，舌质红绛，苔黄糙，脉洪数等，此乃疔毒走散，发为“发黄”。

（3）与疖的鉴别：疖虽好发于颜面部，但红肿范围不超过3cm，无明显根脚，一般无全身症状。

3. 手足部疔疮的临床表现

疔　疮	临床表现
蛇眼疔	初起时多局限于**指甲一侧边缘的近端处**，有轻微红肿疼痛，2~3天即成脓，可在指甲背面上透现一点黄色或灰白色脓疱，或整个甲身内有脓液。待出脓后，即能肿退脓尽，迅速愈合；若脓毒浸淫皮肉，甲下溃空或有胬肉突出，甚至指（趾）甲脱落
蛇头疔	**初起指端麻痒而痛，继而刺痛，灼热肿胀**，色红不显，**肿势渐扩**，中期更为扩大，手指末节呈蛇头状肿胀。酿脓时剧烈跳痛，患肢下垂时疼痛更甚，局部触痛明显，10天左右成脓，此时多阵阵啄痛不休，常影响食欲和睡眠。伴有恶寒、发热、头痛、全身不适等症状。后期一般脓出肿退痛止，趋向痊愈。若未及时处理，任其自溃，溃后脓水臭秽，经久不愈，余肿不消，或胬肉突出者，多是损筋伤骨的征象
蛇肚疔	发于指腹部，**整个患指红肿，呈圆柱状**，形似小红萝卜，关节轻度屈曲，不能伸展。诸症渐重，7~10天成脓。因指腹皮肤厚韧，不易测出波动感，也难自溃。溃后脓出黄稠，逐渐肿退痛止，约2周痊愈；若损伤筋脉，则愈合缓慢，常影响手指的屈伸
托盘疔	初起**整个手掌肿胀高突**，失去正常的掌心凹陷或稍突出，手背肿势更明显，甚则延及手臂，剧痛，或伴发红丝疔。伴有恶寒、发热、头痛、纳呆、苔薄黄、脉滑数等症状。约2周成脓，因手掌皮肤坚韧，虽内已化脓，不易向外透出，很可能向周围蔓延，损伤筋骨，影响屈伸功能，或并发疔疮走黄。若溃后脓出，肿退痛减，全身症状亦随之消失，再过7~10天愈合
足底疔	初起足底部疼痛，不能着地，按之坚硬。3~5天有啄痛，修去老皮后，可见到白色脓点。重者肿势蔓延到足背，痛连小腿，不能行走，伴有恶寒、发热、头痛、纳呆、苔黄腻、脉滑数等。溃后流出黄稠脓液，肿消痛止，全身症状也随之消失

4. 手足部疔疮成脓期切开引流要求

疔　疮	切开要求
蛇眼疔	沿甲旁0.2cm挑开引流
蛇头疔	在指掌面一侧作纵形切口，务必引流通畅，必要时可对口引流，不可在指掌面正中切开
蛇肚疔	在手指侧面作纵形切口，切口长度不得超过上下指关节面
托盘疔	依掌横纹切开，切口应够大，保持引流通畅，手掌处显有白点者，应先剪厚皮，再挑破脓头

◆ **提醒：**脓成应及早切开排脓，一般应尽可能循经直开。

5. 红丝疔的定义、特点及外治

（1）定义、特点：红丝疔是发于四肢，皮肤呈红丝显露，迅速向上走窜的急性感染性疾病。好发于**四肢内侧**，常有手足部生疔或皮肤破损等病史。**在前臂或小腿内侧皮肤上起红丝一条或多条，迅速向躯干方向走窜，上肢可停于肘部或腋部，下肢可停于腘窝或胯间**。可伴恶寒发热等全身症状，邪毒重者可内攻脏腑，发生走黄。相当于西医的急性淋巴管炎。

（2）外治法：若红丝细的宜用砭镰法，局部皮肤消毒后，以刀针沿红丝行走途径，寸寸挑断，并用拇指和食指轻捏针孔周围皮肤，微令出血，或在红丝尽头挑断，挑破处均盖贴太乙膏掺红灵丹。

6. 疔的内治法原则　**清热解毒**为主。火毒炽盛证宜凉血清热解毒。

三、痈

1. 概念与特点

（1）概念：指发生在皮肉之间的急性化脓性疾病。

（2）特点：局部光软无头，红肿疼痛（少数初起皮色不变），结块范围多在6~9cm，发病迅速，易肿、易脓、易溃、易敛，或伴恶寒发热等全身症状，一般不会损伤筋骨，也不易造成内陷。相当于西医的皮肤浅表脓肿、急性化脓性淋巴结炎等。

2. 病因病机　外感六淫邪毒，或皮肤受外来伤害感染毒邪，或过食膏粱厚味，聚湿生浊，邪毒湿浊留阻肌肤，郁结不散，可使营卫不和，气血凝滞，经络壅遏，化火成毒，而成痈肿。

3. 辨证论治方法

（1）火毒凝结证

【主症】局部突然肿胀，光软无头，迅速结块，皮肤焮红，少数病例皮色不变，到酿脓时才转为红色，灼热疼痛。日后逐渐扩大，变成高肿发硬。重者可有恶寒发热，头痛，泛恶，口渴，舌苔黄腻，脉弦滑或洪数等症状。

【治法】清热解毒，行瘀活血。

【方剂】仙方活命饮加减。

（2）热盛肉腐证

【主症】红热明显，肿势高突，疼痛剧烈，痛如鸡啄，溃后脓出则肿痛消退。舌红，苔黄，脉数。

【治法】**和营清热，透脓托毒**。

【方剂】**仙方活命饮合五味消毒饮加减**。

（3）气血两虚证

【主症】脓水稀薄，疮面新肉不生，色淡红而不鲜或暗红，愈合缓慢。伴面色无华，神疲乏力，纳少。舌质淡胖，苔少，脉沉细无力。

【治法】益气养血，托毒生肌。

【方剂】托里消毒散加减。

4. 颈痈的特点与治疗

（1）特点：颈痈是发生在颈部两侧的急性化脓性疾病。俗名痰毒，又称时毒。其特点是多见于儿童，冬春易发，初起时局部肿胀、灼热、疼痛而皮色不变，结块边界清楚，具有明显的风温外感症状。相当于西医的颈部急性化脓性淋巴结炎。

（2）内治法：以散风清热，化痰消肿为主，用**牛蒡解肌汤或银翘散加减**。

四、有头疽

1. 特点与病因病机

（1）特点：有头疽是发生于肌肤间的急性化脓性疾病。相当于西医的痈。其特点是初起皮肤上即有**粟粒样脓头，焮热红肿胀痛，迅速向深部及周围扩散，脓头相继增多，溃烂之后状如莲蓬、蜂窝，范围常超过9cm，大者可在30cm以上**。好发于**项后、背部**等，多见于中老年人及消渴病患者，**易发内陷**。

> ◆ **提醒：**红丝疔邪毒重者可内攻脏腑，发生走黄；有头疽多见于中老年人及消渴病患者，易发内陷。

（2）病因病机：**外感风温、湿热**，内有脏腑蕴毒，内外邪毒互相搏结，致营卫不和，气血凝滞，经络阻隔。

2. 临床表现　以项、背部为多见。好发于成年人，以中老年人居多。

分期	临床表现
初期	**局部红肿结块，肿块上有粟粒样脓头，作痒作痛，渐向周围和深部扩大，脓头增多，色红、灼热、疼痛**。伴有恶寒、发热、头痛、食欲不振、舌苔白腻或黄腻、脉滑数或洪数等明显的全身症状
溃脓期	**疮面腐烂形似蜂窝，肿势范围常不一，常超 10cm**。伴高热口渴、便秘溲赤。如脓液畅泄，腐肉逐渐脱落，红肿热痛随之减轻，全身症状也渐减或消失。此为二、三候，病变范围大者往往需 3~4 周
收口期	脓腐渐尽，新肉生长，肉色红活，逐渐收口而愈。少数病例，亦有腐肉虽脱，但新肉生长迟缓者。此为四候，常需 1~3 周

3. 内治法和外治法

（1）内治

1）火毒凝结证

【主症】多见于壮年正实邪盛者。局部红肿高突，灼热疼痛，根脚收束，迅速化脓脱腐，脓出黄稠。伴发热，口渴，尿赤。舌苔黄，脉数有力。

【治法】**清热泻火，和营托毒**。

【方剂】**黄连解毒汤合仙方活命饮加减**。

2）湿热壅滞证

【主症】局部症状与火毒凝结相同。伴全身壮热，朝轻暮重，胸闷呕恶。舌苔白腻或黄腻，脉濡数。

【治法】清热化湿，和营托毒。

【方剂】**仙方活命饮加减**。

3）阴虚火炽证

【主症】多见于消渴患者。肿势平塌，根脚散漫，皮色紫滞，脓腐难化，脓水稀少或带血水，疼痛剧烈。伴发热烦躁，口干唇燥，饮食少思，大便燥结，小便短赤。舌质红，苔黄燥，脉细弦数。

【治法】滋阴生津，清热托毒。

【方剂】**竹叶黄芪汤加减**。

4）气虚毒滞证

【主症】多见于年迈体虚、气血不足患者。肿势平塌，根脚散漫，皮色灰暗不泽，化脓迟缓，腐肉难脱，脓液稀少，色带灰绿，闷肿胀痛，容易形成空腔。伴高热，或身热不扬，小便频数，口渴喜热饮，精神萎靡，面色少华。舌质淡红，苔白或微黄，脉数无力。

【治法】扶正托毒。

【方剂】**八珍汤合仙方活命饮加减**。

（2）外治

分期	治法
初起未溃	火毒凝结证或湿热壅滞证，用金黄膏或千捶膏外敷；阴虚火炽证或气虚毒滞证，用冲和膏外敷
溃脓期	八二丹掺疮口，如脓水稀薄而带灰绿色者改用七三丹，外敷金黄膏。待脓腐大部脱落，改掺九一丹，外敷红油膏。若疮肿有明显波动，可采用手术扩创排毒，作“+”或“++”字形切开，务求脓泄畅达。如大块坏死组织一时难脱，可分次去除，以不出血为度。切开时应注意尽量保留皮肤，以减少愈合后瘢痕形成
收口期	疮面脓腐已净，新肉渐生，以生肌散掺疮口，外敷白玉膏。若疮口有空腔，皮肤与新肉一时不能粘合者，可用垫棉法加压包扎

五、丹毒

1. 临床特点及不同部位丹毒的病名

（1）临床特点：丹毒是患部皮肤突然发红成片、色如涂丹的急性感染性疾病。病起突然，恶寒发热，局部皮肤忽然变赤，色如丹涂脂染，焮热肿胀，边界清楚，迅速扩大，数日内可逐渐痊愈，但容易复发。

（2）不同部位丹毒的病名：**生于躯干部者，称内发丹毒；发于头面部者，称抱头火丹；发于小腿足部者，**

称流火；新生儿多生于臀部，称赤游丹毒。本病西医也称丹毒。

◆ **提醒：**不同部位丹毒的病名为高频考点，考生须重点掌握。

2. 病因病机 总由**血热火毒**为患。凡发于头面部者，多夹风热；发于胸腹腰胯部者，多夹肝脾郁火；发于下肢者，多夹湿热；发于新生儿者，多由胎热火毒所致。

3. 内治法和外治法

（1）内治法

1）风热毒蕴证

【主症】发于头面部，皮肤焮红灼热，肿胀疼痛，甚则发生水疱，眼胞肿胀难睁，伴恶寒，发热，头痛。舌质红，苔薄黄，脉浮数。

【治法】**疏风清热解毒**。

【方剂】**普济消毒饮加减**。

2）肝脾湿火证

【主症】发于胸腹腰胯部，皮肤红肿蔓延，摸之灼手，肿胀疼痛，伴口干且苦。舌红，苔黄腻，脉弦滑数。

【治法】清肝泻火利湿。

【方剂】柴胡清肝汤、龙胆泻肝汤或化斑解毒汤加减。

3）湿热毒蕴证

【主症】发于下肢，局部红赤肿胀、灼热疼痛，或见水疱、紫斑，甚至结毒化脓或皮肤坏死。或反复发作，可形成大脚风。伴发热，胃纳不香。舌红，苔黄腻，脉滑数。

【治法】**利湿清热解毒**。

【方剂】**五神汤合萆薢渗湿汤加减**。

4）胎火蕴毒证

【主症】发生于新生儿，多见臀部，局部红肿灼热，常呈游走性。或伴壮热烦躁，甚则神昏谵语、恶心呕吐。

【治法】凉血清热解毒。

【方剂】犀角地黄汤合黄连解毒汤加减。

（2）外治法

1）外敷法：用**金黄散或玉露散**用冷开水或金银花露调敷。或鲜荷花叶、鲜蒲公英、鲜地丁全草、鲜马齿苋、鲜冬青树叶等捣烂湿敷。

2）砭镰法：患处消毒后，用七星针或三棱针叩刺患部皮肤，放血泄毒。此法只适用于下肢复发性丹毒，禁用于赤游丹毒、抱头火丹患者。

3）若流火结毒成脓者，可在坏死部分做小切口引流，掺九一丹，外敷红油膏。

六、瘰疬

1. 特点与病因病机

（1）特点：瘰疬是一种发生于颈部的慢性化脓性疾病。因其结核成串，累累如贯珠状，故名瘰疬。相当于西医的颈部淋巴结结核。其特点是多见于体弱儿童或青年，好发于**颈部两侧。结核成串，累累如贯珠状，成脓时皮色转为暗红，溃后脓水清稀，夹败絮状物质，此愈彼溃，经久难敛，易成窦道，愈合后形成凹陷性瘢痕**。

（2）病因病机：忧思恚怒，肝气郁结，气郁伤脾，脾失健运，痰湿内生，结于颈项而成；也可因素体肺肾阴亏，以致阴虚火旺，灼津为痰，痰火凝结而成。

2. 诊断与鉴别诊断

（1）诊断：多见于儿童或青年，好发于颈部的一侧或两侧，亦可延及颌下、缺盆、腋部，病程进展缓慢。发病前常有痨病史。

分期	临床表现
初期	颈部一侧或双侧结块肿大如豆粒，一个或数个不等，皮色不变，按之坚实，推之能动，不热不痛。多无全身症状
中期	结核增大，皮核粘连，有时相邻的结核可互相融合成块，推之不动，渐感疼痛。如皮色渐转暗红，按之微热及微有波动感，为内脓已成。可伴轻微发热，食欲不振，全身乏力等
后期	切开或自溃后，脓水清稀，夹有败絮样物，疮口呈潜行性空腔，疮面肉色灰白，四周皮肤紫暗，可形成窦道。如脓水转厚，肉芽转成鲜红色，则即将愈合。常伴潮热、咳嗽、盗汗等肺肾阴亏之证，或出现面色少华、精神倦怠、头晕、失眠、经闭等气血两亏之证，或出现腹胀便溏、形瘦纳呆等脾虚不运之证

（2）鉴别诊断：需与颈痈、臀核、失荣等鉴别。

1）颈痈：虽亦生于颈之两侧，但发病较快，初起即寒热交作，结块形如鸡卵，漫肿坚硬，焮热疼痛，易消，易溃，易敛。

2）臀核：可由头面、口腔或四肢等部皮肤破碎或生疮引起，一般单个，在颏颌、颈部、腋部、胯腹部结核如豆，边界清楚，起发迅速，压之疼痛明显，很少化脓破溃，一般无全身症状。

3）失荣：多见于中老年人。生于耳前后及项间，初起结核形如堆栗，按之坚硬，推之不移，生长迅速，溃破后疮面如石榴样或菜花样，血水淋漓。常由口腔、喉部、鼻部或脏腑的岩转移而来。

3. 内治法和外治法

（1）内治

1）气滞痰凝证

【主症】多见于瘰疬初期，肿块坚实，无明显全身症状。苔黄腻，脉弦滑。

【治法】疏肝理气，化痰散结。

【方剂】开郁散加减。

2）阴虚火旺证

【主症】核块逐渐增大，皮核相连，皮色转暗红，午后潮热，夜间盗汗。舌红，少苔，脉细数。

【治法】滋阴降火。

【方剂】**六味地黄丸合清骨散加减**。

3）气血两虚证

【主症】疮口脓出清稀，夹有败絮样物，形体消瘦，精神倦怠，面色无华。舌淡质嫩，苔薄，脉细。

【治法】益气养血。

【方剂】香贝养营汤加减。

（2）外治

分期	治法
初期	局部肿块处可敷冲和膏或用阳和解凝膏掺黑退消
中期	外敷**冲和膏**，如脓成未熟，改用千捶膏。脓熟宜切开排脓，创口宜大，或作“+”字切口以充分引流
后期	已溃者先用五五丹或七三丹，次用八二丹药线引流，或用药棉嵌入疮口，外敷红油膏或冲和膏。肉芽鲜红，脓腐已尽时，改用生肌散、白玉膏

七、窦道

1. 临床表现　窦道是一种只有外口而无内孔相通的病理性盲管。属中医漏管的范畴。其特点是**管道由深部组织通向体表，有一个或多个外口，管道或长或短，或直或弯，一般不与内脏相通。常有脓性分泌物流出。疮周皮肤可呈潮红、丘疹、糜烂等表现，瘙痒不适**。一般无全身症状。

2. 外治法

（1）腐蚀法：先用五五丹或千金散蚀管拔毒，红油膏或太乙膏盖贴。如有异物，应及时取出。

（2）冲洗法：适用于管道狭长，药线无法引流到位，又不宜做扩创者。

（3）灌注法：经引流、冲洗等治疗，窦道内脓尽、无异物时，可注入生肌收口药油，促进窦道愈合。

（4）扩创法：适用于脓液引流不畅时，用其他方法无效，窦道所在部位也允许做扩创手术者。有助于清除异物和坏死组织，缩短疗程。

（5）垫棉法：用于生肌收口阶段，促进窦道愈合，尤其是腋部、腘窝部、乳房部等。

单元测试

1. 蝼蛄疖好发于
A. 儿童头部
B. 儿童项后
C. 儿童背部
D. 儿童臀部
E. 产妇头部
答案：A

2. 下列哪一项不属于疖的特点
A. 色红、灼热、疼痛
B. 突起根浅
C. 肿势局限
D. 范围多在 2cm 以下
E. 易脓、易溃、易敛
答案：D

3. 下列哪种疾病最易损坏筋膜
A. 蛇眼疔
B. 蛇头疔
C. 红丝疔
D. 锁口疔
E. 蛇肚疔
答案：E

4. 发生在肌肤浅表部位、范围较小的急性化脓性疾病是
A. 痈
B. 疔
C. 疖
D. 有头疽
E. 无头疽
答案：C

5. 下列哪项不是疖的病因病机
A. 内郁湿火，外感风邪，两相搏结，蕴阻肌肤
B. 感受暑毒
C. 天热汗出不畅，湿热蕴蒸肌肤
D. 复经搔抓，破伤染毒
E. 正气不足，毒邪流窜，经络阻隔，气血凝滞
答案：E

6. 红丝疔砭镰法的操作要点是
A. 沿红线两头，针刺出血
B. 梅花针沿红线打刺，微微出血
C. 用三棱针从中挑断红线，微令出血
D. 梅花针沿红线打刺，并加神灯照法
E. 用三棱针沿红线寸寸挑断，令微出血
答案：E

7. 发于体表皮肉之间的急性化脓性疾患是
A. 疖
B. 有头疽
C. 疔
D. 附骨疽
E. 痈
答案：E

8. 颈痈初起治疗选用
A. 五味消毒饮
B. 黄连解毒汤
C. 仙方活命饮
D. 牛蒡解肌汤
E. 普济消毒饮
答案：D

9. 有头疽初起的局部症状是
A. 粟粒样脓头
B. 肿硬如钉丁
C. 漫肿而无头
D. 腐烂如莲蓬
E. 腐烂大于尺
答案：A

10. 有头疽若伴有消渴病，最易出现的变证是
A. 走黄
B. 内陷
C. 失荣
D. 肺痈
E. 颈痈
答案：B

11. 有头疽最易发生的部位是
A. 头部
B. 颈部
C. 项部
D. 腹部
E. 胸部
答案：C

12. 丹毒总的病因病机是
A. 湿热蕴结
B. 血热火毒
C. 气血瘀滞

D. 气血不和
E. 肝郁脾虚
答案：B

13. 瘰疬初期临床表现哪一项不正确
A. 颈项、耳前后肿物如豆，数目不等
B. 皮色不变
C. 按之坚实、推之能动
D. 全身高热不退
E. 不痛不热
答案：D

14. 患者，男，38 岁。左颧面部疔疮，根深坚硬，形如钉丁状，红肿灼痛，伴发热，恶寒，头痛等全身症状，舌红苔腻，脉滑数。其治法是
A. 清热消肿
B. 和营消肿
C. 清热凉血
D. 清热解毒
E. 和营托毒
答案：D

15. 患者，男，23 岁。生疖于头顶皮肉较薄之处，引流不畅，头皮窜空。其诊断是
A. 痈
B. 有头疽
C. 附骨疽
D. 蝼蛄疖
E. 多发性疖
答案：D

16. 患者，女，38 岁。1 个月前右颧旁突然红、肿、热、痛，检查肿胀部突起根浅，肿势局限，范围在 3cm 左右，易脓，易溃，易敛。其诊断应是
A. 痈
B. 疔
C. 疖
D. 有头疽
E. 无头疽
答案：C

17. 患者，男，22 岁。8 月上旬前额部出现红肿结块，约 2cm×2cm，中央有脓头未溃，疼痛拒按，伴口渴便秘，尿短赤。舌苔黄腻，脉滑数。治疗应首选
A. 五味消毒饮
B. 仙方活命饮
C. 清暑汤
D. 防风通圣散
E. 黄连解毒汤
答案：C

18. 患者，男，38 岁。右手食指红肿疼痛，患指呈均匀肿胀，呈圆柱状，手指呈半屈曲状，作患指被动伸直运动时，引起剧烈疼痛，指腹有显著压痛。应诊断为
A. 蛇头疔
B. 蛇肚疔
C. 沿爪疔
D. 托盘疔
E. 蛇背疔
答案：B

19. 患者，女，25 岁。1 个月前左上肢突然疼痛，检查局部光软无头，红、肿、热、痛，范围在 6~9cm，易肿、易溃、易脓、易敛。应诊断为
A. 疖
B. 疔
C. 痈
D. 有头疽
E. 附骨疽
答案：C

20. 患者，男，56 岁。项后初起皮肤上有粟粒样脓头，红肿热痛，病情发展则脓头增多，溃后状如蜂窝，范围为 9~12cm。其诊断是
A. 痈
B. 疔
C. 疖
D. 有头疽
E. 无头疽
答案：D

21. 患者，女，60 岁。左小腿焮红灼热疼痛伴高热 3 天，症见小腿皮肤鲜红一片，稍高出皮面，色如丹涂，扪之灼热，压痛明显，边界清楚，按压时红色稍退，放手后立即恢复。体温 39℃，伴胃纳不佳，大便 2 日未行。舌红，苔黄腻，脉滑数。其治疗方法首选
A. 利湿清热祛风
B. 利湿清热活血
C. 利湿清热化痰
D. 利湿清热解毒
E. 利湿清热凉血
答案：D

22. 患者，男，56 岁。右小腿部红肿疼痛 2 天，大片皮色鲜红，压之褪色，扪之灼热，边界清楚，触痛明显，伴发热恶寒。治疗应首选
A. 普济消毒饮加减
B. 黄连解毒汤加减
C. 萆薢渗湿汤加减
D. 五味消毒饮加减
E. 凉血地黄汤加减
答案：C

（23~24 题共用备选答案）
A. 螺疔
B. 蛇头疔
C. 蛇眼疔
D. 蛀节疔
E. 蛇肚疔

23. 生于手指骨节间的疔疮称为

答案：D

24. 生于指腹部的疔疮称为

答案：E

第六单元 乳房疾病

知识点概要

一、概述

1. 乳房与脏腑经络的关系　乳房与肝、胃、肾经及冲、任两脉有密切联系。**男子乳头属肝，乳房属肾；女子乳头属肝，乳房属胃**。

2. 乳房肿块的检查体位　采用坐位或仰卧位。

（1）望诊：让患者坐正，将两侧乳房完全显露，以做详细比较。注意乳房的形状，大小是否对称；乳房表面有无块状突起或凹陷；乳头的位置有无内缩或抬高；乳房皮肤有无发红、水肿或橘皮样、湿疹样改变等。

（2）触诊：坐位与卧位相结合，根据需要选择。先检查健侧乳房，再检查患侧，以便对比。正确的检查方法：四指并拢，用指腹平放乳房上轻柔触摸。切勿用手指去抓捏，否则会将捏起的腺体组织错误地认为是乳腺肿块。其顺序是**先触按整个乳房，然后按内上、外上、外下、内下象限触摸，继而触摸乳晕部分，注意有无血液从乳头溢出。最后触摸腋窝、锁骨下及锁骨上区域**。

（3）触诊时应注意的问题

1）发现乳房内肿块时，应注意肿块的位置、形状、数目、大小、质地、边界、表面情况、活动度及有无压痛。

2）肿物是否与皮肤粘连，可用手指轻轻提起肿物附近的皮肤，以确定有无粘连。

3）检查乳房时间选择，最好在**月经来潮的第7~10天**，这是乳房生理最平稳时期，有病变容易被发现。

4）确定肿块的性质，还需结合年龄、病史及其他辅助检查方法。

二、乳痈

1. 病因病机　**乳汁淤积（最常见）、肝郁胃热、感受外邪**。

2. 临床表现　多见于产后3~4周的哺乳期妇女。

分期	临床表现
初起	常有**乳头皲裂，哺乳时感乳头刺痛，伴乳汁淤积或结块，乳房局部肿胀疼痛，皮色不红或微红，皮肤不热或微热**。或伴有全身感觉不适，恶寒发热，食欲不振，脉滑数
成脓	患乳肿块渐增大，局部疼痛加重，皮色焮红，皮肤灼热，同侧腋窝淋巴结肿大压痛。至红肿热痛第10天左右，肿块中央渐软，按之应指有波动感，穿刺抽吸有脓液，有时脓液可从乳窍中流出，全身症状加剧，壮热不退，口渴思饮，小便短赤，舌红苔黄腻，脉洪数
溃后	脓肿成熟，可破溃出脓，或手术切开排脓。若脓出通畅，则肿消痛减，寒热渐退，疮口逐渐愈合。若溃后脓出不畅，肿势不消，疼痛不减，身热不退，可能形成袋脓，或脓液波及其他乳络形成传囊乳痈。亦有溃后乳汁从疮口溢出，久治不愈，形成乳漏者

3. 辨证论治及成脓期切开术的要求

（1）内治

1）气滞热壅证

【主症】乳汁淤积结块，皮色不变或微红，肿胀疼痛。伴有恶寒发热，周身酸楚，口渴，便秘，苔薄，脉数。

【治法】疏肝清胃，通乳消肿。

【方剂】**瓜蒌牛蒡汤加减**。

2）热毒炽盛证

【主症】乳房肿痛，皮肤焮红灼热，肿块变软，有应指感，或切开排脓后引流不畅，红肿热痛不消，有传囊现象，壮热，舌红，苔黄腻，脉洪数。

【治法】清热解毒，托里透脓。

【方剂】**透脓散加味**。

3）正虚毒恋证

【主症】溃脓后乳房肿痛虽轻，但疮口脓水不断，脓汁清稀，愈合缓慢或形成乳漏。全身乏力，面色少华，或低热不退，饮食减少。舌淡，苔薄，脉弱无力。

【治法】益气和营托毒。

【方剂】**托里消毒散加减**。

（2）外治

分 期	治 法
初起	热敷加乳房按摩，以疏通乳。**金黄散或玉露散**外敷，或用鲜菊花叶、鲜蒲公英、仙人掌去刺捣烂外敷
成脓	脓肿形成时，应在波动感及压痛最明显处及时切开排脓。**切口按乳络方向并与脓腔基底大小一致**，切口位置应选脓肿稍低的部位，使引流通畅而不致袋脓，应避免手术损伤乳络形成乳漏
溃后	切开排脓后，用八二丹或九一丹提脓拔毒，并用药线插入切口内引流，切口周围外敷金黄膏。待脓净仅有黄稠滋水时，改用生肌散收口。若有袋脓现象，可在脓腔下方用垫棉法加压

4. 预防与调护

（1）妊娠5个月后，经常用温开水或肥皂水洗净乳头。乳头内陷者，可常提拉矫正。

（2）乳母宜性情舒畅，情绪稳定。忌食辛辣炙煿、不过食肥甘厚腻之品。

（3）保持乳头清洁，不使婴儿含乳而睡，注意乳儿口腔清洁。要定时哺乳，每次哺乳应将乳汁吸空，如有积滞，可用按摩法或吸奶器帮助排出乳汁。

（4）若乳头擦伤、皲裂，可外涂麻油或蛋黄油。身体其他部位有化脓性感染时，应及时治疗。

（5）断乳时应先逐步减少哺乳时间和次数，再行断乳。断乳前可用生麦芽60g，生山楂60g，煎汤代茶，并用皮硝60g装入纱布袋中外敷。

（6）以胸罩或三角巾托起患乳，脓未成者可减少活动牵痛，破溃后可防袋脓，有助于加速创口愈合。

三、乳漏

1. 病因病机　乳房部漏管，多因乳痈、乳发失治，脓出不畅；或切开不当，损伤乳络，乳汁从疮口溢出，以致长期流脓、溢乳而成；或因乳痨溃后，身体虚弱，日久不愈所致。乳晕部漏管，多因乳头内缩凹陷感染毒邪，或脂瘤染毒溃脓，疮口久不愈合而成。

2. 外治法

（1）腐蚀法：先用提脓去腐药，如**八二丹或七三丹**药捻，外敷红油膏。脓尽后改用生肌散、生肌玉红膏，必须使创面从基底部长起。

（2）垫棉法：适用于疮口漏乳不止和乳房部乳漏脓腐脱尽后，以促进疮口愈合。

（3）切开疗法：适用于浅层漏管及腐蚀法失败者。乳晕部乳漏手术的关键是切开通向乳头孔的漏管或扩张的乳腺导管。切开后创面用药同腐蚀法。

（4）挂线疗法：适用于深层漏管，常配合切开疗法。

四、乳癖

1. 概念与特点

（1）概念：乳癖是乳腺组织的既非炎症也非肿瘤的良性增生性疾病。相当于西医的乳腺增生病。

（2）特点：单侧或双侧乳房疼痛并出现肿块，乳痛和肿块与月经周期及情志变化相关。**乳房肿块大小不等，边界不清，质地不硬，活动度好**。好发于25~45岁的中青年妇女，其发病率占乳房疾病的75%，是临床上最常见的乳房疾病。

2. 病因病机

(1) 由于情志不遂忧郁不解，久郁伤肝，或受精神刺激，急躁易怒，可导致肝郁气滞，气机阻滞，蕴结于乳房胃络，乳络经脉阻塞不通，不通则痛，而引起乳房疼痛；肝气郁久化热，热灼津液为痰，气滞痰凝血瘀即可形成乳房肿块。

(2) 因冲任失调，气血瘀滞，或阳虚痰湿内结，经脉阻塞，而致乳房结块、疼痛、月经不调。

3. 临床表现

(1) 好发于25~45岁。乳房以胀痛为主，也有刺痛或牵拉痛者。疼痛常在月经前加剧，经后疼痛减轻，或随情绪波动而变化。乳痛主要以乳房肿块处为甚，常涉及胸胁部或肩背部。乳房肿块可发于单侧或双侧，大多位于乳房的外上象限，也可见于其他象限。肿块的质地中等或质硬不坚，表面光滑或呈颗粒状，活动度好，多伴压痛。肿块大小不一，一般直径在1~2cm，大者可超过3cm。

(2) 乳房肿块可于经前期增大变硬，经后稍见缩小变软。个别患者还可伴有乳头溢液，呈白色或黄绿色，或呈浆液状。

(3) 乳房疼痛和乳房肿块可同时出现，也可先后出现，或以乳痛为主，或以乳房肿块为主。患者还常伴有月经失调、心烦易怒等症状。

4. 内治法

(1) 肝郁痰凝证

【主症】多见于青壮年妇女。乳房肿块随喜怒消长，伴有胸闷胁胀，善郁易怒，失眠多梦，心烦口苦。苔薄黄，脉弦滑。

【治法】**疏肝解郁，化痰散结**。

【方剂】**逍遥蒌贝散加减**。

(2) 冲任失调证

【主症】多见于中年妇女。乳房肿块月经前加重，经后缓减。伴有腰酸乏力，神疲倦怠，月经失调，量少色淡，或闭经。舌淡，苔白，脉沉细。

【治法】调摄冲任。

【方剂】**二仙汤合四物汤加减**。

五、乳核

1. 特点与临床表现　乳核是发生在乳房部最常见的良性肿瘤。相当于西医的乳腺纤维腺瘤。其特点是好发于20~25岁青年妇女，**乳中结核，形如丸卵，质地坚实，边界清楚，表面光滑，推之活动**。

2. 辨证论治

(1) 肝气郁结证

【主症】肿块较小发展缓慢，不红不热，不觉疼痛，推之可移，伴胸闷叹息。舌质正常，苔薄白，脉弦。

【治法】疏肝解郁，化痰散结。

【方剂】**逍遥散加减**。

(2) 血瘀痰凝证

【主症】肿块较大，坚硬木实，重坠不适，伴胸闷牵痛，烦闷急躁，或月经不调、痛经等。舌质暗红，苔薄腻，脉弦滑或弦细。

【治法】疏肝活血，化痰散结。

【方剂】**逍遥散合桃红四物汤加山慈姑、海藻**。

六、乳岩

1. 发病情况与特点

(1) 发病情况：乳岩是指乳房部的恶性肿瘤。相当于西医的乳腺癌。无生育史或无哺乳史的妇女，月经过早来潮或绝经期晚的妇女，有乳腺癌家族史的妇女，乳腺癌的发病率相对较高。

(2) 特点：**乳房部出现无痛、无热、皮色不变而质地坚硬的肿块，推之不移，表面不光滑，凹凸不平，或乳头溢血，晚期溃烂，凹如泛莲**。是女性最常见的恶性肿瘤之一。

2. 临床表现

（1）发病年龄一般在40~60岁，绝经期妇女发病率相对较高。常为乳房内无痛肿块，边界不清，质地坚硬，表面不光滑，不易推动，常与皮肤粘连，出现病灶中心酒窝征，个别可伴乳头溢液。

（2）后期随着癌肿逐渐增大，产生不同程度疼痛，皮肤可呈**橘皮样水肿**、**变色**；病变周围可出现散在的小肿块，状如堆栗；乳头内缩或抬高，偶可见到皮肤溃疡。

（3）晚期，乳房肿块溃烂，疮口边缘不整齐，中央凹陷似岩穴，有时外翻似菜花，时渗紫红血水，恶臭难闻。癌肿转移至腋下及锁骨上时，可触及散在、数目少、质硬无痛的肿物，以后渐大，互相粘连，融合成团，继而出现形体消瘦、面色苍白、憔悴等恶病质貌。

3. 辨证论治

（1）肝郁痰凝证

【主症】情志抑郁，或性情急躁，胸闷胁胀，或伴经前乳房作胀或少腹作胀。乳房部肿块皮色不变，质硬而边界不清。苔薄，脉弦。

【治法】疏肝解郁，化痰散结。

【方剂】**神效瓜蒌散合开郁散加减**。

（2）冲任失调证

【主症】经事紊乱，素有经前期乳房胀痛。或婚后从未生育，或有多次流产史。乳房结块坚硬。舌淡，苔薄，脉弦细。

【治法】调摄冲任，理气散结。

【方剂】**二仙汤合开郁散加减**。

（3）正虚毒识证

【主症】乳房肿块扩大，溃后愈坚，渗流血水，不痛或剧痛。精神萎靡，面色晦暗或苍白，饮食少进，心悸失眠。舌紫或有瘀斑，苔黄，脉弱无力。

【治法】调补气血，清热解毒。

【方剂】八珍汤加减。酌加半枝莲、白花蛇舌草、石见穿、露蜂房等清热解毒之品。

（4）气血两亏证

【主症】多见于癌肿晚期或手术、放化疗后。病人形体消瘦，面色萎黄或皖白，头晕目眩，神倦乏力，少气懒言，术后切口皮瓣坏死糜烂，时流渗液，皮肤灰白，腐肉色暗不鲜。舌质淡，苔薄白，脉沉细。

【治法】补益气血，宁心安神。

【方剂】**人参养荣汤加味**。

（5）脾虚胃弱证

【主症】手术或放化疗后，食欲不振，神疲肢软，恶心欲呕，肢肿倦怠。

【治法】健脾和胃。

【方剂】参苓白术散或理中汤加减。

4. 乳岩与乳癖、乳核的鉴别

（1）乳癖：好发于25~45岁的女性。月经期乳房疼痛、胀大，有大小不等的结节状或片块状肿块，边界不清，质地柔韧，常为双侧性。肿块和皮肤不粘连。

（2）乳核：多见于20~25岁的女性，肿块多发生于一侧，形如丸卵，表面坚实光滑，边界清楚，活动度好，可推移。病程进展缓慢。

◆ **提醒：**乳岩与乳癖、乳核常在A_2型题中涉及，极易混淆，考生须重点掌握。

单元测试

1. 乳腺检查的正确顺序是

A. 内上、外上、外下、内下、中央、腋窝及锁骨区

B. 外上、外下、内上、内下、中央、腋窝及锁骨区

C. 中央、内下、内上、外上、外下、腋窝及锁骨区

D. 外上、内上、外下、外上、中央、腋窝及锁骨区
E. 中央、腋窝及锁骨区、外上、内上、外下、外上
答案：A
2. 乳痈初起的临床症状是
A. 始有乳房疼痛，继则结块，常伴有恶寒发热
B. 始有恶寒发热，继则乳房疼痛结块
C. 乳头破碎，痛如刀割
D. 始有乳房结块，继则疼痛，伴有恶寒发热
E. 皮肤红热，结块疼痛，伴有寒热
答案：A
3. 乳痈发病多在产后的
A. 1~2 周
B. 3~4 周
C. 5~6 周
D. 7~8 周
E. 1 年
答案：B
4. 下列哪项不是乳岩肿块的特点
A. 无痛无热
B. 皮色不变
C. 表面光滑
D. 质地坚硬
E. 推之不移
答案：C
5. 患者，女，28 岁。产后乳房胀痛，位于乳房外上方皮肤焮红，肿块形似鸡卵，压痛明显，按之中软，有波动感，伴壮热口渴。切开引流的部位及切口是
A. 循乳络方向作放射状切口
B. 乳晕旁弧形切口
C. 脓肿处作任意切口
D. 以乳头为中心的弧形切口
E. 脓肿波动明显处作切口
答案：A
6. 患者，女，27 岁。产后 1 个月余，突然出现左乳肿块红肿疼痛，乳汁排出不畅，伴发热，体温最高达 39.5℃，查：左乳外侧红肿，范围约 6cm×6cm×4cm 大小，表面皮薄光亮，中心区变软，按之应指，局部皮温高，压痛明显，舌质红，苔黄腻，脉洪数。查血常规 WBC 14×10^9/L。请考虑其中医证型
A. 气滞热壅证
B. 肝郁痰凝证
C. 正虚毒恋证
D. 热毒炽盛证
E. 火毒炽盛证
答案：D
7. 患者，女，40 岁。双乳肿块界限不清，经前乳房胀痛，伴有月经不调，腰酸乏力，舌质淡红，苔白，脉细。治疗应首选的方剂是
A. 左归丸
B. 开郁散
C. 逍遥贝蒌散
D. 二仙汤合四物汤
E. 六味地黄汤
答案：D
（8~9 题共用备选答案）
A. 心
B. 肾
C. 脾
D. 肝
E. 胃
8. 女子的乳房，属
答案：E
9. 男子的乳房，属
答案：B
（10~11 题共用备选答案）
A. 透脓散
B. 瓜蒌牛蒡汤
C. 龙胆泻肝汤
D. 四妙汤加味
E. 托里消毒散
10. 治疗乳痈溃后热退身凉，肿痛渐消，应首选
答案：E
11. 治疗乳痈初起，应首选
答案：B

第七单元 瘿 病

知识点概要

一、概论

病因病机 气滞、血瘀、痰凝、痰火郁结、冲任失调。

二、气瘿

1. 病因病机　一为忧恚，二为水土。外因平素饮水或食物中含碘不足；内因情志不畅，忧怒无节，气化失调，升降障碍，营运阻塞。此外，产后肾气亏虚，外邪乘虚侵入，亦能引起。

2. 临床表现　女性发病率较男性略高，一般多发生在青春期，在流行地区常见于学龄儿童。初起无明显不适，**甲状腺呈弥漫性肿大，腺体表面较平坦，质软不痛，皮色如常，腺体随吞咽动作而上下移动**。如肿块进行性增大，可呈下垂状，自觉沉重感，可压迫气管、食管、血管、神经等而引起各种症状。

（1）压迫气管，比较常见自一侧压迫，可使气管向他侧移位或变弯曲；自两侧压迫，气管变为扁平，由于气管内腔变窄，呼吸发生困难。

（2）压迫食管，可引起吞咽不适感，但不会引起梗阻症状。

（3）压迫颈深部大静脉，可引起头颈部的血液回流受阻，出现颈部和胸前表浅静脉的明显扩张。

（4）压迫喉返神经，可引起声带麻痹，患者声音嘶哑。

3. 内治法及预防

（1）内治法

肝郁气滞证

【主症】颈部弥漫性肿大，边缘不清，随喜怒消长，皮色如常，质软无压痛，肿块随吞咽动作上下移动。伴急躁易怒，善太息。舌质淡红，苔薄，脉沉弦。

【治法】**疏肝解郁，化痰软坚**。

【方剂】**四海舒郁丸加减**。

◆ **提醒**：气瘿一般采取疏肝解郁，化痰软坚的内治疗法。

（2）预防

1）在流行地区内，除改善水源外，应以**食用碘化食盐**做集体性预防。

2）经常用海带或其他海产植物佐餐，尤其在怀孕期和哺乳期。

3）保持心情舒畅，勿郁怒动气。

三、肉瘿

1. 概念、特点及病因病机

（1）概念、特点：肉瘿是瘿病中较常见的一种，其临床特点是**颈前喉结一侧或两侧结块，柔韧而圆，如肉之团，随吞咽动作而上下移动，发展缓慢**。好发于青年女性及中年人。相当于西医的甲状腺腺瘤或囊肿，属甲状腺的良性肿瘤。

（2）病因病机：忧思郁怒，气滞、痰浊、瘀血凝结而成。情志抑郁，肝失条达，气滞血瘀；或忧思郁怒，肝旺侮土，脾失运化，痰湿内蕴。气滞、湿痰、瘀血随经络而行，留注于结喉，聚而成形，乃成肉瘿。

2. 辨证论治

（1）气滞痰凝证

【主症】颈部一侧或两侧肿块呈圆形或卵圆形，不红不热，随吞咽动作上下移动。一般无明显全身症状，如肿块过大可有呼吸不畅或吞咽不利。苔薄腻，脉弦滑。

【治法】**理气解郁，化痰软坚**。

【方剂】**逍遥散合海藻玉壶汤加减**。

（2）气阴两虚证

【主症】颈部肿块柔韧，随吞咽动作上下移动。常伴有急躁易怒，汗出心悸，失眠多梦，消谷善饥，形体消瘦，月经不调，手部震颤等。舌红，苔薄，脉弦。

【治法】益气养阴，软坚散结。

【方剂】生脉散合海藻玉壶汤加减。

◆ **提醒**：肉瘿一般多采用内治法，以理气解郁、化痰软坚为主。

四、石瘿

1. 含义与特点

（1）含义：瘿病坚硬如石不可移动者，称为石瘿。相当于西医的甲状腺癌。

（2）特点：**结喉两侧结块，坚硬如石，高低不平，推之不移**。好发于40岁以上中年人。

2. 病因病机与诊断

（1）病因病机：情志内伤，肝脾气逆，痰湿内生，气滞则血瘀，瘀血与痰湿凝结，上逆于颈部而成。亦有由肉瘿日久转化而来。

（2）诊断

1）临床表现：多见于40岁以上患者，女多于男，或既往有肉瘿。颈前多年存在的肿块，生长迅速，质地坚硬如石，表面凹凸不平，推之不移，并可出现吞咽时移动受限。可伴有疼痛，若颈丛神经浅支受侵，则耳、枕、肩部剧痛。若肿块压迫，引起喉头移位或侵犯喉部神经时，可引起呼吸或吞咽困难，甚或发生声音嘶哑。若侵蚀气管造成溃疡时，可有咳血。颈部静脉受压时，可发生颈部静脉怒张与面部浮肿。

石瘿的淋巴结转移较为常见，有时颈部出现的淋巴结肿大，往往是一些微小而不易触及的乳头状腺癌的最初体征。血行转移多出现在肺和骨。

2）辅助检查：甲状腺同位素^{131}碘扫描，多显示为凉结节（或冷结节），进行B型超声、CT检查，以明确诊断。

3. 治疗原则　石瘿为恶性肿瘤，**一旦确诊，宜早期手术切除**。

单元测试

1. 以下哪项不是肉瘿的特点
A. 如肉之团
B. 发展缓慢
C. 柔韧而圆
D. 漫肿质软
E. 结喉一侧或两侧结块
答案：D

2. 气瘿的特点是
A. 肿块坚硬
B. 疼痛
C. 随喜怒消长
D. 肿块局限
E. 红肿热痛
答案：C

3. 气瘿的内治法是
A. 理气解郁，化痰软坚
B. 化痰软坚，开郁行瘀
C. 疏肝理气，解郁消肿
D. 疏风清热，化痰散结
E. 疏肝健脾，化痰散结
答案：C

4. 石瘿的西医病名是
A. 甲状腺炎
B. 甲状腺癌
C. 甲状腺肿
D. 甲状腺病
E. 甲状腺瘤
答案：B

5. 石瘿的病因病理是
A. 肝郁胃热、夹痰上壅、气血凝滞、郁滞结喉
B. 情志内伤、肝脾气逆，气血湿痰，凝滞结喉
C. 肝肾不足，肾火郁结，夹痰上攻，凝滞结喉
D. 脾肾阳虚，脾虚不运，津液留聚，凝结颈部
E. 肺脾两亏，津液不布，留聚成痰，凝结颈部
答案：B

6. 患者，女，48岁。颈前肿物，生长迅速，质地较硬，轻度疼痛，表面不平，推之不动，声音嘶哑，随吞咽活动减弱，同位素^{131}I扫描显示为冷结节。应首选的治疗措施是
A. 中药外敷
B. 中药内服
C. 中药内服、外敷
D. 内服、外敷、熏洗
E. 手术治疗
答案：E

7. 肉瘿患者，急躁易怒，汗出心悸，失眠多梦，消谷善饥，形体消瘦，手部震颤。其辨证为
A. 肝郁气滞证
B. 气滞痰凝证
C. 气阴两虚证
D. 肝肾不足证
E. 冲任失调证

答案：C

8. 患者，女，19岁。半个月前无意中发现颈部粗大，无异常不适。颈部呈弥漫性肿大，边缘不清，皮色不变，无触痛，并可扪及数个大小不等的结节，随吞咽动作而上下移动。具体诊断是

A. 气瘿

B. 石瘿

C. 肉瘿

D. 瘿痈

E. 颈痈

答案：A

9. 患者，女，20岁。结喉两侧弥漫性肿大，边界不清，皮色如常，无疼痛，诊为气瘿。治疗应首选

A. 海藻玉壶汤

B. 四海舒郁丸

C. 柴胡清肝汤

D. 逍遥散

E. 十全流气饮

答案：B

（10~11题共用备选答案）

A. 情志内伤

B. 肝肾不足

C. 脾胃不和

D. 气郁痰凝

E. 心脾两虚

10. 引发气瘿的主要因素是

答案：A

11. 引发肉瘿的主要因素是

答案：D

第八单元　瘤、岩

知识点概要

一、概论

1. 中医学认识

（1）瘤：**瘀血、痰滞、浊气停留于机体组织间而产生的结块**。其特点：局限性肿块，多生于体表，发展缓慢，一般无自觉症状。相当于西医的部分体表良性肿瘤。

（2）岩：发生于体表的恶性肿物的统称，为外科疾病中最凶险者。因其质地坚硬，表面凹凸不平，形如岩石而得名。其特点：多发于中老年人，局部肿块坚硬，高低不平，皮色不变，推之不移，溃烂后如翻花石榴，色紫恶臭，疼痛剧烈，难于治愈，预后不良，故有绝症之称。

2. 病因病机　本虚而标实，正气亏虚为本，气滞、血瘀、痰凝、湿热或阴毒结聚为标。

3. 辨证论治和常用药物

（1）气郁痰凝证

【主症】局部肿块硬韧，尚可活动，患部皮色不变，无痛。伴有胸闷、胁胀、纳差、精神抑郁等症状。舌质淡红，苔薄白或微黄腻，脉细弦。

【治法】理气解郁，化痰散结。

【方剂】开郁散、通气散坚丸加减。

（2）寒痰凝聚证

【主症】局部肿块质硬，表面光滑有弹性，肿块活动度较差，患部皮肤色白，无痛，肤温不高。伴周身倦怠、胸闷不舒、畏寒怕冷。舌质淡，苔白或白腻，脉沉而滑。

【治法】温经散寒，化痰散结。

【方剂】阳和汤、万灵丹加减。

（3）毒热蕴结证

【主症】肿块增大，压痛，患处皮肤色红，肤温较高，或肿块溃烂，状如翻花，时流血水，痛如火燎，分泌物有恶臭味。伴发热、心烦、口渴、尿黄、大便干结。舌质红，少苔或苔黄，脉弦滑或滑数。

【治法】清热解毒，软坚散结。

【方剂】五味消毒饮合当归芦荟丸加减。

（4）气血瘀滞证

【主症】肿块坚硬，表面高低不平，推之不动，自觉疼痛或刺痛及胀痛，局部青筋显露。伴胁胀不适、易烦躁。舌质暗红或有瘀斑，苔薄黄，脉弦或涩。

【治法】活血化瘀，软坚散结。

【方剂】活血散瘀汤或散肿溃坚汤加减。

（5）正虚邪实证

【主症】多见于岩的晚期。肿块增大，增多，有邻近或远处转移，或岩肿溃烂，渗流血水，疮面灰暗，高低不平，易出血，久不收口。伴全身消瘦、发热、面色㿠白、身体倦怠、不思饮食等。舌质淡红，苔薄而微黄或少苔、无苔，脉细数。

【治法】益气养血，解毒散结。

【方剂】保元汤或生脉饮合散肿溃坚汤加减。

4. 预防与调护

（1）保持心情舒畅，切忌七情过度。

（2）保护与改善环境，有效防止污染，避免接触放射与化学毒性物质。

（3）对于肿块及溃疡等要及时检查，以便早期发现，早期治疗。

（4）对癌瘤病人重视精神护理，解除患者的紧张情绪和精神负担。

（5）戒烟限酒，加强营养，适当锻炼，有益于抗病能力的提高。

二、血瘤

1. 概念　血瘤是指体表血络扩张，纵横丛集而形成的肿瘤。可发生于身体任何部位，大多数为先天性，其特点是**病变局部色泽鲜红或暗紫，或呈局限性柔软肿块，边界不清，触之如海绵状**。相当于西医的血管瘤。常见的有毛细血管瘤和海绵状血管瘤。

2. 诊断

病　名	临床表现
毛细血管瘤	生后1~2个月内出现，部分在5岁左右自行消失，多发生在颜面、颈部，可单发，也可多发。多数表现为在皮肤上有红色丘疹或小的红斑，逐渐长大，界限清楚，大小不等，质软可压缩，色泽为鲜红色或紫红色，压之可褪色，抬手复原
海绵状血管瘤	质地柔软似海绵，常呈局限性半球形、扁平状或高出皮面的隆起物，肿物有很大压缩性，可因体位下垂而充盈，或随患肢抬高而缩小，在瘤内有时可扪及颗粒状的静脉石硬结，外伤后可引起出血、继发感染，可形成慢性出血性溃疡

3. 治疗

（1）辨证论治

1）内治

a. 心肾火毒证

【主症】多见于初生婴儿。肿块大小不一，色泽鲜红，边界不清，不痛不痒。伴五心烦热，面赤口渴，尿黄便干，易口舌生疮。舌质红，苔薄黄，脉细数。

【治法】清心泻火，凉血解毒。

【方剂】芩连二母丸合凉血地黄汤加减。

b. 肝经火旺证

【主症】多发于头面或大腿部，肿块呈丘疹或结节状，表面呈红色，易出血，常因情志不遂或郁怒而发生胀痛。可伴心烦易怒、咽干口苦等症。舌质红，苔微黄，脉弦细数。

【治法】清肝泻火，祛瘀解毒。

【方剂】丹栀逍遥散合清肝芦荟丸加减。

c. 脾统失司证

【主症】肿瘤体积不大，边界不清，表面色红，好发于下肢，质地柔软易出血，无疼痛。伴肢软乏力、面色萎黄、纳食不佳等。舌质淡，苔白或白腻，脉细。

【治法】健脾益气，化湿解毒。

【方剂】顺气归脾丸加减。

2）外治

a. 对小面积毛细血管瘤及海绵状血管瘤可用**五妙水仙膏**外搽。

b. 清凉膏合藤黄膏外敷，包扎固定，每日换药 1 次，以促其消散。

c. 若肿瘤出血，可用云南白药掺敷伤口，既可止血，又具消散作用。

（2）其他疗法

1）注射疗法：消痔灵注射液加 1% 普鲁卡因按 1∶1 混合后注入瘤体，缓慢注入，至整个瘤体稍高起为止。每次用药 3~6ml。隔 1 周可再注射 1 次。若瘤体尚未发硬萎缩，可用消痔灵 2 份，普鲁卡因 1 份，如上法进行注射。

2）手术疗法：孤立病变可行手术切除。对病在头面部者要注意美容，以防术后瘢痕过大。

3）冷冻疗法：对于浅表较小的血瘤可采用冷冻方法治疗。

4）放射疗法：对于范围较大的血瘤也可应用放射治疗。

◆ **提醒**：瘤体局限者可行手术切除，中医可辨证论治，或配合外治和其他疗法。

三、肉瘤

肉瘤是发于皮里膜外、由脂肪组织过度增生而形成的良性肿瘤。其特点是**软似绵，肿似馒，皮色不变，不紧不宽，如肉之隆起**。相当于西医的脂肪瘤。

四、失荣

1. 概念 发于颈部及耳之前后的岩肿，因**其晚期气血亏乏，面容憔悴，形体消瘦，状如树木枝叶发枯，失去荣华而命名**。相当于西医的颈部淋巴结转移癌和原发性恶性肿瘤。多见于 40 岁以上男性。

2. 病因病机 失荣的发生与肝胆关系密切。如七情内伤，肝失条达，气滞血瘀，阻于胆经颈络，则结为肿块；或脾虚运化失司，水湿津液凝聚为痰，痰瘀脏毒凝结于少阳、阳明之络，可发为本病。

3. 临床表现 颈部淋巴结肿大，生长较快，质地坚硬。病变开始时多为单发结节，可活动；后期肿块体积增大，数量增多，融合成团块或联结成串，表面不平，固定不移。一般无疼痛，但合并染毒时，可有压痛。日久癌肿溃破，疮面渗流血水，高低不平，形似翻花状。其肿痛波及范围可向面部、胸部、肩背部扩展。

4. 辨证论治

（1）气郁痰结证

【主症】颈部或耳前、耳后有坚硬之肿块，肿块较大聚结成团，与周围组织粘连而固定，有轻度刺痛或胀痛，颈项牵扯感，活动转侧不利，患部皮色暗红微热，伴胸闷胁痛，心烦口苦等症，舌质红，苔微黄腻，脉弦滑。

【治法】**理气解郁，化痰散结**。

【方剂】**化痰开郁方**。

（2）阴毒结聚证

【主症】颈部肿块坚硬，不痛不胀，尚可推动，患部初起皮色如常，以后可呈橘皮样变，伴畏寒肢冷，纳呆便溏，舌质淡，苔白腻，脉沉细或弦细。

【治法】温阳散寒，化痰散结。

【方剂】阳和汤加减。

（3）瘀毒化热证

【主症】颈部岩肿迁延日久，肿块迅速增大，中央变软，周围坚硬，溃破后渗流血水，状如翻花，并向四周漫肿，范围可波及面部、胸部、肩背等处，伴疼痛，发热，消瘦，头颈活动受限，舌质红，苔黄，脉数。

【治法】清热解毒，化痰散瘀。

【方剂】五味消毒饮合化坚二陈丸加减。

（4）气血两亏证

【主症】颈部肿块溃破以后，长期渗流脓血，不能愈合，疮面苍白水肿，肉芽高低不平，胬肉翻花，伴低热，乏力，消瘦等，舌质淡，苔白或无苔，脉沉细。

【治法】补益气血，解毒化瘀。

【方剂】**八珍汤合四妙勇安汤加减**。

五、肾岩

1. 含义　阴茎属肾，岩肿生于阴茎，故名肾岩。由于肾岩日久疮面溃破，形如去皮之石榴，如花瓣翻开，故又称“肾岩翻花”。相当于西医的阴茎癌。

2. 病因病机　湿浊瘀结、火毒炽盛、阴虚火旺。

3. 诊断

（1）临床表现

1）本病多发于中老年人。初起时在包皮系带附近、阴茎头部、冠状沟部或尿道口处，可见丘疹、红斑、结节、疣状增生等，逐渐增大，刺痒，甚至破溃，状如翻花石榴子样，并有恶臭分泌物，疼痛加重，严重者阴茎溃烂脱落。

2）患者约有30%以上发生淋巴结转移，以腹股沟淋巴结最多见，但也可波及髂外及直肠周围淋巴结等。本病早期一般无明显全身症状，晚期可出现发热、消瘦、贫血等。

（2）辅助检查：行病理切片检查可以明确诊断。

4. 治疗原则　以**手术治疗**为主，可配合中医辨证论治或其他疗法。

单元测试

1. 下列哪项不是岩的特点
A. 质地坚硬
B. 表面凹凸不平
C. 多发于青少年
D. 皮色不变
E. 预后不良
答案：C

2. 瘀血、痰滞、浊气停留于机体组织间产生的结块是
A. 痰
B. 瘤
C. 瘿
D. 岩
E. 疽
答案：B

3. 治疗瘤、岩寒痰凝滞证宜选用的方剂是
A. 开郁散
B. 阳和汤
C. 散肿溃坚汤
D. 五味消毒饮
E. 保元汤
答案：B

4. 下列各项中不属血瘤的特点的是
A. 边界不清
B. 触之如海绵状
C. 柔软而局限
D. 色泽鲜红或暗紫
E. 盘曲如蚯蚓状
答案：E

5. 肾岩的发病部位是
A. 肾脏
B. 睾丸
C. 阴茎
D. 会阴部
E. 阴囊皮肤
答案：C

6. 瘤、岩疾病中，肿块坚硬，表面不平，推之不动，自觉疼痛，伴胁胀不适，易急躁。证属
A. 气郁痰凝证
B. 寒痰凝聚证
C. 气血瘀滞证
D. 毒热蕴结证
E. 正虚邪实证
答案：A

7. 失荣初期的治法是
A. 益气养荣，疏肝散结
B. 调补气血，化痰散结
C. 解郁化痰，活血散结
D. 益气养阴，疏肝解郁

E. 养血柔肝，化痰散结

答案：C

8. 治疗失荣早期气郁痰结证，应首选

A. 和营散坚丸

B. 柴胡清肝汤

C. 桃红四物汤

D. 化痰开郁方

E. 二陈汤

答案：D

9. 患者，男，45 岁。左上臂内侧有一肿块，呈半球形，暗红色，质地柔软，状如海绵，压之可缩小。应首先考虑的是

A. 气瘤

B. 筋瘤

C. 脂瘤

D. 血瘤

E. 肉瘤

答案：D

10. 患者，男，28 岁。左肩部可及 5cm×3cm×3cm 的肿物，质地软，呈分叶状，推之可移，无明显压痛，局部皮色正常，病史已有 5 年。应首先考虑的是

A. 肉瘤

B. 气瘤

C. 脂瘤

D. 血瘤

E. 骨瘤

答案：A

（11~12 题共用备选答案）

A. 心肾火毒证

B. 肝经火旺证

C. 脾统失司证

D. 心火妄动证

E. 肝郁化火证

11. 血瘤肿块大小不一，色泽鲜红，边界不清，不痛不痒，伴五心烦热，面赤口渴，口舌生疮。其证属

答案：A

12. 血瘤瘤体体积不大，边界不清，表面色红，质地柔软易出血，无疼痛，伴肢软乏力，面色萎黄者。其证属

答案：C

第九单元　皮肤及性传播疾病

知识点概要

一、概论

1. 皮肤病的病因病机

（1）病因：外因主要是风、湿、热、虫、毒；内因主要是七情内伤、饮食劳倦和肝肾亏损。

（2）病机：因气血不和、脏腑失调、邪毒结聚而致生风、生湿、化燥、致虚、致瘀、化热、伤阴等。

2. 皮肤病的原发性及继发性皮损

（1）原发性皮损：皮肤病在其病变过程中，直接发生及初次出现的皮损，有斑疹、丘疹、风团、结节、疱疹、脓疱等。

（2）继发性皮损：是原发性皮损经过搔抓、感染、治疗处理和在损害修复过程中演变而成，有鳞屑、糜烂、溃疡、痂、抓痕、皲裂、苔藓样变、瘢痕、色素沉着、皮肤萎缩等。

3. 外用药剂型及使用原则

（1）外用药物的剂型：溶液、粉剂（又名散剂）、洗剂（又名混悬剂、悬垂剂）、酊剂、油剂、软膏。

（2）外用药物使用原则

1）要根据病情阶段用药：皮肤炎症在急性阶段，若仅有红斑、丘疹、水疱而无渗液，宜用洗剂、粉剂、乳剂；若有大量渗液或明显红肿，则用溶液湿敷为宜。皮肤炎症在亚急性阶段，渗液与糜烂很少，红肿减轻，有鳞屑和结痂，则用油剂为宜。皮肤炎症在慢性阶段，有浸润肥厚，角化过度时，则用软膏为主。

2）注意控制感染。

3）用药宜先温和后强烈。

4）用药浓度宜先低后高。

5）随时注意药敏反应。

6）外用软膏时需注意：外涂软膏在第二次涂药时，需用棉花蘸上各种植物油或液状石蜡轻轻揩去第一次

所涂的药膏，然后再涂药膏，切不可用汽油或肥皂、热水擦洗。

二、热疮

1. 病因病机　外感风温热毒，阻于肺胃二经，蕴蒸皮肤而生；或由肝经湿热下注，阻于阴部而成；或因反复发作，热邪伤津，阴虚内热所致。

2. 治疗

（1）肺胃热盛证

【主症】群集小疱，灼热刺痒，轻度周身不适，心烦郁闷，大便干，小便黄，舌红，苔黄，脉弦数。

【治法】疏风清热。

【方剂】**辛夷清肺饮合竹叶石膏汤加减**。

（2）湿热下注证

【主症】疱疹发于外阴，灼热痛痒，水疱易破糜烂，可伴有发热，尿赤，尿频，尿痛；苔黄，脉数。

【治法】清热利湿。

【方剂】**龙胆泻肝汤加板蓝根、紫草、延胡索等**。

（3）阴虚内热证

【主症】间歇发作，发复不愈，口干唇燥，午后微热，舌红，苔薄，脉细数。

【治法】养阴清热。

【方剂】增液汤加板蓝根、马齿苋、紫草、石斛、生薏苡仁。

三、蛇串疮

1. 概念与特点

（1）概念：蛇串疮是一种皮肤上出现成簇水疱，呈身体单侧带状分布，痛如火燎的急性疱疹性皮肤病。相当于西医的带状疱疹。

（2）特点：**皮肤上出现红斑、水疱或丘疱疹，累累如串珠，排列成带状，沿一侧周围神经分布区出现，局部刺痛或伴臖核肿大**。好发春秋季节，四季皆有。好发胸胁部，又名缠腰火丹，亦称火带疮、蛇丹、蜘蛛疮等。

2. 辨证论治

（1）内治

1）肝经郁热证

【主症】皮损鲜红，灼热刺痛，疱壁紧张，口苦咽干，心烦易怒，大便干燥或小便黄，舌质红，苔薄黄或黄厚，脉弦滑数。

【治法】清泄肝火，解毒止痛。

【方剂】龙胆泻肝汤加紫草、板蓝根、延胡索等。

【加减】发于头面者，加牛蒡子、野菊花；有血疱者，加水牛角粉、牡丹皮；疼痛明显者，加制乳香、制没药。

2）脾虚湿蕴证

【主症】皮损色淡，疼痛不显，疱壁松弛，口不渴，食少腹胀，大便时溏，舌淡或正常，苔白或白腻，脉沉缓或滑。

【治法】健脾利湿，解毒消肿。

【方剂】除湿胃苓汤加减。

【加减】发于下肢者，加牛膝、黄柏；水疱大而多者，加土茯苓、萆薢、车前草。

3）气滞血瘀证

【主症】皮疹减轻或消退后局部疼痛不止，放射到附近部位，痛不可忍，坐卧不安，重者可持续数月或更长时间，舌暗，苔白，脉弦细。

【治法】理气活血，通络止痛。

【方剂】**柴胡疏肝散合桃红四物汤加减**。

【加减】心烦眠差者，加珍珠母、牡蛎、栀子、酸枣仁；疼痛剧烈者，加延胡索、制乳香、制没药、蜈蚣等。

（2）外治

1）初起用**二味拔毒散**调浓茶水外涂；或外敷**玉露膏**；或外搽双柏散、三黄洗剂、清凉乳剂，每天 3 次；或鲜马齿苋、野菊花叶、玉簪花叶捣烂外敷。

2）水疱破后，用**黄连膏**、**四黄膏或青黛膏**外涂；有坏死者，用九一丹或海浮散换药。

3）若水疱不破或水疱较大者，可用三棱针或消毒空针刺破，吸尽疱液或使疱液流出，以减轻胀痛不适。

四、疣

1. 不同疣的特点与好发部位

（1）特点：疣是一种发生于皮肤浅表的良性赘生物。因其皮损形态及发病部位不同而名称各异。本病西医亦称疣，一般分为寻常疣、扁平疣、传染性软疣、掌跖疣和丝状疣等。

（2）好发部位：发于手背、手指、头皮等处者，称千日疮、疣目、枯筋箭或瘊子；**发于颜面、手背、前臂等处者，称扁瘊；发于胸背部有脐窝的赘疣，称鼠乳**；发于足跖部者，称跖疣；发于颈周围及眼睑部位，呈细软丝状突起者，称丝状疣或线瘊。

2. 寻常疣、扁平疣、传染性软疣的治疗

（1）寻常疣

1）推疣法：用于治疗头大蒂小，明显高出皮面的疣。在疣的根部用棉棒与皮肤平行或呈 30°角度，向前推进，用力不宜猛。有的疣体仅用此法即可推除，推除后创面压迫止血，或掺上桃花散少许，并用纱布盖贴，胶布固定。

2）鸦胆子散敷贴法：先用热水浸洗患部，用刀刮去表面的角质层，然后将鸦胆子仁 5 粒捣烂敷贴，用玻璃纸及胶布固定，3 天换药 1 次。

3）荸荠或菱蒂摩擦法：荸荠削去皮，用白色果肉摩擦疣体，每天 3~4 次，每次摩擦至疣体角质层软化、脱掉、微有痛感及点状出血为止，一般数天可愈。或取菱蒂长约 3cm，洗去污垢，在患部不断摩擦，每次 2~3 分钟，每天 6~8 次。

（2）扁平疣

1）洗涤法：用内服方的第二煎汁外洗，以海螵蛸蘸药汁轻轻擦洗疣体使之微红为度。每天 2~3 次。

◆ **提醒：** 扁平疣的内服方：风热蕴结证的首选方为马齿苋合剂去桃仁、红花加木贼草、郁金、浙贝母、板蓝根；热瘀互结证的首选方为桃红四物汤加生黄芪、板蓝根、紫草、马齿苋、浙贝母、薏苡仁。

2）涂法：用鸦胆子仁油外涂患处，每天 1 次。用于治疗散在扁瘊，防止正常皮肤受损。

（3）传染性软疣：用消毒针头挑破患处，挤尽白色乳酪样物，再用碘酒或浓石炭酸溶液点患处。若损害较多，应分批治疗，注意保护周围皮肤。

五、癣

1. 头癣、手足癣、体癣和花斑癣的临床特点和诊断

癣		临床表现
头癣	白秃疮	相当于西医的白癣。多见于学龄儿童，男性多于女性。**头皮有圆形或不规则的覆盖灰白鳞屑的斑片**。病损区**毛发干枯无泽，常在距头皮 0.3~0.8cm 处折断而参差不齐。头发易拔落且不疼痛，病发根部包绕有白色鳞屑形成的菌鞘。自觉瘙痒**。发病部位以头顶、枕部居多，但发缘处一般不被累及。青春期可自愈，秃发也能再生，不遗留瘢痕
	肥疮	相当于西医的黄癣。俗称"黄癞"，好发于儿童。皮损多从头顶部开始，渐及四周，可累及头部。初起红色丘疹，或有脓疱，干后结痂蜡黄色。特征是有**黄癣痂堆积**。癣痂呈蜡黄色，肥厚，富黏性，边缘翘起，中央微凹，上有毛发贯穿，质脆易粉碎，有**特殊的鼠尿臭**。除去黄癣痂，其下为鲜红湿润的糜烂面，病变部位可相互融合，形成大片黄痂。病变区头发干燥，失去光泽。久之毛囊被破坏而成永久性脱发。当病变痊愈后，则在头皮留下广泛、光滑的萎缩性瘢痕。头皮四周约 1cm 不易受损

续 表

癣	临床表现
体癣（圆癣、铜钱癣）	皮损多呈钱币状、圆形，故名圆癣，亦称铜钱癣。发于股胯、外阴等处者，称阴癣（股癣）。以青壮年男性多见，多发于夏季，好发于面部、颈部、躯干及四肢近端。初起为丘疹或水疱，逐渐形成边界清楚的钱币形红斑，其上覆盖细薄鳞屑。病灶中央皮疹消退呈自愈倾向，而向四周蔓延，有丘疹、水疱、脓疱、结痂等损害。皮损特征为环形、多环形，边界清楚，中心消退，外围扩张的斑块
花斑癣（紫白癜风、汗斑）	**中医称紫白癜风，常发于多汗体质的青壮年，可在家庭中相互传染**。皮损好发于颈项、躯干，尤其是**多汗部位以及四肢近心端，为大小不一、边界清楚的圆形或不规则的无炎症性斑块**，色淡褐，灰褐至深褐色，或轻度色素减退，或附少许糠秕状细鳞屑，常融合成片。有轻微痒感，常夏发冬愈，复发率高

2. 癣的治疗方法　以**杀虫止痒**为主要治法，以外治为主，必须彻底治疗。抗真菌西药治疗有一定优势，可中西药合用。白秃疮、肥疮可采用**拔发疗法**。

六、疥疮

1. 病因病机　疥疮是由人型疥虫通过密切接触而传染。

2. 临床特点

（1）本病传染性极强，冬春季多见。易在集体生活的人群中和家庭内流行。皮损好发于**皮肤薄嫩和皱褶处**，如手指侧、指缝、腕肘关节屈侧、腋窝前缘、女性乳房下、少腹、外阴、腹股沟、大腿内侧等处。

（2）皮疹主要为**红色小丘疹、丘疱疹、小水疱、隧道、结节和结痂**。水疱常见于指缝。结节常见于阴囊、少腹等处。隧道为疥疮的特异性皮疹，长约0.5mm，弯曲，微隆起，呈淡灰色或皮色，在隧道末端有一个针头大的灰白色或微红的小点，为疥虫隐藏的地方。

（3）病久者男性皮损主要在阴茎、阴囊有结节；女性皮损主要在小腹、会阴部。患者常有奇痒，遇热或夜间尤甚，常影响睡眠。

3. 辨证论治与预防

（1）辨证论治

1）内治：一般本病不需内服药，若抓破染毒，需内外合治。

2）外治：临床常用5%～20%的**硫黄软膏**外搽。

> ◆ **提醒**：疥疮以杀虫止痒为主要治法。必须隔离治疗，以外治为主。

（2）预防

1）加强卫生宣传及监督管理，对公共浴室、旅馆、车船上的衣被应定期严格消毒。

2）注意个人卫生，勤洗澡，勤换衣服，被褥常洗晒。

3）接触疥疮患者后，用肥皂水洗手。患者所用衣服、被褥、毛巾等均需煮沸消毒，或在阳光下充分暴晒，以便杀灭疥虫及虫卵。

4）彻底消灭传染源，注意消毒隔离。家庭和集体宿舍患者应分居，并积极治疗，以杜绝传染。

5）发病期间忌食辛燥鱼腥发物。

七、湿疮

1. 临床特点

（1）湿疮是一种过敏性炎症性皮肤病。相当于西医的湿疹。

（2）特点：**对称分布，多形损害，剧烈瘙痒，倾向湿润，反复发作，易成慢性**等。根据病程，可分为急性、亚急性、慢性三类。急性以丘疱疹为主，有渗出倾向；慢性以苔藓样变为主，易反复发作。

（3）本病男女老幼皆可发病，但以先天禀赋不耐者为多，无明显季节性，但冬季常复发。根据皮损形态不同，名称各异。如浸淫全身，滋水较多者，称为浸淫疮；以丘疹为主者，称为血风疮或粟疮。

（4）根据发病部位的不同，其名称也不同。如发于耳部者，称为旋耳疮；发于手部者，称为病疮；发于阴囊部者，称为肾囊风；发于脐部者，称为脐疮；发于肘、膝弯曲部者，称为四弯风；发于乳头者，称为乳头风。

2. 病因病机　由于禀赋不耐，饮食失节，或过食辛辣刺激荤腥动风之物，脾胃受损，失其健运，湿热内生，又兼外受风邪，内外两邪相搏，**风湿热邪浸淫肌肤**所致。急性者以湿热为主；亚急性者多与脾虚湿恋有关；慢性者则多病久耗伤阴血，血虚风燥，乃致肌肤甲错。

3. 辨证论治

(1) 内治

1) 湿热蕴肤证

【主症】**发病快，病程短，皮损有潮红、丘疱疹，灼热瘙痒无休，抓破渗液流滋水，伴心烦口渴，身热不扬，大便干，小便短赤，舌红，苔薄白或黄，脉滑或数**。

【治法】**清热利湿止痒**。

【方剂】**龙胆泻肝汤合萆薢渗湿汤加减**。

【加减】水疱多，破后流滋多者，加土茯苓、鱼腥草；瘙痒重者，加紫荆皮、地肤子、白鲜皮。

2) 湿热浸淫证

【主症】发病时间短，皮损面积大，色红灼热，丘疱疹密集，瘙痒剧烈，抓破脂水淋漓，浸淫成片，伴胸闷纳呆，身热不扬，腹胀便溏，小便黄，舌红，苔黄腻，脉滑数。

【治法】**清热利湿，解毒止痒**。

【方剂】**龙胆泻肝汤合五味消毒饮加减**。

3) 脾虚湿蕴证

【主症】发病较缓，皮损潮红，丘疹，或丘疱疹少，瘙痒，抓后糜烂渗出，可见鳞屑，伴纳少，腹胀便溏，易疲乏，舌淡胖，苔白腻，脉弦缓。

【治法】健脾利湿止痒。

【方剂】**除湿胃苓汤或参苓白术散加紫荆皮、地肤子、白鲜皮**。

4) 血虚风燥证

【主症】病程久，反复发作，皮损色暗或色素沉着，或皮损粗糙肥厚，剧痒难忍，遇热或肥皂水后瘙痒加重，伴有口干不欲饮，纳差，腹胀，舌淡，苔白，脉弦细。

【治法】**养血润肤，祛风止痒**。

【方剂】**当归饮子或四物消风饮加丹参、鸡血藤、乌梢蛇**。

◆ **提醒**：本病以清热利湿止痒为主要治法。急性者以清热利湿为主，慢性者以养血润肤为主。

(2) 外治

湿疹	治法
急性湿疮	初起仅有潮红、丘疹，或少数水疱而无渗液时，外治宜清热安抚，避免刺激，可选用清热止痒的中药**苦参、黄柏、地肤子、荆芥等煎汤温洗，或10%黄柏溶液、炉甘石洗剂外搽**。若水疱糜烂、渗出明显时，外治宜收敛、消炎，促进表皮恢复，可用黄柏、生地榆、马齿苋、野菊花等煎汤，或10%黄柏溶液、三黄洗剂等湿敷，或2%~3%硼酸水冷敷
亚急性湿疮	外治原则为消炎、止痒、干燥、收敛，选用三黄洗剂、3%黑豆馏油、10%生地榆氧化锌油、5%黑豆馏油泥膏外搽
慢性湿疮	外治原则以止痒、抑制表皮细胞增生、促进真皮炎症浸润吸收为主。可选用各种软膏剂、乳剂，根据瘙痒及皮肤肥厚程度加入不同浓度的止痒剂、角质促成和溶解剂，一般可外搽青黛膏、5%硫黄软膏、5%~10%复方松馏油软膏、10%~20%黑豆馏油软膏

4. 婴儿湿疮的病因、辨证论治

(1) 病因：婴儿湿疮是由于禀性不耐，脾胃运行失职，内有胎火湿热，外受风湿热邪，两者蕴阻肌肤而成；或因消化不良、食物过敏、衣服摩擦、肥皂水洗等刺激而诱发。

(2) 辨证论治

1) 胎火湿热证

【主症】皮肤潮红，红斑水疱，抓痒流滋，甚则黄水淋漓、糜烂，结黄色痂皮，大便干，小便黄赤，苔黄腻，脉滑数。

【治法】凉血清火，利湿止痒。

【方剂】消风导赤汤加减。

2）脾虚湿蕴证

【主症】初起皮肤暗淡，继而出现成片水疱，瘙痒，抓破后结薄痂，患儿多有消化不良，大便稀溏，或完谷不化，舌淡，苔白或白腻，脉缓。

【治法】健脾利湿。

【方剂】小儿化湿汤加土茯苓、鱼腥草。

八、接触性皮炎

1. 概念　指因皮肤或黏膜接触某些外界致病物质所引起的皮肤急性或慢性炎症反应。

2. 诊断要点

（1）本病发生前有明显的接触史，一般急性发病，常见于暴露部位，如面颈、四肢。皮损的形态、范围、严重程度取决于接触物质种类、性质、浓度、接触时间的久暂、接触部位和面积大小以及机体对刺激物的反应程度。

（2）皮损边界清楚，多局限于接触部位，形状与接触物大抵一致。皮疹一般为红斑、肿胀、丘疹、水疱或大疱、糜烂、渗出等，一个时期内以某一种皮损为主。自觉瘙痒，有烧灼感，重者疼痛。

3. 治疗

（1）风热蕴肤证

【主症】起病较急，好发头面部，皮损色红，肿胀轻，其上为红斑或丘疹，自觉瘙痒，灼热，心烦，口干，小便微黄，舌红，苔薄白或薄黄，脉浮数。

【治法】疏风清热止痒。

【方剂】消风散加紫荆皮（花）、僵蚕。

（2）湿热毒蕴证

【主症】起病急骤，皮损面积较广泛，其色鲜红肿胀，上有水疱或大疱，水疱破后则糜烂渗液，自觉灼热瘙痒，伴发热，口渴，大便干，小便短黄，舌红，苔黄，脉弦滑数。

【治法】清热祛湿，凉血解毒。

【方剂】**龙胆泻肝汤合化斑解毒汤加减**。

【加减】黄水多者，加土茯苓、紫荆皮、马齿苋；红肿面积广泛者，加酒军、紫荆皮、桑白皮。

（3）血虚风燥证

【主症】病程长，病情反复发作，皮损肥厚干燥有鳞屑，或呈苔藓样变，瘙痒剧烈，有抓痕及结痂，舌淡红，苔薄，脉弦细。

【治法】养血润燥，祛风止痒。

【方剂】当归饮子合消风散加减。

4. 接触性皮炎与急性湿疮、颜面丹毒的鉴别

	接触性皮炎	急性湿疮	颜面丹毒
病史	接触史明确	不明确	发病前多有皮肤或黏膜破损史
发病	常突然急性发作	发作不突然	急
皮疹	红斑、肿胀或丘疹、糜烂，一个时期内以某一种为主	多形性	皮疹以水肿性红斑为主，形如云片，色若涂丹
症状	瘙痒为主，偶有疼痛	瘙痒，无疼痛	疼痛，灼热，无瘙痒，全身症状严重，常有寒战、高热
部位	接触部位	不定，常对称分布	颜面部
边界	清楚	不清楚	不清楚
复发	不再接触过敏物即不复发	有复发倾向	可以复发

九、药毒

1. 病因病机　总由禀赋不耐，邪毒侵犯所致。风热之邪侵袭腠理，入里化热，热入营血，血热妄行，溢于肌肤；或禀血热之体，受药毒侵扰，火毒炽盛，燔灼营血，外发皮肤，内攻脏腑；或禀湿热之体，受药毒侵扰，体内湿热蕴蒸，郁于肌肤；病久药毒灼伤津液，气阴两伤，肌肤失养。久病阴液耗竭，阳无所附，浮越于外，病重而危殆。

2. 诊断

（1）临床表现

1）发病前有用药史。

2）有一定的潜伏期，第一次发病多在用药后5~20天内，**重复用药常在24小时内发生，短者甚至在用药后瞬间或数分钟内发生**。

3）突然发病，自觉灼热瘙痒，重者伴有发热、倦怠、纳差、大便干燥、小便黄赤等全身症状。

4）皮损形态多样，颜色鲜艳，分布为全身性，对称性，可泛发或仅限于局部。

（2）常见类型

常见类型	临床表现
荨麻疹样型	皮损同荨麻疹，但较一般荨麻疹色泽更红艳，持续不退，剧痒刺痛，重者出现口唇、包皮等皮肤黏膜疏松部位的血管神经性水肿
麻疹样或猩红热样型	皮疹为针头至米粒大小的丘疹或斑丘疹，稀疏或密集分布，有自上而下的发疹顺序，以躯干为主，也可扩展到四肢。皮损焮红灼热，常有不同程度的瘙痒
多形红斑样型	皮疹为豌豆至蚕豆大圆形或椭圆形水肿性红斑或丘疹，中央常有水疱，边缘带紫色，对称性发生于全身，以四肢为多，常伴有发热、关节痛、腹痛等全身症状。严重者，口腔、外阴黏膜也出现水疱，糜烂，疼痛剧烈
固定红斑型	皮疹为限局性圆形或椭圆形水肿性红斑，颜色鲜红或紫红。重者，中央有水疱，愈后留色素沉着，发作愈频则色素越深，再次服用同种药物后则在同一部位发生，也可同时增加新的损害，数目可单个或多个，皮疹可发生于全身任何部位，但以口唇及口周、龟头、肛门等皮肤黏膜为最常见
剥脱性皮炎型	此型较为严重。起病较急，呈进行性加重。初期多为麻疹、猩红热样表现，继而全身皮肤潮红、肿胀，呈鲜红色或棕红色，大量脱屑，手足部可出现袜套样剥脱，脱屑持续1个月左右，重者毛发、指甲都可以脱落。可伴有恶寒、高热（39℃以上）、烦躁口渴，甚至有肝肾损害而出现昏迷、衰竭。部分可出现糜烂、渗出、结痂。病程常超过1个月，甚至更长
大疱性表皮松解型	此型为本病中最严重的一种，死亡率高。其发病重，常伴有高热、烦躁，严重者可出现神昏谵语甚至昏迷。皮疹为大片鲜红色或紫红色斑片，自觉灼痛，迅速出现松弛性水疱及大疱，形似烫伤，尼氏征阳性，大疱易擦破，创面为牛肉样红色。口腔、支气管、食管、眼结膜等黏膜以及心、肝、肾等内脏均可同时受累
湿疹皮炎样型	此型特殊，部分病人可因外用药物过敏引发接触性皮炎后，再经内服、注射或外用相同或类似药物后，导致发生泛发性或对称性湿疹样损害的皮疹，自觉剧烈瘙痒，或有发热不适等全身症状

3. 治疗

（1）内治

1）湿毒蕴肤证

【主症】皮疹为红斑、丘疹、风团、水疱甚则糜烂渗液，表皮剥脱，伴灼热剧痒，口干，大便燥结，小便黄赤，或有发热，舌红，苔薄白或黄，脉滑或数。

【治法】清热利湿，解毒止痒。

【方剂】萆薢渗湿汤加减。

【加减】伴发热，加生石膏；肿胀糜烂者，加白茅根、茵陈；剧烈瘙痒者，加白鲜皮；大便燥结者，加生大黄。

2）热毒入营证

【主症】皮疹鲜红或紫红，甚则紫斑、血疱，灼热痒痛，伴高热，神志不清，口唇焦燥，口渴不欲饮，大便干结，小便短赤，舌红绛苔少，或呈镜面舌，脉洪数。

【治法】**清热凉血，解毒护阴**。

【方剂】**清营汤加减**。

【加减】神昏谵语者，加服紫雪丹或安宫牛黄丸；尿血者，加大小蓟、侧柏叶；热盛者，加生石膏、牡丹皮。

中成药可用清开灵注射液40ml，加入5%葡萄糖注射液500ml中，静脉滴入，每日1次，用药7天左右。

3）气阴两虚证

【主症】严重药疹后期大片脱屑，伴低热，神疲乏力，气短，口干欲饮，舌红，少苔，脉细数。

【治法】益气养阴清热。

【方剂】增液汤合益胃汤加减。

【加减】脾胃虚弱者，加茯苓、白术、山药、黄芪。

（2）外治

1）预防本病发生的关键是合理用药。用药前必须询问患者有否药物过敏史。对青霉素及抗毒血清制剂，用药前要做过敏试验。

2）用药过程中要注意观察用药后的反应，遇到全身出疹、瘙痒，要考虑药疹的可能，及时诊断，及时处理。

3）多饮开水，忌食腥辣发物。

4）皮损忌用热水烫洗或搔抓。

5）重症药疹，应按危重患者进行护理。

十、瘾疹

1. 病因病机

（1）先天禀赋不足，卫外不固，风邪乘虚侵袭所致；或表虚不固，风寒、风热外袭，客于肌表，致使营卫失调而发；或饮食不节，或饮食不节，过食辛辣肥厚，或肠道寄生虫，使肠胃积热，复感风邪，内不得疏泄，外不得透达，郁于皮毛腠理之间而发。

（2）情志内伤，冲任不调，肝肾不足，血虚生风生燥，阻于肌肤也可生成。

（3）食物、生物制品、肠道寄生虫亦可引发。

2. 临床表现

（1）本病可以发生于任何年龄、季节。

（2）发病突然，皮损可发生于任何部位，出现**形态不一、大小不等的红色或白色风团**，边缘清楚，一般迅速消退，不留痕迹，以后不断成批出现，时隐时现。如单纯发生在眼睑、口唇、阴部等组织疏松处，出现浮肿，边缘不清，而无其他皮疹者，称为游风，其局部不痒或轻微痒感，或麻木胀感，水肿经2~3天消退，也有持续更长时间者，消退后不留痕迹。

（3）**自觉灼热，瘙痒剧烈**；部分患者可有怕冷、发热等症状。如侵犯消化道黏膜，可伴有恶心、呕吐、腹痛、腹泻等症状；喉头和支气管受累时可导致喉头水肿及呼吸困难，有明显气闷窒息感，甚至发生晕厥。

（4）根据病程长短，可分为急性和慢性两种。急性者发作数天至1~2周；慢性者，反复发作，迁延数月，经年不断。

（5）皮肤划痕试验阳性。

3. 治疗

（1）风寒束表证

【主症】风团色白，遇寒加重，得暖则减，恶寒怕冷，口不渴，舌淡红，苔薄白，脉浮紧。

【治法】**疏风散寒止痒**。

【方剂】**麻黄桂枝各半汤加减**。

（2）风热犯表证

【主症】风团鲜红，灼热剧痒，遇热加重，得冷则减，伴有发热，恶寒，咽喉肿痛，舌质红，苔薄白或薄黄，脉浮数。

【治法】疏风清热止痒。

【方剂】消风散加减。

(3) 胃肠湿热证

【主症】风团片大色红，瘙痒剧烈，发疹的同时伴脘腹疼痛，恶心呕吐，神疲纳呆，大便秘结或泄泻，舌质红，苔黄腻，脉弦滑数。

【治法】疏风解表，通腑泄热。

【方剂】防风通圣散加减。

(4) 血虚风燥证

【主症】反复发作，迁延日久，午后或夜间加剧，伴心烦易怒，口干，手足心热，舌红，少津，脉沉细。

【治法】**养血祛风，润燥止痒**。

【方剂】**当归饮子加减**。

十一、白疕

1. 白疕（寻常型）的皮损特点　皮损初起为针头大小的丘疹，逐渐扩大为绿豆、黄豆大小的淡红色或鲜红色丘疹或斑丘疹，可融合成形态不同的斑片，边界清楚，表面覆盖多层干燥银白色鳞屑，刮除鳞屑则露出发亮的半透明的薄膜，再刮除薄膜，出现多个筛状出血点。

2. 白疕（寻常型）的辨证论治

(1) 血热内蕴证

【主症】皮疹多呈点滴状，发展迅速，颜色鲜红，层层银屑，瘙痒剧烈，抓之血露，伴口干舌燥，咽喉疼痛，心烦易怒，大便干燥，小便黄赤，舌质红，苔薄黄，脉弦滑或数。

【治法】清热凉血，解毒消斑。

【方剂】犀角地黄汤加减。

(2) 血虚风燥证

【主症】病程较久，皮疹多呈斑片状，颜色淡红，鳞屑减少，干燥皲裂，自觉瘙痒，伴口咽干燥，舌质淡红，苔少，脉沉细。

【治法】**养血滋阴，润肤息风**。

【方剂】**当归饮子加减**。

(3) 气血瘀滞证

【主症】皮损反复不愈，皮疹多呈斑块状，鳞屑较厚，颜色暗红，舌质紫暗，或有瘀点、瘀斑，脉涩或细缓。

【治法】活血化瘀，解毒通络。

【方剂】桃红四物汤加减。

(4) 湿毒蕴阻证

【主症】皮损多发生在腋窝、腹股沟等皱褶部位，红斑糜烂，痂屑黏厚，瘙痒剧烈，或掌跖红斑、脓疱、脱皮，或伴关节酸痛、肿胀，下肢沉重，舌质红，苔黄腻，脉滑。

【治法】清利湿热，解毒通络。

【方剂】萆薢渗湿汤加减。

(5) 火毒炽盛证

【主症】全身皮肤潮红、肿胀、灼热痒痛，大量脱皮，或有密集小脓疱，伴壮热口渴，头痛畏寒，大便干燥，小便黄赤，舌红绛，苔黄腻，脉弦滑数。

【治法】清热泻火，凉血解毒。

【方剂】清瘟败毒饮加减。

十二、粉刺

1. 病因病机　素体阳热偏盛，肺经蕴热，复受风邪，熏蒸面部而发；过食辛辣肥甘厚味，助湿化热，湿热互结，上蒸颜面而致；脾气不足，运化失常，湿浊内停，郁久化热，热灼津液，煎炼成痰，湿热瘀痰，凝滞肌肤而成。

2. 诊断

（1）好发于颜面、颈、胸背部或臀部。多发于青春发育期，皮疹易反复发生，常在饮食不节、月经前后加重。

（2）皮损初起为针头大小的毛囊性丘疹，或为白头粉刺，或为黑头粉刺，可挤出白色或淡黄色脂栓，因感染而成红色小丘疹，顶端可出现小脓疱。愈后可留暂时性色素沉着或轻度凹陷性瘢痕。

3. 治疗

（1）内治

1）肺经风热证

【主症】丘疹色红，或有痒痛，或有脓疱，伴口渴喜饮，大便秘结，小便短赤，舌质红，苔薄黄，脉弦滑。

【治法】疏风清肺。

【方剂】枇杷清肺饮加减。

2）肠胃湿热证

【主症】颜面、胸背部皮肤油腻，皮疹红肿疼痛，或有脓疱，伴口臭，便秘，溲黄，舌红，苔黄腻，脉滑数。

【治法】清热除湿解毒。

【方剂】茵陈蒿汤加减。

3）痰湿瘀滞证

【主症】皮疹颜色暗红，以结节、脓肿、囊肿、瘢痕为主，或见窦道，经久难愈，伴纳呆腹胀，舌质暗红，苔黄腻，脉弦滑。

【治法】除湿化痰，活血散结。

【方剂】二陈汤合桃红四物汤加减。

（2）外治

1）皮疹较多，可用颠倒散以茶调涂患处，每日 2 次，或每晚涂 1 次，次晨洗去。

2）脓肿、囊肿、结节较甚者，可外敷金黄膏，每日 2 次。

十三、酒皶鼻

1. 临床表现　皮损以红斑为主，好发于鼻尖、鼻翼、两颊、前额等部位，少数鼻部正常，而只发于两颊和额部。依据临床症状，可分为 3 型。

分　型	临床表现
红斑型	颜面中部特别是鼻尖部出现红斑，开始为暂时性，时起时消，寒冷、饮酒、进食辛辣刺激性食物及精神兴奋时红斑明显，以后红斑持久不退，伴毛细血管扩张，呈细丝状，分布如树枝
丘疹脓疱型	病情继续发展时，在红斑基础上出现痤疮样丘疹或小脓疱，但无明显的黑头粉刺形成。毛细血管扩张更为明显，如红丝缠绕，纵横交错，皮色由鲜红变为紫褐，自觉轻度瘙痒
鼻赘型	多见于病期长久者。鼻部结缔组织增殖，皮脂腺异常增大，致鼻尖部肥大，形成大小不等的结节状隆起，称为鼻赘

2. 辨证论治

（1）内治

1）肺胃热盛证

【主症】多见于红斑型。红斑多发于鼻尖或两翼，压之褪色，常嗜酒，口干，便秘，舌红，苔薄黄，脉弦滑。

【治法】清泄肺胃积热。

【方剂】枇杷清肺饮加减。

2）热毒蕴肤证

【主症】多见于丘疹脓疱型。在红斑上出现痤疮样丘疹、脓疱，毛细血管扩张明显，局部灼热，伴口干，便秘，舌红苔黄，脉数。

【治法】清热解毒凉血。

【方剂】黄连解毒汤合凉血四物汤加减。

3）气滞血瘀证

【主症】多见于鼻赘型。鼻部组织增生，呈结节状，毛孔扩大，舌微红，脉沉缓。

【治法】活血化瘀散结。

【方剂】通窍活血汤加减。

（2）外治

1）鼻部有红斑、丘疹者，可选用一扫光或颠倒散洗剂外搽，每天3次。

2）鼻部有脓疱者，可选用四黄膏外涂，每天2~3次。

3）鼻赘形成者，可先用三棱针刺破放血，颠倒散外敷。

十四、红蝴蝶疮

1. 红蝴蝶疮的病因病机　总由先天禀赋不足，肝肾亏虚而成。因肝主藏血，肾主藏精，精血不足，虚火上炎，兼因腠理不密，日光暴晒，外热入侵，热毒入里，二热相搏，瘀阻脉络，内伤于脏腑，外伤于肌肤而发病。

2. 盘状红斑狼疮的皮损及临床表现

（1）多见于20~40岁的女性，男女之比约1∶3，家族中可有相同患者。

（2）皮损好发于面部，尤以两颊、鼻部为著，其次为头项、两耳、眼睑、额角，亦可发于手背、指侧、唇红部、肩胛部等处。

（3）初为针尖至黄豆大小或更大微高起的鲜红或桃红色斑，呈圆形或不规则形，境界清楚，边缘略高起，中央轻度萎缩，形如盘状，表面覆有灰褐色的黏着性鳞屑，鳞屑下有角质栓，嵌入毛囊口内，毛囊口多开放，犹如筛孔，皮损周围有色素沉着，伴毛细血管扩张。

（4）两颊部和鼻部的皮损可相互融合，呈蝶形外观。黏膜亦可累及，主要发生在唇部，表现除鳞屑红斑外，甚至可发生糜烂、溃疡。一般无自觉症状。

3. 系统性红斑狼疮的皮损和全身症状　多见于青年及中年女性，男女之比约为1∶10。

（1）皮肤、黏膜损害

1）约80%的患者出现**对称性的皮损**，典型者在开始时与盘状红斑狼疮皮损相似，在两颊和鼻部出现蝶形水肿性红斑，为不规则形，色鲜红或紫红，边界清楚或模糊，有时可见鳞屑，病情缓解时红斑消退，留有棕色色素沉着，较少出现萎缩现象。

2）皮损发生在指甲周围皮肤及甲下者，常为出血性紫红色斑片，高热时红肿光亮，时隐时现；发生在口唇者，则为下唇部红斑性唇炎的表现。

3）皮损严重者，可有全身泛发性多形性红斑、紫红斑、水疱等，口腔、外阴黏膜有糜烂，头发可逐渐稀疏或脱落。

4）手部遇冷时有**雷诺现象**，常为本病的早期表现。

（2）全身症状

1）发热：一般都有不规则发热，多数呈低热，急性活动期出现高热，甚至可达41℃。

2）关节、肌肉疼痛：约90%的患者有关节及肌肉疼痛，关节疼痛可侵犯四肢大小关节，多为游走性，软组织可有肿胀，但很少发生积液和潮红。

3）肾脏损害：几乎所有的系统性红斑狼疮皆累及肾脏，但有临床表现的约占75%，肾脏损害为较早的、常见的、重要的内脏损害，可见到各种肾炎的表现，早期尿中有蛋白、管型和红白细胞，后期肾功能损害可出现尿毒症、肾病综合征表现。

4）心血管系统病变：约有1/3的患者有心血管系统的病变，以心包炎、心肌炎、心包积液较为常见。有时伴发血栓性静脉炎、血栓闭塞性脉管炎。

5）呼吸系统病变：主要表现为胸膜炎和间质性肺炎，出现呼吸功能障碍。

6）消化系统病变：约有40%的患者有恶心呕吐、腹痛腹泻、便血等消化道症状。约30%的患者有肝脏损害，呈慢性肝炎样表现。

7）神经系统病变：神经系统症状多见于后期，可表现为各种精神、神经症状，如抑郁、失眠、精神分裂症样改变，严重者可出现抽搐、症状性癫痫。

4. 红蝴蝶疮的辨证论治

（1）热毒炽盛证

【主症】相当于系统性红斑狼疮急性活动期。面部蝶形红斑，色鲜艳，皮肤紫斑，关节肌肉疼痛，伴高热，烦躁口渴，抽搐，大便干结，小便短赤，舌红绛，苔黄腻，脉洪数或细数。

【治法】清热凉血，化斑解毒。

【方剂】**犀角地黄汤合黄连解毒汤加减**。

【加减】高热神昏者，加安宫牛黄丸，或紫雪丹、至宝丹。

（2）阴虚火旺证

【主症】斑疹暗红，关节痛，足跟痛，伴有不规则发热或持续性低热，手足心热，心烦失眠，疲乏无力，自汗盗汗，面浮红，月经量少或闭经，舌红，苔薄，脉细数。

【治法】滋阴降火。

【方剂】六味地黄丸合大补阴丸、清骨散加减。

（3）脾肾阳虚证

【主症】眼睑、下肢浮肿，胸胁胀满，尿少或尿闭，面色无华，腰膝酸软，面热肢冷，口干不渴，舌淡胖，苔少，脉沉细。

【治法】温肾助阳，健脾利水。

【方剂】附桂八味丸合真武汤加减。

（4）脾虚肝旺证

【主症】皮肤紫斑，胸胁胀满，腹胀纳呆，头昏头痛，耳鸣失眠，月经不调或闭经，舌紫暗或有瘀斑，脉细弦。

【治法】健脾清肝。

【方剂】四君子汤合丹栀逍遥散加减。

（5）气滞血瘀证

【主症】多见于盘状局限型及亚急性皮肤型红斑狼疮。红斑暗滞，有角质栓形成，皮肤萎缩，伴倦怠乏力，舌暗红，苔白或光面舌，脉沉细涩。

【治法】疏肝理气，活血化瘀。

【方剂】逍遥散合血府逐瘀汤加减。

十五、尖锐湿疣

1. 病因病机　主要为性滥交或房事不洁，感受秽浊之毒，毒邪蕴聚，酿生湿热，湿热下注皮肤黏膜而产生赘生物。

2. 诊断

（1）有与尖锐湿疣患者不洁性交或生活接触史。潜伏期1～12个月，平均3个月。

（2）皮损男性多在阴茎龟头、冠状沟、系带；女性多在阴唇、阴蒂、宫颈、阴道和肛门；同性恋者常见肛门和直肠，亦有乳头、口唇、腋下、脐窝等处的报道。

（3）基本损害为淡红色或污秽色、柔软的表皮赘生物。赘生物大小不一，单个或群集分布，表面分叶或呈棘刺状，湿润，基底较窄或有蒂，但在阴茎体部可出现基底较宽的“无蒂疣”。由于皮损排列分布不同，外观上常表现为点状、线状、重叠状、乳头瘤状、鸡冠状、菜花状、蕈状等不同形态。

（4）本病常无自觉症状，部分病人可出现局部疼痛或瘙痒。疣体易擦烂出血，若继发感染，分泌物增多，可伴恶臭。

（5）巨大的尖锐湿疣，多见于男性，且好发于阴茎和肛门附近，女性则见于外阴部。偶尔可转化为鳞状细胞癌。

（6）醋酸白试验：用3%～5%的醋酸液涂擦或湿敷3～10分钟，阳性者局部变白，病灶稍隆起，在放大镜下观察更明显。

3. 鉴别诊断

(1) 假性湿疣：多发生于20~30岁的女性外阴，特别是小阴唇内侧和阴道前庭；皮损为1~2mm大小的白色或淡红色小丘疹，表面光滑如鱼子状，群集分布；无自觉症状。

(2) 扁平湿疣：为梅毒常见皮肤损害，皮损为扁平而湿润的丘疹，表面光滑，成片或成簇分布；损害内可找到梅毒螺旋体；梅毒血清反应强阳性。

(3) 阴茎珍珠状丘疹：多见于青壮年；皮损为冠状沟部珍珠样半透明小丘疹，呈半球状、圆锥状或不规则状，色白或淡黄、淡红，沿冠状沟排列成一行或数行，或包绕一周；无自觉症状。

4. 辨证论治

(1) 内治

1) 湿毒下注证

【主症】外生殖器或肛门等处出现疣状赘生物，色灰或褐或淡红，质软，表现秽浊潮湿，触之易出血，有恶臭，伴小便黄或不畅，苔黄腻，脉滑或弦数。

【治法】**利湿化浊，清热解毒。**

【方剂】**萆薢化毒汤加黄柏、土茯苓、大青叶等。**

2) 湿热毒蕴证

【主症】外生殖器或肛门等处出现疣状赘生物，色淡红，易出血，表面有大量秽浊分泌物，色淡黄，有恶臭，瘙痒，疼痛，伴小便色黄少，口渴欲饮，大便干燥，舌红，苔黄腻，脉滑数。

【治法】**清热解毒，化浊利湿。**

【方剂】**黄连解毒汤加苦参、萆薢、土茯苓、大青叶、马齿苋等。**

◆ **提醒：**本病以清热解毒，燥湿除疣为主要治法。

(2) 外治

1) 熏洗法：板蓝根、山豆根、木贼草、香附各30g；或白矾、皂矾各120g，侧柏叶250g，生薏苡仁50g，孩儿茶15g。煎水先熏后洗，每天1~2次。

2) 点涂法：五妙水仙膏点涂疣体，或鸦胆子仁捣烂涂敷，或鸦胆子油点涂患处，包扎，3~5天换药1次。应注意保护周围正常皮肤。适用于疣体小而少者。

十六、艾滋病

1. 病因病机

(1) 病因

1) 邪毒外袭：邪毒为疫疠之气，**具有强烈的传染性。**

2) 正气不足：肾不藏精，肾亏体弱。

(2) 病机：邪盛与正虚共存、夹杂，但最终导致正气衰竭，五脏受损，阴阳离决。

2. 诊断

(1) 潜伏期长短不一，可由6个月至5年或更久。

(2) 感染艾滋病毒后，由于细胞免疫缺陷的程度不同，临床可分为艾滋病毒感染、艾滋病相关综合征、艾滋病3个阶段。

(3) 艾滋病毒抗体检测是确定有无艾滋病毒感染的最简便方法，但高危人群若为阴性应在2个月后复查。

3. 辨证论治

(1) 肺卫受邪证

【主症】见于急性感染期。症见发热，微畏寒，微咳，身痛，乏力，咽痛，舌质淡红，苔薄白或薄黄，脉浮。

【治法】宣肺祛风，清热解毒。

【方剂】**银翘散加减。**

（2）肺肾阴虚证

【主症】多见于以呼吸系统症状为主的艾滋病早、中期患者，尤以卡氏肺孢子菌肺炎、肺结核较多见。症见发热，咳嗽，无痰或少量黏痰，或痰中带血，气短胸痛，动则气喘，全身乏力，消瘦，口干咽痛，盗汗，周身可见淡红色皮疹，伴轻度瘙痒，舌红，少苔，脉沉细数。

【治法】滋补肺肾，解毒化痰。

【方剂】**百合固金汤合瓜蒌贝母汤加减**。

（3）脾胃虚弱证

【主症】多见于以消化系统症状为主者。症见腹泻久治不愈，呈稀水状便，少数夹有脓血和黏液，里急后重不明显，可有腹痛，兼见发热，消瘦，全身乏力，食欲不振，恶心呕吐，吞咽困难，或腹胀肠鸣，口腔内鹅口疮，舌质淡，有齿痕，苔白腻，脉濡细。

【治法】扶正祛邪，培补脾胃。

【方剂】补中益气汤合参苓白术散加减。

（4）脾肾亏虚证

【主症】多见于晚期患者，预后较差。症见发热或低热，形体极度消瘦，神情倦怠，心悸气短，头晕目眩，腰膝酸痛，四肢厥逆，食欲不振，恶心，呃逆频作，腹泻剧烈，五更泄泻，毛发枯槁，面色苍白，舌质淡或胖，苔白，脉细无力。

【治法】温补脾肾，益气回阳。

【方剂】肾气丸合四神丸加减。

（5）气虚血瘀证

【主症】以卡波济肉瘤多见，可见于其他恶性肿瘤。症见周身乏力，气短懒言，面色苍白，饮食不香，四肢、躯干部出现多发性肿瘤，瘤色紫暗，易于出血，淋巴结肿大，舌质暗，脉沉细无力。

【治法】补气化瘀，活血清热。

【方剂】**补阳还五汤、犀角地黄汤合消瘰丸加减**。

（6）窍闭痰蒙证

【主症】多见于出现中枢神经症状的晚期患者。症见发热，头痛，恶心呕吐，神志不清，或神昏谵语，项强惊厥，四肢抽搐，或伴癫痫或痴呆，舌质暗或胖，或干枯，苔黄腻，脉细数或滑。

【治法】清热化痰，开窍通闭。

【方剂】安宫牛黄丸，或紫雪丹，或至宝丹。

单元测试

1. 青年人颜面、上胸背部散在毛囊性红丘疹、黑头粉刺，甚至结节、脓肿、伴皮脂溢出，为

A. 面游风

B. 酒渣鼻

C. 油风

D. 粉刺

E. 颜面疔疮

答案：D

2. 关于圆癣的描述，哪项不正确

A. 好发于长夏高温、潮湿季节

B. 好发于面部、躯干及四肢近端

C. 皮损为环形，边界清楚，中心消退

D. 边缘处可见水疱、鳞屑、结痂

E. 愈后常留有瘢痕

答案：E

3. 急性湿疹的主要临床表现应除外哪一项

A. 起病急，常对称分布

B. 有糜烂、渗出

C. 有红斑、丘疹

D. 剧烈瘙痒

E. 晨僵，关节肿痛

答案：E

4. 下面的哪一种情况不符合白疕的皮损特点

A. 束状发

B. 搔抓后易糜烂，继发感染

C. 表面覆盖多层干燥银白色鳞屑

D. 刮除鳞屑则露出发亮的半透明的薄膜

E. 指甲甲板可呈顶针状凹陷

答案：B

5. 下列哪项不是疥疮的临床特点

A. 好发于皮肤皱褶部位
B. 皮损初起为针头大小的丘疹或水疱
C. 幼儿可见于面部及头部
D. 全身遍布抓痕、结痂、黑色斑点和脓疱
E. 轻度瘙痒
答案：E
6. 下列各项，不属系统性红蝴蝶疮临床表现的是
A. 80%的患者出现对称性皮损
B. 患部对日光不敏感，春夏减轻
C. 发生在指甲周围皮肤及甲下者，可有出血性紫红色斑片
D. 严重者，可有全身泛发性多形性红斑
E. 手部遇冷可出现雷诺现象
答案：B
7. 以下哪项与瘾疹的发生无关
A. 饮食
B. 感染病灶
C. 肠道寄生虫
D. 生物制品
E. 与患者密切接触
答案：E
8. 热疮的皮损特点是
A. 呈带状分布的红斑上成簇的水疱
B. 皮肤黏膜交界处成群的水疱
C. 皮肤上浅在性脓疱和脓痂
D. 瘙痒性风团，发无定处，骤起骤退
E. 对称分布，多形损害，剧烈瘙痒
答案：B
9. 患者，女，36岁。两大腿内侧患有钱币形红斑2枚，自觉瘙痒，边界清楚，中央有自愈趋向，多在夏季加重。其诊断是
A. 紫白癜风
B. 圆癣
C. 多形性红斑
D. 牛皮癣
E. 肥疮
答案：B
10. 患者，女，32岁。左侧面颊反复起疱疹3年，每于感冒发热、食辣上火时发作。2天前疱疹又起，局部有烧灼、痒痛感，伴口干、咽痛、便秘。检查：左侧面颊一片水肿性红斑上有群集的小水疱，舌质红苔黄，脉滑数。诊断为
A. 热疮阴虚内热证
B. 热疮肺胃热盛证
C. 黄水疮暑湿热蕴证
D. 湿疮湿热浸淫证
E. 面游风肺胃热盛证
答案：B
11. 患者，女，30岁。全身起皮疹3天，躯干潮红，四肢泛发丘疱疹，灼热，瘙痒剧烈，抓破渗水；伴心烦口渴，身热不扬，大便干，小便短赤；舌红，苔黄，脉滑数。其诊断
A. 湿疮
B. 瘾疹
C. 黄水疮
D. 热疮
E. 蛇串疮
答案：A
12. 患者，男，44岁。起湿疮10余年，皮损反复发作，足背及双肘部暗红斑快，粗糙肥厚，消退后留有色素沉着，剧痒难忍，遇热瘙痒加重，近日口干不欲饮，纳差，腹胀；舌淡，苔白，脉弦细。辨证属
A. 血虚风燥证
B. 脾虚湿蕴证
C. 湿热蕴肤证
D. 气滞血瘀证
E. 湿热浸淫证
答案：A
13. 患儿，女，5个月。头面部、四肢皮肤潮红，红斑水疱，黄水淋漓、糜烂，结黄色痂皮，瘙痒，大便偏干，小便黄赤；苔黄腻，脉滑数。属婴儿湿疮，外用适宜方法
A. 炉甘石洗剂外用
B. 黄连油、蛋黄油外搽
C. 青黛散油外搽
D. 黄柏煎水或马齿苋合剂、2%硼酸水外用冷湿敷
E. 黄柏霜外搽
答案：D
14. 患者，女，28岁。外出遇风后起风团，进入室内风团自行消退，反复发作3天，风团呈白色，遇寒加重，伴有恶寒怕冷，舌淡红，苔薄白，脉浮紧。辨证属
A. 血虚风燥证
B. 胃肠湿热证
C. 风热犯表证
D. 风寒束表证
E. 冲任不调证
答案：D
15. 患者，女，23岁。患尖锐湿疣，外生殖器及肛门出现疣状赘生物，色灰，质柔软，表面秽浊潮湿，触之易出血，恶臭，小便色黄，不畅，舌苔黄腻，脉弦数。治拟利湿化浊，清热解毒。应首选
A. 黄连解毒汤
B. 萆薢化毒汤
C. 龙胆泻肝汤
D. 知柏地黄丸
E. 土茯苓合剂
答案：B
（16~17题共用备选答案）
A. 萆薢渗湿汤

B. 桃红四物汤
C. 犀角地黄汤
D. 清瘟败毒饮
E. 当归饮子
16. 治疗白疕血热内蕴证，应首选的方剂是
答案：C
17. 治疗白疕血虚风燥证，应首选的方剂是
答案：E
（18~19 题共用备选答案）
A. 龙胆泻肝汤合萆薢渗湿汤加减
B. 除湿胃苓汤或参苓白术散加减
C. 当归饮子加减
D. 四物消风饮加减
E. 清瘟败毒饮加减
18. 治疗湿疮脾虚湿蕴证，应首选的方剂是
答案：B
19. 治疗瘾疹湿热蕴肤证，应首选的方剂是
答案：A
（20~21 题共用备选答案）
A. 推疣法
B. 浸渍法
C. 针挑法
D. 挖除法
E. 结扎法
20. 寻常疣的外治，应选用
答案：A
21. 传染性软疣的外治，应选用
答案：C

第十单元　肛门直肠疾病

知识点概要

一、概论

1. 病因病机　常见的主要有风、湿、燥、热、气虚、血虚等。

2. 辨证

（1）辨症状：便血、肿痛、脱垂、流脓、便秘、分泌物。

（2）辨部位

1）肛门病的部位常用膀胱截石位表示，以时钟面的十二等分标记法，将肛门分成十二个部位。会阴部正中称 12 点，骶尾部正中称 6 点，左面中央称 3 点，右面中央称 9 点，其余依次类推。

2）内痔好发于肛门齿线以上 **3、7、11 点处**；赘皮外痔多发生于 6、12 点处；环形的结缔组织性外痔多见于经产妇；血栓外痔好发于肛缘 3、9 点处；肛裂好发于 6、12 点处。

二、痔

1. 痔的概念与分类

（1）概念：直肠末端黏膜下和肛管皮下的静脉丛发生扩大曲张所形成的柔软静脉团。

（2）分类：根据发病部位的不同，分为内痔、外痔和混合痔。

2. 内痔的病因病机　先天性静脉壁薄弱，兼因饮食不节，过食辛辣醇酒厚味，燥热内生，下迫大肠，以及久坐久蹲，负重远行，便秘努责，妇女生育过多，腹腔癥瘕，致血行不畅，血液瘀积，热与血相搏，则气血纵横，筋脉交错，结滞不散而成。

3. 内痔、外痔、混合痔的诊断

（1）内痔

1）症状：初期常以**无痛性便血**为主要症状，血液与大便不相混合，多在排便时出现手纸带血、滴血或射血。出血严重者可继发贫血。随着痔核增大，可出现脱出症状，脱出后不及时回纳可形成内痔嵌顿。

2）检查：指诊可触及柔软、表面光滑、无压痛的黏膜隆起。肛门镜下见齿线上黏膜呈半球状隆起，色暗紫或深红，表面可有糜烂或出血点。

3）分期

分期	临床表现
Ⅰ期	痔核较小，不脱出，以便血为主
Ⅱ期	痔核较大，大便时可脱出肛外，便后自行回纳，便血或多或少
Ⅲ期	痔核更大，大便时痔核脱出肛外，甚者行走、咳嗽、喷嚏、站立时痔核脱出，不能自行回纳，须用手推或平卧、热敷后才能回纳，便血不多或不出血
Ⅳ期	痔核脱出，不能及时回纳，嵌顿于外，因充血、水肿和血栓形成，以致肿痛、糜烂和坏死，即嵌顿性内痔

（2）外痔发生于齿状线以下，是由痔外静脉丛扩大曲张或痔外静脉丛破裂或反复发炎纤维增生而成的疾病。其表面被皮肤覆盖，不易出血。其特点是**自觉肛门坠胀、疼痛，有异物感**。可分为静脉曲张性外痔、血栓性外痔、结缔组织外痔和炎性外痔四种。

◆ **提醒：**内痔以无痛性便血为主要症状，外痔以自觉肛门坠胀、疼痛，有异物感为主要症状。

（3）混合痔指同一方位的内外痔静脉丛曲张，相互沟通吻合，使内痔部分和外痔部分形成一整体者。多发于截石位 **3**、**7**、**11 点**处，以 **11 点**处最为多见。兼有内痔、外痔的双重症状。

4. 痔的辨证论治

（1）风热肠燥证

【主症】**大便带血，滴血或喷射状出血，血色鲜红，大便秘结或有肛门瘙痒，舌质红，苔薄黄，脉数**。

【治法】**清热凉血祛风**。

【方剂】**凉血地黄汤加减**。

（2）湿热下注证

【主症】便血色鲜，量较多，肛内肿物外脱，可自行回纳，肛门灼热，重坠不适，苔黄腻，脉弦数。

【治法】清热利湿止血。

【方剂】脏连丸加减。

（3）气滞血瘀证

【主症】肛内肿物脱出，甚或嵌顿，肛管紧缩，坠胀疼痛，甚则内有血栓形成，肛缘水肿，触痛明显，舌质红，苔白，脉弦细涩。

【治法】清热利湿，行气活血。

【方剂】止痛如神汤加减。

（4）脾虚气陷证

【主症】肛门松弛，内痔脱出不能自行回纳，需用手法还纳，便血色鲜或淡，伴头晕气短，面色少华，神疲自汗，纳少，便溏，舌淡，苔薄白，脉细弱。

【治法】补中益气，升阳举陷。

【方剂】补中益气汤加减。

三、息肉痔

1. 概念　指直肠内黏膜上的赘生物，是一种常见的直肠良性肿瘤。分为单发性和多发性两种，前者多见于儿童，后者多见于青壮年。息肉多数是腺瘤性。很多息肉积聚在一段或全段大肠称息肉病。

2. 病因病机　**湿热下迫大肠**，以致肠道气机不利，经络阻滞，瘀血浊气凝聚而成。

四、肛隐窝炎

1. 并发症　肛隐窝炎是肛隐窝、肛门瓣发生的急慢性炎症性疾病，又称肛窦炎，常并发**肛乳头炎、肛乳头肥大**。肛隐窝炎是肛周化脓性疾病的重要诱因。

2. 病因病机和主要症状

（1）病因病机：多因饮食不节，过食醇酒厚味，辛辣炙煿；或虫积骚扰，湿热内生，下注肛部；或因肠燥便秘，破损染毒而成。

（2）主要症状：**肛门部不适和肛门潮湿有分泌物**。

五、肛痈

1. 定义及病因病机

（1）定义：肛痈是指肛管直肠周围间隙发生急慢性感染而形成的脓肿。相当于现代医学的肛门直肠周围脓肿。

（2）病因病机：多因过食肥甘、辛辣、醇酒等物，湿热内生，下注大肠，蕴阻肛门；或肛门破损染毒，致经络阻塞，气血凝滞而成。也有因肺、脾、肾亏损，湿热乘虚下注而成者。

2. 诊断

（1）发病男性多于女性，尤以青壮年为多，主要表现为肛门周围疼痛、肿胀、有结块，伴有不同程度发热、倦怠等全身症状。

（2）由于脓肿的部位和深浅不同，症状也有差异。如提肛肌以上的间隙脓肿，位置深隐，全身症状重，而局部症状轻；提肛肌以下的间隙脓肿，部位浅，局部红、肿、热、痛明显，而全身症状较轻。

3. 辨证论治

（1）内治

1）热毒蕴结证

【主症】肛门周围突然肿痛，持续加剧，伴有恶寒，发热，便秘，溲赤，肛周红肿，触痛明显，质硬，皮肤焮热，舌红，苔薄黄，脉数。

【治法】清热解毒。

【方剂】**仙方活命饮、黄连解毒汤加减**。

2）火毒炽盛证

【主症】肛周肿痛剧烈，持续数日，痛如鸡啄，难以入寐，伴恶寒发热，口干便秘，小便困难。肛周红肿，按之有波动感或穿刺有脓，舌红，苔黄，脉弦滑。

【治法】清热解毒透脓。

【方剂】**透脓散加减**。

3）阴虚毒恋证

【主症】肛周肿痛，皮色暗红，成脓时间长，溃后脓出稀薄，疮口难敛，伴有午后潮热，心烦口干，盗汗，舌红，苔少，脉细数。

【治法】养阴清热、祛湿解毒。

【方剂】**青蒿鳖甲汤合三妙丸加减**。

（2）外治

1）初起：实证用**金黄膏**、**黄连膏**外敷，位置深隐者，可用金黄散调糊灌肠；虚证用冲和膏或阳和解凝膏外敷。

2）成脓：宜早期切开引流，并根据脓肿部位深浅和病情缓急选择手术方法。

3）溃后：用九一丹纱条引流，脓尽改用生肌散纱条。日久成漏者，按肛漏处理。

六、肛漏

1. 病因病机　肛痈溃脓后，余毒未尽，蕴结不散，气血不畅，创口不合，日久成漏；亦有虚痨久嗽，肺、脾、肾亏损，邪乘于下，郁久肉腐成脓，溃后成漏。

2. 诊断与分类

（1）诊断

1）主要症状：**流脓、疼痛、瘙痒**。

2）查体：肛门视诊可见外口，外口凸起、较小者多为化脓性；外口较大、凹陷，周围皮肤暗紫，皮下有穿凿性者，应考虑复杂性或结核性肛漏。低位肛漏可在肛周皮下触及硬索，高位或结核性者一般不易触及。以探针探查，常可找到内口。

（2）分类

分 类	临床表现
单纯性肛漏	指肛门旁皮肤仅有1个外口，直通入齿线上肛隐窝之内口者，称为完全漏，又叫内外漏；若只有外口下连漏管，而无内口者，称为单口外漏，又叫外盲漏；若只有内口与漏管相通，而无外口的，称为单口内漏，又叫内盲漏
复杂性肛漏	指在肛门内、外有3个以上的开口；或管道穿通2个以上间隙；或管道多而支管横生；或管道绕肛门而生，形如马蹄者，称为马蹄形肛漏

1975年全国首届肛肠学术会议制定了肛漏的统一分类标准，以外括约肌深部画线为标志，漏管经过此线以上者为高位，在此线以下者为低位，其分类如下。

分 类	临床表现
低位单纯性肛漏	只有1个漏管，并通过外括约肌深层以下，内口在肛窦附近
低位复杂性肛漏	漏管在外括约肌深层以下，有2个以上外口，或2条以上管道，内口在肛窦部位
高位单纯性肛漏	仅有1条漏管，漏管穿过外括约肌深层以上，内口位于肛窦部位
高位复杂性肛漏	有2个以上外口及管道有分支窦道，其主管道通过外括约肌深层以上，有1个或2个以上内口

（3）肛漏的发展规律：将肛门两侧的坐骨结节画一条横线，当漏管外口在横线之前距离肛缘4cm以内，内口在齿线处与外口位置相对，其管道多为直行；如外口在距离肛缘4cm以外，或外口在横线之后，内口多在后正中齿线处，其漏管多弯曲或为马蹄形。

七、肛裂

1. 定义与病因病机

（1）定义：肛管的皮肤全层纵行裂开并形成感染性溃疡者称肛裂。本病好发于青壮年，女性多于男性。肛裂的部位一般在肛门前后正中位，尤以后位多见，位于前正中线的肛裂多见于女性。中医将本病称为“钩肠痔”“裂痔”等。

（2）病因病机：由于阴虚津液不足或脏腑热结肠燥，大便秘结、粪便粗硬、排便努责，使肛门皮肤裂伤，湿热侵入，染毒而成。

2. 主要症状与分类

（1）症状：**疼痛、出血、便秘**。

（2）分类

分 类	临床表现
早期肛裂	发病时间较短，仅在肛管皮肤见一个小的溃疡，创面浅而色鲜红，边缘整齐而有弹性
陈旧性肛裂	早期肛裂未经适当治疗，继续感染，引流不畅，边缘变硬变厚，形成赘皮性外痔。在裂口上端齿线附近并发肛窦炎、肛乳头炎，形成单口内瘘及肛乳头肥大。溃疡基底因炎症刺激结缔组织增生，栉膜增厚变硬形成栉膜带，妨碍括约肌松弛，致使裂口边缘不整齐，缺乏弹性，形成较深大溃疡而不易愈合。**裂口、栉膜带、赘皮性外痔、单口内瘘、肛窦炎、肛乳头炎或肛乳头肥大**的六种病理改变，成为陈旧性肛裂的特征

◆ **提醒**：早期肛裂与陈旧性肛裂的诊断常在A_2型题中涉及，考生须重点掌握。

3. 辨证论治

（1）内治

1）血热肠燥证

【主症】大便二三日一行，质干硬，便时肛门疼痛，便时滴血或手纸染血，裂口色红，腹部胀满，溲黄，舌偏红，脉弦数。

【治法】**清热润肠通便**。

【方剂】**凉血地黄汤合脾约麻仁丸加减**。

2）阴虚津亏证

【主症】大便干结，数日一行，便时疼痛点滴下血，裂口深红，口干咽燥，五心烦热，舌红，苔少或无苔，脉细数。

【治法】**养阴清热润肠**。

【方剂】**润肠汤加减**。

3）气滞血瘀证

【主症】肛门刺痛明显，便时便后尤甚，肛门紧缩，裂口色紫暗，舌紫暗，脉弦或涩。

【治法】理气活血，润肠通便。

【方剂】六磨汤加红花、桃仁、赤芍等。

（2）外治

肛　裂	操作方法
早期肛裂	生肌玉红膏蘸生肌散涂于裂口，每天 1~2 次。每天便后以 1∶5000 高锰酸钾液坐浴，也可用苦参汤或花椒食盐水坐浴
陈旧性肛裂	七三丹或枯痔散等搽于裂口，2~3 天腐脱后，改用生肌白玉膏、生肌散收口

八、脱肛

1. 定义及病因病机

（1）定义：脱肛是直肠黏膜、肛管、直肠全层和部分乙状结肠向下移位，脱出肛门外的一种疾病。相当于西医的直肠脱垂。

（2）病因病机：小儿气血未旺，老年人气血衰退，中气不足，或妇女分娩用力耗气，气血亏损，以及慢性泻痢、习惯性便秘、长期咳嗽等，均易导致气虚下陷，固摄失司，以致肛管直肠向外脱出。

2. 症状与分类

（1）症状：起病缓慢，无明显全身症状，早期便后有黏膜肛门脱出，便后能自行还纳，以后渐渐不能自然回复，需手托或平卧方能复位。日久失治，致使直肠各层组织向下移位，直肠或部分乙状结肠脱出，甚至咳嗽、蹲下或行走时也可脱出。因直肠黏膜反复脱出暴露在外，常发生充血、水肿、糜烂、出血，故肛门可流出黏液，刺激肛周皮肤，可引起瘙痒。

（2）分类：直肠脱垂可分为 3 度。

分度	临床表现
一度	直肠黏膜脱出，脱出物淡红色，长 3~5cm，触之柔软，无弹性，不易出血，便后可自行还纳
二度	直肠全层脱出，长 5~10cm，呈**圆锥状**，淡红色，表面为环状而有层次的黏膜皱襞，触之较厚有弹性，肛门松弛，便后有时需用手回复
三度	直肠及部分乙状结肠脱出，长达 10cm 以上，呈**圆柱形**，触之很厚，肛门松弛无力

3. 一度直肠黏膜脱垂与内痔脱出的鉴别　内痔脱出时痔核分颗脱出，无环状黏膜皱襞，暗红色或青紫色，容易出血。

4. 脱肛的内治法

（1）脾虚气陷证

【主症】便时肛内肿物脱出，轻重不一，色淡红，伴有肛门坠胀，大便带血，神疲乏力，食欲不振，甚则头昏耳鸣，腰膝酸软，舌淡，苔薄白，脉细弱。

【治法】**补气升提，收敛固涩**。

【方剂】**补中益气汤加减**。

（2）湿热下注证

【主症】肛内肿物脱出，色紫暗或深红，甚则表面溃破、糜烂，肛门坠痛，肛内指检有灼热感，舌红，苔黄腻，脉弦数。

【治法】清热利湿。

【方剂】萆薢渗湿汤加减。

九、锁肛痔

1. 主要症状　初期表现为直肠黏膜或肛门皮肤一突起小硬结，无明显症状，病情进一步发展，可出现一系列改变。

（1）**便血：最常见的早期症状**。大便带血，血为鲜红或暗红，量不多，伴黏液，呈持续性。进一步发展，可出现大便次数增多，有里急后重，排便不尽感，粪便中有血、脓、黏液，并有特殊的臭味。

（2）**排便习惯改变**：常见的早期症状。排便次数增多，便意频繁，便不尽感等。有时为便秘，同时肛门内有不适或下坠感。

（3）**大便变形**：大便形状变细、变扁，并出现腹胀、腹痛、肠鸣音亢进等肠梗阻征象。

（4）转移征象

1）首先是直接蔓延，后期穿过肠壁，侵入膀胱、阴道壁、前列腺等邻近组织。

2）侵及膀胱、尿道：排尿不畅及尿痛、尿频。

3）侵及骶前神经丛：在直肠内或骶骨部可有剧烈持续性疼痛，并向下腹部、腰部或下肢放射。

4）可经淋巴向上转移至沿直肠上静脉走行的淋巴结。10%~15%的患者在确诊时癌症已经过门静脉血行转移至肝脏，出现肝大、腹水和黄疸等。

5）晚期患者可出现食欲不振，全身衰弱无力、贫血、极度消瘦等恶病质表现。

2. 锁肛痔的治疗原则

本病一经诊断，应及早采取根治性手术治疗，根据情况术前、术后应用中医药疗法、放疗或化疗可以提高疗效。

（1）湿热蕴结证

【主症】肛门坠胀，便次增多，大便带血，色泽暗红，或夹黏液，或下痢赤白，里急后重。舌红，苔黄腻，脉滑数。

【治法】清热利湿。

【方剂】槐角地榆丸加减。

（2）气滞血瘀证

【主症】肛周肿物隆起，触之坚硬如石，疼痛拒按，或大便带血，色紫暗，里急后重，排便困难，舌紫暗，脉涩。

【治法】理气活血化瘀。

【方剂】桃红四物汤合失笑散加减。

（3）气阴两虚证

【主症】面色无华，消瘦乏力，便溏，或排便困难，便中带血，色泽紫暗，肛门坠胀，或伴心烦口干，夜间盗汗，舌红或绛，苔少，脉细弱或细数。

【治法】益气养阴，清热解毒。

【方剂】四君子汤合增液汤加减。

单元测试

1. 内痔的好发部位是

A. 截石位3、7、11点

B. 截石位6、12点

C. 截石位3、9点

D. 截石位 5、7 点
E. 截石位 2、5 点
答案：A

2. 排便或增加腹压时，直肠黏膜脱出肛门外，色淡红，长 2~3cm，质软，不出血，便后自行缩回，肛门括约肌功能良好。其脱肛的临床分度是
A. 一度
B. 二度
C. 三度
D. 四度
E. 五度
答案：A

3. 内痔的主要症状是
A. 便血，疼痛
B. 便血，有分泌物
C. 便血，脱出
D. 便血，肛门痒
E. 便血，异物感
答案：C

4. 患者，男，30 岁。肛门周围反复流脓水 3 年。检查：肛周多处外口，指诊截石位 6 点肛窦处触及凹陷性硬结，肛管直肠环弹性良好。其诊断是
A. 低位复杂肛漏
B. 高位复杂肛漏
C. 肛门部汗腺炎
D. 低位单纯肛漏
E. 高位单纯肛漏
答案：A

5. 患者，女，30 岁。大便 4 日未行，今日排便后肛门疼痛剧烈，持续数小时未缓解，手纸染血，舌偏红，脉弦数。检查：截石位 6 点肛管见纵行梭形裂口，边缘整齐而有弹性。其诊断是
A. 肛裂
B. 混合痔
C. 血栓性外痔
D. 肛隐窝炎
E. 肛周脓肿
答案：A

6. 患者，女，30 岁。便血，血不与大便相混，附于大便表面，或便时点滴而下，或一线如箭，量多，鲜红而无疼痛者。首先应考虑
A. 肛裂
B. 溃疡性结肠炎
C. 直肠癌
D. 内痔
E. 直肠息肉
答案：D

7. 肛瘘患者，脓出稀薄不臭，淋漓不尽，伴低热盗汗，面色萎黄，神疲纳呆。检查：局部疮口潜形，周围有空腔。治疗应首选
A. 二妙丸
B. 萆薢渗湿汤
C. 黄连解毒汤
D. 青蒿鳖甲汤
E. 补中益气汤
答案：D

（8~9 题共用备选答案）
A. 黏液脓血便
B. 大便带血，颜色鲜红
C. 柏油样便
D. 水样便
E. 羊粪样便
8. 内痔便血的特点是
答案：B
9. 锁肛痔便血的特点是
答案：A

（10~11 题共用备选答案）
A. 透脓散
B. 仙方活命饮
C. 黄连解毒汤
D. 青蒿鳖甲汤合三妙丸
E. 萆薢渗湿汤
10. 治疗肛痈火毒炽盛证，应首选
答案：A
11. 治疗肛痈阴虚毒恋证，应首选
答案：D

第十一单元　泌尿男性疾病

知识点概要

一、概论

泌尿系统功能的外在表现，中医学称为溺窍；男性生殖系统功能的外在表现，中医学称为精窍。精、溺二窍由肾所主，但与其他脏器的生理功能亦密切相关。玉茎（阴茎）属肝；马口（尿道）属小肠；阴囊属肝；

肾子（附睾、睾丸）属肾；子系（精索）属肝。

二、子痈

1. 含义　指睾丸及附睾的化脓性疾病。相当于西医的急慢性附睾炎或睾丸炎。

2. 病因病机及诊断治疗

（1）病因病机：湿热下注、气滞痰凝。

（2）诊断

分　类	诊断要点
急性子痈	**附睾或睾丸肿痛**，突然发作，疼痛程度不一，行动或站立时加重。疼痛可沿输精管放射至腹股沟及下腹部。伴恶寒发热、口渴欲饮、尿黄便秘等症。附睾可触及肿块，触痛明显。化脓后阴囊红肿，可有波动感，溃破或切开引流后，脓出毒泄，症状消退迅速，疮口容易愈合。血白细胞总数增多，尿中可有白细胞
慢性子痈	临床较多见。阴囊部隐痛、发胀、下坠感，疼痛可放射至下腹部及同侧大腿根部，可有急性子痈发作史。检查可触及附睾增大、变硬，伴轻度压痛，同侧输精管增粗

（3）治疗

1）湿热下注证

【主症】多见于成年人。睾丸或附睾肿大疼痛，阴囊皮肤红肿，焮热疼痛，少腹抽痛，局部触痛明显，脓肿形成时，按之应指，伴恶寒发热，苔黄腻，脉滑数。

【治法】**清热利湿，解毒消肿**。

【方剂】**枸橘汤或龙胆泻肝汤加减**。

2）气滞痰凝证

【主症】附睾结节，子系粗肿，轻微触痛，或牵引少腹不适，多无全身症状，舌淡或有瘀斑，苔薄白或腻，脉弦滑。

【治法】**疏肝理气，化痰散结**。

【方剂】**橘核丸加减**。

三、尿石症

1. 病因病机　多由**肾虚和下焦湿热**引起，病位在肾、膀胱和溺窍，肾虚为本，湿热为标。

2. 诊断

（1）临床表现

结石部位	临床表现
上尿路结石	包括肾和输尿管结石。**突然发作的肾或输尿管绞痛和血尿**（典型症状）。结石合并感染时，可有尿频、尿急、尿痛，伴发急性肾盂肾炎或肾积脓时，可有发热、畏寒、寒战等全身症状。双侧上尿路结石或孤肾伴输尿管结石引起完全梗阻时，可导致无尿
膀胱结石	**排尿中断**（典型症状），**并引起疼痛，放射至阴茎头和远端尿道**，多数患者平时有排尿不畅、尿频、尿急、尿痛和终末血尿。前列腺增生继发膀胱结石时，排尿困难加重，结石位于膀胱憩室内时，多有尿路感染的表现
尿道结石	主要表现为**排尿困难，排尿费力，呈点滴状，或出现尿流中断及急性尿潴留**。排尿时疼痛明显，可放射至阴茎头部。后尿道结石可伴有会阴和阴囊部疼痛

（2）辅助检查：腹部X线平片多能发现结石的大小、形态和位置。排泄性尿路造影、B型超声、膀胱镜、CT等检查有助于临床诊断。

3. 辨证论治

（1）湿热蕴结证

【主症】腰痛或小腹痛，或尿流突然中断，尿频，尿急，尿痛，小便浑赤，或为血尿，口干欲饮，舌红，苔黄腻，脉弦数。

【治法】**清热利湿，通淋排石**。

【方剂】**三金排石汤加减**。

（2）气血瘀滞证

【主症】发病急骤，腰腹胀痛或绞痛，疼痛向外阴部放射，尿频，尿急，尿黄或赤，舌暗红或有瘀斑，脉弦或弦数。

【治法】理气活血，通淋排石。

【方剂】**金铃子散合石韦散加减**。

（3）肾气不足证

【主症】结石日久，留滞不去，腰部胀痛，时发时止，遇劳加重，疲乏无力，尿少或频数不爽，或面部轻度浮肿，舌淡苔薄，脉细无力。

【治法】补肾益气，通淋排石。

【方剂】**济生肾气丸加减**。

四、男性不育症

1. 病因病机　不育症与肾、心、肝、脾等脏有关，而与肾脏关系最为密切。肾气虚弱、肝郁气滞、湿热下注、气血两虚等导致精少、精弱、死精、无精、精稠、阳痿及不射精等引起不育。

2. 诊断方法

（1）了解病史。

（2）体格检查：检查的重点是全身情况和外生殖器。

（3）实验室检查及其他检查

1）主要包括精液常规分析、精液生化测定、精子穿透宫颈黏液试验、精子凝集试验、睾丸活组织检查、输精管道的X线检查、生殖内分泌测定、遗传学检查等。

2）精液常规分析正常标准（WHO）：2ml<精液量<7ml，液化时间<60分钟，黏液丝长度<2cm，pH 7.2~7.8，精子密度≥20×10^6/ml，精子总计数≥40×10^6，成活率≥70%，A级精子（快速直线前进）≥25%，或A级精子+B级精子（缓慢直线前进）>50%，正常形态精子≥50%，白细胞<1×10^6/ml。

3. 辨证论治

（1）肾阳虚衰证

【主症】性欲减退，阳痿早泄，精子数少，成活率低，活动力弱，或射精无力，伴腰酸腿软，疲乏无力，小便清长，舌质淡，苔薄白，脉沉细。

【治法】温补肾阳，益肾填精。

【方剂】**金匮肾气丸合五子衍宗丸加减**。

（2）肾阴不足证

【主症】遗精滑泄，精液量少，精子数少，精子活动力弱，或精液黏稠不化，畸形精子较多，头晕耳鸣，手足心热，舌质红，少苔，脉沉细。

【治法】滋补肾阴，益精养血。

【方剂】**左归丸合五子衍宗丸加减**。

【加减】若阴虚火旺者，宜滋阴降火，用知柏地黄汤加减。

（3）肝郁气滞证

【主症】性欲低下，阳痿不举，或性交时不能射精，精子稀少，活力下降，精神抑郁，两胁胀痛，嗳气泛酸，舌质暗，苔薄，脉弦细。

【治法】疏肝解郁，温肾益精。

【方剂】柴胡疏肝散合五子衍宗丸加减。

（4）湿热下注证

【主症】阳事不兴或勃起不坚，精子数少或死精子较多，小腹急满，小便短赤，舌苔薄黄，脉弦滑。

【治法】清热利湿。

【方剂】程氏萆薢分清饮加减。

（5）气血两虚证

【主症】性欲减退，阳事不兴，或精子数少，成活率低，活动力弱，神疲倦怠，面色无华，舌质淡，苔薄白，脉沉细无力。

【治法】补益气血。

【方剂】十全大补汤加减。

五、慢性前列腺炎

1. 病因病机　相火妄动，所愿不遂，或忍精不泄，肾火郁而不散，离位之精，化成白浊；或房事不洁，精室空虚，湿热从精道内侵，湿热壅滞，气血瘀阻；病久伤阴，肾阴暗耗，可出现阴虚火旺证候；亦有体质偏阳虚者，久则火势衰微，易见肾阳不足之象。

2. 诊断

（1）临床表现

1）患者可出现**轻微的尿频、尿急、尿痛、尿道内灼热不适或排尿不净之感**；有的在排尿终末或大便用力时，自尿道滴出少量**乳白色的前列腺液**。多数患者可伴有**腰骶、腹股沟、下腹及会阴部等处坠胀隐痛**，有时可牵扯到耻骨上、阴茎、睾丸及股内侧。部分患者因病程较长可出现阳痿、早泄、遗精或射精痛等，或头晕、耳鸣、失眠多梦、腰酸乏力等神经衰弱症状。

2）直肠指检：前列腺多为正常大小，或稍大或稍小，触诊可有**轻度压痛**。有的前列腺可表现为软硬不均或缩小变硬等异常现象。

（2）实验室及其他检查：前列腺分泌物涂片检查，白细胞每高倍视野在10个以上（正常为10个以下）或成堆聚集，而卵磷脂小体减少。尿三杯试验可作为参考。

3. 辨证论治

（1）湿热蕴结证

【主症】尿频，尿急，尿痛，尿道有灼热感，排尿终末或大便时偶有白浊，会阴、腰骶、睾丸、少腹坠胀疼痛，苔黄腻，脉滑数。

【治法】清热利湿。

【方剂】**八正散或龙胆泻肝汤加减**。

（2）气滞血瘀证

【主症】病程较长，少腹、会阴、睾丸、腰骶部坠胀不适、疼痛，有排尿不净之感，舌暗或有瘀斑，苔白或薄黄，脉沉涩。

【治法】活血祛瘀，行气止痛。

【方剂】**前列腺汤加减**。

（3）阴虚火旺证

【主症】排尿或大便时偶有白浊，尿道不适，遗精或血精，腰膝酸软，五心烦热，失眠多梦，舌红少苔，脉细数。

【治法】滋阴降火。

【方剂】**知柏地黄汤加减**。

（4）肾阳虚损证

【主症】多见于中年人，排尿淋沥，腰膝酸痛，阳痿早泄，形寒肢冷，舌淡胖，苔白，脉沉细。

【治法】补肾助阳。

【方剂】**济生肾气丸加减**。

◆ **提醒：**本病以辨证论治为主，抓住肾虚（本）、湿热（标）、瘀滞（变）三个基本病理环节，分清主次，权衡用药。

六、前列腺增生症

1. 主要临床表现　多见于**55岁以上的老年患者**。**逐渐出现进行性尿频，以夜间为明显，并伴排尿困难，尿线变细**。部分患者由于尿液长期不能排尽，致膀胱残余尿增多，而出现假性尿失禁。在发病过程中，常因受寒、劳累、憋尿、便秘等，而发生急性尿潴留。严重者可引起肾功能损伤，而出现肾功能不全的一系列症状。有些患者可并发尿路感染、膀胱结石、疝气或脱肛等。

2. 辨证论治

（1）湿热下注证

【主症】小便频数黄赤，尿道灼热或涩痛，排尿不畅，甚或点滴不通，小腹胀满，或大便干燥，口苦口黏，舌暗红，苔黄腻，脉滑数或弦数。

【治法】清热利湿，消癃通闭。

【方剂】八正散加减。

（2）脾肾气虚证

【主症】尿频，滴沥不畅，尿线细甚，或夜间遗尿，或尿闭不通，神疲乏力，纳谷不香，面色无华，便溏脱肛，舌淡，苔白，脉细无力。

【治法】补脾益气，温肾利尿。

【方剂】**补中益气汤加菟丝子、肉苁蓉、补骨脂、车前子等**。

（3）气滞血瘀证

【主症】小便不畅，尿线变细或点滴而下，或尿道涩痛，闭塞不通，或小腹胀满隐痛，偶有血尿，舌质暗或有瘀点瘀斑，苔白或薄黄，脉弦或涩。

【治法】行气活血，通窍利尿。

【方剂】**沉香散加减**。

【加减】伴血尿者，酌加大蓟、小蓟、三七；瘀甚者，可加穿山甲、蜣螂虫。

（4）肾阴亏虚证

【主症】小便频数不爽，尿少热赤，或闭塞不通，头晕耳鸣，腰膝酸软，五心烦热，大便秘结，舌红少津，苔少或黄，脉细数。

【治法】滋补肾阴，通窍利尿。

【方剂】**知柏地黄丸加丹参、琥珀、王不留行、地龙等**。

（5）肾阳不足证

【主症】小便频数，夜间尤甚，尿线变细，余沥不尽，尿程缩短，或点滴不爽，甚则尿闭不通，精神萎靡，面色无华，畏寒肢冷，舌质淡润，苔薄白，脉沉细。

【治法】温补肾阳，通窍利尿。

【方剂】**济生肾气丸加减**。

单元测试

1. 尿石症的主要病理是

A. 湿热下注

B. 气血瘀滞

C. 肾虚膀胱有热

D. 膀胱气化不利

E. 阴虚湿阻

答案：C

2. 下列哪项是尿石症的临床特点

A. 尿后余沥不尽

B. 排尿不适

C. 疼痛、尿血

D. 小便不畅

E. 腰骶坠胀

答案：C

3. 下列各项，不属于前列腺增生症常见的临床症状的是

A. 夜尿次数增多、排尿困难

B. 慢性尿潴留

C. 无痛性血尿

D. 尿频、尿急、尿痛

E. 假性尿失禁

答案：D

4. 治疗子痈气滞痰凝证的代表方剂是

A. 小金丸

B. 橘核丸

C. 二陈汤

D. 抵当丸

E. 橘核汤

答案：B

5. 患者，男，26岁。昨日晚饮酒，晨起时自觉右侧阴囊胀痛、下坠、牵引少腹隐痛、触按右侧睾丸肿大，阴囊皮色正常，伴发热恶寒，化验白细胞 14×10^9/L，舌红苔黄腻，脉滑数。临床诊断为

A. 子痰

B. 囊痈

C. 子痈

D. 脱囊

E. 水疝

答案：C

6. 患者，女，56岁。结石病史，腰部胀痛，时发时止，遇劳加重，疲乏无力，尿少或频数不爽，舌淡苔薄，脉细无力。治疗应首选

A. 三金排石汤

B. 金匮肾气丸

C. 济生肾气丸

D. 右归丸

E. 补中益气汤

答案：C

7. 患者，男，40岁。小便频急，茎中热痛，刺痒不适，尿色黄浊，尿末或大便时有白浊滴出，会阴、腰骶、睾丸有明显的胀痛不适，舌红苔黄根腻，脉弦滑。诊为慢性前列腺炎，其证候是

A. 肾阳不足

B. 肝肾不足

C. 阴虚火动

D. 湿热蕴结

E. 气滞血瘀

答案：D

8. 患者，男，38岁。患急性子痈2天，恶寒发热，左侧睾丸肿大疼痛，疼痛引及子系（精索），舌红苔黄腻，脉滑数。证属湿热下注，气血壅滞，经络阻隔为患。治宜清热解毒，利湿消肿，应首选

A. 透脓散

B. 滋阴除湿汤

C. 萆薢化毒汤

D. 橘核丸

E. 枸橘汤加减

答案：E

（9~10题共用备选答案）

A. 金锁固精丸

B. 济生肾气丸

C. 真武汤

D. 附桂八味丸

E. 调元肾气丸

9. 治疗慢性前列腺炎肾阳虚损证，应首选

答案：B

10. 治疗前列腺增生症肾阳不足证，应首选

答案：B

第十二单元　周围血管疾病

知识点概要

一、概论

周围血管疾病的常见症状与体征疼痛、皮肤温度异常、皮肤颜色异常、感觉异常、肢体增粗或萎缩、溃疡和坏疽。

二、股肿

1. 含义与特点

（1）含义：股肿是指血液在深静脉血管内发生异常凝固，而引起静脉阻塞、血液回流障碍的疾病。相当于西医的下肢深静脉血栓形成。

（2）特点：**肢体肿胀、疼痛、局部皮温升高和浅静脉怒张**。好发于下肢髂股静脉和股腘静脉，脉络滞塞不通，营血回流受阻，水津外溢，聚而为湿，而发本病。

2. 病因病机　因创伤或产后长期卧床，以致肢体气血运行不畅，气滞血瘀，瘀血阻于脉络，营血回流受

阻，水津外溢，聚而为湿，而发本病。

3. 诊断　绝大多数的股肿发生在下肢。多见于肢体外伤、长期卧床、产后、肿瘤和其他血管疾病及各种手术、血管内导管术后。发病较急，主要表现为单侧下肢突发性广泛性粗肿、胀痛，行走不利，可伴低热。后期可出现浅静脉扩张、曲张，肢体轻度浮肿，小腿色素沉着、皮炎、臁疮等。由于阻塞的静脉部位不同，临床表现不一。

病　名	临床表现
小腿深静脉血栓形成	**肢体疼痛**是最主要的临床症状之一。肢体肿胀一般较局限，以踝及小腿部为主，行走时加重，休息或平卧后减轻，腓肠肌压痛，一般无全身表现。下肢伸直并略抬高，检查者用手握住病人的足背部用力使踝关节背屈，使跟腱拉紧腓肠肌，病人感到小腿部后方出现似绳索样拉痛，即为霍曼征阳性
髂股静脉血栓形成	**突然性、广泛性、单侧下肢粗肿**是本病的临床特征。一般患肢的周径可较健侧增粗 5~8cm。疼痛性质为胀痛，部位可为全下肢，以患肢的髂窝、股三角区疼痛明显，甚至可连及同侧腰背部或会阴部。平卧时减轻，站立时加重。深静脉血栓形成的全身反应并不十分严重，体温多在 37~38℃。疾病初期主要是表浅静脉的网状扩张，后期可在患肢侧的下腹部、髋部、会阴部都见到曲张的静脉
混合性深静脉血栓形成	是指血栓起源于小腿肌肉内的腓肠静脉丛，顺行性生长、蔓延扩展至整个下肢静脉主干，或由原发性髂股静脉血栓形成逆行扩展到整个下肢静脉，临床表现**兼具小腿深静脉和髂股静脉血栓形成的特点**
深静脉血栓形成后遗症	是指深静脉血栓形成后期，由于血液回流障碍或血栓机化再通后，静脉瓣膜被破坏，血液倒流，回流不畅，引起的**肢体远端静脉高压、淤血而产生的肢体肿胀、浅静脉曲张、色素沉着、溃疡形成**等临床表现

4. 辨证论治

（1）湿热下注证

【主症】发病较急，表现为下肢粗肿，局部发热、发红，疼痛，活动受限，舌质红，苔黄腻，脉弦滑。

【治法】清热利湿，活血化瘀。

【方剂】**四妙勇安汤加味**。

（2）血脉瘀阻证

【主症】下肢肿胀，皮色紫暗，固定性压痛，肢体青筋怒张，舌质暗或有瘀斑，苔白，脉弦。

【治法】活血化瘀，通络止痛。

【方剂】活血通脉汤加减。

（3）气虚湿阻证

【主症】表现为下肢肿胀日久，朝轻暮重，活动后加重，休息抬高下肢后减轻，皮色略暗，青筋迂曲，倦怠乏力，舌淡，边有齿印，苔薄白，脉沉。

【治法】益气健脾，祛湿通络。

【方剂】参苓白术散加味。

三、血栓性浅静脉炎

1. 病因病机　多由湿热蕴结、寒湿凝滞、痰浊瘀阻、脾虚失运、外伤血脉等因素致使气血运行不畅，留滞脉中而发病。

2. 临床表现与常见类型

（1）临床表现

1）多见于筋瘤后期，部位则以四肢多见（尤其多见于下肢），其次为胸腹壁等处。

2）初期（急性期）：在浅层脉络（静脉）径路上出现条索状物，患处疼痛，皮肤发红，触之较硬，扪之发热，压痛明显，肢体沉重。一般无全身症状。

3）后期（慢性期）：患处遗有一条索状物，其色黄褐，按之如弓弦，可有压痛，或结节破溃形成臁疮。

（2）常见类型

类 型	临床表现
肢体血栓性浅静脉炎	临床为最常见，下肢多于上肢。主要累及一条浅静脉，沿着发病的静脉出现疼痛、红肿、灼热感，常可扪及结节或硬索状物，有明显压痛。当浅静脉炎累及周围组织时，可出现片状区域性炎块结节，则为浅静脉周围炎
胸腹壁浅静脉炎	多为单侧胸腹壁出现一条索状硬物，长10~20cm，皮肤发红，轻度刺痛。肢体活动时，局部可有牵掣痛，用手按压条索两端，皮肤上可出现一条凹陷的浅沟，炎症消退后遗留皮肤色素沉着。一般无全身表现
游走性血栓性浅静脉炎	多发于四肢，即浅静脉血栓性炎症呈游走性发作，当一处炎性硬结消失后，其他部位的浅静脉又出现病变，具有游走、间歇、反复发作的特点

3. 辨证论治

（1）湿热证

【主症】患肢肿胀、发热，皮肤发红，胀痛，喜冷恶热，或有条索状物，或微恶寒发热，苔黄腻或厚腻，脉滑数。

【治法】**清热利湿，解毒通络**。

【方剂】**二妙散合茵陈赤豆汤加减**。

（2）血瘀证

【主症】患肢疼痛、肿胀，皮色红紫，活动后则甚，小腿部挤压时刺痛，或见条索状物，按之柔韧或似弓弦，舌有瘀点、瘀斑，脉沉细或沉涩。

【治法】活血化瘀，行气散结。

【方剂】**活血通脉汤加鸡血藤、桃仁、忍冬藤**。

（3）肝郁证

【主症】胸腹壁有条索状物，固定不移，刺痛或胀痛，或牵掣痛，伴胸闷，嗳气等，舌质淡红，或有瘀点、瘀斑，苔薄，脉弦或弦涩。

【治法】疏肝解郁，活血解毒。

【方剂】**柴胡清肝汤或复元活血汤加减**。

四、筋瘤

1. 定义与特点　筋瘤是以**筋脉色紫、盘曲突起如蚯蚓状或形成团块**为主要表现的浅表静脉病变。筋瘤好发于下肢，相当于西医下肢静脉曲张交错所形成的静脉团块。

2. 辨证论治

（1）劳倦伤气证

【主症】久站久行或劳累时瘤体增大，下坠不适感加重，常伴气短乏力，脘腹坠胀，腰酸，舌淡，苔薄白，脉细缓无力。

【治法】补中益气，活血舒筋。

【方剂】**补中益气汤加减**。

（2）寒湿凝筋证

【主症】瘤色紫暗，喜暖，下肢轻度肿胀，伴形寒肢冷，口淡不渴，小便清长，舌淡暗，苔白腻，脉弦细。

【治法】暖肝散寒，益气通脉。

【方剂】暖肝煎合当归四逆汤加减。

（3）外伤瘀滞证

【主症】青筋盘曲，状如蚯蚓，表面色青紫，患肢肿胀疼痛，舌有瘀点，脉细涩。

【治法】活血化瘀，和营消肿。

【方剂】活血散瘀汤加减。

五、臁疮

1. 病因病机　多由久站或过度负重，而致小腿筋脉横解，青筋显露，瘀停脉络，久而化热，或小腿皮肤破损染毒，湿热下注而成，疮口经久不愈。

2. 局部辨证

（1）初起：小腿肿胀，色素沉着，有沉重感，局部青筋怒胀，朝轻暮重，逐年加重，或出现浅静脉炎、淤积性皮炎、湿疹等一系列静脉功能不全表现，继而在小腿下 1/3 处（足靴区）内臁或外臁持续漫肿、苔藓样变的皮肤出现裂缝，自行破溃或抓破，糜烂，滋水淋漓，溃疡形成，当溃疡扩大到一定程度时，边缘趋于稳定，周围红肿，或日久不愈，或经常复发。

（2）后期：疮口下陷，边缘高起形如缸口，疮面肉色灰白或晦暗，滋水秽浊，疮面周围皮色暗红或紫黑，或四周起湿疹而痒，日久不愈。继发感染则溃疡化脓，或并发出血。严重时溃疡可扩大，上至膝，下到足背，深达骨膜。少数病人可因缠绵多年不愈、蕴毒深沉而导致癌变。

3. 治疗原则

（1）内治

1）湿热下注证

【主症】小腿青筋怒张，局部发痒，红肿疼痛，继则破溃，滋水淋漓，疮面腐暗，伴口渴便秘，小便黄赤，苔黄腻，脉滑数。

【治法】**清热利湿，和营解毒**。

【方剂】**二妙丸合五神汤加减**。

2）气虚血瘀证

【主症】病程日久，疮面苍白，肉芽色淡，周围皮色黑暗、板硬，肢体沉重，倦怠乏力，舌淡紫或有瘀斑，苔白，脉细涩无力。

【治法】益气活血，祛瘀生新。

【方剂】**补阳还五汤合四妙汤加减**。

（2）外治

1）初期：局部红肿，溃破渗液较多者，宜用洗药。可用马齿苋 60g，黄柏 20g，大青叶 30g，煎水温湿敷，每日 3~4 次。局部红肿，渗液量少者，宜金黄膏薄敷，每日 1 次。

2）后期：久不收口，皮肤乌黑，疮口凹陷，疮面腐肉不脱，时流污水，用七层丹麻油调，摊贴疮面，并用绷带缠缚。腐肉已脱，露新肉者，用生肌散外盖生肌玉红膏。周围有湿疹者，用青黛散调麻油盖贴。

六、脱疽

1. 定义、特点与病因病机

（1）定义：脱疽是指发于四肢末端，严重时趾（指）节坏疽脱落的一种慢性周围血管疾病，又称脱骨疽。

（2）特点：好发于四肢末端，以下肢多见，初起患肢末端发凉、怕冷、苍白、麻木，可伴间歇性跛行，继则疼痛剧烈，日久患趾（指）坏死变黑，甚至趾（指）节脱落。好发于青壮年男子、老年人或糖尿病病人。相当于西医学的血栓闭塞性脉管炎、动脉硬化性闭塞症和糖尿病足。

（3）病因病机：由于脾气不健，肾阳不足，又加外受寒冻，寒湿之邪入侵而发病。本病的发生以**脾肾亏虚**为本，寒湿外伤为标，而**气血凝滞、经脉阻塞**为其主要病机。

2. 诊断与鉴别诊断

（1）诊断

1）临床表现：血栓闭塞性脉管炎多发于寒冷季节，以 20~40 岁男性多见；常先一侧下肢发病，继而累及对侧，少数患者可累及上肢；患者多有受冷、潮湿、嗜烟、外伤等病史。动脉硬化性闭塞症多发于老年人，常伴有高脂血症、高血压和动脉硬化病史，常累及大、中动脉。糖尿病足多伴有糖尿病病史，尿糖、血糖增高，可累及大动脉和微小动脉。根据疾病的发展过程，临床一般可分为 3 期。

分　期	临床表现
一期（局部缺血期）	患肢末端发凉、怕冷、麻木、酸痛，间歇性跛行。随着病情的加重，行走的距离越来越短。患足可出现轻度肌肉萎缩，皮肤干燥，皮色变灰，皮温稍低于健侧，足背动脉搏动减弱，部分患者小腿出现游走性红硬条索（游走性血栓性浅静脉炎）

续 表

分 期	临床表现
二期（营养障碍期）	患肢发凉、怕冷、麻木、酸胀疼痛，间歇性跛行加重，出现静息痛，夜间痛甚，难以入寐，患者常抱膝而坐。患足肌肉明显萎缩，皮肤干燥，汗毛脱落，趾甲增厚，且生长缓慢，皮肤苍白或潮红或紫红，患侧足背动脉搏动消失
三期（坏死期或坏疽期）	**二期表现进一步加重，足趾紫红肿胀，溃烂坏死，或足趾发黑干瘪，呈干性坏疽。坏疽可先为一趾或数趾，逐渐向上发展，合并感染时，则红肿明显，患足剧烈疼痛，全身发热**

根据肢体坏死的范围，将坏疽分为3级：一级坏疽局限于足趾或手指部位；二级坏疽局限于足跖部位；三级坏疽发展至踝关节及其上方。

2）辅助检查：肢体超声多普勒、血流图、甲皱微循环、动脉造影及血脂、血糖等检查，可以明确诊断，有助于鉴别诊断，了解病情严重程度。

（2）鉴别诊断

项目	血栓闭塞性脉管炎	动脉硬化性闭塞症	糖尿病足
发病年龄	20~40	40岁以上	40岁以上
浅静脉炎	游走性	无	无
高血压	极少	大部分有	大部分有
冠心病	无	有	可有可无
血脂	基本正常	升高	多数升高
血糖、尿糖	正常	正常	血糖高、尿糖阳性
受累血管	中、小动脉	大、中动脉	大、微血管

3. 辨证论治

（1）寒湿阻络证

【主症】患趾（指）喜暖怕冷，麻木，酸胀疼痛，多走疼痛加剧，稍歇痛减，皮肤苍白，触之发凉，趺阳脉搏动减弱，舌淡，苔白腻，脉沉细。

【治法】温阳散寒，活血通络。

【方剂】阳和汤加减。

（2）血脉瘀阻证

【主症】患趾（指）酸胀疼痛加重，夜难入寐，步履艰难，患趾（指）皮色暗红或紫暗，下垂更甚，皮肤发凉干燥，肌肉萎缩，趺阳脉搏动消失，舌暗红或有瘀斑，苔薄白，脉弦涩。

【治法】活血化瘀，通络止痛。

【方剂】桃红四物汤加炮山甲、地龙、乳香、没药等。

（3）湿热毒盛证

【主症】患肢剧痛，日轻夜重，局部肿胀，皮肤紫暗，浸淫蔓延，溃破腐烂，肉色不鲜，身热口干，便秘溲赤，舌红，苔黄腻，脉弦数。

【治法】清热利湿，活血化瘀。

【方剂】四妙勇安汤加连翘、黄柏、丹参、川芎、赤芍、牛膝等。

（4）热毒伤阴证

【主症】皮肤干燥，毫毛脱落，趾（指）甲增厚变形，肌肉萎缩，趾（指）呈干性坏疽，口干欲饮，便秘溲赤，舌红，苔黄，脉弦细数。

【治法】清热解毒，养阴活血。

【方剂】**顾步汤加减**。

（5）气阴两虚证

【主症】病程日久，坏组织脱落后疮面久不愈合，肉芽暗红或淡而不鲜，倦怠乏力，口渴不欲饮，面色无华，形体消瘦，五心烦热，舌淡尖红，少苔，脉细无力。

【治法】益气养阴。

【方剂】黄芪鳖甲煎加减。

单元测试

1. 股肿多发生于
A. 上肢静脉
B. 下肢静脉
C. 胸壁静脉
D. 颈静脉
E. 面部静脉
答案：B

2. 下列哪项不是脱疽早期的表现
A. 患肢发凉
B. 患肢麻木
C. 患肢足背动脉搏动减弱
D. 间歇性跛行
E. 静止痛
答案：E

3. 顾步汤适用的脱疽证候是
A. 寒湿阻络
B. 血脉瘀阻
C. 湿热毒盛
D. 热毒伤阴
E. 气阴两虚
答案：D

4. 患者，女，67 岁。小腿青筋怒张、迂曲 20 余年，久站久行或劳累时青筋迂曲加重，伴下坠不适感，平素气短乏力，食少腹胀，查舌淡、苔白，脉缓而无力。治疗应首选
A. 萆薢渗湿汤加减
B. 暖肝煎加减
C. 补中益气汤加减
D. 四妙勇安汤加减
E. 四物汤加减
答案：C

5. 患者，男，75 岁。高血压、冠心病病史，近 5 年肢体乏力、发凉呈进行性加重，并有怕冷表现，行走时下肢出现疼痛，稍事休息又可缓解。查体：双下肢肤色苍白，皮肤温度明显降低，趺阳脉搏动弱，舌淡、苔白腻、脉沉细。其诊断是
A. 股肿，湿热下注证
B. 臁疮，气虚血瘀证
C. 脱疽，寒湿阻络证
D. 筋瘤，外伤瘀滞证
E. 脱疽，热毒伤阴证
答案：C

6. 患者，男，35 岁。患脱疽 2 年，目前左小腿足趾紫红，下垂时更甚，抬高则见苍白，足背毫毛脱落，皮肤、肌肉萎缩，趾甲变厚，趺阳脉搏动消失，患肢持久性静止痛，尤以夜间较甚，舌紫暗苔薄白，脉沉细。治疗应首选
A. 阳和汤
B. 顾步汤
C. 四妙勇安汤
D. 桃红四物汤
E. 独活寄生汤
答案：D

（7~8 题共用备选答案）
A. 四肢末梢
B. 小腿下部
C. 骶尾部
D. 髋部
E. 脊背部

7. 脱疽好发于
答案：A

8. 臁疮好发于
答案：B

（9~10 题共用备选答案）
A. 寒湿阻络证
B. 气血亏虚证
C. 寒湿凝筋证
D. 湿热下注证
E. 血脉瘀阻证

9. 股肿，见突然发病，一侧肢体增粗，皮肤发红，自觉患肢胀痛，活动受限，舌红、苔黄腻，脉弦滑。辨证为
答案：D

10. 脱疽，见肢体发凉、乏力，或伴麻木感，小腿胀痛，活动后加剧，歇后痛减，肤色苍白，肤温降低，舌淡、苔白腻，脉沉细。辨证为
答案：A

第十三单元　其他外科疾病

知识点概要

一、烧伤

1. 烧伤面积的计算方法及烧伤深度的分类

（1）烧伤面积的计算

方　法	计算方式
手掌法	伤员本人五指并拢时，一只手掌的面积占体表面积的1%。此法常用于小面积或散在烧伤的计算
中国九分法	将全身体表面积分为11个9等分：①成人头、面、颈部为9%。②双上肢为2×9%。③躯干前后包括外阴部为3×9%。④双下肢包括臀部为5×9%+1%=46%
儿童烧伤面积计算法	小儿的躯干和双上肢的体表面积所占百分比与成人相似。特点是头大下肢小，随着年龄的增长，其比例也不同。计算公式：头颈面部百分比=9+（12-年龄）双下肢百分比=46-（12-年龄）

（2）烧伤深度的分类：一般采用三度四分法，即Ⅰ度、Ⅱ度（又分浅Ⅱ度、深Ⅱ度）和Ⅲ度烧伤。

分　度		深　度	创面表现	创面无感染时的愈合过程
Ⅰ度（红斑）		**达表皮角质层**	红肿热痛，感觉过敏，表面干燥	2~3天后脱屑痊愈，无瘢痕
Ⅱ度（水疱）	浅Ⅱ度	**达真皮浅层**，部分生发层健在	**剧痛，感觉过敏，有水疱，基底部呈均匀红色、潮湿，局部肿胀**	1~2周愈合，无瘢痕，有色素沉着
	深Ⅱ度	**达真皮深层**，有皮肤附件残留	**痛觉消失，有水疱，基底苍白，间有红色斑点、潮湿**	3~4周愈合，可有瘢痕
Ⅲ度（焦痂）		**达皮肤全层，甚至伤及皮下组织、肌肉和骨骼**	痛觉消失，无弹力，坚硬如皮革样，蜡白焦黄或炭化，干燥。干后皮下静脉阻塞如树枝状	2~4周焦痂脱落，形成肉芽创面，除小面积外，一般均需植皮才能愈合，可形成瘢痕和瘢痕挛缩

2. 重度烧伤后辨证分型、治疗原则

（1）火毒伤津证

【主症】壮热烦躁，口干喜饮，便秘尿赤，舌红绛而干，苔黄或黄糙，或舌光无苔，脉洪数或弦细数。

【治法】清热解毒，益气养阴。

【方剂】黄连解毒汤、银花甘草汤、犀角地黄汤或清营汤加减。

（2）阴伤阳脱证

【主症】神疲倦卧，面色苍白，呼吸气微，表情淡漠，嗜睡，自汗肢冷，体温不升反低，尿少，全身或局部水肿，创面大量液体渗出，舌淡暗，苔灰黑，或舌淡嫩无苔，脉微欲绝或虚大无力。

【治法】回阳救逆，益气护阴。

【方剂】四逆汤、参附汤合生脉散加味。

（3）火毒内陷证

【主症】壮热不退，口干唇燥，躁动不安，大便秘结，小便短赤，舌红绛而干，苔黄或黄糙，或焦干起刺，脉弦数等。若火毒传心，可见烦躁不安，神昏谵语；若火毒传肺，可见呼吸气粗，鼻翼煽动，咳嗽痰鸣，痰中带血；若火毒传肝，可见黄疸，双目上视，痉挛抽搐；若火毒传脾，可见腹胀便结，便溏黏臭，恶心呕吐，不思饮食，或有呕血、便血；若火毒传肾，可见浮肿，尿血或尿闭。

【治法】清营凉血解毒。

【方剂】清营汤或黄连解毒汤合犀角地黄汤加减。

（4）气血两虚证

【主症】疾病后期，火毒渐退，低热或不发热，精神疲倦，气短懒言，形体消瘦，面色无华，食欲不振，自汗，盗汗，创面肉芽色淡，愈合迟缓，舌淡，苔薄白或薄黄，脉细弱。

【治法】补气养血，兼清余毒。

【方剂】托里消毒散或八珍汤加金银花、黄芪。

（5）脾虚阴伤证

【主症】疾病后期，面色萎黄，纳呆食少，腹胀便溏，口干少津，或口舌生糜，舌暗红而干，苔花剥或光滑无苔，脉细数。

【治法】补气健脾，益胃养阴。

【方剂】益胃汤合参苓白术散加减。

3. 中小面积烧伤创面的正确处理

（1）一般肢体部位中小面积烧伤创面多采用包扎疗法，头面、颈部、会阴部和大面积创面多采用暴露疗法。

（2）小面积Ⅰ、Ⅱ度烧伤可外涂京万红烫伤药膏、清凉膏、紫草膏、万花油等，暴露或包扎；或用地榆粉、大黄粉各等分，麻油调敷后包扎，隔日换药1次。

（3）较大面积的Ⅱ度烧伤，皮肤无破损者，抽出疱内液体后，用虎地酊喷洒创面，每日数次；水疱完整或水疱已破者，剪去破损外皮，外用湿润烧伤膏。

二、毒蛇咬伤

1. 毒蛇的种类、有毒蛇与无毒蛇的区别

（1）毒蛇的种类：**神经毒者有银环蛇、金环蛇、海蛇，血循毒者有蝰蛇、尖吻蝮蛇、竹叶青蛇和烙铁头蛇，混合毒者有眼镜蛇、眼镜王蛇和蝮蛇。**

（2）有毒蛇和无毒蛇的区别：**被毒蛇咬伤后，患部一般有较大而深的毒牙痕**，往往是判断何种蛇咬伤的重要依据。**无毒蛇伤的牙痕小而排列整齐。**

2. 病因病机　蛇毒系风、火二毒。风火相扇，邪毒鸱张，客于营血或内陷厥阴，形成严重的全身性中毒症状。

3. 治疗措施

（1）局部常规处理：包括早期结扎、扩创排毒、烧灼、针刺、火罐排毒、封闭疗法、局部用药等。

（2）辨证论治：根据毒蛇咬伤的毒理、病理和症状，将毒蛇咬伤分为风毒证、火毒证、风火毒证、蛇毒内陷证四个证型进行辨证施治。

（3）血清疗法：采用抗蛇毒血清治疗。

（4）其他：危重症抢救。

三、肠痈

1. 病因病机　饮食不节、饱食后急剧奔走或跌仆损伤、寒温不适、情志所伤。

2. 诊断

（1）临床表现

分　期	临床表现
初期	①**腹痛：多起于脐周或上腹部，数小时后，腹痛转移并固定在右下腹部，疼痛呈持续性、进行性加重**。70%～80%的病人有**转移性右下腹痛**，但也有一部分病例发病开始即出现右下腹痛。②**右下腹压痛**：常见的重要体征，压痛点通常在麦氏点，两侧足三里、上巨虚穴附近（阑尾穴）也可有压痛点。③一般可伴有轻度发热，恶心纳减，舌苔白腻，脉弦滑或弦紧等

续 表

分 期	临床表现
酿脓期	若病情发展，渐至化脓，则腹痛加剧，右下腹明显压痛、反跳痛，局限性腹皮挛急，或右下腹可触及包块。伴见壮热不退，恶心呕吐，纳呆，口渴，便秘或腹泻，舌红，苔黄腻，脉弦数或滑数
溃脓期	腹痛扩展至全腹，腹皮挛急，全腹压痛、反跳痛，恶心呕吐，大便秘结，或似痢不爽，壮热自汗，口干唇燥，舌质红或绛，苔黄糙，脉洪数或细数
变证	慢性肠痈、腹部包块、湿热黄疸、内外瘘形成

（2）实验室检查：血常规检查，在初期多数患者白细胞计数及中性粒细胞比例升高，在酿脓期和溃脓期，白细胞计数常升至 18×10^9/L。

3. 辨证论治

（1）内治

1）瘀滞证

【主症】**转移性右下腹痛，呈持续性、进行性加剧，右下腹局限性压痛或拒按，伴恶心纳差，可有轻度发热，苔白腻，脉弦滑或弦紧。**

【治法】**行气活血，通腑泄热。**

【方剂】**大黄牡丹汤合红藤煎剂加减。**

2）湿热证

【主症】腹痛加剧，右下腹或全腹有压痛、反跳痛，腹皮挛急，右下腹可摸及包块，壮热，纳呆，恶心呕吐，便秘或腹泻，舌红，苔黄腻，脉弦数或滑数。

【治法】**通腑泄热，解毒利湿透脓。**

【方剂】**复方大柴胡汤加减，或大黄牡丹汤合红藤煎剂加败酱草、白花蛇舌草、蒲公英。**

3）热毒证

【主症】腹痛剧烈，全腹有压痛、反跳痛，腹皮挛急，高热不退，或恶寒发热，时时汗出，烦渴，恶心呕吐，腹胀，便秘，或似痢不爽，舌红绛而干，苔黄厚干燥或黄糙，脉洪数或细数。

【治法】通腑排脓，养阴清热。

【方剂】**大黄牡丹汤合透脓散加减。**

（2）外治

1）无论脓已成或未成，均可选用金黄散、玉露散或双柏散，用水或蜜调成糊状，外敷右下腹；或用消炎散加黄酒或加醋调敷。如阑尾周围脓肿形成后，可先行脓肿穿刺抽脓，注入抗生素（2~3 天抽脓 1 次），用金黄膏或玉露膏外敷。

2）采用通里攻下、清热解毒等中药，如大黄牡丹汤、复方大柴胡汤等煎剂 150~200ml，直肠内缓慢滴入（滴入管插入肛门内 15cm 以上，药液 30 分钟左右滴完），使药液直达下段肠腔，加速吸收，可达到通腑泄热排毒的目的。

单元测试

1. 按照中国九分法计算烧伤面积，双上肢占

A. 4.5%

B. 9%

C. 18%

D. 36%

E. 42%

答案：C

2. 最典型的神经毒类毒蛇有

A. 眼镜蛇

B. 眼镜王蛇

C. 蝮蛇

D. 烙铁头蛇

E. 银环蛇

答案：E

3. 下列各项，不属血循毒类毒蛇的是

A. 金环蛇

B. 烙铁头蛇
C. 竹叶青蛇
D. 尖吻蝮蛇
E. 蝰蛇
答案：A
4. 毒蛇咬伤后，下列局部处理方法中，错误的是
A. 早期结扎
B. 扩创排毒
C. 艾灸法
D. 烧灼法
E. 封闭疗法
答案：C
5. 患者，男，28岁。左下肢被沸水烫伤，局部疼痛剧烈，遍布水疱，有部分破裂，可见基底部呈均匀红色。据此，确定其烧烫伤的深度是
A. 轻度
B. Ⅰ度
C. 浅Ⅱ度
D. 深Ⅱ度
E. Ⅲ度
答案：C
6. 患儿，男，32岁。因烧伤面积较大，症见壮热烦渴，躁动不安，口干唇焦，呼吸气粗，鼻翼煽动，大便秘结，小便短赤，舌红苔黄糙，脉弦数。其证候是
A. 火热伤津
B. 阴伤阳脱
C. 火毒内陷
D. 气血两虚
E. 脾胃虚弱
答案：C
7. 患者，男，24岁。转移性右下腹痛6小时，临床诊为肠痈。现除轻度腹痛外，尚有轻度发热，恶心纳呆，小便微黄，大便干结，舌苔厚腻，脉弦滑。其治法是
A. 理气行瘀，疏化导滞
B. 行气活血，通腑泄热
C. 理气透脓，通腑泄热
D. 行气祛瘀，通腑排脓
E. 理气活血，通腑透脓
答案：B
8. 患者，女，43岁。入院时诊断为肠痈。现腹皮挛急，全腹压痛、反跳痛，腹胀，恶心呕吐，大便不爽，次数增多，小便频数，时时汗出，皮肤甲错，二目下陷，口干而臭，舌红苔黄糙，脉细数。其证候是
A. 瘀滞证
B. 热毒证
C. 湿热证
D. 火毒内陷证
E. 火毒伤津证
答案：B
9. 肠痈患者，症见剧烈腹痛，右下腹压痛明显，有反跳痛，肌紧张，伴壮热不退，恶心呕吐，纳呆，舌苔黄腻。治宜
A. 行气祛瘀、通腹泻热
B. 疏导化滞，理气行瘀
C. 通腑泄热，解毒透脓
D. 通腑排脓，养阴清热
E. 温阳健脾，化毒排脓
答案：C
（10~11题共用备选答案）
A. 仙方活命饮
B. 黄连解毒汤合五味消毒饮
C. 大黄牡丹汤
D. 复方大柴胡汤
E. 大黄牡丹汤合透脓散
10. 治疗肠痈湿热证的代表方剂是
答案：D
11. 治疗肠痈热毒证的代表方剂是
答案：E
（12~13题共用备选答案）
A. 八珍汤
B. 参附汤合生脉散
C. 安宫牛黄丸
D. 犀角地黄汤
E. 益胃汤
12. 治疗烧伤阴伤阳脱证用
答案：B
13. 治疗烧伤火毒内陷证用
答案：D

第七章 中医妇科学

第一单元 女性的生理特点

知识点概要

一、月经

1. 月经的生理表现

（1）月经初潮：多在 13~14 岁，可早至 11~12 岁，迟至 16 岁。

（2）月经周期：一般 21~35 天，平均 28 天。

（3）经期：正常经期为 3~7 天，多数为 3~5 天。

（4）月经的量、色、质：月经量一般 30~50ml 为适中，>80ml 为月经过多。经色暗红，经质是不稀不稠，不凝固，无血块，无特殊臭气。

（5）月经期表现：行经前，可出现胸乳略胀，小腹略坠，腰微酸，情绪易波动等表现。

（6）绝经

1）年龄一般为 45~55 岁。

2）身体无病而月经定期 2 个月来潮一次者，称为**并月**；3 个月一潮者，称为"**居经**"或"**季经**"；1 年一行者称为"**避年**"；还有终生不潮而却能受孕者，称为"**暗经**"；受孕初期仍能按月经周期有少量出血而无损于胎儿者，称为"**激经**"，又称"**盛胎**"或"**垢胎**"。

2. 月经产生的机理　月经的产生，是女子发育成熟后，脏腑、天癸、气血、经络协调作用于胞宫的生理现象。

二、妊娠与产育

1. 妊娠机理　男女肾气充盛，天癸成熟，任通冲盛，精壮经调，适时和合，便成胎孕。

2. 妊娠期生理现象

（1）月经停闭。

（2）早孕反应：胃纳不香，或不思饮食，或恶心欲呕，或择食。

（3）妊娠滑脉。

（4）乳房变化：乳房增大、发胀，乳头增大变黑易勃起，乳晕加大变黑。

（5）子宫增大：早孕 40 多天，可扪及子宫增大变软，子宫颈呈紫蓝色而质软。**妊娠 8 周时，子宫增大如非孕时的 2 倍。妊娠 12 周，子宫增大如非孕时的 3 倍，可在耻骨联合上方触及**。

（6）下腹膨隆：妊娠 3 个月以后，宫底随妊娠进展逐渐增高。

（7）胎动、胎心：一般在妊娠 4 个月开始自觉有胎动，有时在腹诊时可以触到或看见胎动。孕 5 个月后，可用一般听诊器在孕妇腹壁听到胎心。

（8）胎体：20 周后可触及。

3. 预产期的计算方法　**从末次月经第 1 天算起，月份数加 9（或减 3），日数加 7（阴历加 14）**。

4. 恶露的概念及持续时间　恶露是产后自子宫排出的余血浊液，先是暗红色的血性恶露，也称红恶露，持续 3~4 天；后渐变淡红，量由多渐少，称为浆液性恶露，持续 7~10 天；继后渐为不含血色的白恶露，2~3 周干净。

5. 哺乳期的最佳断乳时间 断乳以**产后 10~12 个月**为宜。

单元测试

1. 下列关于月经初潮年龄的描述，错误的是
A. 一般为 13~15 岁
B. 平均 14 岁
C. 可早至 11~12 岁
D. 迟至 16 岁
E. 最迟不超过 16 岁
答案：E

2. 妇女终生不潮而能受孕者，称为
A. 激经
B. 暗经
C. 季经
D. 避年
E. 居经
答案：B

3. 下列各项，不属于妊娠生理现象的是
A. 月经停闭
B. 乳头乳晕着色
C. 腹胀便秘
D. 脉滑，尺脉按之不绝
E. 晨起恶心欲呕
答案：C

4. 产后红恶露的持续天数是
A. 3~4 天
B. 5~6 天
C. 7~8 天
D. 9~10 天
E. 11~12 天
答案：A

5. 哺乳期最佳断乳时间是
A. 产后 3~6 个月
B. 产后 6~8 个月
C. 产后 8~9 个月
D. 产后 10~12 个月
E. 产后 12~14 个月
答案：D

6. 围产期是
A. 孕期 28 周到生后 1 周
B. 孕期 29 周到生后 4 周
C. 孕期 38 周到生后 2 周
D. 孕期 38 周到生后 4 周
E. 孕期 40 周到生后 4 周
答案：A

第二单元 妇科疾病的病因病机

知识点概要

一、病因

1. 寒、热、湿邪。
2. 七情内伤。
3. 生活失度。
4. 体质因素。

二、病机

1. 脏腑功能失常。
2. 气血失调。
3. 冲、任、督、带损伤。

单元测试

1. 妇科疾病的常见病因是
A. 寒、热、湿邪
B. 风、热、暑邪
C. 寒、暑、湿邪

D. 寒、热、风邪
E. 风、热、湿邪

答案：A

第三单元　月　经　病

知识点概要

一、概述

1. 月经病的定义　月经病是以月经的周期、经期、经量异常为主症，或伴随月经周期，或于经断前后出现明显症状为特征的疾病。

2. 月经病的范围　常见的月经病有月经先期、月经后期、月经先后无定期、月经过多、月经过少、经期延长、经间期出血、崩漏、闭经、痛经、月经前后诸证、绝经前后诸证、经断复来、绝经妇女骨质疏松症等。

3. 月经病的治疗原则　①重在治本以调经。②“急则治其标，缓则治其本”。

4. 月经病施治中应注意的问题　治疗月经病要顺应和掌握规律：①顺应月经周期中阴阳转化和气血盈亏的变化规律。②顺应不同年龄阶段论治的规律。③掌握虚实补泻规律。

二、月经先期

1. 定义　**月经周期提前 7 天以上，甚至 10 余日一行，连续 2 个周期以上者**，称为“月经先期”，亦称“经期超前”“经行先期”“经早”“经水不及期”等。

◆ **提醒：**月经先期的时间必须是连续 2 个周期以上，否则不属于本病范畴。

2. 病因病机

（1）气虚：脾气虚、肾气虚。

（2）血热：阳盛血热、阴虚血热、肝郁血热。

3. 辨证论治

（1）气虚证

1）脾气虚证

【主症】月经周期提前，或经量多，色淡红，质清稀，神疲肢倦，气短懒言，小腹空坠，纳少便溏，舌淡红，苔薄白，脉细弱。

【治法】补脾益气，摄血调经。

【方剂】补中益气汤。

【加减】若心脾两虚，症见月经提前，心悸怔忡，失眠多梦，舌淡苔白，脉细弱，治宜补益心脾，固冲调经，方选归脾汤。

2）肾气虚证

【主症】周期提前，经量或多或少，色淡暗，质清稀，腰膝酸软，头晕耳鸣，面色晦暗或有暗斑，舌淡暗，苔白润，脉沉细。

【治法】补益肾气，固冲调经。

【方剂】**固阴煎**。

（2）血热证

1）阳盛血热证

【主症】**经来先期，量多，色深红或紫红，质黏稠，或伴心烦，面红口干，小便短黄，大便燥结，舌质红，苔黄，脉数或滑数**。

【治法】清热凉血调经。

【方剂】**清经散**。

2）阴虚血热证

【主症】经来先期，量少或量多，色红，质稠，或伴两颧潮红，手足心热，咽干口燥，舌质红，苔少，脉细数。

【治法】养阴清热调经。

【方剂】两地汤。

3）肝郁血热证

【主症】**月经提前，量或多或少，经色深红或紫红，质稠，经行不畅，或有块，或少腹胀痛，或胸闷胁胀，或乳房胀痛，或烦躁易怒，口苦咽干，舌红，苔薄黄，脉弦数**。

【治法】**疏肝清热，凉血调经**。

【方剂】丹栀逍遥散。

4. 丹栀逍遥散、清经散和两地汤的药物组成

（1）丹栀逍遥散：丹皮、栀子、当归、白芍、柴胡、白术、茯苓、煨姜、薄荷、炙甘草。

（2）清经散：丹皮、地骨皮、白芍、熟地黄、青蒿、黄柏、茯苓。

（3）两地汤：生地黄、地骨皮、玄参、麦冬、阿胶、白芍。

三、月经后期

1. 定义　**月经周期延后7天以上，甚至错后3~5个月一行者**，称为“月经后期”。亦称“经行后期”“月经延后”“月经落后”“经迟”等。一般认为需连续出现2个周期以上。若每次仅延后3~5天，或偶然延后一次，下次仍如期来潮者，均不作月经后期论。

2. 月经后期与早孕的鉴别　早孕者，有早孕反应，妇科检查宫颈着色，子宫体增大、变软，妊娠试验阳性，B超检查可见子宫腔内有孕囊。月经后期者则无以上表现，且以往多有月经失调病史。

3. 病因病机　虚者多因肾虚、血虚、虚寒导致精血不足，冲任不充，血海不能按时满溢而经迟；实者多因血寒、气滞等导致血行不畅，冲任受阻，血海不能如期满盈，致使月经后期而来。

4. 辨证论治

（1）肾虚证

【主症】经期延后，量少，色暗淡，质清稀，或带下清稀，腰膝酸软，头晕耳鸣，面色晦暗，或面部暗斑，舌淡，苔薄白，脉沉细。

【治法】补肾养血调经。

【方剂】当归地黄饮。

（2）血虚证

【主症】周期延后，量少，色淡红，质清稀，或小腹绵绵作痛，或头晕眼花，心悸少寐，面色苍白或萎黄，舌质淡红，脉细弱。

【治法】补血益气调经。

【方剂】**大补元煎**。

（3）血寒证

1）虚寒证

【主症】月经延后，量少，色淡红，质清稀，小腹隐痛，喜暖喜按，腰酸无力，小便清长，大便稀溏，面色㿠白，舌淡，苔白，脉沉迟或细弱。

【治法】**扶阳祛寒调经**。

【方剂】**温经汤（《金匮要略》）或艾附暖宫丸**。

2）实寒证

【主症】月经周期延后，量少，色暗有块，小腹冷痛拒按，得热痛减，畏寒肢冷，或面色青白，舌质淡暗，苔白，脉沉紧。

【治法】温经散寒调经。

【方剂】**温经汤（《妇人大全良方》）**。

(4) 气滞证

【主症】月经周期延后，量少或正常，色暗红，或有血块，小腹胀痛，或精神抑郁，经前胸胁乳房胀痛，舌象正常或红，苔薄白或微黄，脉弦或弦数。

【治法】理气行滞调经。

【方剂】乌药汤。

5. 温经汤（《妇人大全良方》）（《金匮要略》）的药物组成

(1) 温经汤（《妇人大全良方》）：当归、川芎、芍药、丹皮、人参、肉桂、甘草、莪术、牛膝。

(2) 温经汤（《金匮要略》）：当归、川芎、芍药、丹皮、人参、肉桂、甘草、吴茱萸、法夏、生姜、阿胶、白芍、麦冬。

四、月经先后无定期

1. 定义　月经周期时或提前时或延后 7 天以上，连续 3 个周期以上者，称为“月经先后无定期”。又称“经水先后无定期”“月经愆期”“经乱”等。

2. 病因病机　**肝肾功能失常，冲任失调，血海蓄溢失常**。

3. 辨证论治

(1) 肝郁证

【主症】**经来先后不定，经量或多或少，色暗红或紫红，或有血块，或经行不畅，胸胁、乳房、少腹胀痛，脘闷不舒，时叹息，嗳气食少，苔薄白或薄黄，脉弦**。

【治法】疏肝理气调经。

【方剂】**逍遥散**。

(2) 肾虚证

【主症】**经行或先或后，量少，色淡暗，质清，或腰骶酸痛，或头晕耳鸣，舌淡苔白，脉细弱**。

【治法】补肾调经。

【方剂】**固阴煎**。

【加减】若肝郁肾虚，症见月经先后无定，经量或多或少，色暗红或暗淡，或有块，经前或经行乳房胀痛，腰膝酸软，或精神疲惫，舌淡苔白，脉弦细，治宜补肾疏肝调经，方用定经汤。

五、月经过多

1. 定义　月经量较正常明显增多，而周期基本正常者，称为“月经过多”，亦有称“经水过多”。一般认为月经量以 30~50ml 为适宜，超过 80ml 为月经过多。

2. 病因病机　主要病机是冲任不固，经血失于制约。常见的病因有气虚、血热、血瘀。

3. 辨证论治

(1) 气虚证

【主症】**经行量多，色淡红，质清稀，神疲体倦，气短懒言，小腹空坠，面色白，舌淡，苔薄，脉细弱**。

【治法】**补气摄血固冲**。

【方剂】举元煎。

(2) 血热证

【主症】**经行量多，色鲜红或深红，质黏稠，或有小血块，伴口渴心烦，尿黄便结，舌红，苔黄，脉滑数**。

【治法】清热凉血，固冲止血。

【方剂】保阴煎加地榆、茜草、马齿苋。

(3) 血瘀证

【主症】经行量多，色紫暗，有血块，经行腹痛，或平时小腹胀痛，舌紫暗或有瘀点，脉涩。

【治法】**活血化瘀止血**。

【方剂】失笑散汤加益母草、三七、茜草。

4. 举元煎及保阴煎的药物组成

(1) 举元煎：人参、黄芪、白术、升麻、炙甘草。

（2）保阴煎：生地黄、熟地黄、黄芩、黄柏、白芍、山药、续断、甘草。

六、月经过少

1. 定义　月经周期正常，月经量明显减少，或行经时间不足2天，甚或点滴即净者，称“月经过少”。一般认为月经量少于20ml为月经过少。

2. 病因病机

（1）虚：**精亏血少，冲任气血不足，经血乏源**。

（2）实：瘀血内停，或痰湿阻滞，冲任壅滞，血行不畅而月经过少。

3. 月经过少与激经的鉴别　激经是受孕早期，月经仍按月来潮，血量少，无损胎儿发育，可伴有早孕反应，妊娠试验阳性，B超检查可见子宫腔内有孕囊、胚芽或胎心搏动等。

4. 辨证论治

（1）肾虚证

【主症】经量素少或渐少，色暗淡，质稀，腰膝酸软，头晕耳鸣，足跟痛，或小腹冷，或夜尿多，舌淡，脉沉弱或沉迟。

【治法】**补肾益精，养血调经**。

【方剂】归肾丸。

（2）血虚证

【主症】经来血量渐少，或点滴即净，色淡，质稀，或伴小腹隐痛，头晕眼花，心悸怔忡，面色萎黄，舌淡红，脉细。

【治法】养血益气调经。

【方剂】滋血汤。

（3）血瘀证

【主症】经行涩少，色紫暗，有血块，小腹胀痛，血块排出后胀痛减轻，舌紫暗，或有瘀斑、瘀点，脉沉弦或沉涩。

【治法】**活血化瘀调经**。

【方剂】桃红四物汤。

（4）痰湿证

【主症】**经行量少，色淡红，质黏腻如痰，形体肥胖，胸闷呕恶，或带多黏腻，舌淡，苔白腻，脉滑**。

【治法】化痰燥湿调经。

【方剂】**苍附导痰丸**。

5. 归肾丸和苍附导痰丸的药物组成

（1）归肾丸：菟丝子、杜仲、枸杞子、山茱萸、当归、熟地黄、山药、茯苓。

（2）苍附导痰丸：茯苓、法半夏、陈皮、甘草、苍术、香附、胆南星、枳壳、生姜、神曲、当归、川芎。

七、经间期出血

1. 定义　2次月经中间，即氤氲之时，发生周期性少量阴道出血者，称为“经间期出血”。

2. 应与经间期出血鉴别的疾病

（1）月经先期：月经先期，经量正常或时多时少，基础体温由高温下降至低温时开始出血；而经间期出血月经量较少，出血时间规律地发生于基础体温低高温转变时。

（2）月经过少：月经过少周期尚正常，仅量少，甚或点滴而下；经间期出血，常发生在2次月经的中间时期。

（3）赤带：赤带排出无周期性，持续时间较长，或反复发作，可有接触性出血史，妇科检查常见宫颈糜烂、赘生物或子宫、附件区压痛明显；经间期出血有明显的周期性，一般2~3天可自行停止。

3. 病因病机　肾阴不足，或湿热内蕴，或瘀阻胞络，当阳气内动之时，阴阳转化不协调，阴络易伤，损及冲任，血海固藏失职，血溢于外，酿成经间期出血。

4. 辨证论治

（1）肾阴虚证

【主症】2次月经中间，阴道少量出血或稍多，色鲜红，质稍稠，头晕腰酸，夜寐不宁，五心烦热，便艰尿黄，舌体偏小，舌质红，脉细数。

【治法】滋肾养阴，固冲止血。

【方剂】**两地汤合二至丸**。

【加减】阴虚及阳或阴阳两虚，症见经间期出血量稍多，色淡红，无血块，头昏腰酸，神疲乏力，大便溏薄，尿频，舌质淡红，苔白，脉细，治宜益肾助阳，固摄止血，方用大补元煎加减。

（2）湿热证

【主症】2次月经中间，阴道出血量稍多，色深红，质黏腻，无血块，平时带下量多色黄，小腹时痛，神疲乏力，骨节酸楚，胸闷烦躁，口苦咽干，纳呆腹胀，小便短赤，舌质红，苔黄腻，脉细弦或滑数。

【治法】**清利湿热，固冲止血**。

【方剂】清肝止淋汤去阿胶、红枣，加小蓟、茯苓。

（3）血瘀证

【主症】经间期出血量少或多少不一，色紫黑或有血块，少腹两侧或一侧胀痛或刺痛，情志抑郁，胸闷烦躁，舌质紫或有紫斑，脉细弦。

【治法】化瘀止血。

【方剂】**逐瘀止血汤**。

八、崩漏

1. 定义　崩漏是月经的周期、经期、经量发生严重失常的病证，是指**经血非时暴下不止或淋沥不尽**，前者谓之崩中，后者谓之漏下。

2. 病因病机　主要病机为**冲任损伤，不能制约经血**，使子宫藏泄失常。常见的病因病机概括为虚、热、瘀。

3. 治崩大法　本着“**急则治其标，缓则治其本**”的原则，掌握和运用**塞流**、**澄源**、**复旧**的治崩三法。

> ◆ **提醒**：塞流即止血，用于暴崩之际；澄源即正本清源，亦是求因治本，是治疗崩漏的重要阶段；复旧即固本善后，是巩固崩漏治疗的重要阶段。

4. 辨证论治

（1）出血期

1）脾虚证

【主症】经血非时暴下不止，或淋沥日久不尽，血色淡，质清稀，面色白，神疲气短，或面浮肢肿，小腹空坠，四肢不温，纳呆便溏，舌质淡胖，边有齿印，苔白，脉沉弱。

【治法】补气摄血，固冲止崩。

【方剂】固本止崩汤。

【加减】气虚运血无力易于停留成瘀，常加三七、益母草或失笑散化瘀止血。若暴崩如注，肢冷汗出，昏厥不省人事，脉微欲绝者，为气随血脱之危急证候，按急症方法补气回阳固脱。必要时输液、输血迅速补充血容量以抗休克。

2）肾虚证

a. 肾气虚证

【主症】多见于青春期少女或经断前后妇女，经乱无期，出血量多势急如崩，或淋沥日久不净，或由崩而漏，反复发作，色淡红或淡暗，质清稀，面色晦暗，眼眶暗，小腹空坠，腰脊酸软，舌淡暗，苔白润，脉沉弱。

【治法】补肾益气，固冲止血。

【方剂】**加减苁蓉菟丝子丸加党参、黄芪、阿胶**。

b. 肾阳虚证

【主症】经乱无期，出血量多或淋沥不尽，或停经数月后又暴下不止，血色淡红或淡暗质稀，面色晦暗，肢冷畏寒，腰膝酸软，小便清长，夜尿多，眼眶暗，舌淡暗，苔白润，脉沉细无力。

【治法】**温肾益气，固冲止血**。

【方剂】右归丸加党参、黄芪、三七。

c. 肾阴虚证

【主症】**经乱无期，出血量少淋沥累月不止，或停闭数月后又突然暴崩下血，经色鲜红，质稍稠，头晕耳鸣，腰膝酸软，五心烦热，夜寐不宁，舌红，少苔或有裂纹，脉细数**。

【治法】滋肾益阴，固冲止血。

【方剂】**左归丸合二至丸或滋阴固气汤**。

【加减】肾阴虚不能上济心火，或阴虚火旺，烦躁失眠，心悸怔忡，加生脉散，加强益气养阴，宁心止血之功。

3）血热证

a. 虚热证

【主症】经来无期，量少淋沥不尽或量多势急，血色鲜红，面颊潮红，烦热少寐，咽干口燥，便结，舌红少苔，脉细数。

【治法】**养阴清热，固冲止血**。

【方剂】**上下相资汤**。

【加减】出血淋沥不止，久漏必有瘀，选加失笑散、三七、益母草之类化瘀止血；若阴虚阳亢，烘热汗出，加白芍柔肝，龟甲、珍珠母、三七育阴潜阳，化瘀止血。

b. 实热证

【主症】经来无期，经血突然暴崩如注，或淋沥日久难止，血色深红，质稠，口渴烦热，便秘溺黄，舌红，苔黄，脉滑数。

【治法】**清热凉血，固冲止血**。

【方剂】**清热固经汤**。

【加减】若兼见心烦易怒，胸胁胀痛，口干苦，脉弦数，为肝郁化热或肝经火炽之证，治宜清肝泄热止血，上方加柴胡疏肝，夏枯草、龙胆草清泻肝热；若兼见少腹或小腹疼痛，或灼热不适，苔黄腻者，为湿热阻滞冲任，上方加黄柏、银花藤、连翘、茵陈清热利湿，去阿胶之滋腻。

4）血瘀证

【主症】经血非时而下，量时多时少，时出时止，或淋沥不断，或停闭数月又突然崩中，继之漏下，经色暗有血块，舌质紫暗或边尖有瘀点，脉弦细或涩。

【治法】活血化瘀，固冲止血。

【方剂】逐瘀止血汤或将军斩关汤。

（2）止血后：以复旧为主，结合澄源。

5. 清热固经汤的药物组成　黄芩、焦栀子、生地黄、地骨皮、地榆、生藕节、阿胶、陈棕炭、龟甲、牡蛎、生甘草。

九、闭经

1. 定义　女子年逾16周岁，月经尚未来潮，或月经周期已建立后又中断6个月以上或月经停闭超过了3个月经周期者，称为“闭经”。前者称原发性闭经，后者称继发性闭经。中医学将闭经称之“经闭”“不月”“月事不来”“经水不通”等。

2. 闭经与妊娠的鉴别　妊娠伴有厌食、择食、恶心呕吐等早孕反应，乳头着色、乳房增大等妊娠体征，妇科检查宫颈着色、软，子宫增大，质软，B超检查提示子宫增大，宫腔内见胚芽，甚至胚胎或胎儿。闭经者停经前大部分有月经紊乱，继而闭经，无妊娠反应和其他妊娠变化。

3. 病因病机

（1）虚：多因肾气不足，冲任亏虚，或肝肾亏损，精血不足，或脾胃虚弱，气血乏源，或阴虚血燥精亏血少，导致冲任血海空虚，源断其流，无血可下而致闭经。

（2）实：多为气血阻滞，或痰湿流注下焦，使血流不畅，冲任阻滞，血海阻隔，经血不得下行，而成闭经。

4. 治疗原则　根据病证，虚者补而通之，实者泻而通之，虚实夹杂者当补中有通，攻中有养。

5. 辨证论治

（1）气血虚弱证

【主症】月经周期延迟、量少、色淡红、质薄，渐至经闭不行，神疲肢倦，头晕眼花，心悸气短，面色萎黄，舌淡，苔薄，脉沉缓或细弱。

【治法】益气养血调经。

【方剂】**人参养荣汤**。

【加减】若见营阴暗耗，心火偏亢，兼见心悸失眠，多梦，宜养心阴和血脉，方用柏子仁丸。

（2）肾气亏损证

【主症】年逾16岁尚未行经，或月经初潮偏迟，时有月经停闭，或月经周期建立后，由月经周期延后、经量减少渐至月经停闭；或体质虚弱，全身发育欠佳，第二性征发育不良，或腰腿酸软，头晕耳鸣，倦怠乏力，夜尿频多。舌淡暗，苔薄白，脉沉细。

【治法】补肾益气，调理冲任。

【方剂】加减苁蓉菟丝子丸加淫羊藿、紫河车。

【加减】若见面色萎黄，带下量少，头晕目眩，或阴道干涩，毛发脱落，或手足心热，舌红，苔少，脉细数无力或细弦，为肝肾不足，治宜补肾养肝调经，方用归肾丸加何首乌、川牛膝、鸡血藤。

（3）阴虚血燥证

【主症】**月经周期延后，经量少，色红质稠，渐至月经停闭不行，五心烦热，颧红唇干，盗汗甚至骨蒸劳热，干咳或咳嗽唾血，舌红苔少，脉细数**。

【治法】养阴清热调经。

【方剂】**加减一阴煎加丹参、黄精、女贞子、制香附**。

（4）气滞血瘀证

【主症】月经停闭不行，胸胁、乳房胀痛，精神抑郁，少腹胀痛拒按，烦躁易怒，舌紫暗，有瘀点，脉沉弦而涩。

【治法】理气活血，祛瘀通络。

【方剂】血府逐瘀汤。

（5）痰湿阻滞证

【主症】月经延后，经量少，色淡质黏腻，渐至月经停闭，伴形体肥胖，胸闷泛恶，神疲倦怠，纳少痰多，或带下量多色白，苔腻，脉滑。

【治法】**健脾燥湿化痰，活血通经**。

【方剂】**四君子汤合苍附导痰丸加当归、川芎**。

十、痛经

1. 定义　妇女正值经期或经行前后，出现周期性小腹疼痛，或痛引腰骶，甚至剧痛晕厥者，称为“痛经”，又称“经行腹痛”。

2. 病因病机　以“不通则痛”或“不荣则痛”为主要病机。

（1）实：**气滞血瘀、寒凝血瘀、湿热瘀阻导致子宫的气血运行不畅，“不通则痛”**。

（2）虚：**气血虚弱、肾气亏损致子宫失于濡养，“不荣而痛”**。

3. 辨证论治

（1）气滞血瘀证

【主症】经前或经期小腹胀痛拒按，经血量少，经行不畅，经色紫暗有块，块下痛暂减，乳房胀痛，胸闷不舒，舌质紫暗或有瘀点，脉弦。

【治法】理气行滞，化瘀止痛。

【方剂】**膈下逐瘀汤**。

（2）寒凝血瘀证

【主症】**经前或经期小腹冷痛拒按，得热痛减，月经或见推后，量少，经色暗而有瘀块，面色青白，畏寒肢冷，舌暗苔白，脉沉紧**。

【治法】**温经散寒，祛瘀止痛**。

【方剂】**少腹逐瘀汤或温经散寒汤**。

（3）湿热瘀阻证

【主症】经前或经期小腹疼痛或胀痛不适，有灼热感，或痛连腰骶，或平时小腹疼痛，经前加剧，经血量多或经期长，色暗红，质稠或夹较多黏液，平素带下量多，色黄质稠有臭味，或伴有低热起伏，小便黄赤，舌质红，苔黄腻，脉滑数或弦数。

【治法】**清热除湿，化瘀止痛**。

【方剂】**清热调血汤加车前子、薏苡仁、败酱草**。

（4）气血虚弱证

【主症】经期或经后小腹隐隐作痛，喜按，或小腹及阴部空坠不适，月经量少，色淡，质清稀，面色无华，头晕心悸，神疲乏力，舌质淡，脉细无力。

【治法】**补气养血，调经止痛**。

【方剂】**圣愈汤**。

（5）肾气亏损证

【主症】经期或经后1~2天内小腹绵绵作痛，伴腰骶酸痛，经色暗淡，量少质稀薄，头晕耳鸣，面色晦暗，健忘失眠，舌质淡红，苔薄，脉沉细。

【治法】补肾益精，养血止痛。

【方剂】益肾调经汤或调肝汤。

十一、经行泄泻

1. 定义　每值行经前后或经期，大便溏薄，甚或水泻，日解数次，经净自止者，称为“经行泄泻”。

2. 病因病机　主要病机是脾肾阳气不足，运化失司，值经期血气下注冲任，脾肾愈虚而发生泄泻。

3. 辨证论治

（1）脾虚证

【主症】月经前后，或正值经期，大便溏泄，经行量多，色淡质薄，脘腹胀满，神疲肢软，或面浮肢肿，舌淡红，苔白，脉濡缓。

【治法】健脾利湿，理气调经。

【方剂】**参苓白术散**。

【加减】若脾虚肝木乘之，则经行腹痛即泻，泻后痛止，兼胸胁痞闷，嗳气不舒，治宜补土泻木，用痛泻要方。

（2）肾虚证

【主症】经行或经后，大便泄泻，或五更泄泻，经色淡，质清稀，腰膝酸软，头晕耳鸣，畏寒肢冷，舌淡，苔白，脉沉迟。

【治法】温阳补肾，健脾止泻。

【方剂】**健固汤**。

十二、经行浮肿

1. 定义　每逢经行前后，或正值经期，头面四肢浮肿者，称为“经行浮肿”。

2. 病因病机　脾肾阳虚、气滞血瘀。

3. 辨证论治

（1）脾肾阳虚证

【主症】经行面浮肢肿，按之没指，晨起头面肿甚，月经推迟，经行量多，色淡质薄，腹胀纳减，腰膝酸软，大便溏薄，舌淡，苔白腻，脉沉缓，或濡细。

【治法】温肾化气，健脾利水。

【方剂】**肾气丸合苓桂术甘汤**。

(2) 气滞血瘀证

【主症】经行肢体肿胀，按之随手而起，色暗有块，脘闷胁胀，善叹息，舌紫暗，苔薄白，脉弦涩。

【治法】理气行滞，养血调经。

【方剂】**八物汤加泽泻、益母草**。

十三、经行吐衄

1. 定义　每逢经行前后，或正值经期，出现周期性的吐血或衄血者，称为“经行吐衄”。常伴经量减少，好像是月经倒行逆上，亦有“倒经”“逆经”之称。

2. 病因病机　血热而冲气上逆，破血妄行。

3. 辨证论治

(1) 肝经郁火证

【主症】经前或经期吐血、衄血，量较多，色鲜红，月经可提前、量少甚或不行，心烦易怒，或两胁胀痛，口苦咽干，头晕耳鸣，尿黄便结，舌红苔黄，脉弦数。

【治法】**清肝调经**。

【方剂】**清肝引经汤**。

(2) 肺肾阴虚证

【主症】经前或经期吐血、衄血，量少，色暗红，月经每先期、量少，平素可有头晕耳鸣，手足心热，两颧潮红，潮热咳嗽，咽干口渴，舌红或绛，苔花剥或无苔，脉细数。

【治法】滋阴养肺。

【方剂】**顺经汤或加牛膝**。

4. 顺经汤的药物组成　当归、熟地黄、沙参、白芍、茯苓、黑荆芥、丹皮。

十四、绝经前后诸证

1. 定义　妇女在绝经期前后，围绕月经紊乱或绝经出现明显不适证候如烘热汗出、烦躁易怒、潮热面红、眩晕耳鸣、心悸失眠、腰背酸楚、面浮肢肿、情志不宁等，称为“绝经前后诸证”，亦称“经断前后诸证”。

2. 病因病机

(1) 病因：体质因素、产育、疾病、营养、劳逸、社会环境、精神因素等。

(2) 病机：以肾虚为本，肾的阴阳平衡失调，影响到心、肝、脾脏，从而发生一系列的病理变化。

3. 辨证论治

(1) 肾阴虚证

【主症】绝经前后，月经紊乱，月经提前量少或量多，或崩或漏，经色鲜红，头晕目眩，耳鸣，头部面颊阵发性烘热汗出，五心烦热，腰膝酸痛，足跟疼痛，或皮肤干燥、瘙痒，口干便结，尿少色黄，舌红少苔，脉细数。

【治法】滋养肾阴，佐以潜阳。

【方剂】**左归丸合二至丸加制首乌、龟甲**。

【加减】若出现双目干涩等肝肾阴虚证时，宜滋肾养肝，平肝潜阳，加枸杞子、杭菊花、沙苑子；若头痛、眩晕较甚者，加天麻、钩藤、珍珠母以增平肝息风镇潜之效；若心肾不交，并见心烦不宁，失眠多梦，甚至情志异常，舌红少苔或薄苔，脉细数，治宜滋肾宁心安神，方用百合地黄汤、甘麦大枣汤合黄连阿胶汤加减。

(2) 肾阳虚证

【主症】经断前后，经行量多，经色淡暗，或崩中漏下，精神萎靡，面色晦暗，腰背冷痛，小便清长，夜尿频数，或面浮肢肿，舌淡，或胖嫩边有齿印，苔薄白，脉沉细弱。

【治法】温肾扶阳。

【方剂】**右归丸加减**。

(3) 肾阴阳俱虚证

【主症】经断前后，月经紊乱，量少或多，乍寒乍热，烘热汗出，头晕耳鸣，健忘，腰背冷痛，舌淡，苔薄，脉沉弱。

【治法】阴阳双补。

【方剂】二仙汤合二至丸加菟丝子、何首乌、龙骨、牡蛎。

十五、经断复来

1. 定义　绝经期妇女月经停止1年及1年以上，又再次出现子宫出血，称为“经断复来”。亦称为“年老经水复行”，或称为“妇人经断复来”。

2. 病因病机　经断复来见于老年妇女，其一生经历了经、孕、产、乳等数伤阴血的阶段，年届七七，肾气虚，天癸竭，太冲脉衰少，地道不通，经水断绝。当进入老年期后，肾阴虚逐渐影响他脏，或脾虚肝郁、冲任失固，或湿热下注，或血热，或湿毒瘀结损伤冲任以致经断复行。

3. 辨证论治

(1) 脾虚肝郁证

【主症】**经断后阴道出血，量少，色淡，质稀，气短懒言，神疲肢倦，食少腹胀，胁肋胀满，舌苔薄白，脉弦无力**。

【治法】健脾调肝，安冲止血。

【方剂】**安老汤**。

(2) 肾阴虚证

【主症】经断后阴道出血，量少，色鲜红，质稠，腰膝酸软，潮热盗汗，头晕耳鸣，口咽干燥；舌质偏红，少苔，脉细数。

【治法】滋阴清热，安冲止血。

【方剂】知柏地黄丸加阿胶、龟甲。

(3) 湿热下注证

【主症】绝经后阴道出血，色红或紫红，量较多，平时带下色黄有臭气，外阴及阴道瘙痒，口苦咽干，疲惫无力，纳谷不馨，大便不爽，小便短赤，舌质偏红，苔黄腻，脉弦细数。

【治法】**清热利湿，凉血止血**。

【方剂】易黄汤加黄芩、茯苓、泽泻、侧柏叶、大小蓟。

(4) 湿毒瘀结证

【主症】绝经后复见阴道出血，量少，淋沥不断，夹有杂色带下，恶臭，小腹疼痛，低热起伏，神疲，形体消瘦。舌质暗，或有瘀斑，苔白腻，脉细弱。

【治法】**利湿解毒，化瘀散结**。

【方剂】萆薢渗湿汤合桂枝茯苓丸去滑石，加黄芪、三七。

单元测试

1. 下列各项，不属于月经先期肾气虚证临床表现的是

A. 腰膝酸软

B. 头晕耳鸣

C. 面色晦暗

D. 经量或多或少

E. 色淡红，质清稀

答案：E

2. 治疗月经后期实寒证，应首选的方剂是

A. 少腹逐瘀汤

B. 温经汤（《妇人大全良方》）

C. 乌药汤

D. 艾附暖宫丸

E. 温经汤（《金匮要略》）

答案：B

3. 月经过多气虚证的经血特点是

A. 色鲜红，质黏稠

B. 色深红，有血块

C. 色淡暗，质清稀

D. 色淡红，质清稀

E. 色紫暗，有血块

答案：D

4. 经间期出血肾阴虚证的治法是

A. 健脾益气，固冲调经
B. 滋肾养肝，固冲止血
C. 补肾益气，摄血调经
D. 滋肾养阴，固冲止血
E. 健脾补肾，摄血固冲
答案：D
5. 下列各项，不属于崩漏肾气虚证临床表现的是
A. 出血量多势急如崩
B. 色淡红，质清稀
C. 腰脊酸软
D. 四肢不温
E. 小腹空坠
答案：D
6. 下列各项，属闭经气血虚弱证临床表现的是
A. 神疲乏力，胸闷纳呆
B. 头晕腰酸，心悸失眠
C. 神疲肢倦，头晕眼花
D. 少腹胀痛，心悸耳鸣
E. 口干欲饮，潮热盗汗
答案：C
7. 痛经湿热瘀阻证的治法是
A. 清热除湿，理气止痛
B. 清热凉血，活血止痛
C. 清热化瘀，理气止痛
D. 清热除湿，化瘀止痛
E. 清热凉血，化瘀止痛
答案：D
8. 治疗经行浮肿脾肾阳虚证，应首选的方剂是
A. 参苓白术散
B. 二仙汤合苓桂术甘汤
C. 肾气丸合苓桂术甘汤
D. 金匮肾气丸
E. 右归丸合苓桂术甘汤
答案：C
9. 下列各项，属经行吐衄肝经郁火证临床表现的是
A. 吐血、衄血，量少，色暗红
B. 吐血、衄血，量较多，色鲜红
C. 手足心热，两颧潮红
D. 潮热咳嗽，咽干口渴
E. 舌红，苔花剥，脉细数
答案：B
10. 左归丸合二至丸治疗绝经前后诸证的适应证候是
A. 肾阴虚证
B. 肾阴阳两虚证
C. 肾精亏虚证
D. 肾阳虚证
E. 脾虚证
答案：A
11. 患者，女，30岁。月经提前10天，量多，经色深红，质稠，经行不畅，有块；时有少腹胀痛，乳房胀痛，口苦咽干，经期烦躁易怒，舌红，苔薄黄，脉弦数。应首先考虑的诊断是
A. 痛经
B. 月经先期
C. 月经过多
D. 经行乳房胀痛
E. 经行情志异常
答案：B
12. 患者，女，35岁。月经周期延后，量少，色淡红，质清稀，小腹隐痛，喜暖喜按；腰酸无力，小便清长，大便稀溏；舌淡，苔白，脉沉迟或细弱。治疗应首选的方剂是
A. 温经汤（《妇人大全良方》）
B. 乌药汤
C. 肾气丸
D. 艾附暖宫丸
E. 大补元煎
答案：D
13. 患者，女，29岁。月经量少，色淡红，质清稀，小腹空坠，头晕眼花，心悸怔忡，面色萎黄；舌淡红，脉细。其治法是
A. 养血益气调经
B. 滋肾养血调经
C. 补益脾肾调经
D. 健脾益气调经
E. 养血活血调经
答案：A
14. 患者，女，31岁。2次月经中间，阴道出血量稍多，色深红，质黏腻，无血块；平时带下量多色黄，小腹时痛；神疲乏力，骨节酸楚，胸闷烦躁，口苦咽干，纳呆腹胀，小便短赤；舌质红，苔黄腻，脉滑数。治疗应首选的方剂是
A. 清热调血汤加减
B. 清经散加减
C. 丹栀逍遥散加减
D. 清肝止淋汤加减
E. 两地汤加减
答案：D
15. 患者，女，25岁。经来无期，量少淋沥不尽，血色鲜红；面颊潮红，烦热少寐，咽干口燥，便结；舌红，少苔，脉细数。治疗应首选的方剂是
A. 上下相资汤
B. 滋阴固气汤
C. 固本止崩汤
D. 补中益气汤
E. 大补元煎
答案：A
16. 患者年逾16岁尚未行经，体质虚弱，全身发育欠

佳，第二性征发育不良，腰腿酸软，头晕耳鸣，倦怠乏力，夜尿频多；舌淡暗，苔薄白，脉沉细。其证候是

A. 气滞血瘀证
B. 肾气亏损证
C. 肝肾不足证
D. 痰瘀阻滞证
E. 气虚血瘀证

答案：B

17. 患者，女，49岁。月经紊乱，提前量少，经色鲜红；头晕目眩，耳鸣，阵发性烘热，汗出，五心烦热，腰膝酸疼，足跟疼痛，皮肤干燥、瘙痒，口干便结，尿少色黄；舌红，少苔，脉细数。应首先考虑的诊断是

A. 月经先期
B. 经行情志异常
C. 绝经前后诸证
D. 月经量少
E. 崩漏

答案：C

（18~19题共用备选答案）

A. 滋血汤
B. 归肾丸
C. 桃红四物汤
D. 乌药汤
E. 苍附导痰丸

18. 治疗月经过少血瘀证，应首选

答案：C

19. 治疗月经过少痰湿证，应首选

答案：E

（20~21题共用备选答案）

A. 补中益气汤
B. 圣愈汤
C. 归脾汤
D. 养血和血汤
E. 调肝汤

20. 治疗痛经气血虚弱证，应首选的方剂是

答案：B

21. 治疗痛经肾气亏损证，应首选的方剂是

答案：E

（22~23题共用备选答案）

A. 补中益气汤
B. 香砂六君子汤
C. 人参养营汤
D. 参苓白术散
E. 健固汤合四神丸

22. 治疗经行泄泻肾虚证，应首选

答案：E

23. 治疗经行泄泻脾虚证，应首选

答案：D

第四单元　带　下　病

知识点概要

一、概述

带下病是指带下量明显增多或减少，色、质、气味发生异常，或伴有全身或局部症状者。带下明显增多者称为带下过多，带下明显减少者称为带下过少。

二、带下过多

1. 病因病机　主要病机是湿邪伤及任带二脉，使任脉不固，带脉失约。湿邪是主要病因，有内外之别。

2. 治疗原则　以**除湿**为主。一般治脾宜运、宜升、宜燥，治肾宜补、宜固、宜涩，湿热和热毒宜清、宜利。阴虚夹湿则补清兼施。虚实夹杂证及实证治疗还需配合外治法。

3. 辨证论治

（1）脾虚证

【主症】带下量多，色白或淡黄，质稀薄，或如涕如唾，绵绵不断，无臭，面色白或萎黄，四肢倦怠，脘胁不舒，纳少便溏，或四肢浮肿，舌淡胖，苔白或腻，脉细缓。

【治法】**健脾益气，升阳除湿**。

【方剂】**完带汤**。

【加减】若脾虚湿蕴化热，症见带下量多，色黄，黏稠，有臭味者，治宜健脾祛湿，清热止带，方用易黄汤。

（2）肾阳虚证

【主症】带下量多，绵绵不断，质清稀如水，腰酸如折，畏寒肢冷，小腹冷感，面色晦暗，小便清长，或夜尿多，大便溏薄，舌质淡，苔白润，脉沉迟。

【治法】温肾培元，固涩止带。

【方剂】**内补丸**。

（3）阴虚夹湿证

【主症】带下量多，色黄或赤白相兼，质稠，有气味，阴部灼热感，或阴部瘙痒，腰酸腿软，头晕耳鸣，五心烦热，咽干口燥，或烘热汗出，失眠多梦，舌质红，苔少或黄腻，脉细数。

【治法】**滋肾益阴，清热利湿**。

【方剂】知柏地黄汤。

（4）湿热下注证

【主症】**带下量多，色黄或呈脓性，质黏稠，有臭气，或带下色白质黏，呈豆渣样，外阴瘙痒，小腹作痛，口苦口腻，胸闷纳呆，小便短赤，舌红，苔黄腻，脉滑数**。

【治法】**清利湿热，佐以解毒杀虫**。

【方剂】**止带方**。

【加减】若肝经湿热下注，症见带下量多色黄或黄绿，质黏稠，或呈泡沫状，有臭气，阴痒，烦躁易怒，口苦咽干，头晕头痛，舌边红，苔黄腻，脉弦滑，治宜清肝利湿止带，方用龙胆泻肝汤。若湿浊偏甚，症见带下量多，色白，如豆渣状或凝乳状，阴部瘙痒，脘闷纳差，舌红，苔黄腻，脉滑数，治宜清热利湿，疏风化浊，方用萆薢渗湿汤加苍术、藿香。

（5）热毒蕴结证

【主症】**带下量多，黄绿如脓，或赤白相兼，或五色杂下，质黏腻，臭秽难闻，小腹疼痛，腰骶酸痛，烦热头晕，口苦咽干，小便短赤，大便干结，舌红，苔黄或黄腻，脉滑数**。

【治法】**清热解毒**。

【方剂】五味消毒饮加土茯苓、败酱草、鱼腥草、薏苡仁。

4. 完带汤的药物组成　人参、白术、白芍、怀山药、苍术、陈皮、柴胡、黑荆芥、车前子、甘草。

单元测试

1. 带下过多的治疗原则重在
A. 除湿为主
B. 益气养血
C. 治本调经
D. 疏肝养肝
E. 调理冲任
答案：A

2. 下列各项，属带下过多脾虚证临床表现的是
A. 腰酸如折，畏寒肢冷
B. 带下赤白相兼，有气味
C. 烘热汗出，失眠多梦
D. 四肢倦怠，纳少便溏
E. 烦热头晕，口苦咽干
答案：D

3. 治疗带下过多肾阳虚证，应首选的方剂是
A. 内补丸
B. 完带汤
C. 知柏地黄汤
D. 止带方
E. 肾气丸
答案：A

4. 带下过多阴虚夹湿证的治法是
A. 健脾益气，升阳除湿
B. 温肾培元，固涩止带
C. 清利湿热，解毒杀虫
D. 清肝利湿，杀虫止带
E. 滋肾益阴，清热利湿
答案：E

5. 患者，女，40岁。带下量多，黄绿如脓，质黏腻，臭秽难闻，小腹疼痛，腰骶酸痛，烦热头晕，口苦咽干，小便短赤，大便干结；舌红，苔黄，脉滑数。治疗应首选的方剂是
A. 五味消毒饮
B. 内补丸
C. 知柏地黄汤
D. 止带方
E. 龙胆泻肝汤
答案：A

6. 患者，女，28 岁。带下量多色黄，质黏稠，呈泡沫状，有臭气，阴痒，烦躁易怒，口苦咽干，头晕头痛，舌边红，苔黄腻，脉弦滑。其证候是

A. 肾阳虚证

B. 阴虚夹湿证

C. 湿热下注证

D. 脾虚证

E. 热毒蕴结证

答案： C

7. 患者，女，48 岁。平时白带量多，终日不断，质稀清冷，腰膝酸冷，小腹发凉，小便清长，夜尿频多，舌淡苔薄白，脉沉迟。治疗应首选

A. 完带汤

B. 金匮肾气丸

C. 内补丸

D. 止带方

E. 易黄汤

答案： C

（8~9 题共用备选答案）

A. 清利湿热，解毒杀虫

B. 温肾培元，固涩止带

C. 清热解毒，利湿止带

D. 清热利湿，疏风化浊

E. 健脾益气，升阳除湿

8. 带下过多肾阳虚证的治法是

答案： B

9. 带下过多湿热下注证的治法是

答案： A

第五单元 妊 娠 病

知识点概要

一、概述

1. 定义 妊娠期间，发生与妊娠有关的疾病，称为“妊娠病”，又称“胎前病”。

2. 范围 常见的妊娠病有恶阻、妊娠腹痛、异位妊娠、胎漏、胎动不安、堕胎、小产、滑胎、胎萎不长、胎死不下、子满、子肿、子晕、子痫、子嗽、妊娠小便淋痛、妊娠小便不通、妊娠身痒症、妊娠贫血、难产等。

3. 病因病机 ①阴血虚。②脾肾虚。③冲气上逆。④气滞。

4. 治疗原则 胎元正常者，宜**治病与安胎并举**。若因胎不安而致母病者，重在安胎，胎安则病自愈。安胎之法，以补肾健脾、调理气血为主。补肾为固胎之本，健脾为益血之源，理气以通调气机，理血以养血为主或佐以清热。

5. 妊娠用药禁忌 妊娠期用药原则：**凡峻下、滑利、祛瘀、破血、耗气、散气以及一切有毒药品，都应慎用或禁用**。

二、妊娠恶阻

1. 定义 妊娠早期出现恶心呕吐，头晕倦怠，甚至食入即吐者，称为“恶阻”。亦称之为“子病”“病儿”“阻病”。

2. 病因病机 恶阻的发生，主要是**冲气上逆，胃失和降**。常见的病因病机为脾胃虚弱、肝胃不和。

3. 治疗原则 **调气和中、降逆止呕**。

4. 辨证论治

（1）脾胃虚弱证

【主症】**妊娠早期，恶心呕吐不食，甚则食入即吐，口淡，呕吐清涎，头晕体倦，脘痞腹胀，舌淡苔白，脉缓滑无力**。

【治法】健脾和胃，降逆止呕。

【方剂】**香砂六君子汤**。

（2）肝胃不和证

【主症】**妊娠早期，恶心，呕吐酸水或苦水，恶闻油腻，烦渴，口干口苦，头胀而晕，胸满胁痛，嗳气叹**

息，舌淡红，苔微黄，脉弦滑。

【治法】**清肝和胃，降逆止呕。**

【方剂】**橘皮竹茹汤加法半夏、白芍、枇杷叶、柿蒂、乌梅。**

三、妊娠腹痛

1. 定义　妊娠期，因胞脉阻滞或失养，发生小腹疼痛者，称为“妊娠腹痛”，亦名“胞阻”。也有称“痛胎”“胎痛”“妊娠小腹痛”。

2. 病因病机　气郁、血瘀、血虚、虚寒，以致**胞脉、胞络阻滞或失养，气血运行失畅，**“不通则痛”或“不荣则痛”。

四、胎漏、胎动不安

1. 定义　**妊娠期间阴道有少量出血，时出时止，或淋沥不断，而无腰酸、腹痛、小腹下坠者，称为“胎漏”，亦称“胞漏”或“漏胎”。妊娠期间出现腰酸、腹痛、小腹下坠，或伴有少量阴道出血者，称为“胎动不安”。**胎漏、胎动不安是堕胎、小产的先兆，多发生在妊娠早期，少数在妊娠中期。西医称之为“先兆流产”。

◆ **提醒：**胎漏与胎动不安为高频考点，考生须掌握其临床特点，不可混淆。

2. 堕胎、小产、暗产的定义　凡妊娠 12 周内，胚胎自然殒堕者，称为“堕胎”；妊娠 12~28 周内，胎儿已成形而自然殒堕者，称为“小产”，亦称“半产”。还有怀孕 1 个月不知其已受孕而殒堕者，称为“暗产”。

3. 病因病机　主要病机是冲任损伤，胎元不固。引起冲任损伤、胎元不固的常见病因病机有肾虚、血热、气血虚弱和血瘀。

4. 治疗原则　补肾安胎。

5. 辨证论治

（1）肾虚证

【主症】妊娠期阴道少量出血，色淡暗，腰酸，腹痛，下坠，或曾屡孕屡堕，头晕耳鸣，夜尿多，眼眶暗黑或有面部暗斑，舌淡暗，苔白，脉沉细滑，尺脉弱。

【治法】补肾健脾，益气安胎。

【方剂】**寿胎丸加党参、白术，或滋肾育胎丸。**

【加减】若腰痛明显，小便频数或夜尿多，加杜仲、覆盆子、益智仁；若小腹下坠明显，加黄芪、升麻，或用高丽参另炖服；若阴道出血不止，加山萸肉、地榆；若大便秘结，选加肉苁蓉、熟地黄、桑椹。临证时结合肾之阴阳的偏虚，选加温肾（如杜仲、补骨脂、鹿角霜）或滋阴（如山萸肉、二至丸、怀山药）安胎之品。

（2）血热证

【主症】妊娠期阴道少量出血，色鲜红或深红，质稠，或腰酸，口苦咽干，心烦不安，便结溺黄，舌质红，苔黄，脉滑数。

【治法】**清热凉血，养血安胎。**

【方剂】保阴煎或当归散。

（3）气血虚弱证

【主症】妊娠期少量阴道出血，色淡红，质清稀，或小腹空坠而痛，腰酸，面色白，心悸气短，神疲肢倦，舌质淡，苔薄白，脉细弱略滑。

【治法】补气养血，固肾安胎。

【方剂】**胎元饮。**

【加减】若气虚明显，小腹下坠，加黄芪、升麻，或高丽参。若腰酸明显，或有堕胎史，亦可与寿胎丸合用，加强补肾安胎之功。

（4）血瘀证

【主症】宿有癥积，孕后常有腰酸腹痛下坠，阴道不时出血，色暗红，或妊娠期跌仆闪挫，继之腹痛或少量阴道出血，舌暗红，或有瘀斑，脉弦滑或沉弦。

【治法】**活血化瘀，补肾安胎**。

【方剂】**桂枝茯苓丸合寿胎丸加减**。

【加减】若妊娠期不慎跌仆伤胎，是气血失和或瘀滞，为新病，治宜调气和血安胎，选圣愈汤。

6. 寿胎丸和胎元饮的药物组成

（1）胎元饮：人参、白术、炙甘草、当归、白芍、熟地黄、杜仲、陈皮。

（2）寿胎丸：菟丝子、桑寄生、川续断、阿胶。

五、子肿

1. 定义　妊娠中晚期，孕妇出现肢体面目肿胀者，称为“子肿”亦称“妊娠肿胀”。

2. 病因病机　脾肾阳虚，水湿不化，或气滞湿停。

3. 治疗用药的注意点　妊娠肿胀的治疗应本着治病与安胎并举的原则，以运化水湿为主，适当加入养血安胎之品，慎用温燥、寒凉、峻下、滑利之品，择用皮类利水药，以免伤胎。

4. 辨证论治

（1）脾虚证

【主症】妊娠数月，面目四肢浮肿，或遍及全身，皮薄光亮，按之凹陷不起，面色白无华，神疲气短懒言，口淡而腻，脘腹胀满，食欲不振，小便短少，大便溏薄，舌淡体胖，边有齿痕，舌苔白润或腻，脉缓滑。

【治法】**健脾利水**。

【方剂】**白术散加砂仁**。

（2）肾虚证

【主症】**妊娠数月，面浮肢肿，下肢尤甚，按之如泥，腰酸乏力，下肢逆冷，小便不利，舌淡，苔白润，脉沉迟**。

【治法】补肾温阳，化气行水。

【方剂】真武汤。

（3）气滞证

【主症】妊娠3~4个月后，肢体肿胀，始于两足，渐延于腿，皮色不变，随按随起，胸闷胁胀，头晕胀痛，苔薄腻，脉弦滑。

【治法】理气行滞，除湿消肿。

【方剂】**天仙藤散**。

六、妊娠小便淋痛

1. 定义　妊娠期间出现尿频、尿急，淋沥涩痛等症，称为“妊娠小便淋痛”，或“妊娠小便难”，俗称“子淋”，类似于现代医学的妊娠合并泌尿系感染。

2. 病因病机　热灼膀胱，气化失司，水道不利。

3. 辨证论治

（1）阴虚津亏证

【主症】妊娠期间，小便频数，淋沥涩痛，量少色淡黄，午后潮热，手足心热，大便干结，颧赤唇红，舌红少苔，脉细滑数。

【治法】**滋阴清热，润燥通淋**。

【方剂】**知柏地黄丸加麦冬、五味子、车前子**。

（2）心火偏亢证

【主症】妊娠期间，小便频数，尿短赤，艰涩刺痛，面赤心烦，渴喜冷饮，甚至口舌生疮，舌红欠润，少苔或无苔，脉细数。

【治法】清心泻火，润燥通淋。

【方剂】**导赤散加玄参、麦冬**。

（3）湿热下注证

【主症】妊娠期间，突感尿频尿急尿痛，尿意不尽，欲解不能，小便短赤，小腹坠胀，胸闷纳少，带下黄稠量多，舌红苔黄腻，脉弦滑数。

【治法】**清热利湿，润燥通淋**。

【方剂】**加味五苓散**。

七、妊娠小便不通

妊娠期间，小便不通，甚至小腹胀急疼痛，心烦不得卧，称为“妊娠小便不通”，古称“转胞”或“胞转”。以妊娠晚期 7~8 个月时较为多见。

单元测试

1. 妊娠恶阻的主要发病机制是
A. 脾胃虚弱，化源不足
B. 肝郁气滞，失于条达
C. 痰湿内停，中焦受阻
D. 重伤津液，胃阴不足
E. 冲气上逆，胃失和降
答案：E

2. 下列各项，属妊娠恶阻脾胃虚弱证临床表现的是
A. 呕吐清涎或痰涎
B. 呕吐酸腐
C. 呕吐酸水或苦水
D. 干呕或呕吐血性物
E. 呕吐黄水
答案：A

3. 下列各项，不属于胎动不安临床表现的是
A. 阴道出血似月经量
B. 妊娠期出现腰酸
C. 妊娠期出现腹痛
D. 妊娠期出现小腹下坠
E. 妊娠期出现少量阴道出血
答案：A

4. 胎动不安血瘀证的中医治法是
A. 补肾健脾，益气安胎
B. 清热凉血，养血安胎
C. 补气养血，固肾安胎
D. 活血化瘀，补肾安胎
E. 疏肝理气，养血安胎
答案：D

5. 治疗胎漏、胎动不安血热证，应首选的方剂是
A. 胎元饮
B. 保阴煎
C. 桂枝茯苓丸合寿胎丸
D. 滋肾育胎丸
E. 寿胎丸
答案：B

6. 患者，女，27 岁。妊娠 50 天，阴道流血 2 天，逐渐增多似月经量，色红有块，小腹坠胀疼痛，面色苍白，头晕目眩，舌质紫暗，脉滑。应首先考虑的诊断是
A. 小产
B. 胎动不安
C. 滑胎
D. 异位妊娠
E. 胎漏
答案：B

7. 患者，女，27 岁。妊娠 5 个月，突感尿频尿急尿痛，排尿不畅，小腹坠胀，舌红苔黄腻，脉弦滑数。其证候是
A. 阴虚津亏证
B. 心火偏亢证
C. 肾虚证
D. 湿热下注证
E. 阴虚内热证
答案：D

8. 患者，女，32 岁。妊娠 5 个月，肢体肿胀，下肢尤甚，按之如泥，腰酸乏力，小便不利，舌淡，苔白润，脉沉迟。治疗应首选的方剂是
A. 真武汤
B. 天仙藤散
C. 五皮散
D. 防己黄芪汤
E. 左归饮
答案：A

9. 患者，女，30 岁。孕 50 天，呕吐酸水或苦水，胸满胁痛，嗳气叹息，烦渴口苦，舌淡红，苔微黄，脉滑数。治疗应首选
A. 小半夏加茯苓汤
B. 香砂六君子汤
C. 四君子汤
D. 苏叶黄连汤
E. 橘皮竹茹汤
答案：E

10. 患者，女，29 岁。妊娠 8 个半月，头晕胀痛，面目肢体肿胀，但皮色不变，压痕不明显，舌苔薄腻，脉弦滑。治疗应首选

A. 镇肝熄风汤
B. 杞菊地黄丸
C. 天仙藤散
D. 羚角钩藤汤
E. 半夏白术天麻汤
答案：C
（11~12 题共用备选答案）
A. 胎元饮
B. 寿胎丸
C. 桂枝茯苓丸合寿胎丸
D. 滋肾育胎丸
E. 保阴煎
11. 治疗胎漏、胎动不安气血虚弱证，应首选的方剂是
答案：A
12. 治疗胎漏、胎动不安血热证，应首选的方剂是
答案：E

第六单元　产　后　病

知识点概要

一、概述

1. 定义　产妇在产褥期内发生与分娩或产褥有关的疾病，称为“产后病”。

2. 产后常见病和危症

（1）常见病：产后血晕、产后痉病、产后发热、产后小便不通、产后小便淋痛、产后腹痛、产后身痛、产后恶露不绝、产后汗证、缺乳、产后乳汁自出、产后抑郁、产后血劳等。

（2）危重症

1）三病：**病痉、病郁冒、大便难**。

2）三冲：**冲心、冲胃、冲肺**。

3）三急：**呕吐、盗汗、泄泻**。

3. 病因病机　①亡血伤津。②元气受损。③瘀血内阻。④外感六淫或饮食房劳所伤。

4. 产后“三审”　**先审小腹痛与不痛，以辨有无恶露停滞；次审大便通与不通，以验津液的盛衰；再审乳汁的行与不行和饮食多少，以察胃气的强弱**。

5. 治疗原则　本着“勿拘于产后，亦勿忘于产后”的原则，常用的具体治法有补虚化瘀、清热解毒、益气固表、调理肾肝脾等。

6. 用药宜忌　选方用药，须照顾气血，行气勿过于耗散，化瘀勿过于攻逐，时时顾护胃气，消导必兼扶脾，寒证不宜过用温燥，热证不宜过用寒凉，解表不过于发汗，攻里不过于削伐。

二、产后血晕

1. 定义　产妇分娩后突然头晕眼花，不能起坐，或心胸满闷，恶心呕吐，痰涌气急，心烦不安，甚则神昏口噤，不省人事，称为“产后血晕”。可与现代医学“产后出血”和“羊水栓塞”互参。

2. 与产后血晕相鉴别的疾病

（1）产后郁冒

病　名	共同点	不同点
产后血晕	眩晕	由产后阴血暴亡，心神失养，或瘀血停滞，气逆攻心所致，眩晕来势急，病情严重，以不省人事、口噤甚则昏迷不醒为特点
产后郁冒		因产后亡血复汗感受寒邪所致，症见头眩目瞀，郁闷不舒，呕不能食，大便反坚，但头汗出

（2）产后痉病

病　名	相同点	不同点
产后血晕	口噤不开	由产后阴血暴亡，心神失养，或瘀血停滞，气逆攻心所致，眩晕来势急，病情严重，以不省人事、口噤甚则昏迷不醒为特点
产后痉病		由产时创伤，感染邪毒，或产后亡血伤津，筋脉失养所致，其发病时间较产后血晕缓慢，其症状以四肢抽搐、项背强直、角弓反张为主

（3）产后子痫

病　名	相同点	不同点
产后血晕	神志不清	眩晕来势急，病情严重，以不省人事、口噤甚则昏迷不醒为特点
产后子痫		除产前有头晕目眩、头面及四肢浮肿、高血压、蛋白尿等病史以外，尚有典型的抽搐症状

3. 病因病机

（1）虚证：**阴血暴亡，心神失守**。

（2）实证：**瘀血上攻，扰乱心神**。

4. 辨证论治

（1）血虚气脱证

【主症】产时或产后失血过多，突然晕眩，面色苍白，心悸愦闷，甚则昏不知人，眼闭口开，手撒肢冷，冷汗淋漓，舌淡无苔，脉微欲绝或浮大而虚。

【治法】益气固脱。

【方剂】参附汤。

【加减】若阴道下血不止加姜炭、黑芥穗。若病人神志昏迷，难以口服药物时，可行鼻饲。待病人神志清醒之后，则应大补气血，方用当归补血汤加减。

（2）瘀阻气闭证

【主症】产后恶露不下或量少，少腹阵痛拒按，突然头晕眼花，不能起坐，甚则心下急满，气粗喘促，神昏口噤，不省人事，两手握拳，牙关紧闭，面色青紫，唇舌紫暗，脉涩。

【治法】行血逐瘀。

【方剂】夺命散加当归、川芎。

三、产后发热

1. 定义　产褥期内，出现发热持续不退，或突然高热寒战，并伴有其他症状者，称为“产后发热”。

2. 病因病机　**产后胞脉空虚，邪毒乘虚直犯胞宫，正邪交争；正气亏虚，易感外邪；败血停滞，营卫不通；阴血亏虚，阳气浮散**，均可致发热。

3. 辨证论治

（1）感染邪毒证

【主症】产后高热寒战，热势不退，小腹疼痛拒按，恶露量或多或少，色紫暗如败酱，气臭秽，心烦口渴，尿少色黄，大便燥结，舌红苔黄，脉数有力。

【治法】**清热解毒，凉血化瘀**。

【方剂】**五味消毒饮合失笑散加丹皮、赤芍、鱼腥草、益母草**。

【加减】若高热不退，大汗出，烦渴引饮，脉虚大而数者，属热盛伤津之候，治宜清热除烦，益气生津，方用白虎加人参汤。

（2）外感证

【主症】产后恶寒发热，鼻流清涕，头痛，肢体酸痛，无汗，舌苔薄白，脉浮紧。

【治法】养血祛风，疏解表邪。

【方剂】**荆穗四物汤加防风、苏叶。**

【加减】若症见发热，微恶风寒，头痛身痛，咳嗽痰黄，口干咽痛，微汗或无汗，舌红，苔薄黄，脉浮数，此为外感风热之邪。治宜辛凉解表，疏风清热，方用银翘散。若邪入少阳，症见寒热往来，口苦咽干，目眩，默默不欲食，脉弦，治宜和解少阳，方选小柴胡汤加味。

（3）血瘀证

【主症】产后寒热时作，恶露不下，或下亦甚少，色紫暗有块，小腹疼痛拒按，舌质紫暗或有瘀点，脉弦涩。

【治法】活血化瘀，和营退热。

【方剂】**生化汤加丹参、丹皮、益母草。**

（4）血虚证

【主症】产后低热不退，腹痛绵绵，喜按，恶露量或多或少，色淡质稀，自汗，头晕心悸，舌质淡，苔薄白，脉细数。

【治法】**补血益气，和营退热。**

【方剂】补中益气汤加地骨皮。

【加减】若阴虚火旺，症见午后潮热，颧红口渴，大便干燥，舌红苔少，脉细数者，治宜滋阴养血，和营清热，方选加减一阴煎加白薇、青蒿、鳖甲。

4. 感染邪毒型发热临证时的注意点

（1）若持续高热，小腹疼痛剧烈，拒按，恶露不畅，秽臭如脓，烦渴引饮，大便燥结，舌紫暗，苔黄而燥，脉弦数者，此乃热毒与瘀血互结胞中。治宜清热逐瘀，排脓通腑，方用大黄牡丹皮汤加败酱草、红藤、益母草。如有盆腔脓肿，则要切开引流。胎盘残留宫腔者，在抗感染下行清宫术。

（2）若产后 1~2 周寒战、高热反复发作，抗菌治疗无效，或见下肢肿胀发硬，皮肤发白，小腿腓肠肌与足底疼痛与压痛，甚者痛不可着地，舌暗脉弦，此为盆腔血栓性静脉炎，是产褥感染的一种特殊形式，属严重并发症。中医可按“脉痹”论治，热毒、瘀阻与湿邪留滞经脉肌肤是其主要病机，治疗以清热解毒、活血化瘀、祛湿通络为主，可选抵当汤合四妙勇安汤随症加减。

四、产后腹痛

1. 定义　产妇在产褥期内，发生与分娩或产褥有关的小腹疼痛，称为产后腹痛。其中因瘀血引起者，称“儿枕痛”。

2. 病因病机　气血运行不畅，不荣则痛或不通则痛。

3. 辨证论治

（1）气血两虚证

【主症】产后小腹隐隐作痛数日不止，喜按喜揉，恶露量少，色淡红，质稀无块，面色苍白，头晕眼花，心悸怔忡，大便干结，舌质淡，苔薄白，脉细弱。

【治法】**补血益气，缓急止痛。**

【方剂】肠宁汤或当归生姜羊肉汤。

【加减】若血虚津亏便秘较重者，去肉桂，加肉苁蓉、火麻仁。若腹痛兼有下坠感，为血虚兼气不足，加黄芪、白术。若腹痛喜热熨者，加吴茱萸、艾叶、小茴香、炮姜。

（2）瘀滞子宫证

【主症】**产后小腹疼痛，拒按，得热痛缓，恶露量少，涩滞不畅，色紫暗有块，块下痛减，面色青白，四肢不温，或伴胸胁胀痛，舌质紫暗，脉沉紧或弦涩。**

【治法】活血化瘀，温经止痛。

【方剂】生化汤。

【加减】对于瘀阻子宫所致产后腹痛，可借助 B 超观察是否有胎盘、胎衣残留，若有胎盘、胎衣残留，伴血性恶露延长，或出血量多，或量少而腹痛剧烈，服上方未效者，可行清宫术。刮出物送病检，以明确诊断，术后给予生化汤加减补虚化瘀，预防感染。

五、产后恶露不绝

1. 定义 产后血性恶露持续10天以上，仍淋沥不尽者，称为“产后恶露不绝”。又称“恶露不尽”“恶露不止”。

2. 病因病机 冲任为病，气血运行失常。

3. 辨证论治

（1）气虚证

【主症】恶露过期不尽，量多，色淡，质稀，无臭气，面色白，神疲懒言，四肢无力，小腹空坠，舌淡苔薄白，脉细弱。

【治法】补气摄血固冲。

【方剂】**补中益气汤加艾叶、阿胶、益母草**。

（2）血瘀证

【主症】恶露过期不尽，量时少或时多，色暗有块，小腹疼痛拒按，舌紫暗或边有瘀点，脉沉涩。

【治法】活血化瘀止血。

【方剂】生化汤加益母草、炒蒲黄。

【加减】若气虚明显，伴小腹空坠者，加党参、黄芪；若瘀久化热，恶露臭秽，兼口干咽燥，加紫草、马齿苋、蒲公英。如B超提示宫内有胎盘、胎膜残留，一般应做清宫术，或先服上方加三棱、莪术。

（3）血热证

【主症】产后恶露过期不止，量较多，色紫红，质黏稠，有臭秽气，面色潮红，口燥咽干，舌质红，脉细数。

【治法】**养阴清热止血**。

【方剂】**保阴煎加益母草、七叶一枝花、贯众**。

【加减】若肝郁化热，症见恶露量多或少，色深红有块，两胁胀痛，心烦，口苦咽干，舌红苔黄，脉弦数者，治宜疏肝解郁，清热凉血，方用丹栀逍遥散加生地黄、旱莲草、茜草。

单元测试

1. 产后三急是指
A. 呕吐、泄泻、盗汗
B. 高热、昏迷、自汗
C. 心悸、气短、抽搐
D. 尿闭、便难、冷汗
E. 下血、腹痛、心悸
答案：A

2. 下列各项，属产后三病的是
A. 产后血晕、产后发热、产后腹痛
B. 产后痉病、产后大便难、产后郁冒
C. 产后小便不通、产后恶露不绝、产后小便淋痛
D. 产后呕吐、泄泻、盗汗
E. 产后冲心、冲肺、冲胃
答案：B

3. 治疗产后发热血瘀证，应首选的方剂是
A. 少腹逐瘀汤
B. 血府逐瘀汤
C. 补中益气汤
D. 生化汤加味
E. 桃红四物汤
答案：D

4. 产后腹痛气血两虚证的中医治法是
A. 补血益气，温经止痛
B. 补血益气，缓急止痛
C. 补血养血，化瘀止痛
D. 补血益气，暖宫止痛
E. 温经散寒，化瘀止痛
答案：B

5. 患者，女，30岁。新产后，低热不退，腹痛绵绵，喜按，恶露量少，色淡质稀，自汗，头晕心悸；舌质淡，苔薄白，脉细数。其治法是
A. 活血化瘀，和营退热
B. 补血益气，和营退热
C. 养血祛风，疏解表邪
D. 清热解毒，凉血化瘀
E. 解毒清营，凉血养阴
答案：B

6. 患者，女，27岁。产后恶露过期不尽，量时多或时少，色暗有块，小腹疼痛拒按，舌紫暗或边有瘀点，脉沉涩。治疗应首选的方剂是

A. 少腹逐瘀汤
B. 生化汤
C. 膈下逐瘀汤
D. 失笑散
E. 逍遥散
答案： B

7. 患者，女，26岁。产后3天高热寒战，小腹疼痛拒按，恶露初时量多，后量少、色紫暗如败酱、有臭气，烦躁口渴，溺赤便结，舌红苔黄，脉滑数有力。其诊断是
A. 产后发热外感证
B. 产后发热血瘀证
C. 产后腹痛血瘀证
D. 产后恶露过少血瘀证
E. 产后发热感染邪毒证
答案： E

8. 患者，女，27岁。产后恶露1个月未止，量多、色淡、无臭气，小腹空坠，神倦懒言，舌淡，脉缓弱。治疗应首选
A. 举元煎
B. 固本止崩汤
C. 生化汤
D. 八珍汤
E. 补中益气汤
答案： E

（9~10题共用备选答案）
A. 大黄牡丹皮汤加败酱草、红藤、益母草
B. 五味消毒饮合失笑散加减
C. 银翘散
D. 清营汤
E. 清营汤送服安宫牛黄丸

9. 患者新产后，持续高热，小腹疼痛剧烈，拒按，恶露不畅，秽臭如脓，烦渴引饮，大便燥结，舌紫暗，苔黄而燥，脉数。治疗应首选的方剂是
答案： A

10. 患者新产后，高热寒战，热势不退，小腹疼痛拒按，恶露色紫暗如败酱，气臭秽；心烦口渴，尿少色黄，大便燥结，舌红苔黄，脉数有力。治疗应首选的方剂是
答案： B

（11~12题共用备选答案）
A. 热入营血证
B. 感染邪毒证
C. 外感证
D. 血瘀证
E. 血虚证

11. 患者产后寒热时作，恶露不下，色紫暗有块，小腹疼痛拒按，舌质紫暗或有瘀点，脉弦涩。其证候是
答案： D

12. 患者产后低热不退，腹痛绵绵，喜按，恶露量多，色淡，头晕心悸，舌淡，苔薄，脉细数。其证候是
答案： E

第七单元　妇科杂病

知识点概要

一、概述

1. 定义　凡不属于经、带、胎、产疾病范畴，而又与妇女解剖、生理、病因病机特点密切相关的各种妇科疾病，统称为妇科杂病。

2. 范围　常见妇科杂病有癥瘕、盆腔炎、不孕症、阴冷、阴痒、阴疮、阴挺、妇人脏躁。

3. 治法概要　常用治法有补肾、疏肝、健脾、益气、祛瘀、化痰、消癥、清热解毒、甘润滋养及外用杀虫止痒等。

二、癥瘕

1. 定义　**妇人下腹结块，伴有或胀或痛或满或异常出血者**，称为癥瘕。癥者有形可征，固定不移，痛有定处；瘕者假聚成形，聚散无常，推之可移，痛无定处。一般癥属血病，瘕属气病，但临床常难以划分，故并称癥瘕。

2. 病因病机　由于机体正气不足，风寒湿热之邪内侵，或情志因素、房事所伤、饮食失宜，导致脏腑功能失常，气机阻滞，瘀血、痰饮、湿浊等有形之邪凝结不散，停聚下腹胞宫，日月相积，逐渐而成。

3. 癥瘕辨证与施治的注意点　临证新病多实，宜攻宜破；久病不愈，或术后，以补益气血为主，恢复机体的正气。若正气已复，肿块未除，复以攻破为主。术后若有瘀滞，可于补益气血之时，辅以行气活血之品，

并注重调其饮食，增进食欲，改善脾胃功能。

4. 辨证论治

（1）气滞血瘀证

【主症】下腹部结块，触之有形，按之痛或无痛，小腹胀满，月经先后不定，经血量多有块，经行难净，经色暗，精神抑郁，胸闷不舒，面色晦暗，肌肤甲错。舌质紫暗，或有瘀斑，脉沉弦涩。

【治法】**行气活血，化瘀消癥。**

【方剂】**香棱丸加桃仁、瞿麦、八月札、海藻，或大黄䗪虫丸。**

（2）痰湿瘀结证

【主症】下腹结块，触之不坚，固定难移，经行量多，淋沥难净，经间带下增多，胸脘痞闷，腰腹疼痛。舌体胖大，紫暗，有瘀斑、瘀点，苔白厚腻，脉弦滑或沉涩。

【治法】**化痰除湿，活血消癥。**

【方剂】**苍附导痰丸合桂枝茯苓丸。**

（3）湿热瘀阻证

【主症】下腹部肿块，热痛起伏，触之痛剧，痛连腰骶，经行量多，经期延长，带下量多，色黄如脓，或赤白兼杂，兼见身热口渴，心烦不宁，大便秘结，小便黄赤。舌暗红，有瘀斑，苔黄，脉弦滑数。

【治法】清热利湿，化瘀消癥。

【方剂】**大黄牡丹汤加木通、茯苓。**

（4）肾虚血瘀证

【主症】下腹部结块，触痛，月经量多或少，经行腹痛较剧，经色紫暗有块，婚久不孕或曾反复流产，腰酸膝软，头晕耳鸣，舌暗，脉弦细。

【治法】补肾活血，消癥散结。

【方剂】补肾祛瘀方或益肾调经汤。

三、盆腔炎

1. 定义　女性盆腔生殖器官及其周围结缔组织、盆腔腹膜发生的急性炎症，称为“急性盆腔炎”。女性盆腔生殖器官及其周围结缔组织、盆腔腹膜发生的慢性炎症性病变，称为“慢性盆腔炎”。

2. 病因病机

（1）急性盆腔炎：多发生产后、流产后、宫腔内手术处置后，或经期卫生保健不当，邪毒乘虚侵袭，稽留于冲任及胞宫脉络，与气血相搏结，邪正交争，而发热疼痛，邪毒炽盛则腐肉酿脓，甚至泛发为急性腹膜炎、感染性休克。

（2）慢性盆腔炎：多由于经行产后，胞门未闭，正气未复，风寒湿热，或虫毒之邪乘虚内侵，与冲任气血相搏结，蕴积于胞宫，反复进退而致。

3. 辨证论治

（1）急性盆腔炎

1）热毒炽盛证

【主症】高热腹痛，恶寒或寒战，下腹部疼痛拒按，咽干口苦，大便秘结，小便短赤，带下量多，色黄，或赤白夹杂，质黏稠，如脓血，气臭秽，月经量多或淋沥不净。舌红，苔黄厚，脉滑数。

【治法】清热解毒，利湿排脓。

【方剂】**五味消毒饮合大黄牡丹汤。**

【加减】带下臭秽，加椿根皮、黄柏、茵陈。腹胀满，加厚朴、枳实。盆腔形成脓肿者，加红藤、皂角刺、白芷，或配合切开排脓等。病在阳明，身热面红，恶热汗出，口渴，脉洪数，可选白虎汤加清热解毒之品。热毒已入营血，高热神昏，烦躁谵语，下腹痛不减，斑疹隐隐，舌红绛，苔黄燥，脉弦细数，宜选清营汤加减。

2）湿热瘀结证

【主症】下腹部疼痛拒按，或胀痛，热势起伏，寒热往来，带下量多色黄，质稠，气味臭秽，经量增多，经期延长，淋沥不止，大便溏或燥结，小便短赤，舌红有瘀点，苔黄厚，脉弦滑。

【治法】**清热利湿，化瘀止痛。**

【方剂】**仙方活命饮加薏苡仁、冬瓜仁。**

（2）慢性盆腔炎

1）湿热瘀结证

【主症】少腹部隐痛，或疼痛拒按，痛连腰骶，低热起伏，经行或劳累时加重，带下量多，色黄，质黏稠；胸闷纳呆、口干不欲饮，大便溏，或秘结，小便黄赤，舌体胖大，色红，苔黄腻，脉弦数或滑数。

【治法】**清热利湿，化瘀止痛。**

【方剂】**银甲丸。**

2）气滞血瘀证

【主症】少腹部胀痛或刺痛，经行腰腹疼痛加重，经血量多有块，瘀块排出则痛减，带下量多，婚久不孕，经行情志抑郁，乳房胀痛，舌体紫暗，有瘀斑、瘀点，苔薄，脉弦涩。

【治法】**活血化瘀，理气止痛。**

【方剂】膈下逐瘀汤。

3）寒湿凝滞证

【主症】小腹冷痛，或坠胀疼痛，经行腹痛加重，喜热恶寒，得热痛缓，经行延后，经血量少，色暗，带下淋沥，神疲乏力，腰骶冷痛，小便频数，婚久不孕，舌暗红，苔白腻，脉沉迟。

【治法】祛寒除湿，活血化瘀。

【方剂】**慢盆汤。**

4）气虚血瘀证

【主症】下腹部疼痛或结块，缠绵日久，痛连腰骶，经行加重，经血量多有块，带下量多，精神不振，疲乏无力，食少纳呆，舌质暗红，有瘀点，苔白，脉弦涩无力。

【治法】益气健脾，化瘀散结。

【方剂】**理冲汤。**

【加减】若久病及肾则肾虚血瘀，症见少腹疼痛，绵绵不休，腰脊酸痛，膝软乏力，白带量多，质稀，神疲，头晕目眩，性欲淡漠，舌暗苔白，脉细弱，治宜补肾活血，壮腰宽带，方用宽带汤。

四、不孕症

1. 定义 **凡婚后未避孕、有正常性生活、同居1年而未受孕者**，称为“不孕症”。从未妊娠者古称“全不产”，西医称原发性不孕；有过妊娠而后不孕者，古称“断绪”，西医称继发性不孕。

2. 病因病机 或先天肾气不足，或房事不节、久病大病、反复流产损伤肾气，或高龄肾气渐虚，肾气虚，则冲任虚衰，不能摄精成孕；或素体肾阳虚或寒湿伤肾，肾阳亏虚，命门火衰，阳虚气弱，则生化失期，有碍子宫发育或不能触发氤氲乐育之气，致令不能摄精成孕；或素体肾阴亏虚，或房劳多产，久病失血，耗损真阴，天癸乏源，冲任血海空虚；或阴虚生内热，热扰冲任血海，均不能摄精成孕，发为不孕症。

3. 辨证论治

（1）肾虚证

1）肾气虚证

【主症】婚久不孕，月经不调或停闭，经量或多或少，头晕耳鸣，腰酸腿软，精神疲倦，小便清长，舌淡苔薄，脉沉细，两尺脉弱。

【治法】补肾益气，温养冲任。

【方剂】**毓麟珠。**

2）肾阳虚证

【主症】**婚久不孕，月经迟发，或月经后推，或停闭不行，经色淡暗，性欲淡漠，小腹冷，带下量多，清稀如水，或子宫发育不良，头晕耳鸣，腰酸膝软，夜尿多，眼眶暗，面部暗斑，或环唇暗，舌质淡暗，苔白，脉沉细尺弱。**

【治法】温肾暖宫，调补冲任。

【方剂】**温胞饮或右归丸。**

3）肾阴虚证

【主症】婚久不孕，月经常提前，经量少或月经停闭，经色较鲜红，或行经时间延长，甚则崩中或漏下不止，形体消瘦，头晕耳鸣，腰酸膝软，五心烦热，失眠多梦，眼花心悸，肌肤失润，阴中干涩，舌质稍红略干，苔少，脉细或细数。

【治法】滋肾养血，调补冲任。

【方剂】**养精种玉汤**。

【加减】临证时加龟甲、知母、紫河车、首乌、肉苁蓉、菟丝子、丹皮，可加强滋肾益精之功，稍佐制火，疗效更佳。亦可选用左归丸或育阴汤。若肾虚肝郁，则宜配以柴胡、郁金、合欢皮。

（2）肝气郁结证

【主症】婚久不孕，月经或先或后，经量多少不一，或经来腹痛，或经前烦躁易怒，胸胁乳房胀痛，精神抑郁，善太息，舌暗红或舌边有瘀斑，脉弦细。

【治法】疏肝解郁，理血调经。

【方剂】开郁种玉汤。

（3）瘀滞胞宫证

【主症】婚久不孕，月经多推后或周期正常，经来腹痛，甚或呈进行性加剧，经量多少不一，经色紫暗，有血块，块下痛减，有时经行不畅，淋沥难净，或经间出血，或肛门坠胀不适，性交痛，舌质紫暗或舌边有瘀点，苔薄白，脉弦或弦细涩。

【治法】逐瘀荡胎，调经助孕。

【方剂】少腹逐瘀汤。

（4）痰湿内阻证

【主症】**婚久不孕，多自青春期始即形体肥胖，月经常推后、稀发，甚则停闭不行；带下量多，色白质黏无臭；头晕心悸，胸闷泛恶，面目虚浮或白，舌淡胖，苔白腻，脉滑**。

【治法】**燥湿化痰，行滞调经**。

【方剂】**苍附导痰丸**。

4. 毓麟珠的药物组成　人参、白术、茯苓、白芍、当归、川芎、熟地黄、炙甘草、菟丝子、杜仲、鹿角霜、川椒。

五、阴痒

1. 定义　妇女外阴瘙痒，甚则痒痛难忍，坐卧不宁，或伴带下增多等，称为“阴痒”。亦称“阴门瘙痒”“阴䘌”等。

2. 病因病机

（1）内因：脏腑虚损，肝肾功能失常。

（2）外因：湿热或湿热生虫，虫毒侵蚀。

3. 辨证论治

（1）肝经湿热证

【主症】阴部瘙痒难忍，坐卧不安，外阴皮肤粗糙增厚，有抓痕，黏膜充血破溃，或带下量多，色黄如脓，或呈泡沫米泔样，或灰白如凝乳，味腥臭，伴心烦易怒，胸胁满痛，口苦口腻，食欲不振，小便黄赤，舌体胖大，色红，苔黄腻，脉弦数。

【治法】清热利湿，杀虫止痒。

【方剂】内服**龙胆泻肝汤或萆薢渗湿汤**，外用**蛇床子散**，水煎，趁热先熏后坐浴。

（2）肝肾阴虚证

【主症】**阴部瘙痒难忍，干涩灼热，夜间加重，或会阴部肤色变浅白，皮肤粗糙，皲裂破溃，眩晕耳鸣，五心烦热，烘热汗出，腰酸腿软，口干不欲饮，舌红苔少，脉细数无力**。

【治法】**滋阴补肾，清肝止痒**。

【方剂】**知柏地黄汤加当归、栀子、白鲜皮**。

4. 阴痒的外治法

（1）熏洗盆浴：蛇床子 30g，百部 30g，苦参 30g，徐长卿 15g，黄柏 20g，荆芥（或薄荷）20g（后下）。

亦可选用市售洁尔阴、洁身纯等中药制剂。

（2）阴道纳药：根据白带检查结果，针对病源选药纳入阴中。

六、子宫脱垂

1. 定义　妇女子宫下脱，甚则脱出阴户之外，或阴道壁膨出，统称为“阴挺”，又称“阴脱”“阴菌”“阴痔”“产肠不收”“葫芦颓”等。

2. 病因病机　阴挺与分娩损伤有关，产伤未复，中气不足，或肾气不固，带脉失约，日渐下垂脱出。亦见于长期慢性咳嗽、便秘、年老体衰之体，冲任不固，带脉提摄无力而子宫脱出。

3. 辨证论治

（1）气虚证

【主症】子宫下移或脱出于阴道口外，阴道壁松弛膨出，劳则加重，小腹下坠，身倦懒言，面色不华，四肢乏力，小便频数，带下量多，质稀色淡，舌淡苔薄，脉缓弱。

【治法】补中益气，升阳举陷。

【方剂】**补中益气汤加金樱子、杜仲、续断**。

（2）肾虚证

【主症】子宫下脱，日久不愈，头晕耳鸣，腰膝酸软冷痛，小腹下坠，小便频数，入夜尤甚，带下清稀，舌淡红，脉沉弱。

【治法】补肾固脱，益气升提。

【方剂】**大补元煎加黄芪**。

单元测试

1. 治疗癥瘕气滞血瘀证，应首选的方剂是
A. 少腹逐瘀汤
B. 血府逐瘀汤
C. 大黄䗪虫丸
D. 银甲丸
E. 桂枝茯苓丸
答案：C

2. 慢性盆腔炎湿热瘀结证的中医治法是
A. 清热除湿，活血化瘀
B. 清热利湿，化瘀止痛
C. 清热解毒，化瘀止痛
D. 益气化瘀，散结镇痛
E. 清热利湿，止痛化癥
答案：B

3. 治疗急性盆腔炎湿热瘀结证，应首选的方剂是
A. 银甲丸
B. 仙方活命饮
C. 大黄牡丹汤
D. 五味消毒饮
E. 当归芍药散
答案：B

4. 下列各项，属不孕症肾气虚证临床表现的是
A. 月经停闭
B. 经量或多或少
C. 经色暗
D. 性欲淡漠
E. 腰膝酸软
答案：D

5. 治疗不孕症瘀滞胞宫证，应首选的方剂是
A. 血府逐瘀汤
B. 少腹逐瘀汤
C. 桂枝茯苓丸
D. 养精种玉汤
E. 毓麟珠
答案：B

6. 治疗阴痒肝经湿热证，应首选的方剂是
A. 易黄汤
B. 托里消毒散
C. 蛇床子汤
D. 龙胆泻肝汤
E. 止带方
答案：D

7. 下列各项，属子宫脱垂病因病机的是
A. 气虚、肾虚
B. 湿热、血瘀
C. 痰湿、肝郁
D. 血虚、阴虚
E. 脾虚、肺虚
答案：A

8. 患者，女，32岁。下腹部肿块，疼痛2个月余，伴

低热，月经量多。妇检：盆腔右侧触及鸭卵大包块，形状不规整，触压痛（+）；舌红，苔黄厚，脉弦滑数。其证候是

A. 肾虚血瘀证
B. 痰湿瘀结证
C. 气滞血瘀证
D. 湿热瘀阻证
E. 寒湿凝滞证

答案：D

9. 患者，女，36岁。少腹部隐痛1周，痛连腰骶，低热起伏，劳累时加重，带下量多，色黄，质黏稠，胸闷纳呆，口干不欲饮，大便秘结，小便黄赤；舌体胖大，色红，苔黄腻，脉弦数或滑数。治疗应首选的方剂是

A. 银甲丸
B. 仙方活命饮
C. 大黄牡丹汤
D. 五味消毒饮
E. 桂枝茯苓丸

答案：A

10. 患者，女，26岁。婚久不孕，月经不调，经量少，色暗；头晕耳鸣，腰膝酸软，精神疲倦，小便清长；舌淡，苔薄，脉沉细，两尺尤甚。其治法是

A. 温肾暖宫，调补冲任
B. 滋肾养血，调补冲任
C. 燥湿化痰，行滞调经
D. 补肾健脾，调经促孕
E. 补肾益气，温养冲任

答案：E

11. 患者，女，24岁。婚久不孕，形体肥胖，月经稀发，带下量多，色白质黏无臭；头晕心悸，胸闷泛恶，面目虚浮；舌淡胖，苔白腻，脉滑。治疗应首选的方剂是

A. 苍附导痰丸
B. 启宫丸
C. 丹溪治痰湿方
D. 开郁二陈汤
E. 陈夏六君子汤

答案：A

12. 患者，女，25岁，已婚。有盆腔炎病史，下腹部疼痛结块，缠绵日久，痛连腰骶，经行加重，经血量多有块，带下量多，精神不振，纳少乏力，舌质紫暗有瘀点，苔白，脉弦涩无力。治疗应首选

A. 理冲汤
B. 膈下逐瘀汤
C. 少腹逐瘀汤
D. 血府逐瘀汤
E. 银甲丸

答案：A

（13~14题共用备选答案）

A. 苍附导痰丸合桂枝茯苓丸
B. 补肾祛瘀方
C. 大黄䗪虫丸
D. 香棱丸
E. 大黄牡丹汤

13. 治疗癥瘕痰湿瘀结证，应首选的方剂是

答案：A

14. 治疗癥瘕湿热瘀阻证，应首选的方剂是

答案：E

（15~16题共用备选答案）

A. 毓麟珠
B. 右归丸
C. 养精种玉汤
D. 开郁种玉汤
E. 温胞饮

15. 治疗不孕症肾气虚证，应首选的方剂是

答案：A

16. 治疗不孕症肾阴虚证，应首选的方剂是

答案：C

第八章　中医儿科学

第一单元　小儿生长发育

知识点概要

一、年龄分期

1. 胎儿期　从男女生殖之精相合而受孕，直至分娩断脐，属于胎儿期。目前国内将**胎龄满 28 周至出生后 7 足天，定为围生期**。

2. 新生儿期　从出生后脐带结扎开始，至生后满 28 天，称为新生儿期。

3. 婴儿期　出生 28 天后至 1 周岁为婴儿期。

4. 幼儿期　1~3 周岁为幼儿期。

5. 学龄前期　3~7 周岁为学龄前期，也称幼童期。

6. 学龄期　7 周岁后至青春期来临（一般为女 12 岁，男 13 岁）称学龄期。

7. 青春期　一般女孩自 11~12 岁到 17~18 岁、男孩自 13~14 岁到 18~20 岁称为青春期。

二、生理常数

1. 体重正常值及临床意义

（1）正常值：出生时体重约为 3kg，出生后的前半年平均每月增长约 0.7kg，后半年平均每月增长约 0.5kg，1 周岁以后平均每年增加约 2kg。临床可用以下公式推算小儿体重：

<6 个月体重（kg）= 3+0.7×月龄

7~12 个月体重（kg）= 7+0.5×（月龄−6）

1 岁以上体重（kg）= 8+2×年龄

（2）临床意义：体重增长过快常见于肥胖症，体重低于正常均值的 85%者为营养不良。

2. 身长测定方法及正常值

（1）出生时身长约为 50cm。生后第一年身长增长最快，约 25cm，其中前 3 个月约增长 12cm。

（2）第二年身长增长速度减慢，约 10cm。2 周岁后至青春期身高（长）增长平稳，每年约 7cm。

（3）进入青春期，身高增长出现第二个高峰，其增长速率约为学龄期的 2 倍，持续 2~3 年。

（4）临床可用公式推算 2 岁后至 12 岁儿童的身高：**身高（cm）= 70+7×年龄**。

◆ **提醒：**小儿体重或身高的计算为高频考点，考生须重点掌握。

3. 囟门闭合时间及病理意义

（1）闭合时间：前囟应在小儿出生后的 **12~18 个月**闭合。后囟在部分小儿出生时就已闭合，未闭合者应在生后 2~4 个月内闭合。

（2）病理意义：囟门早闭且头围明显小于正常者，为头小畸形；囟门迟闭及头围大于正常者，常见于解颅（脑积水）、佝偻病等。囟门凹陷多见于阴伤液竭之失水；囟门凸出多见于热炽气营之脑炎、脑膜炎等。

4. 乳牙萌出正常值

（1）出生后 4~10 个月乳牙开始萌出，出牙顺序是先下颌后上颌，自前向后依次萌出，惟尖牙例外。乳牙在 2~2.5 岁出齐。6 岁左右开始萌出第一颗恒牙，自 7~8 岁开始，乳牙按萌出先后逐个脱落，代之以恒牙，最后一颗恒牙（第三磨牙）一般在20~30岁时出齐，也有终生不出者。

（2）2岁以内乳牙颗数可用公式推算：**乳牙数=月龄-4（或6）**。

5. 呼吸、脉搏、血压与年龄增长的关系

（1）呼吸、脉搏

年　龄	呼吸（次）	脉搏（次）	呼吸：脉搏
新生儿	45~40	140~120	1：3
≤1岁	40~30	130~110	1：3~1：4
1^+~3岁	30~25	120~100	1：3~1：4
3^+~7	25~20	100~80	1：4
7^+~14岁	20~18	90~70	1：4

（2）血压：不同年龄小儿血压正常值可用公式推算：**收缩压（mmHg）=80+2×年龄，舒张压=收缩压×2/3**。

6. 动作发育、语言发育要点

（1）小儿粗细运动发育的进程：2个月扶坐或侧卧时能勉强抬头；4个月扶着两手或髋骨时能坐，能握持玩具；7个月能独坐片刻，能将玩具从一手换至另一手；8个月扶栏能站立片刻，会爬，会拍手；10~11个月扶栏能独脚站，搀扶或扶推车可走几步，能拇、食指对捏取物；12个月能独走，弯腰拾东西；18个月走得较稳，能倒退几步，能有目标地扔皮球；2岁能双足跳，能用杯子饮水，用勺子吃饭；3岁能跑，并能一脚跳过低的障碍，会骑小三轮车，会洗手；4岁能奔跑，会爬梯子，基本会穿衣；5岁能单脚跳，会系鞋带。

（2）小儿语言发育的进程：1个月能哭；2个月会笑，始发喉音；3个月能咿呀发音；4个月能发出笑声；7个月能发出“妈妈”“爸爸”等复音，但无叫喊亲人之意；10个月“妈妈”“爸爸”成为呼唤亲人之意，能开始用单词；12个月能叫出简单的物品名，如“灯”，能以“汪汪”“咪咪”等代表狗、猫，能指出鼻子、耳朵；15个月能说出几个词及自己的名字；18个月能指出身体各部分；2岁能用2~3个字组成的名词表达意思；3岁能说儿歌，能数几个数字；4岁能认识3种以上颜色；5岁能唱歌，并能认识简单的汉字；6~7岁能讲故事，学习写字，准备上学。

单元测试

1. 按公式计算，5岁小儿正常身高是
A. 85cm
B. 90cm
C. 95cm
D. 100cm
E. 105cm
答案：E

2. 婴儿前半年平均每月增长的体重是
A. 0.3kg
B. 0.4kg
C. 0.5kg
D. 0.7kg
E. 1kg
答案：D

3. 按公式计算，6岁小儿正常体重是
A. 15kg
B. 16kg
C. 18kg
D. 20kg
E. 22kg
答案：D

4. 小儿前囟正常关闭的时间是
A. 2~4个月
B. 8~10个月
C. 10~12个月
D. 12~18个月
E. 18~24个月
答案：D

5. 2周岁时正常头围是
A. 46cm
B. 48cm
C. 50cm
D. 54cm
E. 58cm

答案：B

6. 恒牙正常开始萌出的时间是

A. 6 岁

B. 8 岁

C. 10 岁

D. 12 岁

E. 15 岁

答案：A

7. 5 岁儿童正常收缩压是

A. 110mmHg

B. 100mmHg

C. 90mmHg

D. 80mmHg

E. 70mmHg

答案：C

8. 小儿细动作的发育，正常会拇指、食指对捏东西的年龄是

A. 5~6 个月

B. 7~8 个月

C. 9~10 个月

D. 10~11 个月

E. 12~13 个月

答案：D

9. 小儿语言发育，正常有意识叫“妈妈”“爸爸”的年龄是

A. 7 个月

B. 8 个月

C. 9 个月

D. 10 个月

E. 11 个月

答案：D

（10~11 题共用备选答案）

A. 从出生断脐到生后满 28 天

B. 出生 28 天后到满 1 周岁

C. 1~3 岁

D. 3~7 岁

E. 7~12 岁

10. 婴儿期是

答案：B

11. 幼儿期是

答案：C

（12~13 题共用备选答案）

A. 45~40 次

B. 40~30 次

C. 30~25 次

D. 25~20 次

E. 20~18 次

12. 幼儿期正常呼吸次数是

答案：C

13. 学龄前期正常呼吸次数是

答案：D

第二单元　小儿生理、病因、病理特点

知识点概要

一、生理特点

1. 脏腑娇嫩，形气未充　清代医家吴鞠通运用阴阳理论，将小儿的生理特点概括为“**稚阳未充，稚阴未长**”。

2. 生机蓬勃，发育迅速　《颅囟经·脉法》将小儿这种蓬勃生机、迅速发育的生理特点概括为“**纯阳**”。

二、病因特点

1. 外感因素。

2. 乳食因素。

3. 先天因素。

4. 情志因素。

5. 意外因素。

6. 其他因素。

三、病理特点

1. 发病容易，传变迅速。
2. 脏器清灵，易趋康复。

单元测试

1.“脏腑娇嫩，行气未充”说明小儿体质特点是
A. 纯阳
B. 阴亏
C. 阳亢
D. 稚阴
E. 稚阴稚阳
答案：E
2. 小儿“纯阳”之体的含义是
A. 阳常有余
B. 发育迅速
C. 有阳无阴
D. 阴亏阳亢
E. 独阳
答案：B
3. 下列各项，不属小儿的病理特点的是
A. 发病容易
B. 传变迅速
C. 易趋康复
D. 脏腑娇嫩
E. 脏气清灵
答案：D

第三单元　四诊概要

知识点概要

一、概述

历代儿科医家对于小儿诊法，既主张四诊合参，又特别重视**望诊**。

二、望诊

1. 望诊的主要内容　分为总体望诊（望神色、望形态）和分部望诊（审苗窍、辨斑疹、察二便、察指纹）两个方面。

2. 望神态的要点与临床意义

（1）五色主病

1）**面呈白色，多为寒证、虚证**。若面白浮肿，为阳虚水泛，常见于阴水；面色惨白，四肢厥冷，多为滑泄吐利，阳气暴脱，可见于脱证；面白少华，唇色淡白，多为血虚。

2）**面呈红色，多为热证**。若面红耳赤，咽痛，脉浮，为风热外感；午后颧红潮热，口唇红赤，为阴虚内热，虚火上炎；若两颧艳红如妆，面白肢厥，冷汗淋漓，为虚阳上越，是阳气欲脱的危重证候。新生儿面色嫩红，或小儿面色白里透红，为正常肤色。

3）**面呈黄色，多为脾虚证或有湿浊**。若面色萎黄，形体消瘦，为脾胃功能失调，常见于疳证；面黄无华，脐周阵痛，夜间磨牙，多为肠寄生虫；面目色黄而鲜明，为湿热内蕴之阳黄；面目黄而晦暗，为寒湿阻滞之阴黄；出生后不久出现的黄疸为胎黄，有生理性与病理性之分。

4）**面呈青色，多为寒证、痛证、瘀证、惊痫**。若面色白中带青，表情愁苦皱眉，多为里寒腹痛；面青而晦暗，神昏抽搐，常见于惊风和癫痫发作之时；面青唇紫，呼吸急促，为肺气闭塞，气血瘀阻。大凡小儿面呈青色，病情一般较重，应多加观察。

5）**面呈黑色，多为寒证、痛证、瘀证、水饮证**。若面色青黑，手足逆冷，多为阴寒里证；面色黑而晦暗，兼有腹痛呕吐，多为药物或食物中毒；面色青黑晦暗为肾气衰竭，不论新病久病，皆属危重。若小儿肤色黑红

润泽，体壮无病，是先天肾气充沛的表现。

（2）五部配五脏：左腮为肝，右腮为肺，额上为心，鼻为脾，颏为肾。

3. 望苗窍的要点与临床意义

（1）察舌

1）舌体：**舌体胖嫩，舌边齿痕显著，为脾肾阳虚或水饮痰湿内停**；舌体肿大，色泽青紫，可见于气血瘀滞；**舌体强硬，多为热盛伤津**；急性热病中出现舌体短缩、舌干绛者，则为热盛伤津，筋脉失养而挛缩；舌体肿大，舌板硬麻木，转动不灵，甚者肿塞满口，称为木舌，由心脾积热，火热循经上行所致；舌下红肿突出，形如小舌，称为重舌，属心脾火炽，上冲舌本所致；舌体不能伸出唇外，转动伸缩不灵，语言不清，称为连舌，因舌系带过短所致；舌出唇外，来回掉动，称为弄舌，为心气不足，或惊风先兆；舌吐唇外，缓缓收回，称吐舌，常为心经有热所致；吐舌不收，心气将绝；时时用舌舔口唇，以致口唇四周色红，或有脱屑、作痒，称舔舌，多因脾经伏热所致。

2）舌质：正常舌质淡红。若舌质淡白色为气血虚亏；舌质绛红，舌有红刺，为温热并邪入营血；**舌质红少苔，甚者无苔而干，为阴虚火旺**；舌质紫暗或紫红为气血瘀滞；**舌起粗大红刺，状如草莓者，常见于猩红热**。

3）舌苔：苔白为寒，苔黄为热。舌苔白腻为寒湿内滞，或有寒痰积食；**苔黄腻为湿热内蕴，或乳食内停**；热性病见剥苔，多为阴伤津亏所致；舌苔花剥，状如地图，时隐时现，经久不愈，多为胃之气阴不足所致；若舌苔厚腻垢浊不化，状如霉酱，伴便秘腹胀者，为宿食内积，中焦气机阻滞。当出现异常苔色时，要询问是否吃过某种食物或药品，注意是否系染苔。

（2）察目：黑睛等圆，目珠灵活，目光有神，眼睑开阖自如，是肝肾气血充沛。眼睑浮肿，为水肿；眼睑开阖无力，为元气虚惫；寐时眼睑张开，为脾虚气弱之露睛；上眼睑下垂不能提起，是气血两虚之睑废。两目呆滞，转动迟钝，是肾精不足，或为惊风之先兆；两目直视，瞪目不活，是肝风内动。白睛黄染，多为黄疸。目赤肿痛，是风热上攻。目眶凹陷，啼哭无泪，是阴津大伤。瞳孔缩小或不等或散大，对光无反应，病情危殆。

（3）察鼻：鼻塞流清涕，为风寒感冒；鼻流黄浊涕，为风热客肺；长期鼻流浊涕，气味腥臭，为肺经郁热；鼻孔干燥，为肺经燥热伤阴；鼻衄鲜红，为肺热迫血妄行；鼻翼煽动，伴气急喘促，为肺气郁闭。

（4）察口

1）口唇：唇色淡白，为气血不足；唇色淡青，为风寒束表；唇色红赤，为热；唇色红紫，为瘀热互结；唇色樱红，为暴泻伤阴；唇白而肿，是为唇风；面颊潮红，惟口唇周围苍白，是猩红热征象。

2）口腔：口腔黏膜色淡白为虚为寒，色红为实为热。口腔破溃糜烂，为心脾积热之口疮；口内白屑成片，为鹅口疮。两颊黏膜有针尖大小的白色小点，周围红晕，为麻疹黏膜斑。上下臼齿间腮腺管口红肿如粟粒，按摩肿胀腮部无脓水流出者为痄腮（流行性腮腺炎），有脓水流出者为发颐（化脓性腮腺炎）。

3）齿龈：齿为骨之余，龈为胃之络。牙齿萌出延迟，为肾气不足；齿衄龈痛，为胃火上炎；牙龈红肿，为胃热熏蒸。新生儿牙龈上有白色斑块斑点，称为马牙。

4）咽喉：咽喉为肺胃之门户，是呼吸与饮食通道。咽红，恶寒，发热，是外感之象；咽红，乳蛾肿痛，为外感风热或肺胃之火上炎；乳蛾溢脓，是热壅肉腐；乳蛾大而不红，是为肥大，多为瘀热未尽，或气虚不敛。咽痛微红，有灰白色假膜，不易拭去，为白喉之症。

（5）察耳：小儿耳壳丰厚，颜色红润为先天肾气充沛；耳壳薄软，耳舟不清为先天肾气未充。耳内疼痛流脓为肝胆火盛。以耳垂为中心的腮部漫肿疼痛为痄腮。

（6）察二阴：男孩阴囊不紧不松是肾气充沛的表现。若阴囊松弛为体虚或发热；阴囊中睾丸肿大透亮不红，为水疝；阴囊中有物下坠，时大时小，上下可移，为小肠下坠之狐疝；阴囊水肿，常见于阳虚阴水。女孩前阴部潮红灼热，常见于湿热下注，亦须注意是否有蛲虫病。小儿肛门潮湿红痛，多属尿布皮炎；肛门脱出为中气下陷之脱肛；肛门裂开出血，多因大便秘结，热迫大肠，肛门撑裂所致。

4. 斑、疹的辨别与临床意义

	临床表现
斑	形态大小不一，不高出皮面，压之不褪色
疹	高出皮面，抚之碍手，压之褪色
麻疹	疹细小状如麻粒，潮热3~4天出疹，口腔颊黏膜出现麻疹黏膜斑者
风疹	皮疹细小，呈浅红色，身热不甚
猩红热	肤红如锦，稠布疹点，身热，舌绛如草莓
水痘	丘疹、疱疹、结痂并见，疱疹内有水液色清
荨麻疹	斑丘疹大小不一，如云出没，痛痒难忍

5. 大便的望诊诊断及临床意义

（1）望诊诊断：新生儿出生后3~4天内，大便呈黏稠糊状，褐色，无臭气，日行2~3次，是为胎粪。单纯母乳喂养之婴儿大便呈卵黄色，稠而不成形，稍有酸臭气，日行3次左右。牛乳、羊乳为主喂养者，大便色淡黄，质较干硬，有臭气，日行1~2次。当小儿饮食过渡到与成人接近时，大便亦与成人相似。

（2）临床意义：大便燥结为内有实热或阴虚内热；大便稀薄，夹有白色乳块为内伤乳食；大便稀薄，色黄秽臭，为肠腑湿热；下利清谷，洞泄不止，为脾肾阳虚；大便赤白黏冻，为湿热积滞；**婴幼儿大便呈果酱色，伴阵发性哭闹，常为肠套叠**；大便色泽灰白不黄，多系胆道阻滞。

6. 指纹诊察的方法及临床意义

（1）诊察的方法：自虎口向指端，第一节为风关，第二节为气关，第三节为命关。看指纹时要将小儿抱于光亮处，医生用左手食指、拇指固定患儿食指，用右手拇指在小儿食指桡侧命关向风关轻轻推几次，使指纹显露。

（2）临床意义：**浮沉分表里，红紫辨寒热，淡滞定虚实，三关测轻重**。

1）纹色鲜红浮露，多为外感风寒；纹色紫红，多为邪热郁滞；纹色淡红，多为内有虚寒；纹色青紫，多为瘀热内结；纹色深紫，多为瘀滞络闭，病情深重。指纹色淡，推之流畅，主气血亏虚；指纹色紫，推之滞涩，复盈缓慢，主实邪内滞，如瘀热、痰湿、积滞等。

2）纹在风关，示病邪初入，病情轻浅；纹达气关，示病邪入里，病情较重；纹进命关，示病邪深入，病情加重；纹达指尖，称透关射甲，则示病情重危。

三、闻诊

1. 啼哭声　正常小儿哭声洪亮而常有泪液。因饥饿引起的啼哭多绵长无力，口作吮乳状。腹痛引起的啼哭声音尖锐，忽缓忽急，时作时止；肠套叠引起的啼哭声音尖锐阵作，伴呕吐及果酱样或血样大便；夜卧啼哭，睡眠不安，白天如常者为夜啼。啼哭以洪亮为实证，哭声微细而弱为虚证；哭声清亮和顺为正常或病轻，哭声尖锐或细弱无力为病重。

2. 咳嗽声　干咳无痰或痰少黏稠，多为燥邪犯肺，或肺阴受损；咳声清高，鼻塞声重，多为外感；咳嗽频频，痰稠难咯，喉中痰鸣，多为肺蕴痰热，或肺气闭塞。咳声嘶哑如犬吠状者，常见于白喉、急喉风。连声咳嗽，夜咳为主，咳而呕吐，伴鸡鸣样回声者为顿咳（百日咳）。

3. 大小便的闻诊　**大便酸腐，多因伤食**；臭味不著，完谷不化，多为脾肾虚寒。**小便气味臊臭，多因湿热下注**；小便清长如水，多属脾肾阳虚。

四、问诊

1. 个人史　包括胎产史、喂养史、生长发育史、预防接种史等。

2. 问病情的要点　包括询问疾病的症状及持续时间、病程中的病情变化、发病的原因等。着重询问寒热、出汗、头身、二便、饮食、睡眠情况。

3. 大便的问诊　若大便溏薄不化，或先干后溏，次数较多，或食后欲便者，多为脾虚运化失职；若便泻日久，形瘦脱肛者，多为中气下陷；若便时哭闹不安，多为腹痛。

4. 饮食的问诊　不思饮食，或所食不多，兼见面白神疲，为脾胃虚弱；若腹部胀满，纳呆恶食，或兼呕恶，为乳食积滞；能食而消瘦，或嗜食异物，多为疳证、虫证。热病时渴饮，为津伤；渴而不欲饮，或饮而不多，多为湿热内蕴。

五、切诊

1. 儿科脉诊的方法　一指定三关。即医者用食指或拇指同时按压寸、关、尺三部，再根据指力轻、中、重的不同，取浮、中、沉，来体会小儿脉象的变化。

2. 儿科基本脉象　**小儿脉象较成人软而稍数，年龄越小，脉搏越快**。主要分浮、沉、迟、数、有力、无力等六种。同时，应注意结、代、细、弦、滑、不整脉等病脉。

3. 囟门按诊的临床意义　囟门隆凸，按之紧张，为囟填，多为风火痰热上攻，肝火上亢，热盛生风；囟门凹陷，为囟陷，常因阴津大伤，若兼头颅骨软者为气阴虚弱，精亏骨弱；颅骨按之不坚而有弹性感，多为维生素 D 缺乏性佝偻病。颅骨开解，头缝增宽，头大颈缩，囟门宽大者，为解颅，多为先天肾气不足，或后天髓热壅遏。

单元测试

1. 面呈白色，其证是
A. 热证
B. 寒证
C. 瘀证
D. 实证
E. 痛证
答案： B

2. 小儿诊法既主张四诊合参，又特别重视的诊法是
A. 按诊
B. 脉诊
C. 问诊
D. 闻诊
E. 望诊
答案： E

3. 下列各项，不属于面色青的证候是
A. 寒证
B. 痛证
C. 瘀证
D. 惊痫
E. 热证
答案： E

4. 下列疾病，表现为草莓舌的是
A. 丹痧、皮肤黏膜淋巴结综合征
B. 流行性腮腺炎
C. 百日咳
D. 风疹
E. 麻疹
答案： A

5. 热性病后而见剥苔，多是
A. 宿食内滞
B. 阴虚火旺
C. 胃阴不足
D. 阴伤津亏
E. 热入营血
答案： D

6. 寐时眼睑张开而不闭之露睛，多是
A. 元气虚惫
B. 气血两虚
C. 肾精不足
D. 脾虚气弱
E. 肝风内动
答案： D

7. 新生儿牙龈上有白色斑点斑块是
A. 马牙
B. 乳牙
C. 口疮
D. 丹痧
E. 鹅口疮
答案： A

8. 察鼻时，肺气郁闭的特点是
A. 鼻塞流涕
B. 鼻孔出血
C. 鼻孔干燥
D. 鼻涕浊臭
E. 鼻翼煽动
答案： E

9. 具有“麻疹黏膜斑”特征的疾病是
A. 麻疹
B. 风痧
C. 奶麻
D. 丹痧
E. 瘾疹

答案：A

10. 若热，肤布疹点，舌绛如草莓者的疾病是

A. 麻疹

B. 风痧

C. 奶麻

D. 丹痧

E. 瘾疹

答案：D

11. 婴幼儿大便呈果酱色，伴阵发性哭闹的疾病是

A. 腹泻

B. 便秘

C. 肠炎

D. 肠套叠

E. 肠梗阻

答案：D

12. 小儿指纹色青紫，其证是

A. 瘀热内结

B. 外感风寒

C. 外感风热

D. 内有虚寒

E. 邪热郁滞

答案：A

13. 小儿指纹色紫红，其证是

A. 瘀热内结

B. 外感风寒

C. 外感风热

D. 内有虚寒

E. 邪热郁滞

答案：E

14. 健康小儿脉象平和，与成人相比，其脉象是

A. 软而稍数

B. 浮而稍数

C. 软而稍缓

D. 浮而稍缓

E. 软而稍沉

答案：A

15. 初生婴儿的胎粪特点是

A. 卵黄色，稠而不成形

B. 大便稀薄，色黄秽臭

C. 暗绿或赤褐，黏稠无臭

D. 大便稀薄，夹有白色凝块

E. 淡黄白，质地较硬，有臭气

答案：C

第四单元　儿科治法概要

知识点概要

一、中药内治疗法

1. 用药原则　治疗要及时、正确和谨慎；处方轻巧灵活；注意顾护脾胃；重视先证而治；不可乱投补益。

2. 中药用量　**新生儿用成人量的1/6，乳婴儿用成人量的1/3，幼儿用成人量的1/2，学龄期儿童用成人量的2/3或接近成人量。**

3. 给药方法　口服给药法、鼻饲给药法、蒸气及气雾吸入法、吹鼻法、直肠给药法、注射给药法。

4. 常用内治法

治　法	适应证
疏风解表法	适用于外邪侵袭肌表所致的表证
止咳平喘法	适用于邪郁肺经、痰阻肺络所致的咳喘
清热解毒法	适用于邪热炽盛的实热证，如温热病、湿热病、斑疹、痢疾、疮疡等
凉血止血法	适用于诸种出血的证候，如鼻衄、齿衄、尿血、便血、紫癜等
安蛔驱虫法	适用于小儿肠道虫证，如蛔虫、蛲虫等
消食导滞法	适用于小儿饮食不节，乳食内滞之证，如积滞、伤食泻、疳证等
镇惊开窍法	适用于小儿惊风、癫痫等病证
利水消肿法	适用于水湿停聚，小便短少而水肿的患儿
健脾益气法	适用于脾胃虚弱，气血不足的小儿，如泄泻、疳证及病后体虚等

续 表

治 法	适应证
培元补肾法	适用于小儿胎禀不足、肾气虚弱及肾不纳气之证，如解颅、五迟、五软、遗尿、哮喘等
活血化瘀法	适用于各种血瘀之证
回阳救逆法	适用于小儿元阳虚衰欲脱之危重证候

二、中药外治疗法

治法	适应证
熏洗法	夏日高热无汗、麻疹发疹初期等
涂敷法	流行性腮腺炎、滞颐等
罨包法	汗证、积滞等
热熨法	腹痛、尿闭等
敷贴法	寒证泄泻、哮喘等
擦拭法	鹅口疮、口疮等
药袋疗法	–

三、其他疗法

治法	适应证
推拿疗法	5 岁以下小儿泄泻、腹痛、厌食、痿证、斜颈等
刺四缝疗法	疳证、厌食

单元测试

1. 幼儿服用中药汤剂的剂量是
A. 成人量的 1/6
B. 成人量的 1/3
C. 成人量的 1/2
D. 成人量的 2/3
E. 成人量的 3/4
答案：C
2. 乳婴儿服用中药汤剂的剂量是
A. 成人量的 1/6
B. 成人量的 1/3
C. 成人量的 1/2
D. 成人量的 2/3
E. 成人量的 3/4
答案：B
3. 新生儿服用中药汤剂的剂量是
A. 成人量的 1/6
B. 成人量的 1/3
C. 成人量的 1/2
D. 成人量的 2/3
E. 成人量的 3/4
答案：A
4. 小儿的用药原则，下列描述错误的是
A. 治疗及时准确
B. 方药精简灵巧
C. 重视先治而证
D. 注意顾护脾胃
E. 掌握用药剂量
答案：C
5. 儿科用药要重视“先证后治”的原因是
A. 体禀纯阳，生机蓬勃
B. 发病容易，变化迅速
C. 脏气清灵，易趋康复

D. 脏腑清灵，活力充沛
E. 宿疾较少，病因单纯
答案：B
6. 刺四缝疗法，常用于治疗的疾病是
A. 泄泻
B. 呕吐
C. 腹痛
D. 积滞
E. 疳证
答案：E
7. 不属于清热解毒法治疗的疾病是
A. 温热病
B. 湿热病
C. 丹毒
D. 疮痈
E. 五迟五软
答案：E
8. 涂敷法常用于治疗的疾病是
A. 痄腮
B. 紫癜
C. 风疹
D. 夏季热
E. 猩红热
答案：A
9. 不属于推拿疗法治疗的疾病是
A. 斜颈
B. 腹痛
C. 紫癜
D. 痿证
E. 泄泻
答案：C
（10~11 题共用备选答案）
A. 培元补肾法
B. 镇惊息风法
C. 疏风解表法
D. 清热解毒法
E. 回阳救逆法
10. 适用于小儿窍闭神昏，惊风痫证的治法是
答案：B
11. 适用于热毒炽盛实热证的治法是
答案：D

第五单元　喂养与保健

知识点概要

一、新生儿期保健

新生儿保健的主要措施：①拭口洁眼。②断脐护脐。③祛除胎毒。④洗浴衣着。⑤生后开乳。

二、婴儿期保健

1. 喂养方式及选择原则　婴儿喂养方法分为母乳喂养、人工喂养和混合喂养 3 种。

（1）母乳喂养：生后 6 个月之内以母乳为主要食品者。优点：①母乳营养丰富，最适合婴儿的生理需要。②母乳易为婴儿消化吸收。③母乳含优质蛋白质、必需氨基酸及乳糖较多，有利于婴儿脑的发育。④母乳具有增进婴儿免疫力的作用。⑤母乳喂哺最为简便而又经济。⑥母乳喂养利于增进母子感情，又便于观察小儿变化，随时照料护理。⑦产后哺乳可刺激子宫收缩早日恢复，推迟月经来潮不易怀孕，哺乳的妇女也较少发生乳腺癌、卵巢癌等。

（2）人工喂养：母亲因各种原因不能哺婴儿时，可选牛、羊乳或其他兽乳，或别的代乳品喂养婴儿。

（3）混合喂养：因母乳不足而且无法改善，需喂牛、羊乳或其他代乳品时，称为混合喂养，或称部分母乳喂养。有补授法与代授法两种。

2. 母乳喂养的基本方法　以**按需喂给**为原则。

3. 添加辅食的原则　**由少到多，由稀到稠，由细到粗，由一种到多种，在婴儿健康、消化功能正常时逐步添加**。添加辅食的顺序可参照下表。

月　龄	添加的辅食
1~3个月	鲜果汁，青菜水，鱼肝油制剂
4~6个月	米糊、乳儿糕、烂粥，蛋黄、鱼泥、豆腐、动物血，菜泥、水果泥
7~9个月	烂面、烤馒头片、饼干，碎菜，鱼、蛋、肝泥、肉末
10~12个月	稠粥、软饭、挂面、馒头、面包，碎菜，碎肉、油、豆制品等

4. 断奶的时间及注意点　一般可在小儿**10~12个月**时断奶，若母乳量多也可适当延期。断奶应逐渐减少以至停止哺乳，不可骤断。**若正值夏季或小儿患病之时，应推迟断奶。**

单元测试

1. 小儿断奶的适当年龄是
A. 4~6个月
B. 7~9个月
C. 10~12个月
D. 1岁半
E. 2岁
答案：C

2. 不属于小儿正常断奶季节是
A. 春季
B. 酷暑
C. 初秋
D. 深秋
E. 初冬
答案：B

3. 下列各项，不属于小儿添加辅食原则的是
A. 由少到多
B. 由稠到稀
C. 由稀到稠
D. 由细到粗
E. 品种渐增
答案：B

第六单元　胎　　怯

知识点概要

一、概述

胎怯是指**新生儿体重低下，身材矮小，脏腑形气均未充实**的一种病证。又称“胎弱”。多因先天不足，肾脾两虚而致，新生儿一时难以适应出生后的变化，并发新生儿窒息、黄疸、硬肿症、败血症等疾病的比例高，死亡率也较高，成为目前围生期死亡的主要原因之一。

二、病因

多种原因所致的先天禀赋不足，小儿五脏皆虚，病变的部位主要在**肾**、**脾**两脏。

三、病机

化源未充，涵养不足，肾脾两虚。

四、辨证论治

1. 肾精薄弱证
【主症】体短形瘦，头大囟张，头发稀黄，耳壳软，哭声低微，肌肤不温，指甲软短，骨弱肢柔，或有先天性缺损畸形，指纹淡。
【治法】益精充髓，补肾温阳。

【方剂】**补肾地黄丸加减**。

2. 脾肾两虚证

【主症】啼哭无力，多卧少动，皮肤干皱，肌肉瘠薄，四肢不温，吮乳乏力，呛乳溢乳，嗳气多哕，腹胀腹泻，甚而水肿，指纹淡。

【治法】**健脾益肾，温运脾阳**。

【方剂】**保元汤加减**。

单元测试

1. 胎怯的主要病变脏腑是

A. 脾与肾

B. 肺与脾

C. 肝与肾

D. 肺与心

E. 心与脾

答案：A

2. 患儿，男，出生3天。体短形瘦，头大囟张，头发稀黄，耳壳软，哭声低微，肌肤不温，指甲软短，骨弱肢柔，或有先天性缺损畸形，指纹淡。其治法是

A. 益精充髓，补肾温阳

B. 健脾益肾，温运脾阳

C. 温经散寒，活血通络

D. 益气温阳，通经活血

E. 大补元气，温阳固脱

答案：A

3. 患儿，男，出生4天。体重2300g，身长43cm，头大囟张，头发稀黄，耳壳软，哭声低微，肌肤不温，指甲软短，骨弱肢柔，或有先天性缺损畸形，指纹淡。其证候是

A. 肾精薄弱

B. 肝脾两虚

C. 肺气虚弱

D. 脾肾两虚

E. 心脾不足

答案：A

4. 患儿，女，出生5天。孕期8个月早产，啼哭无力，皮肤干皱，肌肉瘠薄，四肢不温，吮乳乏力，呛乳溢乳，腹胀腹泻，甚而水肿，指纹淡。其证候是

A. 肾精薄弱

B. 肝脾两虚

C. 肺气虚弱

D. 心脾不足

E. 脾肾两虚

答案：E

5. 患儿，女，出生5天。孕期8个月早产，啼哭无力，皮肤干皱，肌肉瘠薄，四肢不温，吮乳乏力，呛乳溢乳，腹胀腹泻，甚而水肿，指纹淡。应首选的方剂是

A. 补肾地黄丸

B. 六味地黄丸

C. 金匮肾气丸

D. 大补阴丸

E. 保元汤

答案：E

（6~7题共用备选答案）

A. 补肾地黄丸

B. 六味地黄丸

C. 金匮肾气丸

D. 大补阴丸

E. 保元汤

6. 治疗肾精薄弱证胎怯应首选的方剂是

答案：A

7. 治疗脾肾两虚证胎怯应首选的方剂是

答案：E

第七单元　胎　　黄

知识点概要

一、概述

1. 胎黄的概念　胎黄是婴儿出生后以皮肤面目出现黄疸为特征的病证，因与胎禀因素有关，故称“胎黄”或“胎疸”。现代医学称胎黄为新生儿黄疸，包括新生儿生理性黄疸和血清胆红素增高的一系列疾病，如溶血性黄疸、胆道畸形、肝细胞性黄疸等。

2. 生理性黄疸和病理性黄疸

	生理性黄疸	病理性黄疸
出现与消退时间	**生后2~3天出现，4~6天达高峰，7~10天消退，早产儿持续时间较长**	**生后24小时内即出现黄疸，或黄疸持续加深，或消退后复现，3周后仍不消退**
轻重	较轻	较深
是否伴临床症状	除轻微食欲不振外，一般无其他临床症状	足月儿血清总胆红素超过221μmol/L，早产儿超过257μmol/L。常伴不欲吮乳，口渴便秘，发热，或精神萎靡，肢凉纳呆，便溏，甚或右胁下痞块质硬，肚腹膨胀，青筋显露等

◆ **提醒：**生后2~3天出现的是生理性黄疸，生后24小时内出现的病理性黄疸。

二、病因病机

1. 病因　主要为胎禀湿蕴，如湿热郁蒸、寒湿阻滞，久则气滞血瘀。

2. 病机　**脾胃湿热或寒湿内蕴，肝失疏泄，胆汁外溢，而致发黄，日久则气滞血瘀。**

三、辨证论治

1. 湿热郁蒸证

【主症】**面目皮肤发黄，色泽鲜明如橘，哭声响亮，不欲吮乳，口渴唇干，或有发热，大便秘结，小便深黄，舌质红，苔黄腻。**

【治法】**清热利湿退黄。**

【方剂】**茵陈蒿汤。**

【加减】热重加虎杖、龙胆草；湿重加猪苓、茯苓、滑石；呕吐加半夏、竹茹；腹胀加厚朴、枳实。

2. 寒湿阻滞证

【主症】面目皮肤发黄，色泽晦暗，持久不退，精神萎靡，四肢欠温，纳呆，大便溏薄，色灰白，小便短少，舌质淡，苔白腻。

【治法】温中化湿。

【方剂】**茵陈理中汤加减。**

3. 气滞血瘀证

【主症】面目皮肤发黄，颜色逐渐加深，晦暗无华，右胁下痞块质硬，肚腹膨胀，青筋显露，或见瘀斑、衄血，唇色暗红，舌见瘀点，苔黄。

【治法】化瘀消积。

【方剂】**血府逐瘀汤加减。**

单元测试

1. 下列属于病理性黄疸的是
A. 生后24h以内出现黄疸
B. 生后第2~3日出现黄疸，第4~6日达高峰
C. 足月儿在生后2周消退，早产儿可延迟至3~4周消退
D. 足月儿血清总胆红素≤221μmol/L，早产儿≤257μmol/L
E. 小儿一般情况良好，除偶有轻微食欲不振外，不伴有其他临床症状

答案：A

2. 下列病机中，不属于胎黄病机的是
A. 脾胃湿热
B. 寒湿内蕴
C. 肺失通调
D. 肝失疏泄
E. 气滞血瘀

答案：C

3. 下列有一项不是黄疸疫毒炽盛证的特点

A. 发病急骤
B. 疸色晦暗
C. 皮肤瘙痒
D. 神昏谵语
E. 舌质红绛
答案：B

4. 患儿，女，生后1天。症见面目皮肤发黄，色泽鲜明如橘，哭声响亮，不欲吮乳，口渴唇干，大便秘结，小便深黄，舌质红，苔黄腻。其治法是
A. 行气化瘀消积
B. 温中化湿退黄
C. 清热利湿退黄
D. 平肝息风，利湿退黄
E. 大补元气，温阳固脱
答案：C

5. 患儿，男，出生5周。症见面目皮肤发黄，色泽晦暗，持久不退，精神萎靡，四肢欠温，纳呆，大便溏薄色灰白，小便短少，舌质淡，苔白腻。其辨证是
A. 寒湿阻滞
B. 气滞血瘀
C. 湿热郁蒸
D. 胎黄动风
E. 胎黄虚脱
答案：A

6. 患儿，女，出生5周。症见面目皮肤发黄，色泽晦暗，持久不退，精神萎靡，四肢欠温，纳呆，大便溏薄色灰白，小便短少，舌质淡，苔白腻。应首选的方剂是
A. 茵陈蒿汤
B. 羚角钩藤汤
C. 茵陈理中汤
D. 血府逐瘀汤
E. 参附汤合生脉散
答案：C

第八单元　感　　冒

知识点概要

一、概述

1. 感冒是小儿时期常见的外感性疾病之一，临床以**发热恶寒**、**头痛鼻塞**、**流涕咳嗽**、**喷嚏**为特征。感冒又称伤风。感冒可分为两种。

（1）普通感冒：冒受风邪所致，一般病邪轻浅，以肺系症状为主，不造成流行。

（2）时行感冒：感受时邪病毒所致，病邪较重，具有流行特征。

2. 本病发病率占儿科疾病首位。发病以冬春多见。小儿感冒因其生理病理特点，易于出现**夹痰**、**夹滞**、**夹惊**等兼夹证。

3. 现代医学将感冒分为普通感冒和流行性感冒，后者即相当于中医学时行感冒。

二、病因病机

主要病因为感受外邪，以风邪为主，常兼杂寒、热、暑、湿、燥等，亦有感受时行疫毒所致者。病变脏腑在肺，随病情变化，可累及肝脾。

1. 夹痰　小儿肺脏娇嫩，感邪之后，失于宣肃，气机不利，津液不得敷布而内生痰液，痰壅气道，则咳嗽加剧，喉间痰鸣。

2. 夹滞　小儿脾常不足，感邪之后，脾运失司，稍有饮食不节，致乳食停积，阻滞中焦，则脘腹胀满，不思乳食，或伴呕吐、泄泻。

3. 夹惊　小儿神气怯弱，肝气未盛，感邪之后，热扰心肝，易致心神不安，睡卧不实，惊惕抽风。

三、辨证论治

1. 主证

（1）风寒感冒证

【主症】**发热，恶寒，无汗，头痛，鼻流清涕，喷嚏，咳嗽，咽部不红肿，舌淡红，苔薄白，脉浮紧或指纹浮红。**

【治法】**辛温解表**。

【方剂】**荆防败毒散、葱豉汤加减**。

(2) 风热感冒证

【主症】发热重，恶风，有汗或少汗，头痛，鼻塞，鼻流浊涕，喷嚏，咳嗽，痰稠色白或黄，咽红肿痛，口干渴，舌质红，苔薄黄，脉浮数或指纹浮紫。

【治法】辛凉解表。

【方剂】**银翘散**。

(3) 暑邪感冒证

【主症】发热，无汗或汗出热不解，头晕头痛，鼻塞，身重困倦，胸闷泛恶，口渴心烦，食欲不振，或有呕吐泄泻，小便短黄，舌质红，苔黄腻，脉数或指纹紫滞。

【治法】清暑解表。

【方剂】**新加香薷饮加减**。

2. 兼证

(1) 夹痰

【主症】感冒兼见咳嗽较剧，痰多，喉中痰鸣。

【治法】辛温解表，宣肺化痰；辛凉解表，清肺化痰。

【方剂】在疏风解表的基础上，风寒夹痰证加用三拗汤、二陈汤；风热夹痰证加用桑菊饮加减。

(2) 夹滞

【主症】**兼见脘腹胀满，不思饮食，呕吐酸腐，口气秽浊，大便酸臭，或腹痛泄泻，或大便秘结，小便短赤，舌苔厚腻，脉滑**。

【治法】解表兼以消食导滞。

【方剂】疏风解表的基础上，加用保和丸加减。

(3) 夹惊

【主症】**感冒兼见惊惕哭闹，睡卧不宁，甚至骤然抽风，舌质红，脉浮弦**。

【治法】解表兼以清热镇惊。

【方剂】疏风解表的基础上，加用镇惊丸加减。

单元测试

1. 小儿感冒后容易出现腹胀纳呆，或伴吐泻的症状，其病机是

A. 脾常不足
B. 肺常不足
C. 肝常有余
D. 肾常不足
E. 心常有余

答案： A

2. 感冒夹惊证的治疗应该在疏风解表基础上加用的方剂是

A. 镇惊丸
B. 保和丸
C. 二陈汤
D. 桑菊饮
E. 三拗汤

答案： A

3. 小儿感冒夹痰的病机是

A. 肺脏娇嫩
B. 先天不足
C. 乳食积滞
D. 脾胃湿困
E. 肾气不足

答案： A

4. 患儿，男，4 岁。发热 38.2℃，恶寒重，无汗，头痛，流清涕，喷嚏，咳嗽，口不渴，咽不红，舌淡红，苔薄白，脉浮紧。其治法是

A. 辛温解表，疏风散寒
B. 辛凉解表，疏风清热
C. 清暑解表，化湿和中
D. 辛温解表，宣肺化痰
E. 清瘟解表消毒

答案： A

5. 患儿，女，2 岁。发热重，体温 38.8℃，有汗或少汗，头痛，鼻塞，流浊涕，喷嚏，咳嗽，咽红肿痛，舌质红，苔薄黄，指纹浮紫。应首选的方剂是

A. 桑菊饮

B. 银翘散
C. 大柴胡汤
D. 荆防败毒散
E. 新加香薷饮
答案： B

6. 患儿，男，1岁8个月。发热重，体温38.8℃，有汗或少汗，头痛，鼻塞，流浊涕，喷嚏，咳嗽，咽红肿痛，舌质红，苔薄黄，指纹浮紫。其证候是
A. 风热感冒
B. 风寒感冒
C. 暑邪感冒
D. 时疫感冒
E. 感冒夹滞
答案： A

7. 患儿，女，7岁。发热，无汗，头晕，头痛，鼻塞，身重困倦，胸闷泛恶，口渴心烦，食欲不振，恶心呕吐，泄泻，舌质红，苔黄腻，脉数。应首选的方剂是
A. 桑菊饮
B. 银翘散
C. 大柴胡汤
D. 荆防败毒散
E. 新加香薷饮
答案： E

（8~9题共用备选答案）
A. 感冒夹痰
B. 感冒夹滞
C. 感冒夹惊
D. 感冒夹火
E. 感冒夹湿

8. 感冒兼见惊惕哭闹，睡卧不宁，甚至骤然抽风的症状，其证候是
答案： C

9. 感冒兼见脘腹胀满，不思饮食，呕吐酸腐，甚至泄泻的症状，其证候是
答案： B

第九单元 咳 嗽

知识点概要

一、病因病机

1. 病因 主要为**感受外邪**，其中又以**感受风邪**为主，**肺脾虚弱**则是本病的主要内因。
2. 病机 病位在肺，常涉及于脾，病理机制为**肺失宣肃**。病理因素为**痰**。

二、辨证论治

1. 风寒咳嗽证

【主症】咳嗽频作、声重，咽痒，痰白清稀，鼻塞流涕，恶寒无汗，发热头痛，全身酸痛，舌苔薄白，脉浮紧或指纹浮红。

【治法】**疏风散寒，宣肺止咳。**

【方剂】**金沸草散加减**。常用金沸草顺气止咳，前胡、荆芥解散风寒，细辛温经发散，半夏燥湿化痰，茯苓利水除痰。

2. 风热咳嗽证

【主症】咳嗽不爽，痰黄黏稠，不易咯出，口渴咽痛，鼻流浊涕，伴有发热恶风，头痛，微汗出，舌质红，苔薄黄，脉浮数或指纹浮紫。

【治法】疏风解热，宣肺止咳。

【方剂】**桑菊饮加减**。常用桑叶、菊花疏散风热，薄荷、连翘辛凉透邪、清热解表，杏仁、桔梗宣肺止咳，芦根清热生津，甘草和中。

3. 痰热咳嗽证

【主症】咳嗽痰多，色黄黏稠，难以咯出，甚则喉间痰鸣，发热口渴，烦躁不宁，尿少色黄，大便干结，舌质红，苔黄腻，脉滑数或指纹紫。

【治法】清肺化痰止咳。

【方剂】**清金化痰汤加减**。

【加减】稠痰难咯，加瓜蒌皮、胆南星、葶苈子；咳重，胸胁疼痛，加郁金、青皮；心烦口渴，加石膏、竹叶；大便秘结，加瓜蒌仁、制大黄。

4. 阴虚咳嗽证

【主症】干咳无痰，或痰少而黏，或痰中带血，不易咯出，口渴咽干，喉痒，声音嘶哑，午后潮热或手足心热，舌红，少苔，脉细数。

【治法】**养阴润肺，兼清余热**。

【方剂】**沙参麦冬汤加减**。

【加减】阴虚重，加地骨皮、石斛、阿胶；咳嗽重，加炙紫菀、川贝母；痰带血，加仙鹤草、白茅根、藕节炭。

单元测试

1. 小儿咳嗽的主要外因是
A. 风邪
B. 火邪
C. 湿邪
D. 寒邪
E. 燥邪
答案： A

2. 小儿咳嗽的主要内因是
A. 肺脾虚弱
B. 肝肾阴虚
C. 肺肾两虚
D. 肝脾不和
E. 心脾两虚
答案： A

3. 小儿咳嗽外感风寒证的主要症状是
A. 干咳无痰，咽痒声嘶
B. 咳嗽不爽，痰黄黏稠
C. 咳声重浊，痰白清稀
D. 咳声重浊，痰多壅盛，色白而稀
E. 咳嗽频作，声重咽痒，咳痰清稀
答案： E

4. 下列不属于内伤咳嗽证的是
A. 痰热咳嗽证
B. 痰湿咳嗽证
C. 气虚咳嗽证
D. 阴虚咳嗽证
E. 风寒咳嗽证
答案： E

5. 下列各项，可见咳嗽痰多，色黄稠黏，喉中痰鸣症状的是
A. 风寒咳嗽
B. 风热咳嗽
C. 痰热咳嗽
D. 痰湿咳嗽
E. 气虚咳嗽
答案： C

6. 患儿，男，3岁。咳嗽频作、声重，咽痒，痰白清稀，鼻塞流涕，恶寒无汗，发热头痛，全身酸痛，舌苔薄白，脉浮紧。其证候是
A. 风寒咳嗽证
B. 风热咳嗽证
C. 风燥咳嗽证
D. 痰热咳嗽证
E. 痰湿咳嗽证
答案： A

7. 患儿，女，4岁。平素易感冒。近日咳嗽反复不愈，痰白清稀，面白无华，气短懒言，语声低微，自汗盗汗，舌淡嫩，边有齿痕，脉细无力。其治法是
A. 健脾补肺，益气化痰
B. 燥湿化痰，宣肺止咳
C. 疏风散寒，宣肺止咳
D. 滋阴润燥，养阴清肺
E. 疏风清肺，润燥止咳
答案： A

8. 患儿，男，5岁。咳嗽4天。咳声重浊，痰多壅盛，色白清稀，胸闷纳呆，困倦乏力，舌淡红，苔白腻，脉滑。其治法是
A. 健脾补肺，益气化痰
B. 燥湿化痰，宣肺止咳
C. 疏风散寒，宣肺止咳
D. 滋阴润燥，养阴清肺
E. 疏风清肺，润燥止咳
答案： B

9. 患儿，男，3岁。咳嗽7天。干咳少痰，不易咯出，口渴咽干，喉痒，声音嘶哑，盗汗，手足心热，大便干结，舌红，少苔，脉细数。其证候是
A. 风寒咳嗽
B. 风热咳嗽
C. 风燥咳嗽
D. 气虚咳嗽
E. 阴虚咳嗽
答案： E

10. 患儿，女，5 岁。咳嗽 2 天。咳嗽痰多，色黄黏稠，难以咯出，喉间痰鸣，发热，烦躁不安，小便黄少，大便干结，舌质红，苔黄腻，脉滑数。其证候是

A. 风寒咳嗽

B. 风热咳嗽

C. 风燥咳嗽

D. 气虚咳嗽

E. 痰热咳嗽

答案：E

第十单元 肺炎喘嗽

知识点概要

一、概述

肺炎喘嗽是小儿时期常见的肺系疾病之一，临床以**发热**、**咳嗽**、**痰壅**、**气急**、**鼻煽**为主症。本病全年皆有，冬春两季为多，好发于婴幼儿，一般发病较急，若能早期及时治疗，预后良好。

二、病因病机

1. 病因　外因是由于感受风邪，或由其他疾病传变而来；内因多是小儿形气未充，肺脏娇嫩，卫外不固。

2. 病位及主要病机　病位在肺，病机为**肺气闭郁**。

3. 心阳虚衰变证的病机　正不胜邪，气滞血瘀加重，可致心失所养，心气不足，甚而心阳虚衰，并使肝脏藏血失调。

三、辨证论治

1. 风寒郁肺证

【主症】恶寒发热，无汗，呛咳不爽，呼吸气急，痰白而稀，口不渴，咽不红，舌质不红，舌苔薄白或白腻，脉浮紧，指纹浮红。

【治法】**辛温宣肺，化痰止咳**。

【方剂】华盖散加减。

2. 风热郁肺证

【主症】初起证候稍轻，见发热恶风，咳嗽气急，痰稠黏或黄，口渴咽红，舌红，苔薄白或黄，脉浮数。重证则见高热烦躁，咳嗽微喘，气急鼻煽，喉中痰鸣，面色赤红，便干尿黄，舌红苔黄，脉滑数，指纹紫滞。

【治法】辛凉宣肺，清热化痰。

【方剂】**银翘散合麻杏石甘汤加减**。

3. 毒热闭肺证

【主症】高热持续，咳嗽剧烈，气急鼻煽，甚至喘憋，涕泪俱无，鼻孔干燥如烟煤，面赤唇红，烦躁口渴，溲赤便秘，舌红而干，舌苔黄腻，脉滑数。

【治法】**清热解毒，泻脾开闭**。

【方剂】黄连解毒汤合三拗汤加减。

4. 痰热闭肺证

【主症】发热烦躁，咳嗽喘促，呼吸困难，气急鼻煽，喉间痰鸣，口唇发绀，面赤口渴，胸闷热胀满，泛吐淡涎，舌质红，舌苔黄，脉弦滑。

【治法】**清热涤痰，开肺定喘**。

【方剂】**五虎汤合葶苈大枣泻肺汤加减**。

【加减】热甚者加栀子、虎杖；热盛便秘，痰壅喘急，加生大黄，或用牛黄夺命散；痰盛者，加浙贝母、天竺黄、鲜竹沥；喘促而面唇青紫者，加丹参、赤芍。

5. 阴虚肺热证

【主症】病程较长，低热盗汗，干咳无痰，面色潮红，舌质红乏津，舌苔花剥、苔少或无苔，脉细数。

【治法】**养阴清肺，润肺止咳**。

【方剂】沙参麦冬汤加减。

6. 肺脾气虚证

【主症】低热起伏不定，面白少华，动则汗出，咳嗽无力，纳差便溏，神疲乏力，舌质偏淡，舌苔薄白，脉细无力。

【治法】补肺健脾，益气化痰。

【方剂】**人参五味子汤加减**。

单元测试

1. 肺炎喘嗽症见恶寒发热，头身痛，无汗，鼻塞流清涕，呼吸气急，痰稀色白。其病机是

A. 风寒郁肺

B. 风热郁肺

C. 毒热闭肺

D. 肺脾气虚

E. 痰热闭肺

答案：A

2. 肺炎喘嗽恢复期症见久咳、咳痰无力，痰稀白易咳，纳呆便溏，面白少华，神疲乏力。应首选的方剂是

A. 人参五味子汤

B. 人参乌梅汤

C. 百合固金汤

D. 养阴清肺汤

E. 生脉饮

答案：A

3. 肺炎喘嗽症见咳喘日久不愈，伴有低热盗汗，手足心热，干咳少痰，面色潮红，口干便结。其病机是

A. 气阴两虚

B. 风热郁肺

C. 毒热闭肺

D. 肺脾气虚

E. 阴虚肺热

答案：E

4. 患儿，女，4 岁。发热咳嗽 4 天。壮热不退，咳嗽剧烈，痰黄稠难咳或痰中带血，气急喘憋，呼吸困难，鼻翼煽动，神昏谵语，舌红少津，苔黄腻，脉洪数。其证候是

A. 风寒郁肺

B. 风热郁肺

C. 毒热闭肺

D. 肺脾气虚

E. 痰热闭肺

答案：C

5. 患儿，男，5 岁。发热咳嗽 3 天。发热烦躁，咳嗽喘促，气急鼻煽，咯痰黄稠，喉间痰鸣，咽红肿，面色红赤，口渴欲饮，大便干结，小便短黄，舌质红，苔黄，脉滑数。其治法是

A. 清热解毒，泻肺开闭

B. 清热涤痰，开肺定喘

C. 辛温宣肺，化痰止咳

D. 辛凉宣肺，化痰止咳

E. 清心开窍，平肝息风

答案：B

6. 患儿，女，5 岁。发热咳嗽 7 天。咳喘持久，低热盗汗，手足心热，干咳少痰，面色潮红，口干便结，舌红少津，苔少，脉细数。应首选的方剂是

A. 沙参麦冬汤

B. 麻杏石甘汤

C. 人参乌梅汤

D. 人参五味子汤

E. 麻杏石甘汤合葶苈大枣泻肺汤

答案：A

（7~8 题共用备选答案）

A. 三拗汤

B. 华盖散

C. 麻杏石甘汤

D. 小青龙汤

E. 金沸草散

7. 治疗咳嗽风寒咳嗽证，应首选的方剂是

答案：E

8. 治疗肺炎喘嗽风寒闭肺证，应首选的方剂是

答案：B

第十一单元 哮　　喘

知识点概要

一、病因病机

1. 病因　内因责之于肺、脾、肾三脏功能不足，导致痰饮留伏，隐伏于肺窍，成为哮喘之夙根。外因责之于感受外邪，接触异物、异味以及嗜食咸酸等。

2. 发作期的病机　**内有壅塞之气，外有非时之感，膈有胶固之痰，三者相合，闭拒气道，搏击有声，发为哮喘**。

3. 缓解期的病机　肺、脾、肾三脏不足之身体素质，反复发作，又常导致肺之气阴耗伤；脾之气阳受损、肾之阴阳亏虚，因而形成缓解期虽然痰饮留伏未动，但出现肺脾气虚、脾肾阳虚、肺肾阴虚的不同证候。

二、诊断标准

1. 常突然发作，发作之前，多有喷嚏、咳嗽等先兆症状。发作时喘促，气急，喉间痰鸣，咳嗽阵作，甚者不能平卧，烦躁不安，口唇青紫。

2. 有反复发作的病史。发作多与某些诱发因素有关，如气候骤变、受凉受热、进食或接触某些过敏物质等。

3. 多有婴儿期湿疹史，家族哮喘史。

4. 肺部听诊　发作时两肺闻及哮鸣音，以呼气时明显，呼气时限延长。支气管哮喘如有继发感染，可闻及湿啰音。

5. 血象检查　一般情况下支气管哮喘的白细胞总数正常，嗜酸性粒细胞可增多；伴肺菌感染时，白细胞总数及中性粒细胞均可增多。

> ◆ **提醒**：肺炎喘嗽与哮喘的鉴别：肺炎喘嗽以发热、咳嗽、痰壅、气急、鼻煽为主症，肺部听诊可闻及细湿啰音，以脊柱两旁及肺底部为多，胸部X线可见斑点状或片状阴影。哮喘呈反复发作的喘息、气促、胸闷或咳嗽，发作时双肺可闻及呼气相为主的哮鸣音，呼气相延长，支气管舒张剂有显著疗效。

三、辨证论治

1. 热性哮喘证

【主症】咳嗽喘息，声高息涌，喉间哮吼痰鸣，咯痰稠黄，胸膈满闷，身热面赤，口干，咽红，尿黄便秘，舌质红，苔黄，脉滑数。

【治法】清肺涤痰，止咳平喘。

【方剂】麻杏石甘汤合苏葶丸加减。

2. 寒性哮喘证

【主症】咳嗽气喘，喉间哮鸣，痰多白沫，形寒肢冷，鼻流清涕，面色淡白，恶寒无汗，舌淡红，苔白滑，脉浮滑。

【治法】温肺散寒，化痰定喘。

【方剂】小青龙汤合三子养亲汤加减。

3. 外寒内热证

【主症】喘促气急，咳嗽痰鸣，鼻塞喷嚏，流清涕，或恶寒发热，咯痰黏稠色黄，口渴，大便干结，尿黄，舌红，苔白，脉滑数或浮紧。

【治法】解表清里，定喘止咳。

【方剂】**大青龙汤加减**。

4. 肺脾气虚证

【主症】多反复感冒，气短自汗，神疲懒言，形瘦纳差，面白少华，便溏，舌质淡，苔薄白，脉细软。

【治法】**健脾益气，补肺固表**。

【方剂】**人参五味子汤合玉屏风散加减**。

5. 脾肾阳虚证

【主症】动则喘促咳嗽，气短心悸，面色苍白，形寒肢冷，脚软无力，腹胀纳差，大便溏泄，舌质淡，苔薄白，脉细弱。

【治法】**健脾温肾，固摄纳气**。

【方剂】金匮肾气丸加减。

6. 肺肾阴虚证

【主症】咳嗽时作，喘促乏力，咳痰不爽，面色潮红，夜间盗汗，消瘦气短，手足心热，夜尿多，舌质红，苔花剥，脉细数。

【治法】养阴清热，补益肺肾。

【方剂】麦味地黄丸加减。

单元测试

1. 治疗哮喘肺肾阴虚证应首选的方剂是

A. 六味地黄丸

B. 杞菊地黄丸

C. 麦味地黄丸

D. 知柏地黄丸

E. 附桂地黄丸

答案：C

2. 下列各项，属于热性哮喘证候特征的是

A. 咳喘畏寒，痰多清稀，舌苔白滑

B. 咳喘痰黄，身热面赤，口干舌红

C. 喘促乏力，动则气喘，面色潮红

D. 喘促乏力，动则气喘，形寒肢冷

E. 咳喘无力，气短多汗，易感冒

答案：B

3. 下列对于哮喘描述错误的是

A. 有反复发作的病史

B. 支气管哮喘有继发感染，可闻及湿啰音

C. 多有婴儿期湿疹史、过敏史、家族哮喘史

D. 肺部听诊两肺可闻及哮鸣音，以吸气时明显，吸气延长

E. 常突然发作，发作时咳嗽阵作，喘促，气急，喉间痰鸣

答案：D

4. 患儿，男，7岁。咳嗽喘息4天，咳嗽痰壅，痰黏色黄难咳，喉间哮鸣，胸闷，呼吸困难，流涕黄稠，烦躁不宁，大便干，咽红，舌质红，苔黄腻，脉滑数。其治法是

A. 泻肺平喘，补肾纳气

B. 解表清里，止咳定喘

C. 清肺涤痰，止咳平喘

D. 温肺散寒，涤痰定喘

E. 补肺固表，健脾益气

答案：C

5. 患儿，女，5岁。反复咳嗽喘息2年余。喘促乏力，动则气喘，气短心悸，咳嗽无力，形体消瘦，形寒肢冷，腰膝酸软，面白少华，夜尿多，便溏，发育迟缓，舌质淡，苔薄白，脉细弱。其证候是

A. 风寒束肺证

B. 脾肾阳虚证

C. 外寒内热证

D. 肺实肾虚证

E. 肺脾气虚证

答案：B

6. 患儿，女，6岁。气喘，喉间哮鸣，咳嗽痰黏，色黄难咳，流清涕，恶寒，发热，面色红赤，夜卧不安，无汗，口渴，小便黄赤，大便干，咽红，舌红苔薄白，脉浮紧。其证候是

A. 风寒束肺证

B. 痰热阻肺证

C. 外寒内热证

D. 肺实肾虚证

E. 肺脾气虚证

答案：C

7. 患儿，男，5岁。反复咳嗽喘息2年余。喘促乏力，动则气喘，气短心悸，咳嗽无力，形体消瘦，形寒肢冷，腰膝酸软，面白少华，夜尿多，便溏，发育迟缓，舌质淡，苔薄白，脉细弱。应首选的方剂是

A. 大青龙汤

B. 金匮肾气丸
C. 麻杏石甘汤合苏葶丸
D. 小青龙汤合三子养亲汤
E. 玉屏风散合人参五味子汤
答案：B

第十二单元　鹅　口　疮

知识点概要

一、概述

1. 概念　鹅口疮是以**口腔、舌上满布白屑**为主要临床特征的一种口腔疾病。因其状如鹅口，故称鹅口疮。因其色白如雪片，故又名“雪口”。

2. 发病特点　本病一年四季均可发生。多见于新生儿，久病体弱者，或长期使用抗生素及激素的患者。轻者治疗得当，预后良好；若体虚邪盛者，鹅口疮白屑蔓延，阻碍气道，也可影响呼吸，甚至危及生命。

二、辨证论治

1. 心脾积热证

【症状】**口腔满布白屑，周围焮红较甚，面赤唇红，或伴发热，烦躁多啼，口干或渴，大便干结，小便黄赤，舌红，苔薄白，脉滑或指纹紫滞**。

【治法】清心泻脾。

【方剂】**清热泻脾散加减**。

2. 虚火上浮证

【症状】口腔内白屑散在，周围红晕不著，形体瘦弱，颧红，手足心热，口干不渴，舌红，苔少，脉细或指纹淡紫。

【治法】**滋阴降火**。

【方剂】知柏地黄丸加减。

单元测试

1. 鹅口疮好发于
A. 新生儿
B. 幼儿
C. 学龄前儿童
D. 学龄儿童
E. 青春期儿童
答案：A

2. 鹅口疮心脾积热证的治法是
A. 清泻胃火
B. 清心泻脾
C. 清心泻热
D. 滋阴增液
E. 滋阴降火
答案：B

3. 治疗鹅口疮虚火上浮证，应首选的方剂是
A. 益黄散
B. 知柏地黄丸
C. 六味地黄丸
D. 沙参麦冬汤
E. 养胃增液汤
答案：B

4. 患儿，女，3个月。形体瘦弱，两颧发红，口腔内有散在白屑，周围红晕不著，手足心热，舌红，苔少，指纹紫。其治法是
A. 清泻胃火
B. 清心泻脾
C. 清心泻热
D. 滋阴增液
E. 滋阴降火
答案：E

第十三单元 口 疮

知识点概要

一、概述

小儿口疮，以齿龈、舌体、两颊、上腭等处出现白色溃疡，疼痛流涎，或伴发热为特征。若满口糜烂，色红作痛者，称为口糜；溃疡只发生在口唇两侧，称为燕口疮。

二、辨证论治

1. 风热乘脾证

【主症】以口颊、上腭、齿龈、口角溃烂为主，甚则满口糜烂，周围焮红，疼痛拒食，烦躁不安，口臭涎多，小便短赤，大便秘结，或伴发热，舌红，苔薄黄，指纹紫，脉浮数。

【治法】**疏风散火，清热解毒**。

【方剂】**银翘散加减**。

2. 心火上炎证

【主症】**舌上、舌边溃烂，色赤疼痛，饮食困难，心烦不安，口干欲饮，小便短黄，舌尖红，苔薄黄，指纹紫，脉细数**。

【治法】清心凉血，泻火解毒。

【方剂】**泻心导赤散加减**。

3. 虚火上浮证

【主症】口腔溃烂，周围色不红或微红，疼痛不甚，反复发作或迁延不愈，神疲颧红，口干不渴，舌红，苔少或花剥，指纹淡紫，脉细数。

【治法】滋阴降火，引火归原。

【方剂】六味地黄丸加肉桂。

单元测试

1. 治疗口疮心火上炎证，应首选的方剂是

A. 导赤散

B. 凉膈散

C. 泻心汤

D. 泻心导赤散

E. 黄连解毒汤

答案：D

2. 治疗口疮虚火上浮证，应首选的方剂是

A. 六味地黄丸加吴茱萸

B. 六味地黄丸加肉桂

C. 知柏地黄丸加附子

D. 右归丸

E. 大补阴丸

答案：B

3. 口疮患儿出现黄白色溃疡点，其部位除了齿龈、舌体、两颊外，还常出现的部位是

A. 下腭

B. 扁桃体

C. 上腭

D. 咽腭弓

E. 舌尖

答案：C

4. 患儿，男，4岁。昨日外出游玩，今天舌边尖溃烂，色赤疼痛，饮食困难，心烦不安，口干欲饮，小便短赤，舌尖红，苔薄黄。其治法是

A. 疏风散火，清热解毒

B. 滋阴降火，引火归原

C. 清心凉血，泻火解毒

D. 疏风解表，泻火解毒

E. 消食导滞，清热解毒

答案：C

5. 患儿，女，2岁。起病1天，发热，口颊、齿龈见多个溃疡点，周围焮红，口臭流涎，舌红，苔黄。应首选方剂是

A. 导赤散
B. 泻黄散
C. 清胃散
D. 凉膈散
E. 银翘散
答案：E

第十四单元 泄　泻

知识点概要

一、概述

1. 发病情况　本病一年四季均可发生，以夏秋季节发病率为高，不同季节发生的泄泻，临床表现有所不同。2 岁以下小儿发病率高。

2. 转化与预后　轻者治疗得当，预后良好；重者泻下过度，易见气阴两伤，甚至阴竭阳脱；久泻迁延不愈者，则易转为疳证。

二、病因病机

1. 病因　感受外邪、伤于饮食、脾胃虚弱。

2. 主要病机　**饮食入胃之后，水谷不化，精微不布，清浊不分，合污而下**，致成泄泻。

三、辨证论治

1. 伤食泻证

【主症】大便稀溏，夹有乳凝块或食物残渣，气味酸臭，或如败卵，脘腹胀满，便前腹痛，泻后痛减，腹痛拒按，嗳气酸馊，或有呕吐，不思乳食，夜卧不安，舌苔厚腻，或微黄，脉滑实，指纹滞。

【治法】运脾和胃，消食化滞。

【方剂】**保和丸加减**。

2. 风寒泻证

【主症】大便清稀，夹有泡沫，臭气不甚，肠鸣腹痛，或伴恶寒发热，鼻流清涕，咳嗽，舌质淡，苔薄白，脉浮紧，指纹淡红。

【治法】疏风散寒，化湿和中。

【方剂】**藿香正气散加减**。

3. 湿热泻证

【主症】**大便水样，或如蛋花汤样，泻下急迫，量多次频，气味秽臭，或见少许黏液，腹痛时作，食欲不振，或伴呕恶，神疲乏力，或发热烦闹，口渴，小便短黄，舌质红，苔黄腻，脉滑数，指纹紫**。

【治法】清肠解热，化湿止泻。

【方剂】**葛根黄芩黄连汤加减**。

4. 脾虚泻证

【主症】**大便稀溏，色淡不臭，多于食后作泻，时轻时重，面色萎黄，形体消瘦，神疲倦怠，舌淡苔白，脉缓弱，指纹淡**。

【治法】健脾益气，助运止泻。

【方剂】**参苓白术散加减**。

5. 脾肾阳虚泻证

【主症】久泻不止，大便清稀，澄澈清冷，完谷不化，或见脱肛，形寒肢冷，面色㿠白，精神萎靡，睡时露睛，舌淡苔白，脉细弱，指纹色淡。

【治法】温补脾肾，固涩止泻。

【方剂】**附子理中汤合四神丸加减**。

6. 气阴两伤证

【主症】泻下过度，质稀如水，精神萎顿，或心烦不安，目眶及囟门凹陷，皮肤干燥或枯瘪，啼哭无泪，口渴引饮，小便短小，甚至无尿，唇红而干，舌红少津，苔少或无苔，脉细数。

【治法】**健脾益气，酸甘敛阴**。

【方剂】人参乌梅汤加减。

7. 阴竭阳脱证

【主症】泻下不止，次频量多，精神萎靡，表情淡漠，面色青灰或苍白，哭声微弱，啼哭无泪，尿少或无，四肢厥冷，舌淡无津，脉沉细欲绝。

【治法】挽阴回阳，救逆固脱。

【方剂】生脉散合参附龙牡救逆汤加减。

单元测试

1. 脾肾阳虚泻的治法是

A. 健脾温阳，助运止泻

B. 健脾益气，酸甘敛阴

C. 补肾滋阴，平肝降火

D. 温补脾肾，固涩止泻

E. 挽阴回阳，救逆固脱

答案：D

2. 小儿泄泻发病率较高的季节是

A. 春夏

B. 夏秋

C. 秋冬

D. 冬春

E. 四季无差异

答案：B

3. 患儿，男，6岁。泄泻1天，泻下稀薄如水注，粪色深黄臭秽，夹有少量黏液。腹部时感疼痛，食欲减退，恶心欲吐，口渴引饮，舌红苔黄腻。其证候是

A. 脾肾阳虚泻

B. 伤食泻

C. 风寒泻

D. 湿热泻

E. 脾虚泻

答案：D

4. 患儿，女，11个月。泄泻2周。起病时每日泻10余次，经治疗大减，但近日仍日行3~4次，大便稀溏色淡，每于食后作泻，面色萎黄，神疲倦怠，舌质淡，苔薄白。其证候是

A. 风寒

B. 湿热

C. 伤食

D. 脾虚

E. 脾肾阳虚

答案：D

（5~6题共用备选答案）

A. 大便稀薄，夹有残渣，泻后痛减

B. 便下急迫，便色黄褐，气味秽臭

C. 大便稀溏，色淡不臭，食后易泻

D. 大便清稀，完谷不化，澄澈清冷

E. 便稀多沫，臭气不重，肠鸣腹痛

5. 伤食泻症见

答案：A

6. 脾肾阳虚泻症见

答案：D

第十五单元　厌　　食

知识点概要

一、概述

厌食是小儿时期的一种常见病证，临床以较长时期厌恶进食、食量减少为特征。

二、病因病机

喂养不当、他病伤脾、先天不足、情志失调导致脾胃不和，纳化失职，造成厌食。

三、辨证论治

1. 脾失健运证

【主症】食欲不振，厌恶进食，食而乏味，或伴胸脘痞闷，嗳气泛恶，大便不调，偶尔多食后则脘腹饱胀，形体尚可，精神正常，舌淡红，苔薄白或薄腻，脉尚有力。

【治法】**调和脾胃，运脾开胃**。

【方剂】不换金正气散加减。

2. 脾胃气虚证

【主症】不思进食，食而不化，大便偏稀，夹有不消化食物，面色少华，形体偏瘦，肢倦乏，舌质淡，苔薄白，脉缓无力。

【治法】**健脾益气，佐以助运**。

【方剂】**异功散加味**。

3. 脾胃阴虚证

【主症】不思进食，食少饮多，皮肤失润，大便偏干，小便短黄，甚或烦躁少寐，手足心热，舌红少津，苔少或花剥，脉细数。

【治法】**滋脾养胃，佐以助运**。

【方剂】**养胃增液汤加减**。

单元测试

1. 厌食的主要病机是
A. 脾胃虚弱，纳化无权
B. 脾失健运，乳食不化
C. 暑湿内伤，脾为湿困
D. 脾胃不和，纳化失职
E. 肝郁气滞，乘脾犯胃
答案：D

2. 治疗厌食脾失健运证，应首选的方剂是
A. 不换金正气散
B. 保和丸
C. 健脾丸
D. 异功散
E. 平胃散
答案：A

3. 治疗厌食脾胃气虚证，应首选的方剂是
A. 保和丸
B. 异功散
C. 四君子汤
D. 补中益气汤
E. 不换金正气散
答案：B

4. 患儿，男，4岁。素喜煎炸食物，近2个月来不思进食，食少饮多，皮肤欠润，大便干结，舌质红，苔花剥。治疗应首选
A. 增液汤
B. 养胃增液汤
C. 沙参麦冬汤
D. 养阴清肺汤
E. 增液承气汤
答案：B

5. 患儿，女，3岁。体重13kg，自入幼儿园2个月来，食欲不振，面色少华，偶尔多食后则脘腹饱胀，恶心，精神尚可，二便调，舌苔薄腻。其治法是
A. 消食导滞，理气行滞
B. 健脾益气，开胃助运
C. 滋脾养胃，佐以助运
D. 疏肝开郁，理气助运
E. 调和脾胃，运脾开胃
答案：E

（6~7题共用备选答案）
A. 厌恶进食，多食饱胀，精神尚可
B. 不欲饮食，脘腹胀满，烦躁多啼
C. 不思进食，食而不化，形瘦肢倦
D. 不思进食，食少饮多，便干烦躁
E. 食欲不振，大便稀溏，完谷不化

6. 厌食脾胃气虚证症见
答案：C

7. 厌食脾胃阴虚证症见
答案：D

第十六单元 积 滞

知识点概要

一、概述

积滞是指小儿内伤乳食，停聚中焦，积而不化，气滞不行所形成的一种胃肠疾患。以不思乳食，食而不化，脘腹胀满，嗳气酸腐，大便溏薄或秘结酸臭为特征。

二、病因病机

乳食不节，伤及脾胃，致脾胃运化功能失调，或脾胃虚弱，腐熟运化不及，乳食停滞不化。病位在脾胃，基本病理改变为乳食停聚中脘，积而不化，气滞不行。

三、辨证论治

1. 乳食内积证

【主症】不思乳食，嗳腐酸馊，或呕吐食物、乳片，脘腹胀满疼痛，大便酸臭，烦躁啼哭，夜眠不安，手足心热，舌质红，苔白厚或黄厚腻，脉弦滑，指纹紫滞。

【治法】**消乳化食，和中导滞**。

【方剂】乳积者，选消乳丸加减。食积者，选保和丸加减。

2. 脾虚夹积证

【主症】面色萎黄，形体消瘦，神疲肢倦，不思乳食，食则饱胀，腹满喜按，大便稀溏酸腥，夹有乳片或不消化食物残渣，舌质淡，苔白腻，脉细滑，指纹淡滞。

【治法】**健脾助运，消食化滞**。

【方剂】**健脾丸加减**。

单元测试

1. 积滞的病变脏腑主要是

A. 胃、小肠

B. 胃、大肠

C. 脾、小肠

D. 脾、大肠

E. 脾、胃

答案：E

2. 患儿，女，8个月。因一次食入2个鸡蛋，并饮用一大杯牛奶而致呕吐，不思进食，腹胀，啼哭不安，大便酸臭，舌苔厚腻。其诊断是

A. 厌食

B. 积滞

C. 呕吐

D. 疳积

E. 腹痛

答案：B

3. 患儿，男，2岁4个月。平素形体消瘦，面色萎黄，乏力食少，近日过食甜点后，进食更少，且稍食则饱胀，腹满喜按，大便溏、酸臭，夹有不消化食物，舌淡红，苔白腻，指纹淡滞。治疗应首选的方剂是

A. 保和丸

B. 消乳丸

C. 健脾丸

D. 八珍汤

E. 肥儿丸

答案：C

4. 患儿，女，1岁2个月。近日不思乳食，嗳腐酸馊，脘腹胀满疼痛，大便酸臭，烦躁啼哭，夜眠不安，手足心热，舌质红，苔黄厚腻，指纹紫滞。治疗应首选的方剂是

A. 保和丸

B. 消乳丸

C. 健脾丸

D. 八珍汤

E. 肥儿丸

答案：A

第十七单元 疳 证

知识点概要

一、概述

1. 概念 疳证是由喂养不当或多种疾病影响，导致脾胃受损，气液耗伤而形成的一种慢性疾病。临床以**形体消瘦、面色无华、毛发干枯、精神萎靡或烦躁、饮食异常**为特征。

2. 疳的含义

（1）“疳者甘也”：指小儿恣食肥甘厚腻，损伤脾胃，形成疳证。

（2）“疳者干也”：指气液干涸，形体羸瘦。前者言其病因，后者述其病机及主症。

二、病因病机

1. 病因 临床以饮食不节、喂养不当、营养失调、疾病影响以及先天禀赋不足为常见。

2. 主要病机 主要病变部位在脾胃。基本病理改变为**脾胃受损，津液消亡**。

（1）干疳及疳积重症阶段：因脾胃虚衰，生化乏源，气血亏耗，诸脏失养，必累及其他脏腑，因而易于出现各种兼证。

（2）“眼疳”：**脾病及肝，肝失所养，肝阴不足，不能上承于目，而见视物不清，夜盲目翳者**。

（3）“口疳”：脾病及心，心开窍于舌，心火上炎，而见口舌生疮者。

（4）“肺疳”：脾病及肺，土不生金，肺气受损，卫外不固，易于外感，而见咳嗽、潮热者。

（5）“骨疳”：**脾病及肾，肾精不足，骨失所养，久致骨骼畸形者**。

（6）“疳肿胀”：脾虚不运，气不化水，水湿泛滥。

三、辨证论治

1. 厌食、积滞、疳证的鉴别

（1）厌食：本病由喂养不当，脾胃运化功能失调所致，以长期食欲不振、厌恶进食为主症，无明显消瘦，精神尚好，病在脾胃，不涉及他脏，一般预后良好。

（2）积滞：本病以不思乳食、食而不化、脘腹胀满、大便酸臭为特征，与疳证以形体消瘦为特征有明显区别。但两者也有密切联系，若积久不消，影响水谷精微化生，致形体日渐消瘦，可转化为疳证。

（3）疳证：临床必有形体消瘦，伴见面色无华、毛发干枯、精神萎靡或烦躁。饮食异常可见食欲不振，或食欲亢进，或嗜食异物。疳积证在形体消瘦的同时有脘腹胀满，疳气证和干疳证则一般没有脘腹胀满。厌食、积滞均以脾胃病变为主，一般不涉及他脏，而疳证则常涉及五脏。

2. 主证

（1）疳气证

【主症】形体略瘦，面色少华，毛发稀疏，不思饮食，精神欠佳，性急易怒，大便干稀不调，舌质略淡，苔薄微腻，脉细有力。

【治法】**调脾健运**。

【方剂】资生健脾丸加减。

（2）干疳证

【主症】**形体极度消瘦，皮肤干瘪起皱，大肉已脱，皮包骨头，貌似老人，毛发干枯，面色㿠白，精神萎靡，啼哭无力，腹凹如舟，杳不思食，大便稀溏或便秘，舌淡嫩，苔少，脉细弱**。

【治法】**补益气血**。

【方剂】八珍汤加减。

(3) 疳积证

【主症】形体明显消瘦，面色萎黄，肚腹膨胀，甚则青筋暴露，毛发稀疏结穗，精神烦躁，夜卧不宁，或见揉眉挖鼻，吮指磨牙，动作异常，食欲不振，或善食易饥，或嗜食异物，舌淡苔腻，脉沉细而滑。

【治法】消积理脾。

【方剂】**肥儿丸加减**。

3. 兼证

(1) 疳肿胀

【主症】足踝浮肿，甚或颜面及全身浮肿，面色无华，神疲乏力，四肢欠温，小便不得，舌淡嫩，苔薄白，脉沉迟无力。

【治法】**健脾温阳，利水消肿**。

【方剂】防己黄芪汤合五苓散加减。

(2) 眼疳

【主症】两目干涩，畏光羞明，眼角赤烂，甚则黑睛混浊，白翳遮睛或夜盲。

【治法】养血柔肝，滋阴明目。

【方剂】**石斛夜光丸加减**。

(3) 口疳

【主症】口舌生疮，甚或满口糜烂，秽臭难闻，面赤心烦，夜卧不宁，小便短黄，或吐舌、弄舌，舌质红，苔薄黄，脉细数。

【治法】清心泻火，滋阴生津。

【方剂】**泻心导赤散加减**。

单元测试

1. 口疳的病位是
A. 心脾
B. 肝脾
C. 脾胃
D. 脾肾
E. 心肝
答案： A

2. 治疗口疳应首选的方剂是
A. 肥儿丸
B. 石斛夜光丸
C. 泻心导赤散
D. 防己黄芪汤
E. 参苓白术散
答案： C

3. 治疗眼疳应首选的方剂是
A. 肥儿丸
B. 石斛夜光丸
C. 泻心导赤散
D. 防己黄芪汤
E. 参苓白术散
答案： B

4. 疳证的基本病理改变为
A. 脾胃虚弱，运化失健
B. 脾胃虚弱，乳食停滞
C. 脾失运化，水湿内停
D. 脾胃不和，生化乏源
E. 脾胃受损，津液消亡
答案： E

5. 患儿，女，1 岁 6 个月。体重 9kg，纳呆，面色少华，性急易怒，大便干稀不调，舌质淡，苔薄微腻，指纹淡。其诊断是
A. 厌食
B. 疳气
C. 疳积
D. 干疳
E. 积滞
答案： B

6. 患儿，男，1 岁 9 个月。极度消瘦，貌似老人，毛发干枯，面色白，精神萎靡，腹凹如舟，大便溏，舌质淡嫩，苔薄少，指纹淡。治疗应首选的方剂是
A. 肥儿丸
B. 八珍汤
C. 六君子汤
D. 六味地黄丸
E. 资生健脾丸
答案： B

7. 患儿，女，2 岁。形体极度消瘦，面呈老人貌，皮包骨头，腹凹如舟，精神萎靡，大便溏薄，舌淡苔薄腻，

其证候是

A. 疳肿胀

B. 疳气

C. 疳积

D. 干疳

E. 心疳

答案：D

（8~9 题共用备选答案）

A. 调脾健运

B. 消积理脾

C. 补益气血

D. 清心泻火，滋阴生津

E. 温阳健脾，利水消肿

8. 疳积的主要治法是

答案：B

9. 口疳的主要治法是

答案：D

（10~11 题共用备选答案）

A. 脾病及心

B. 脾病及肺

C. 脾病及肝

D. 阳虚水泛

E. 脾病及肾

10. 肺疳的病机是

答案：B

11. 疳肿胀的病机是

答案：D

第十八单元　汗　　证

知识点概要

一、概述

1. 汗证是指小儿在安静状态下，正常环境中，全身或局部出汗过多甚则大汗淋漓的一种病证。多见于 5 岁以内的小儿。

2. 睡中汗出，醒时汗止者，称为盗汗；不分寤寐，无故出汗者，称自汗。盗汗多属阴虚，自汗多属阳虚。小儿汗证往往自汗、盗汗并见。

二、病因病机

1. 小儿脏腑娇嫩，元气未充，腠理不密，若先天禀赋不足，或后天脾胃失调，肺气虚弱，均可自汗或盗汗。肺主皮毛，脾主肌肉，肺脾气虚，表虚不固，故汗出不止。

2. 小儿营卫之气生成不足，或受疾病影响，或病后护理不当，营卫不和，致营气不能内守而敛藏，卫气不能卫外而固密，则津液从皮毛外泄，发为汗证。

3. 小儿血气嫩弱，大病久病之后，多气血亏损；或先天不足，后天失养的体弱小儿，气阴虚亏。气虚不能敛阴，阴亏虚火内炽，迫津外泄而为汗。

4. 小儿脾常不足，若平素饮食肥甘厚味，可致积滞内生，郁而生热。甘能助湿，肥能生热，蕴阻脾胃，湿热郁蒸，外泄肌表而致汗出。

5. 小儿汗证有虚实之分，虚证有肺卫不固、营养失调、气阴亏损，实证多因湿热迫蒸所致。

三、辨证论治

1. 肺卫不固证

【主症】**以自汗为主，或伴盗汗，以头部、肩背部汗出明显，活动尤甚，神疲乏力，面色少华，平素易患感冒，舌质淡，苔薄白，脉细弱。**

【治法】**益气固表。**

【方剂】**玉屏风散合牡蛎散加减。**

2. 营卫失调证

【主症】**以自汗为主，或伴盗汗，汗出遍身而不温，畏寒恶风，不发热或伴低热，精神疲倦，胃纳不振，**

舌质淡红，苔薄白，脉缓。

【治法】调和营卫。

【方剂】**黄芪桂枝五物汤加减。**

3. 气阴亏虚证

【主症】以盗汗为主，也常伴自汗，形体消瘦，汗出较多，神萎不振，心烦少寐，寐后汗多，或伴低热，口干，手足心灼热，哭声无力，口唇淡红，舌质淡，苔少或见剥苔，脉细弱或细数。

【治法】益气养阴。

【方剂】**生脉散加减。**

单元测试

1. 下列各项，不属小儿汗证病机的是
A. 肺卫不固
B. 营卫失调
C. 气阴亏虚
D. 阴阳失调
E. 湿热迫蒸
答案： D

2. 下列各项，有关汗证的描述，错误的是
A. 汗证多属虚证
B. 自汗以气虚、阳虚为主
C. 盗汗以阴虚、血虚为主
D. 小儿汗证多为虚实夹杂证
E. 实证多为湿热迫蒸
答案： D

3. 治疗汗证营卫失调证的首选方剂是
A. 桂枝汤
B. 黄芪桂枝五物汤
C. 当归六黄汤
D. 生脉散
E. 牡蛎散
答案： B

4. 汗证肺卫不固证，治疗原则是
A. 益气固表
B. 调和营卫
C. 益气养阴
D. 清热泻脾
E. 通下利湿
答案： A

5. 患儿，男，3岁。平时易患感冒，自汗，偶有盗汗，汗出以头部、肩背部汗出明显，动则尤甚，神疲乏力，面色少华，舌淡，苔薄白，脉细弱。治疗应首选的方剂是
A. 桂枝汤
B. 黄芪桂枝五物汤
C. 黄芪建中汤
D. 玉屏风散合牡蛎散
E. 生脉散合当归六黄汤
答案： D

6. 患儿，女，2岁。经常在入睡后出汗，有时白天也汗出较多，形体消瘦，精神倦怠，心烦少寐，时有低热、口干、手足心灼热，哭声无力，口唇淡红，舌质淡，可见花剥苔，脉细弱。治疗应首选的方剂是
A. 生脉散
B. 黄芪桂枝五物汤
C. 当归六黄汤
D. 牡蛎散
E. 玉屏风散
答案： A

（7~8题共用备选答案）
A. 自汗为主，头部、肩背部明显
B. 自汗为主，汗出遍身而不温
C. 盗汗为主，手足心热
D. 自汗或盗汗，头部、四肢为多
E. 盗汗为主，遍身汗出

7. 汗证肺卫不固的主症是
答案： A

8. 汗证营卫失调的主症是
答案： B

第十九单元 惊 风

知识点概要

一、概述

1. 惊风是小儿时期常见的急重病证，临床以抽搐、昏迷为主要症状。一般以1~5岁儿童发病率最高，具有年龄越小发病率越高的特点。一年四季都可发生。

2. 主要病位在心肝两经。临床抽搐时的主要表现，可归纳为八种，即**搐**、**搦**、**掣**、**颤**、**反**、**引**、**窜**、**视**，古人称之为惊风八候。

3. 一般分为急惊风与慢惊风两大类。凡起病急暴，属阳属实者，称为急惊风；病久中虚，属阴属虚者，称为慢惊风。

二、病因病机

1. 急惊风

（1）病因：外感时邪、内蕴湿热、暴受惊恐。

（2）病机

1）外感时邪：小儿肌肤薄弱，卫外不固，若冬春之季，寒温不调，气候骤变，感受风寒风热之邪，邪袭肌表或从口鼻而入，易于传变，郁而化热，热极生风；小儿元气薄弱，真阴不足，易受暑邪，化火最速，传变急骤，内陷厥阴，引动肝风；暑多夹湿，湿蕴热蒸，化为痰浊，蒙蔽心包，痰动则风生；若感受疫疠之邪，则起病急骤，化热化火，逆传心包，火极动风。

2）内蕴湿热：饮食不洁，误食污秽或毒物，湿热疫毒蕴结肠腑，内陷心肝，扰乱神明，而致痢下臭秽，高热昏厥，抽风不止，甚至肢冷脉伏，口鼻气凉，皮肤花斑。

3）暴受惊恐：小儿元气未充，神气怯弱，若乍见异物，偶闻怪声，或不慎跌仆，暴受惊恐，惊则气乱，恐则气下，致使心失守舍，神无所依，轻者神志不宁，惊惕不安，重者心神失主，痰涎上壅，引动肝风，发为惊厥。

2. 慢惊风

（1）病因：脾胃虚弱、脾肾阳虚、阴虚风动。

（2）病机

1）脾胃虚弱：由于暴吐暴泻，或他病妄用汗、下之法，导致中焦受损，脾胃虚弱。脾土既虚，则脾虚肝旺，肝亢化风，致成慢惊之证。

2）脾肾阳虚：胎禀不足，脾胃素虚，复因吐泻日久或误服寒凉，伐伤阳气，以致脾阳式微，阴寒内盛，不能温煦筋脉，而致时时搐动之慢脾风证。

3）阴虚风动：急惊风迁延失治，或温病后期，阴液亏耗，肝肾精血不足，阴虚内热，灼烁筋脉，致虚风内动而成慢惊。

三、辨证论治

1. 急惊风四证

（1）热证：有表热、里热。昏迷、抽搐为一过性，热退后抽搐自止为表热；高热持续，反复抽搐、昏迷为里热。

（2）痰证：有痰热、痰火、痰浊。神志昏迷，高热痰鸣，为痰热上蒙清窍；妄言谵语，狂躁不宁，为痰火上扰清空；深度昏迷，嗜睡不动，为痰浊内陷心包，蒙蔽心神。

（3）风证：有外风、内风。外风邪在肌表，如高热惊厥，为一过性证候，热退惊风可止；内风病在心肝，热、痰、风三证俱全，反复抽搐，神志不清，病情严重。

（4）惊证：小儿神气怯弱，元气未充，不耐意外刺激，若目触异物，耳闻巨声，或不慎跌仆，暴受惊恐，使神明受扰，肝风内动，出现惊叫惊跳，抽搐神昏。

六淫所致的外风，春季以春温为主，兼加火热证，症见高热，抽风，昏迷，发斑；夏季以暑热为主，暑必夹湿，暑喜归心，症以高热，昏迷为主，兼见抽风，常热、痰、风三证俱全；如夏季高热、抽风、昏迷，伴下痢脓血，则为湿热疫毒，内陷厥阴。

◆ **提醒：**惊风八候为搐、搦、掣、颤、反、引、窜、视，急惊风四证为热、痰、惊、风。

2. 治疗原则　急惊风的主证是热、痰、惊、风，治疗以**清热**、**豁痰**、**镇惊**、**息风**为基本法则。热甚者应先清热，痰壅者宜先豁痰，惊重者治以镇惊，风盛者急施息风。

单元测试

1. 下列各项中，属于急惊风主要病因的是
A. 脾胃虚弱
B. 脾肾阳虚
C. 外感时邪
D. 痰浊壅盛
E. 脾虚肝亢
答案：C
2. 下列各项，不属于慢惊风病机的是
A. 肝血亏损，虚风内动
B. 脾虚肝旺，阳亢化风
C. 素有痰饮，上蒙清窍
D. 脾肾阳虚，虚极生风
E. 肝肾阴亏，虚风内动
答案：C
（3~4 题共用备选答案）
A. 风
B. 动
C. 抽
D. 搐
E. 火
3. 属急惊风四证的是
答案：A
4. 属惊风八候的是
答案：D

第二十单元　水　　肿

知识点概要

一、概述

1. 本单元水肿指急性肾小球肾炎所致的水肿。急性肾小球肾炎简称急性肾炎，是儿科常见的免疫反应性肾小球疾病，临床以急性起病、浮肿、少尿、血尿、蛋白尿及高血压为主要特征。

2. 本病多见于感染之后，尤其是溶血性链球菌感染之后。

二、病因病机

1. 病因

（1）外因：感受风邪、水湿或疮毒入侵。

（2）内因：肺、脾、肾三脏功能失调。

2. 病机　由于小儿感受风热、风寒，或患乳蛾、丹痧、疮疡病后，加之禀赋不足或素体差异，内外因相合导致水液代谢异常，水湿潴留，发为水肿。

三、辨证论治

1. 风水相搏证

【主症】**水肿自眼睑开始迅速波及全身，以头面肿势为甚，皮色光亮，按之凹陷，随手而起，尿少色赤，微恶风寒或伴发热，咽红咽痛，肢体酸痛，鼻塞，咳嗽，舌质淡，舌苔薄白或薄黄，脉浮。**

【治法】疏风宣肺，利水消肿。

【方剂】**麻黄连翘赤小豆汤合五苓散加减。**

2. 湿热内侵证

【主症】头面肢体浮肿或轻或重，小便黄赤而少，尿血，烦热口渴，头身困重，常有近期疮毒史，舌苔黄腻，脉滑数。

【治法】清热利湿，凉血止血。

【方剂】**五味消毒饮合小蓟饮子加减。**

单元测试

1. 水肿涉及的病位主要是

A. 肺脾肾

B. 脾肝肾

C. 心脾肾

D. 脾肾

E. 肺脾

答案：A

2. 患儿，男，6岁。突然出现头面眼睑浮肿，并迅速波及全身，呈紧张性水肿，尿少，色如浓茶，伴发热，恶风，口渴，咽痛，舌尖红，苔薄黄，脉浮数。治疗应首选的方剂是

A. 麻黄连翘赤小豆汤合五苓散

B. 五味消毒饮合小蓟饮子

C. 苓桂术甘汤合小蓟饮子

D. 甘露消毒丹合五苓散

E. 甘露消毒丹合小蓟饮子

答案：A

3. 患儿，女，9岁。水肿从眼睑开始，迅速波及全身，皮肤光亮，按之凹陷即起，尿少色赤，伴咽红肿痛，肢体酸痛，苔薄白，脉浮。其治法是

A. 疏风宣肺，利水消肿

B. 清热利湿，凉血止血

C. 清热解毒，淡渗利湿

D. 温运中阳，行气利水

E. 滋阴补肾，淡渗利水

答案：A

（4~5题共用备选答案）

A. 小儿浮肿兼见发热恶风，咳嗽，肢痛，苔薄白，脉浮

B. 小儿浮肿兼见疮毒，舌质红，苔黄腻

C. 小儿浮肿兼见头痛眩晕，视物模糊，苔黄，脉弦

D. 小儿浮肿兼见尿少或尿闭，恶心呕吐，苔腻，脉弦

E. 小儿浮肿兼见咳嗽气急，心悸胸闷，口唇青紫，脉细

4. 水肿风水相搏证的证候特征是

答案：A

5. 水肿湿热内侵证的证候特征是

答案：B

第二十一单元　尿　　频

知识点概要

一、概述

1. 特点　尿频以小便频数为特征。多发于学龄儿童，尤以婴幼儿发病率较高，女孩发病率高于男孩。

2. 预后及转归　急性发病者，若治疗及时，预后良好；慢性发病，或反复发作者，常迁延不愈，影响小儿身心健康。

二、辨证论治

脾肾气虚证

【主症】病程日久，小便频数，滴沥不尽，尿液不清，面色萎黄，精神倦怠，食欲不振，甚则畏寒怕冷，

手足不温，大便稀薄，眼睑浮肿，舌质淡，或有齿痕，舌苔薄腻，脉细弱。

【治法】温补脾肾，升提固摄。

【方剂】**缩泉丸加味**。

单元测试

1. 尿频脾肾气虚证的治法是
A. 健脾益气，温肾固摄
B. 益肺健脾，固涩膀胱
C. 温补脾肾，升提固摄
D. 滋阴补肾，固涩小便
E. 健脾补肾，通利膀胱
答案：C

2. 患儿，女，6岁。小便频数日久，淋沥不尽，尿液不清，畏寒怕冷，手足不温，大便溏薄，舌淡苔薄腻。治疗应首选
A. 八正散
B. 缩泉丸
C. 菟丝子散
D. 补中益气汤
E. 金匮肾气丸
答案：B

第二十二单元　遗　　尿

知识点概要

一、概述

1. 遗尿　又称尿床，是指**3周岁以上**的小儿睡中小便自遗，醒后方觉的一种病证。年龄超过3岁，特别是5岁以上的儿童，睡中经常遗尿，轻者数日一次，重者可一夜数次，则为病态，方称遗尿症。

2. 本病发病男孩高于女孩，部分有明显的家族史。

二、病因病机

肾气不固、脾肺气虚。

三、辨证论治

1. 肾气不足证

【主症】每夜尿床1次以上，醒后方觉，神疲乏力，面色苍白，肢凉怕冷，小便清长，智力较同龄儿稍差，舌质淡，苔白滑，脉沉无力。

【治法】**温补肾阳，固涩膀胱**。

【方剂】菟丝子散加减。

2. 肺脾气虚证

【主症】夜间遗尿，日间尿频量多，经常感冒，面色少华，神疲乏力，纳呆，便溏，舌淡红，苔薄白，脉沉无力。

【治法】**补肺益脾，固涩膀胱**。

【方剂】**补中益气汤合缩泉丸加减**。

3. 心肾失交证

【主症】梦中遗尿，寐不安宁，烦躁叫扰，多动少静，或五心烦热，舌红，苔薄少津，脉沉细而数。

【治法】**清心滋肾，安神固脬**。

【方剂】**导赤散合交泰丸加减**。

单元测试

1. 遗尿心肾失交证的治法是
A. 清心安神，滋阴潜阳
B. 清心滋肾，安神固脬
C. 清泻心火，固涩小便
D. 泻心安神，固涩膀胱
E. 清心泻火，滋肾缩尿
答案：B

2. 患儿，女，6岁。每晚尿床1次以上，小便清长，面白少华，神疲乏力，智力较同龄儿稍差，肢冷畏寒，舌质淡，苔白滑，脉沉无力。治疗应首选的方剂是
A. 桑螵蛸散
B. 交泰丸
C. 补肾地黄丸
D. 菟丝子散
E. 桂枝加龙骨牡蛎汤
答案：D

3. 患儿，男，5岁。经常梦中遗尿，睡眠不安，白天多动，较少安静，手足心热，舌红，苔薄少津，脉沉细而数。治疗应首选的方剂是
A. 补中益气汤合缩泉丸
B. 交泰丸合导赤散
C. 缩尿丸
D. 导赤散
E. 五子衍宗丸
答案：B

（4~5题共用备选答案）
A. 清热利湿，通利膀胱
B. 温补肾阳，固涩膀胱
C. 温补脾肾，升提固摄
D. 清热利湿，泻肝止遗
E. 培元益气，安神固脬

4. 尿频脾肾气虚证的治法是
答案：C

5. 遗尿肾气不足证的治法是
答案：B

第二十三单元　五迟、五软

知识点概要

一、概述

1. 概念　五迟指**立迟**、**行迟**、**发迟**、**齿迟**、**语迟**；五软，是指**头项软**、**口软**、**手软**、**脚软**、**肌肉软**。

2. 区别

（1）五迟：小儿2~3岁还不能站立、行走，为立迟、行迟；初生无发或少发，随年龄增长，仍稀疏难长为发迟；12个月时尚未出牙以及此后牙齿萌出过慢为齿迟；1~2岁还不会说话为语迟。

（2）五软：小儿周岁前后头项软弱下垂为头项软；咀嚼无力、时流清涎为口软；手臂不能握举为手软；2~3岁还不能站立、行走为足软；皮宽肌肉松软无力为肌肉软。

二、病因病机

1. 病因　多为先天禀赋不足，亦有后天失于调养者。

2. 病机　可概括为正虚和邪实2个方面。正虚是五脏不足，气血虚弱，精髓不充；邪实为痰瘀阻滞心经脑络，心脑神明失主。

三、辨证论治

1. 肝肾亏损证

【主症】**筋骨痿弱，发育迟缓，坐起、站立、行走、生齿等明显迟于正常同年龄小儿，头项痿弱，天柱骨倒，头型方大，目无神采，反应迟钝，囟门宽大，易惊，夜卧不安，舌质淡，舌苔少，脉沉细无力，指纹淡。**

【治法】**补肾填髓，养肝强筋。**

【方剂】加味六味地黄丸加减。

2. 心脾两虚证

【主症】语言发育迟滞，精神呆滞，智力低下，头发生长迟缓，发稀萎黄，四肢痿软，肌肉松弛，口角流涎，吮吸咀嚼无力，或见弄舌，纳食欠佳，大便秘结，舌质胖，苔少，脉细缓，指纹色淡。

【治法】健脾养心，补益气血。

【方剂】**调元散加减**。

3. 痰瘀阻滞证

【主症】失聪失语，反应迟钝，意识不清，动作不自主，或有吞咽困难，口流痰涎，喉间痰鸣，或关节强硬，肌肉软弱，或有癫痫发作，舌体胖，有瘀斑瘀点，苔腻，脉沉被或滑，指纹暗滞。

【治法】**涤痰开窍，活血通络**。

【方剂】**通窍活血汤合二陈汤加减**。

◆ **提醒：**五迟、五软多属于虚证，以补为其治疗大法。

单元测试

1. 下列各项，不属五迟五软发病原因的是

A. 父母精血虚损

B. 孕母用药不当

C. 分娩时难产产伤

D. 喂养失调

E. 日照不足

答案：E

2. 下列各项，不属于五迟的是

A. 坐迟

B. 立迟

C. 行迟

D. 齿迟

E. 语迟

答案：A

3. 下列各项，不属于五软的是

A. 头项软

B. 口软

C. 手软

D. 腿软

E. 足软

答案：D

4. 治疗五迟五软心脾两虚证的治法是

A. 健脾补肾，养肝强筋

B. 涤痰开窍，活血通络

C. 益气健脾，宁心安神

D. 健脾养心，补益气血

E. 温振心阳，宁心安神

答案：D

5. 与五软关系密切的脏腑是

A. 心、肝、肾

B. 肝、脾、肾

C. 心、脾、肾

D. 肝、脾

E. 心、肝、脾

答案：B

6. 患儿，女，1岁。能抬头，不能独坐及站立，牙齿萌出4颗，头颅呈方形，囟门宽大，发稀而黄，目无神采，反应迟钝，易惊，夜卧不安，舌淡苔少，指纹淡。治疗应首选的方剂是

A. 加味六味地黄丸

B. 调元散

C. 虎潜丸

D. 调元散合二陈汤

E. 通窍活血汤合二陈汤

答案：A

7. 患儿，男，3岁。失聪失语，反应迟钝，意识不清，动作不由自主，时时口流痰涎，喉间痰鸣，关节僵硬，肌肉软弱，间或有癫痫发作，舌体胖，可见瘀斑，苔腻，脉滑。治疗应首选的方剂是

A. 加味六味地黄丸

B. 调元散

C. 虎潜丸

D. 调元散合二陈汤

E. 通窍活血汤合二陈汤

答案：E

8. 患儿，女，4岁。身高78cm，体重14kg。能说2字以下词语，智力较同龄儿低，时常口角流涎，频频弄舌，发稀萎黄，四肢痿软，肌肉松弛，疲乏无力，食欲不振，大便秘结，舌淡胖，苔薄少，脉细缓无力。治疗应首选的方剂是

A. 加味六味地黄丸

B. 调元散

C. 虎潜丸
D. 调元散合二陈汤
E. 通窍活血汤合二陈汤
答案：B

第二十四单元 麻 疹

知识点概要

一、概述

1. 概念 麻疹是由外感**麻毒时邪（麻疹病毒）**引起的急性出疹性传染病。临床以发热，咳嗽，鼻塞流涕，泪水汪汪，周身皮肤按序布发麻粒样大小的红色斑丘疹，皮疹消退时皮肤有糠麸样脱屑和色素沉着斑等为特征。因疹点如麻粒大，故称麻疹。

2. 好发季节及年龄 一年四季都有发生，但好发于冬春季节，且常可引起流行。好发年龄为6个月至5岁。

二、病因病机

1. 主要病因 外感麻毒时邪。病变部位主要在**肺脾**二经。

2. 顺证病机

（1）初热期：麻毒时邪经口鼻而入，首先犯肺，邪侵肺卫，表卫失和，肺气失宣，而见发热、咳嗽、喷嚏、流涕、眼泪汪汪等。

（2）出疹期：继之邪毒由肺及脾，肺胃热盛，与气血相搏，正气抗邪，托毒外达，从肌肤透发，而见高热、出疹。

（3）收没期：疹随热出，毒随疹泄，疹点透齐后，热退疹回。但麻为阳毒，易伤阴液，热去津伤，而见皮肤脱屑，舌红少津等。

3. 逆证病机

（1）若麻毒炽盛，正气不支，无力托毒于外，或复感新邪，化火内陷入里，便产生逆证。

（2）脏腑之伤，惟肺尤甚，邪毒闭肺，肺气郁闭，可见咳喘痰鸣，形成邪毒闭肺证。

（3）肺胃邪毒炽盛，化热化火，循经上攻咽喉，而见喉肿声嘶，形成热毒攻喉证。

（4）邪毒不能外达，内陷心肝，蒙闭清窍，引动肝风，而见神昏抽搐，形成邪陷心肝证。

三、辨证论治

1. 辨顺逆

（1）顺证：起病时患儿身热不甚，常有微汗，神气清爽，咳嗽而气不促。**3~4天后热势上扬，精神尚可，开始出疹，先见于耳后发际，渐次延及头面、颈部，而后急速蔓延至胸背、腹部、四肢，最后鼻准部及手心、足心均可见疹点**。疹点色泽红活，分布均匀，无其他并发症。疹点约在3天内透发完毕，嗣后依次隐退，热退咳减，精神转佳，胃纳渐增，渐趋康复。

（2）逆证：出疹期疹出不畅或疹出即没，或疹色紫暗，并见壮热咳剧，痰鸣辘辘，呼吸气急，甚则鼻煽胸高，口唇青紫，这是热毒闭肺，并发肺炎喘嗽的证候；若伴见咽红肿痛，呛咳气急，声音嘶哑，咳如犬吠，是为邪毒攻喉；若神昏谵语，惊厥抽风，是热毒内陷心肝。

◆ **提醒：**治疗麻疹首先要判断证候的顺逆。

2. 分型论治

（1）顺证

1）邪犯肺卫证（初热期）

【主症】发热，微恶风寒，鼻塞流涕，喷嚏，咳嗽，眼睑红赤，泪水汪汪，倦怠思睡。发热2~3天，口腔两颊黏膜红赤，贴近臼齿处可见麻疹黏膜斑（细小白色疹点，周围红晕，累累如麻，由少增多），小便短黄，或大便稀溏，舌苔薄白或微黄，脉浮数。本期从开始发热至疹点出现，为期约3天。

【治法】**辛凉透表，清宣肺卫**。

【方剂】**宣毒发表汤加减**。

2）邪入肺胃证（见形期）

【主症】壮热持续，起伏如潮，谓之“潮热”，每潮一次，疹随外出，口渴引饮，目赤眵多，咳嗽加剧，烦躁或嗜睡。疹点先从耳后发际开始，继而头面、颈部、胸腹、四肢，最后手心、足底、鼻准部都见疹点即为出齐。疹点初期细小而稀少，渐次加密，疹色先红后暗，稍见凸起，触之碍手，压之褪色。大便干结，小便短少，舌质红赤，舌苔黄腻，脉数有力。本期从疹点开始出现至疹点透齐，为期约3天。

【治法】**清凉解毒，透疹达邪**。

【方剂】清解透表汤加减。

3）阴津耗伤证（收没期）

【主症】疹点出齐后，发热渐退，咳嗽渐减，疹点依次渐回，皮肤呈糠麸状脱屑，并有色素沉着，胃纳增加，精神好转，质红少津，舌苔薄净，脉细无力或细数。

【治法】**养阴益气，清解余邪**。

【方剂】沙参麦冬汤加减。

（2）逆证

1）邪毒闭肺证

【主症】高热不退，面色青灰，烦躁不安，咳嗽气促，鼻翼煽动，喉间痰鸣，口唇发绀，大便秘结，小便短赤，皮疹稠密，疹点紫暗，舌质红赤，舌苔黄腻，脉数有力。

【治法】宣肺开闭，清热解毒。

【方剂】麻杏石甘汤加减。

2）热毒攻喉证

【主症】咽喉肿痛，声音嘶哑，或咳声重浊，声如犬吠，甚则吸气困难，胸高胁陷，烦躁不安，舌质红，苔黄腻，脉滑数。

【治法】清热解毒，得咽消肿。

【方剂】**清咽下痰汤加减**。

3）邪陷心肝证

【主症】高热不退，烦躁谵语，皮肤疹点密集成片，遍及周身，色泽紫暗，甚则神昏、抽搐，舌红绛，苔黄起刺，脉数有力。

【治法】平肝息火，清心开窍。

【方剂】羚角钩藤加减。

单元测试

1. 麻疹好发的年龄是
A. 1个月
B. 1~5个月
C. 6个月~5岁
D. 6~7岁
E. 10~12岁
答案：C

2. 麻疹的发病原因是
A. 湿热
B. 风邪
C. 麻疹时邪
D. 胎毒加湿热
E. 胎毒加风邪
答案：C

3. 麻疹的主要病变部位是
A. 肝肺
B. 肺脾
C. 心脾
D. 肺肾
E. 肝肾

答案：B

4. 麻疹早期诊断的特征性依据是
A. 发热起伏
B. 咳嗽频繁
C. 麻疹黏膜斑
D. 玫瑰色斑丘疹
E. 枕部淋巴结肿大

答案：C

5. 麻疹初热期应首选方剂是
A. 宣毒发表汤
B. 透疹凉解汤
C. 清解透表汤
D. 普济消毒饮
E. 清瘟败毒饮

答案：A

6. 治疗麻疹逆证热毒攻喉证，应首选的方剂是
A. 定喘汤
B. 苏葶丸
C. 清宁散
D. 清咽下痰汤
E. 葶苈大枣泻肺汤

答案：D

7. 患儿，男，2岁。持续壮热5天，起伏如潮，肤有微汗，烦躁不安，目赤眵多，皮疹布发，疹点由细小稀少而逐渐稠密，疹色先红后暗，皮疹凸起，触之碍手，压之褪色，大便干结，小便短少，舌质红赤，舌苔黄腻，脉数有力。治疗应首选
A. 宣毒发表汤
B. 清解透表汤
C. 沙参麦冬汤
D. 麻杏石甘汤
E. 羚角钩藤汤

答案：B

8. 患儿，女，5岁。麻疹第5天，壮热持续，起伏如潮，烦躁不安，目赤眵多，皮疹布发，疹点逐渐稠密，皮疹凸起，触之碍手，压之褪色，大便干结，小便短少，舌质红赤，舌苔黄腻，脉数有力。其证候是
A. 邪犯肺卫
B. 邪毒闭肺
C. 邪入肺胃
D. 邪毒攻喉
E. 阴津耗伤

答案：C

9. 患儿，女，3岁。高热不退，面色青灰，烦躁不安，咳嗽气促，鼻翼煽动，喉间痰鸣，唇周发绀，皮疹稠密，疹色紫暗，大便秘结，小便短赤，舌红苔黄，脉数有力。治疗应首选的方剂是
A. 定喘汤
B. 二陈汤
C. 大青龙汤
D. 麻杏石甘汤
E. 葶苈大枣泻肺汤

答案：D

10. 患儿，男，3岁。麻疹出齐，低热不退，神烦欠安，咳嗽少痰，胃纳增加，皮疹渐回，可见皮肤糠麸样脱屑及色素斑痕，舌红少津，舌苔薄净，脉细数。治疗应首选的方剂是
A. 玉女煎
B. 桑菊饮
C. 桑杏汤
D. 二陈汤
E. 沙参麦冬汤

答案：E

（11~12题共用备选答案）
A. 辛凉透表，清宣肺卫
B. 清凉解毒，透疹达邪
C. 养阴益气，清解余邪
D. 宣肺开闭，清热解毒
E. 平肝息风，清心开窍

11. 麻疹出疹期的治法是

答案：B

12. 麻疹邪陷心肝的治法是

答案：E

第二十五单元　风　　疹

知识点概要

一、概述

1. 概念　风疹是由外感风疹时邪（风疹病毒）引起的一种急性出疹性传染病。临床以轻度发热，咳嗽，全身皮肤出现细沙样玫瑰色斑丘疹，耳后、枕部臖核（淋巴结）肿大为主要特征。

2. 好发季节及年龄　一年四季均可发生，但好发于冬春季节。多见于1~5岁以下的小儿。

3. 孕妇预防风疹的重要性　孕妇在妊娠3个月内患本病，容易影响胚胎正常发育，引发先天性心脏病、白内障、脑发育障碍等疾病，因此，须特别重视，防止孕期感染。

二、病因病机

风疹的病因为外感风疹时邪。风疹的病变脏腑主要在肺卫。

三、辨证论治

1. 邪犯肺卫证

【主症】发热恶风，喷嚏流涕，轻微咳嗽，精神倦怠，胃纳欠佳，疹色浅红，先起于头面、躯干，随即遍及四肢，分布均匀，稀疏细小，2~3日消退，有瘙痒感，耳后及枕部臀核肿大有压痛，舌质偏红，舌苔薄白或薄黄，脉浮数。

【治法】疏风解表清热。

【方剂】**银翘散加减**。

2. 邪入气营证

【主症】高热口渴，心烦哭闹，疹色鲜红或紫暗，疹点稠密，甚至可见皮疹融合成片，皮肤猩红，小便黄少，大便秘结，舌质红赤，舌苔黄糙，脉洪数。

【治法】**清气凉营解毒**。

【方剂】**透疹凉解汤加减**。

单元测试

1. 治疗风疹邪入气营证的首选方剂是

A. 银翘散

B. 白虎汤

C. 透疹凉解汤

D. 清气凉营汤

E. 解肌透痧汤

答案： C

2. 患儿，男，2岁4个月。发热恶风，喷嚏流涕，轻微咳嗽，皮疹分布均匀，疹点稀疏细小，疹色淡红，肌肤轻度瘙痒，耳后及枕臀部核肿大触痛，舌质偏红，舌苔薄黄，指纹浮紫。治疗应首选的方剂是

A. 银翘散

B. 桑菊饮

C. 桑杏汤

D. 香苏散

E. 麻杏石甘汤

答案： A

3. 患儿，女，5岁。发热2天后出疹。查体：体温38.5℃，精神尚可，咽红，耳后及枕部淋巴结增大，颜面、躯干散在淡红色丘疹。现发热恶风，流涕喷嚏，胃纳欠佳，舌质红，苔薄白，脉浮数。其诊断是

A. 风疹，邪犯肺卫

B. 风疹，邪入气营

C. 麻疹，邪犯肺卫

D. 猩红热，毒炽气营

E. 麻疹，邪入肺胃

答案： A

第二十六单元　猩　红　热

知识点概要

一、概述

1. 概念　猩红热是感受猩红热时邪（A族乙型溶血性链球菌）引起的急性传染病。临床以**发热，咽喉肿痛或伴糜烂，全身布发弥漫性猩红色皮疹，疹后脱屑蜕皮**为特征。

2. 好发季节及年龄　多发于冬春季节。各年龄均可发病，以2~8岁儿童发病率较高。

二、病因病机

1. 病因　感受猩红热时邪。

2. 病机

(1) 猩红热时邪，乘时令不正，寒暖失常，机体脆弱之时，从口鼻而入，蕴于肺胃，邪正相搏，卫阳被遏，则见恶寒发热、头痛咽痛等证候。

(2) 邪毒化火，上攻咽喉，则咽喉红肿疼痛，或起白腐糜烂。

(3) 火热上熏舌本，则舌色红赤，灼津伤液，则舌生芒刺，状如草莓。

(4) 肺主皮毛，胃主肌肉，热毒外泄，则皮疹发于肌膜之间。

(5) 热毒炽盛，由气分窜于营分，则表现出气营两燔的证候，故见壮热，烦渴，皮疹如丹或紫红，融合成片。

(6) 严重者邪毒炽盛，热闭心包，引动肝风，则出现抽搐、昏迷等危重证候。

3. 并发症的病机

(1) 因邪毒炽盛，伤于心络，耗损气阴，心失所养，心阳失主，则可导致心悸、脉结代等证候。

(2) 余邪热毒流窜经络筋肉，关节不利，导致关节红肿热痛的痹证。

(3) 余邪内归，损伤肺、脾、肾，导致三焦水液输化通调失职，水湿内停，外溢肌肤，则可见水肿、小便不利等证候。

三、辨证论治

1. 麻疹、幼儿急疹、风疹、猩红热的鉴别诊断

	麻　疹	幼儿急疹	风　疹	猩红热
潜伏期	6~21天	7~17天	5~25天	1~7天
初期症状	发热，咳嗽，流涕，泪水汪汪	突然高热，一般情况好	发热，咳嗽，流涕，枕部淋巴结肿大	发热，咽喉红肿疼痛
出疹与发热的关系	**发热3~4天出疹，出疹时发热更高**	**发热3~4天出疹，热退疹出**	**发热1/2至1天出疹**	**发热数小时至1天出疹，出疹时高热**
特殊体征	**麻疹黏膜斑**	无	无	**环口苍白圈，草莓舌，帕氏线**
皮疹特点	玫瑰色斑丘疹自耳后发际→额面、颈部→躯干→四肢，3天左右出齐。疹退后遗留棕色色素斑、糠麸样脱屑	玫瑰色斑疹或斑丘疹，较麻疹细小，发疹无一定顺序，疹出后1~2天消退。疹退后无色素沉着，无脱屑	玫瑰色细小斑丘疹自头面→躯干→四肢，24小时布满全身。疹退后无色素沉着，无脱屑	细小红色丘疹，皮肤猩红，自颈、腋下、腹股沟处开始，2~3天遍布全身。疹退后无色素沉着，有大片脱皮
血常规检查	白细胞总数↓，淋巴细胞↑	白细胞总数↓，淋巴细胞↑	白细胞总数↓，淋巴细胞↑	白细胞总数↑，中性粒细胞↑

◆ **提醒：**麻疹、幼儿急疹、风疹、猩红热的鉴别诊断为高频考点，尤其是出疹与发热的关系为重中之重，考生须重点掌握。

2. 分型论治

(1) 邪侵肺卫证

【主症】发热骤起，头痛畏寒，肌肤无汗，咽喉红肿疼痛，常影响吞咽，皮肤潮红，痧疹隐隐，舌质红，苔薄白或黄，脉浮数有力。

【治法】辛凉宣透，清热利咽。

【方剂】**解肌透痧汤加减**。

（2）毒炽气营证

【主症】壮热不解，烦躁口渴，咽喉肿痛，伴有糜烂白腐，皮疹密布，色红如丹，甚则色紫如瘀点。疹由颈、胸开始，继而弥漫全身，压之褪色，见疹后的1~2天舌苔黄糙，舌质起红刺，3~4天后舌苔剥落，舌而光红起刺，状如草莓，脉数有力。

【治法】清气凉营，泻火解毒。

【方剂】**凉营清气汤加减**。

【加减】丹痧布而不透，壮热无汗者，加淡豆豉、浮萍；苔糙便秘，咽喉糜烂者，加生大黄、元明粉。

（3）疹后阴伤证

【主症】丹痧布齐后1~2天，身热渐退，咽部糜烂疼痛亦渐减轻，或见低热，唇干口燥，或伴有干咳，食欲不振，舌红少津，苔剥落，脉细数。约2周后可见皮肤脱屑蜕皮。

【治法】养阴生津，清热润喉。

【方剂】**沙参麦冬汤加减**。

单元测试

1. 猩红热发热与出疹的关系表现是

A. 发热1~2天出疹

B. 发热数小时至1天出疹

C. 皮肤出疹，有服药病史

D. 发热3~4天，热退出疹

E. 发热3~4天出疹，出疹时发热更甚

答案：B

2. 猩红热病机主要涉及的脏腑是

A. 心肺

B. 心肝

C. 肺胃

D. 脾胃

E. 脾肾

答案：C

3. 患儿，男，3岁。发热骤起，头痛畏寒，肌肤无汗，咽喉红肿疼痛，影响吞咽，皮肤潮红，痧疹隐隐，舌质偏红，舌苔薄黄，脉浮有力。治疗应首选的方剂是

A. 解肌透痧汤

B. 凉营清气汤

C. 沙参麦冬汤

D. 犀角地黄汤

E. 羚角钩藤汤

答案：A

4. 患儿，女，2岁。壮热不解，烦躁口渴，咽喉肿痛，伴有糜烂白腐，皮疹密布，色红如丹，紫如瘀点。疹由颈、胸开始，继而弥漫全身，压之褪色，舌苔黄糙、舌红起刺，脉数有力。其证候是

A. 邪侵肺卫

B. 毒炽气营

C. 疹后阴伤

D. 邪入肺胃

E. 邪毒闭肺

答案：B

5. 患儿，男，2岁。猩红热皮疹布齐，全身皮肤脱屑脱皮。低热不退，伴有干咳，食欲不振，舌红少津，苔剥脱，脉细数。其治法是

A. 养阴生津，清热润喉

B. 清气凉营，泻火解毒

C. 辛凉宣透，清热利咽

D. 疏风解表，清热解毒

E. 滋阴清热，清利小便

答案：A

（6~7题共用备选答案）

A. 清气凉营，泻火解毒

B. 清热解毒，软坚消肿

C. 养阴益气，清解余邪

D. 辛凉宣透，清热利咽

E. 辛凉透表，清宣肺卫

6. 猩红热毒炽气营证的治法是

答案：A

7. 猩红热邪侵肺卫证的治法是

答案：D

（8~9题共用备选答案）

A. 疹退后，留有色素斑痕，有糠麸样脱屑

B. 疹退后，留有色素斑痕，有大片脱皮

C. 疹退后，无色素沉着，很少有脱屑

D. 疹退后，无色素沉着，有大片脱皮

E. 疹退后，无色素沉着，无脱屑

8. 麻疹恢复期皮肤特点是

答案：A

9. 猩红热恢复期皮肤的特点是

答案：D

第二十七单元　水　痘

知识点概要

一、概述

1. 概念　水痘是由水痘时邪（水痘-带状疱疹病毒）引起的一种传染性出疹性疾病。以发热，皮肤黏膜分批出现瘙痒性皮疹，丘疹、疱疹、结痂同时存在为主要特征。

2. 好发季节及年龄　一年四季均可发生，以冬春二季发病率高。任何年龄皆可发病，但以6~9岁儿童最多见。

◆ **提醒：**水痘起病2~3周前有水痘接触史。

二、病因病机

1. 病因　外感水痘时邪，部位主要在肺脾两经。

2. 病机　水痘时邪由口鼻而入，蕴郁于肺脾。

三、辨证论治

1. 邪伤肺卫证

【主症】发热轻微，或无热，鼻塞流涕，喷嚏，咳嗽，起病后1~2天出疹，疹色红润，疱浆清亮，根盘红晕，皮疹瘙痒，分布稀疏，此起彼伏，以躯干为多，舌苔薄白，脉浮数。

【治法】**疏风清热，利湿解毒**。

【方剂】**银翘散加减**。

2. 邪炽气营证

【主症】壮热不退，烦躁不安，口渴欲饮，面红目赤，皮疹分布较密，疹色紫暗，疱浆混浊，甚至可见出血性皮疹、紫癜，大便干结，小便短黄，舌质红或绛，苔黄糙而干，脉数有力。

【治法】清热凉营，解毒化湿。

【方剂】**清胃解毒汤加减**。

单元测试

1. 水痘的主要病位是
A. 肺肾
B. 肺脾
C. 脾肾
D. 脾胃
E. 肺胃

答案：B

2. 小儿水痘的发生为感受
A. 风寒
B. 风热
C. 时邪
D. 寒湿
E. 湿热

答案：C

3. 水痘愈后的皮肤特点是
A. 瘢痕
B. 大片脱皮
C. 脱屑伴色素沉着
D. 结痂后不留瘢痕
E. 色素沉着，无脱屑

答案：D

4. 治疗水痘邪伤肺卫证，应首选的方剂是
A. 桑菊饮
B. 银翘散
C. 桑杏汤
D. 宣毒发表汤

E. 五味消毒饮

答案：B

5. 患儿，男，7岁。发热轻微，鼻塞流涕，喷嚏，咳嗽，起病第2天出皮疹，疹色红润，疱浆清亮，根盘红晕，皮疹瘙痒，分布稀疏，此起彼伏，以躯干为多，舌苔薄白，脉浮数。其治法是

A. 疏风清热，利湿解毒

B. 清热解表，宣肺化痰

C. 清热解表，和胃化湿

D. 清热解毒，利尿化湿

E. 清热解毒，燥湿止痒

答案：A

6. 患儿，女，5岁。壮热不退，烦躁不安，口渴欲饮，面红目赤，皮疹稠密，疹色紫暗，疱浆混浊，可见出血性皮疹、紫癜，大便干结，小便短赤，舌质红绛，苔黄糙而干，脉数有力。治疗应首选的方剂是

A. 银翘散

B. 白虎汤

C. 清营汤

D. 玉女煎

E. 清胃解毒汤

答案：E

（7~8题共用备选答案）

A. 暗红色斑丘疹

B. 玫瑰色细小斑丘疹

C. 红色细小丘疹，密集成片

D. 丘疹、疱疹、结痂同时存在

E. 疹色紫暗或紫黑，形成斑块

7. 水痘的皮疹特点是

答案：D

8. 猩红热的皮疹特点是

答案：C

第二十八单元　流行性腮腺炎

知识点概要

一、概述

1. 概念　流行性腮腺炎是由腮腺炎时邪（腮腺炎病毒）引起的一种急性传染病，以**发热、耳下腮部漫肿疼痛**为主要临床特征。中医学称本病为“痄腮”“蛤蟆瘟”等。

2. 好发季节及年龄　一年四季都有发生，冬春两季易于流行。好发于3岁以上儿童，2岁以下婴幼儿少见。

二、病因病机

1. 主要病因病机　病因为感受腮腺炎时邪，主要病机为**邪毒壅阻足少阳经脉，与气血相搏，凝滞于耳下腮部**。

2. 变证的病机

（1）邪陷心肝变证：足少阳胆经与足厥阴肝经互为表里，热毒炽盛，邪盛正衰，邪陷厥阴，扰动肝风，蒙蔽心包，可出现高热、昏迷、抽搐等症。

（2）毒窜睾腹之变证：足厥阴之脉循少腹、络阴器，若邪毒内传，引睾窜腹，可见睾丸肿胀、疼痛，或少腹疼痛等症。

三、辨证论治

1. 邪犯少阳证

【主症】轻微发热恶寒，一侧或两侧耳下腮部漫肿疼痛，咀嚼不便，或有头痛，咽红，纳少，舌质红，舌苔薄白或淡黄，脉浮数。

【治法】**疏风清热，散结消肿**。

【方剂】**柴胡葛根汤加减**。

2. 热毒壅盛证

【主症】高热不退，耳下腮部肿痛，坚硬拒按，神昏嗜睡，头痛项强，呕吐，四肢抽搐，舌红，苔黄，脉

弦数。

【治法】**清热解毒，息风开窍**。

【方剂】**普济消毒饮加减**。

3. 毒窜睾腹证

【主症】腮部肿胀消退后，一侧或双侧睾丸肿胀疼痛，或少腹疼痛，痛时拒按，舌红，苔黄，脉数。

【治法】清肝泻火，活血止痛。

【方剂】**龙胆泻肝汤加减**。

4. 外治法

（1）如意金黄散：适量，以醋或茶水调，外敷患处，每日1~2次。用于腮部肿痛。

（2）玉枢丹：每次0.5~1.5g，以醋或水调匀，外敷患处，每日2次。用于腮部肿痛。

（3）鲜仙人掌：每次取一块，去刺，洗净后捣泥或切成薄片，贴敷患处，每日2次。用于腮部肿痛。

单元测试

1. 痄腮的流行季节是
A. 夏秋
B. 秋冬
C. 冬春
D. 春夏
E. 不分季节
答案：C

2. 痄腮的好发年龄是
A. 6个月以内
B. 7个月至2岁
C. 2~3岁
D. 3岁以上儿童
E. 青春期
答案：D

3. 痄腮临床上最为常见的变证是
A. 亡阴亡阳
B. 水饮凌心
C. 水毒内闭证
D. 心阳暴脱证
E. 邪陷心肝证
答案：E

4. 痄腮的病位主要是
A. 太阳经脉
B. 少阳经脉
C. 阳明经脉
D. 太阴经脉
E. 少阴经脉
答案：B

5. 痄腮热毒壅盛证，宜选用的方剂是
A. 柴胡葛根汤
B. 普济消毒饮
C. 清瘟败毒饮
D. 仙方活命散
E. 犀角地黄汤
答案：B

6. 痄腮变证毒窜睾腹的首选方剂是
A. 普济消毒饮
B. 清瘟败毒饮
C. 仙方活命饮
D. 龙胆泻肝汤
E. 黄连解毒汤
答案：D

7. 患儿，女，6岁。症见轻微发热恶寒，左侧耳下腮部漫肿疼痛，咀嚼不便，咽红，舌质红，舌苔薄白，脉浮数。治疗应首选的方剂是
A. 普济消毒饮
B. 五味消毒饮
C. 荆防败毒散
D. 柴胡葛根汤
E. 桑菊饮
答案：D

8. 患儿，男，5岁。高热，双侧腮部肿大2天，以耳垂为中心，疼痛，坚硬拒按，舌红苔黄，脉数。其病机是
A. 邪犯少阳
B. 热毒壅盛
C. 邪陷心肝
D. 气血凝滞
E. 余邪留恋
答案：B

（9~10题共用备选答案）
A. 清热解毒，软坚散结
B. 清气凉营，泻火解毒
C. 清热解毒，息风开窍
D. 疏风清热，散结消肿
E. 清肝泻火，活血止痛

9. 痄腮热毒壅盛的治法是
答案：C

10. 痄腮毒窜睾腹证的治法是　　答案：E

第二十九单元　流行性乙型脑炎

知识点概要

一、概述

1. 概述　流行性乙型脑炎（简称乙脑、乙型脑炎）是感受流行性乙型脑炎时邪（流行性乙型脑炎病毒）引起，以**高热、昏迷、抽搐**为主要特征的一种小儿急性传染性疾病。属于中医学暑温范畴。

2. 好发季节、病情及预后　多发生在7~9月的盛夏时节。10岁以下小儿容易发生，以2~6岁儿童发病率高。本病发病急骤，传变迅速，在病程中容易出现内闭外脱、呼吸障碍危象，急需抢救。重症病例常留下后遗症。

二、病因病机

1. 急性期病机

（1）暑温时邪由皮毛而入，病在卫分，首先犯肺，表热蒸盛，肌表不宣，见发热恶寒，头痛颈强。

（2）邪正相争，正不压邪，暑邪由表入里，传入气分，肺热燔炽、胃气上逆、肝火上炎，症见壮热，无汗或少汗，头痛剧烈，呕吐频繁，嗜睡或烦躁不宁，四肢抽搐。

（3）邪势盛则暑邪进一步侵入营分，心肝俱病，暮热早凉，神识昏迷，四肢抽掣、厥逆。

（4）邪毒深入血分，营血热炽，伤津劫液，耗血动血，昏不知人，舌质绛干，吐衄出血，甚至出现呼吸不整，内闭外脱。

2. 恢复期、后遗症期病机

（1）本病后期，由于长期高热、抽风、昏迷，导致伤气耗阴，正气耗伤，余邪留恋，热、痰、风不尽，诸证丛生。

（2）病久则气血营卫失调，筋脉失养，或余邪未清，风痰留阻络道，而产生不规则的发热、肢体震颤、神识不慧、痴呆、失语、吞咽困难、四肢强直性瘫痪等症状。

（3）若日久不愈，脏腑、经络难以恢复功能，延至终身病残的后遗症。

三、辨证论治

1. 急性期

（1）邪犯卫气证

【主症】突然发热，微恶风寒，或但热不寒，头痛不舒，颈项强硬，无汗或少汗，口渴引饮，常伴恶心呕吐，或见抽搐，神烦不安或嗜睡，舌质偏红，舌苔薄白或黄，脉浮数或洪数。

【治法】辛凉解表，清暑化湿。

【方剂】**偏卫分证用新加香薷饮加减；偏气分证用白虎汤加减**。

（2）邪炽气营证

【主症】壮热不退，头痛剧烈，呕吐频繁，口渴引饮，颈项强直，烦躁不安，或神昏谵语，四肢抽搐，喉间痰鸣，呼吸不利，大便干结，小便短赤，舌质红绛，舌苔黄腻，脉数有力。

【治法】清气凉营，泻火涤痰。

【方剂】**清瘟败毒饮加减**。

（3）邪入营血证

【主症】热势起伏不退，朝轻暮重，神识昏迷，两目上视，口噤项强，反复抽搐，四肢厥冷，胸腹灼热，二便失禁，或见吐衄、皮肤斑疹，舌质紫绛少津，舌苔薄，脉沉细数。

【治法】凉血清心，增液潜阳。

【方剂】**犀角地黄汤合增液汤加减**。

2. 恢复期

(1) 余热未尽证

【主症】低热或不规则发热，面赤颧红，心烦不宁，口干喜饮，小便短少，偶有惊惕，舌红，苔光净，脉细数。或汗出不温，面色㿠白，精神萎靡，小便清长，大便稀溏，舌淡嫩，苔薄，脉细而数。

【治法】养阴清热，调和营卫。

【方剂】青蒿鳖甲汤或黄芪桂枝五物汤加减。

(2) 痰蒙清窍证

【主症】意识不清，或痴呆，失语，失聪，吞咽困难，喉间痰鸣，或狂躁不宁，嚎叫哭闹，舌苔黄或无苔，舌质红绛。

【治法】豁痰开窍。

【方剂】涤痰汤或龙胆泻肝汤加减。

(3) 内风扰动证

【主症】肢体震颤，不自主动作，或强直性瘫痪，或癫痫样发作，舌红，苔薄白，脉细弦。

【治法】搜风通络，养阴息风。

【方剂】止痉散或大定风珠加减。

单元测试

1. 流行性乙型脑炎的三大主症是

A. 头痛、项强、嗜睡

B. 高热、呕吐、昏迷

C. 高热、头痛、抽搐

D. 高热、抽搐、昏迷

E. 呕吐、抽搐、嗜睡

答案：D

2. 患儿，女，5岁。壮热不退，头痛剧烈，呕吐频繁，口渴引饮，颈项强直，烦躁不安，或神昏谵语，四肢抽搐，喉间痰鸣，呼吸不利，大便干结，小便短赤，舌质红绛，舌苔黄腻，脉数有力。其辨证是

A. 邪犯卫气证

B. 余热未尽证

C. 邪炽气营证

D. 邪入营血证

E. 痰蒙清窍证

答案：C

3. 患儿，男，4岁。热势起伏不退，朝轻暮重，神识昏迷，两目上视，口噤项强，反复抽搐，四肢厥冷，胸腹灼热，二便失禁，或见吐衄、皮肤斑疹，舌质紫绛少津，舌苔薄，脉沉细数。治疗应首选的方剂是

A. 犀角地黄汤合增液汤

B. 清瘟败毒饮

C. 新加香薷饮

D. 青蒿鳖甲汤

E. 大定风珠

答案：A

(4~5题共用备选答案)

A. 清气凉营，泻火涤痰

B. 养阴清热，调和营卫

C. 搜风通络，养阴息风

D. 辛凉解表，清暑化湿

E. 凉血清心，增液潜阳

4. 流行性乙型脑炎邪犯卫气证的治法是

答案：D

5. 流行性乙型脑炎邪炽气营证的治法是

答案：A

第三十单元　寄生虫病

知识点概要

一、蛔虫病

1. 肠虫证

【主症】轻者可无症状，或时有**绕脐腹痛**，食欲不振，日渐消瘦，大便不调；重者，面色萎黄，形体消瘦，腹部疼痛，时作时止，可见面部白斑，白睛蓝斑，唇内粟状白点，**夜寐龂齿，大便下虫，或粪便镜检有蛔虫卵**，舌苔薄腻或花剥，脉滑数。

【治法】驱蛔杀虫，调理脾胃。

【方剂】**使君子散加减**。

2. 蛔厥证

【主症】腹痛时发时止。**突然发生剧烈腹痛，以右胁下及胃脘部疼痛为主**，弯腰曲背，辗转不安，肢冷汗出，恶心呕吐，常吐蛔虫，发作间歇时，痛止如常人。重者，腹痛持续不止，时轻时剧，畏寒发热，甚则出现黄疸。舌质红，舌苔厚腻，脉弦数或滑数。

【治法】安蛔定痛，继之驱虫。

【方剂】**乌梅丸加减**。

3. 驱蛔单方

（1）使君子仁，文火炒黄嚼服，每岁1~2粒，最大剂量不超过20粒，晨起空腹时服用，连服2~3天。

（2）驱虫粉：使君子肉8份，生大黄粉1份，和匀，每次剂量为（年龄+0.6）g，饭前1小时吞服，每日3次，连服3天。

二、蛲虫病

蛲虫病也是小儿一种常见的肠道寄生虫病。蛲虫体小色白，形细小如线头，故俗称“线虫”。临床表现以夜间肛门及会阴部奇痒、大便或肛周可见白色线状蛲虫为特征。可并见尿频、遗尿、腹痛等症。

单元测试

1. 治疗蛔虫病肠虫证，应首选的方剂是
A. 使君子散
B. 化虫丸
C. 追虫丸
D. 乌梅丸
E. 驱虫粉
答案：A

2. 患儿，男，6岁。腹痛剧烈，以右上腹为主，疼痛时四肢发凉，恶心呕吐，并吐出蛔虫1条。其诊断是
A. 呕吐
B. 腹痛
C. 蛔厥证
D. 虫瘕证
E. 肠虫证
答案：C

3. 患儿，女，3岁。饮食异常，精神烦躁，睡眠不安，肛门、会阴部瘙痒。应首先考虑的诊断是
A. 钩虫病
B. 蛔虫病
C. 蛲虫病
D. 绦虫病
E. 姜片虫病
答案：C

4. 患儿，男，7岁。突然胃脘部绞痛，弯腰曲背，肢冷汗出，呕吐蛔虫1条。治疗应首选
A. 使君子散
B. 加味温胆汤
C. 丁萸理中汤
D. 乌梅丸
E. 定吐丸
答案：D

（5~6题共用备选答案）
A. 腹满胀，口气酸臭
B. 腹部隐痛，痛处喜按
C. 痛如针刺，痛有定处
D. 阵发性绞痛，得温则舒
E. 反复脐周疼痛，时作时止

5. 乳食积滞腹痛的特点是
答案：A

6. 蛔虫病腹痛的特点是
答案：E

第三十一单元　夏　季　热

知识点概要

一、概述

1. 概念　夏季热是幼儿在暑天发生的特有的季节性疾病。临床以**长期发热、口渴多饮、多尿、少汗或汗闭**为特征。

2. 发病季节及年龄　多见于6个月至3岁的婴幼儿，5岁以上者少见。有严格的发病季节，多集中在**6、7、8三个月**，与气候有密切关系，**气温愈高，体温就愈高**。

二、病因病机

1. 病因　先天禀赋薄弱、肾气不足，或病后失调、气阴不足，入夏后，暑热亢盛，不能耐受暑气熏蒸。

2. 病机

（1）小儿感受暑气，肌腠受灼，内侵肺脾胃。暑性炎热，易耗气伤津。暑热内蕴，灼伤肺胃之津，故发热，口渴多饮。

（2）肺主宣肃，外合皮毛腠理，司开阖，通调水道，暑气伤于肺胃，腠理开阖失司，肌肤闭而失宣，又肺津为暑热所伤，津气两亏，水源不足，水液无以数布，故见少汗或汗闭。

（3）小儿脾胃薄弱，加之暑伤脾气，中阳不振，气虚下陷，气不化水，使水液下趋膀胱而尿多。汗、尿同属阴津，同源而异物，故汗闭而尿多。尿过多则津伤，津伤则饮水自救，因而形成少汗或汗闭、口渴多饮、多尿同时出现的现象。

三、辨证论治

1. 暑伤肺胃证

【主症】入夏后体温逐渐增高，发热持续，气温越高，体温越高，皮肤灼热，少汗或无汗，口渴引饮，小便频数，甚则饮一溲一，精神烦躁，口唇干燥，舌质稍红，苔薄黄，脉数。

【治法】清暑益气，养阴生津。

【方剂】**王氏清暑益气汤加减**。

2. 上盛下虚证

【主症】精神萎靡，或虚烦不安，面色苍白，下肢清冷，小便清长，频繁无度，大便稀溏，身热不退，朝盛暮衰，口渴多饮，舌质淡，舌苔薄黄，脉细数无力。

【治法】温补肾阳，清心护阴。

【方剂】**温下清上汤加减**。

单元测试

1. 夏季热的主要临床特征是
A. 发热，口渴，便秘，尿少
B. 大热，大渴，大汗，脉洪大
C. 发热，多食多饮，多尿，消瘦
D. 发热，口渴多饮，多尿，多汗
E. 长期发热，口渴多饮，多尿，汗闭
答案： E

2. 夏季热的主要发病年龄是
A. 9~12岁
B. 6~8岁
C. 4~5岁
D. 6个月~3岁
E. 6个月以内
答案： D

3. 夏季热体温的特点是
A. 体温与气候无关

B. 高热时伴有汗出
C. 天气愈热，体温愈高
D. 身热不退，昼轻夜重
E. 持续高热，秋凉后不缓解
答案：C

4. 患儿，女，2 岁。平素体弱，入夏以来持续发热，口渴多饮，多尿少汗，食欲减退，精神略倦，四肢乏力，体检及实验室检查无异常。该病诊断是
A. 疰夏
B. 消渴
C. 湿温
D. 夏季热
E. 暑邪感冒
答案：D

5. 患儿，男，2 岁。时值夏季，发热持续 1 个月余，朝盛暮衰，口渴多饮，尿多清长，无汗，面色苍白，下肢欠温，大便溏薄，舌淡苔薄。治疗应首选
A. 白虎汤
B. 新加香薷饮
C. 温下清上汤
D. 竹叶石膏汤
E. 王氏清暑益气汤
答案：C

（6~7 题共用备选答案）
A. 养阴清热，生津除烦
B. 辛凉解表，清暑化湿
C. 温补肾阳，清心护阴
D. 清暑益气，养阴生津
E. 清暑解表，行气和中
6. 夏季热上盛下虚证的治法是
答案：C
7. 夏季热暑伤肺胃证的治法是
答案：D

第三十二单元　紫　　癜

知识点概要

一、病因病机

1. 小儿为稚阴稚阳之体，气血未充，卫外不固，外感时令之邪，六淫皆易从火化，蕴郁于皮毛肌肉之间。风热之邪与气血相搏，迫血妄行，溢于脉外，渗于皮下，发为紫癜。

2. 邪重者，还可伤及阴络，出现便血、尿血等。若邪热损伤肠络，血溢络外，碍滞气机，可致剧烈腹痛；夹湿流注关节，则见局部肿痛，屈伸不利。

3. 若小儿先天禀赋不足，或疾病迁延日久，耗气伤阴，均可致气虚，或素体亏虚为主者，则多见虚证，或虚实并见。

二、辨证论治

1. 风热伤络证

【主症】起病较急，全身皮肤紫癜散发，尤以下肢及臀部居多，呈对称分布，色泽鲜红，大小不一，或伴痒感，可伴有发热、腹痛、关节肿痛、尿血等，舌质红，苔薄黄，脉浮数。

【治法】**疏风散邪，清热凉血**。

【方剂】**连翘败毒散加减**。

2. 血热妄行证

【主症】起病较急，皮肤出现瘀点瘀斑，色泽鲜红，或伴鼻衄、齿衄、尿血、便血，血色鲜红或紫红，同时见心烦、口渴、便秘，或伴腹痛，或有发热，舌红，脉数有力。

【治法】清热解毒，凉血止血。

【方剂】**犀角地黄汤加减**。

3. 气不摄血证

【主症】起病缓慢，病程迁延，紫癜反复出现，瘀点、瘀斑颜色淡紫，常有鼻衄、齿衄，面色苍黄，神疲乏力，食欲不振，头晕心慌，舌质淡胖，舌苔薄，脉细无力。

【治法】**健脾养心，益气摄血**。

【方剂】**归脾汤加减**。

4. 阴虚火旺证

【主症】紫癜时发时止，鼻衄，血色鲜红，低热盗汗，心烦少寐，大便干燥，小便黄赤，舌光红，苔少，脉细数。

【治法】**滋阴降火，凉血止血**。

【方剂】**大补阴丸加减**。

单元测试

1. 紫癜血热妄行证的治法是

A. 疏风散邪，清热凉血

B. 滋阴降火，凉血止血

C. 清热解毒，益气摄血

D. 清气凉营，凉血消斑

E. 清热解毒，凉血止血

答案：E

2. 紫癜气不摄血证的治法是

A. 益气养阴，内清虚热

B. 养阴润肺，益气健脾

C. 清暑益气，养阴生津

D. 健脾养心，益气摄血

E. 滋阴降火，凉血止血

答案：D

3. 患儿，男，10岁。1周前有上呼吸道感染史，1天前始出现臀部及双下肢鲜红色皮疹，高出皮肤，压之不褪色，伴痒感，腹痛时作，双踝肿痛，尿色鲜红，舌红，苔薄黄，脉浮数。治疗应首选的方剂是

A. 麻黄连翘赤小豆汤

B. 银翘散

C. 连翘败毒散

D. 黄连解毒汤

E. 犀角地黄汤

答案：C

（4~5题共用备选答案）

A. 滋阴降火，凉血止血

B. 疏风散邪，清热凉血

C. 理气化瘀，活血止血

D. 健脾养心，益气摄血

E. 清热解毒，凉血止血

4. 紫癜风热伤络证的治法是

答案：B

5. 紫癜阴虚火旺证的治法是

答案：A

第九章 针 灸 学

第一单元 经络系统的组成

知识点概要

一、十二经脉

1. 十二经脉的名称 手太阴肺经、手阳明大肠经、足阳明胃经、足太阴脾经、手少阴心经、手太阳小肠经、足太阳膀胱经、足少阴肾经、手厥阴心包经、手少阳三焦经、足少阳胆经和足厥阴肝经。

2. 十二经脉的分布 **手足阳经为阳明在前、少阳在中、太阳在后；手足阴经为太阴在前、厥阴在中、少阴在后**。其中，**足三阴经在足内踝上8寸以下为厥阴在前、太阴在中、少阴在后，至内踝上8寸以上，太阴交出于厥阴之前**。

◆ **提醒**：内踝8寸以下的经脉分布为厥阴、太阴、少阴；内踝8寸以上的经脉分布为太阴、厥阴、少阴。该考点常在 A_1 型题中考查，考生须重点掌握。

3. 十二经脉属络表里关系

手足三阴经	手足三阳经
手太阴肺经	手阳明大肠经
手厥阴心包经	手少阳三焦经
手少阴心经	手太阳小肠经
足太阴脾经	足阳明胃经
足厥阴肝经	足少阳胆经
足少阴肾经	足太阳膀胱经

4. 十二经脉循行走向与交接规律

（1）十二经脉的循行走向规律：**手三阴经从胸走手，手三阳经从手走头，足三阳经从头走足，足三阴经从足走腹（胸）**。

（2）十二经脉的循行交接规律

1）相表里的阴经与阳经在**手足末端**交接。

2）同名的阳经与阳经在**头面部**交接。

3）相互衔接的阴经与阴经在**胸中**交接。

二、奇经八脉

1. 奇经八脉的名称 督脉、任脉、冲脉、带脉、阴维脉、阳维脉、阴跷脉、阳跷脉八条经脉，因与十二经脉不同而别道奇行，故称为奇经八脉。奇经八脉与十二正经不同，既不直属脏腑，也无表里配合关系，且“别道奇行”，故称“奇经”。

2. 奇经八脉的功能

（1）沟通了十二经脉之间的联系，将部位相近、功能相似的经脉联系起来，达到统帅有关经脉气血，协调阴阳的作用。

1）督脉**督领诸阳经，统摄全身阳气和真元，为“阳脉之海”**。

2）任脉**妊养诸阴经，总调全身阴气和精血，为“阴脉之海”**。

3）冲脉具有**涵蓄十二经气血的作用，有“十二经脉之海”和“血海”之称**。

4）带脉**约束了纵行躯干部的诸条经脉**。

5）阳维脉主一身之表，阴维脉主一身之里，阴阳维脉具有维系一身阴经和阳经的作用。

6）阴阳跷脉主肢体两侧的阴阳，**调节下肢运动与寤寐**。

（2）对十二经脉气血有着蓄积和渗灌的调节作用。

◆ **提醒：** 督脉为阳脉之海，任脉为阴脉之海，冲脉为十二经脉之海、血海。

三、十五络脉

十五络脉的特点如下。

1. 十二经脉别络在四肢肘膝关节以下本经络穴分出后，均走向其相表里的经脉，阴经络脉走向阳经，阳经络脉走向阴经，阴阳经的络脉相互交通连接。

2. 全身络脉中，十五络脉较大，此外，络脉又因其形状、大小、深浅的不同，有不同的名称，如浮行于浅表部位的称为“浮络”；络脉最细小的分支称为“孙络”，遍布全身，难以计数；血络则指细小的血管。

单元测试

1. 足三阳经在下肢的分布规律是
A. 太阳在前，阳明在中，少阳在后
B. 太阳在前，少阳在中，阳明在后
C. 少阳在前，太阳在中，阳明在后
D. 阳明在前，太阳在中，少阳在后
E. 阳明在前，少阳在中，太阳在后
答案： E

2. 下列各组经脉中，不属于表里关系的是
A. 手太阴肺经、手阳明大肠经
B. 足少阴肾经、足太阳膀胱经
C. 手少阴心经、手少阳三焦经
D. 足太阴脾经、足阳明胃经
E. 足厥阴肝经、足少阳胆经
答案： C

3. 相互衔接的阴经与阴经的循行交接部位是
A. 头面部
B. 肘膝部
C. 胸部
D. 腹部
E. 手足末端
答案： C

4. 手少阳三焦经与足少阳胆经的循行交接部位是
A. 鼻旁
B. 目外眦
C. 目内眦
D. 无名指端
E. 足小趾端
答案： B

5. 足太阴脾经与手少阴心经的循行交接部位是
A. 心中
B. 肺中
C. 胸中
D. 手小指端
E. 足大趾内端
答案： A

6. 下列各组经脉中，未按气血循行流注顺序排列的是
A. 胆经、肝经、肺经
B. 心经、小肠经、肾经
C. 大肠经、胃经、脾经
D. 肾经、心包经、三焦经
E. 三焦经、胆经、肝经
答案： B

7. 对奇经八脉的叙述中，错误的是
A. 阳维脉总督六阳
B. 阳跷脉调节肢体运动
C. 冲脉涵蓄十二经气血
D. 任脉总任六阴经
E. 阴跷脉司眼睑开合
答案： A

8. 被称为“十二经之海”的是
A. 任脉
B. 冲脉

C. 督脉
D. 带脉
E. 阴维脉
答案： B
9. 被称为“阳脉之海”的是
A. 带脉
B. 督脉
C. 冲脉
D. 阳维脉
E. 阳跷脉
答案： B
（10~11 题共用备选答案）
A. 厥阴在前，太阴在中，少阴在后
B. 少阴在前，厥阴在中，太阴在后
C. 厥阴在前，少阴在中，太阴在后
D. 太阴在前，厥阴在中，少阴在后
E. 太阴在前，少阴在中，厥阴在后
10. 足三阴经在内踝上 8 寸以下的分布规律是
答案： A
11. 足三阴经在内踝上 8 寸以上肢体部的分布规律是
答案： D
（12~13 题共用备选答案）
A. 从胸走手
B. 从手走胸
C. 从手走头
D. 从头走足
E. 从胸腹走足
12. 手三阴经的循行走向规律是
答案： A
13. 足三阳经的循行走向规律是
答案： D
（14~15 题共用备选答案）
A. 调节全身阴经经气
B. 涵蓄十二经气血
C. 调节六阴经经气
D. 调节肢体运动
E. 约束纵行躯干的诸条经脉
14. 带脉的功能是
答案： E
15. 冲脉的功能是
答案： B

第二单元 经络的作用和经络学说的临床应用

知识点概要

一、经络的作用

1. 联系脏腑，沟通内外。
2. 运行气血，营养全身。
3. 抗御病邪，保卫机体。

二、经络学说的临床应用

1. 指导辨证归经。
2. 指导针灸治疗。

单元测试

1. 不属于经络的作用的是
A. 联系脏腑
B. 沟通内外
C. 营养全身
D. 抗御病邪
E. 蓄积渗灌气血
答案： E

第三单元　腧穴的分类

知识点概要

腧穴分为十四经穴、奇穴和阿是穴3类。

1. 十四经穴　指分布在十二经脉和任督二脉上的腧穴，即归属于十四经的穴位，总称“十四经穴”，简称“经穴”。经穴具有固定的名称和位置，分布在十四经循行路线上，有明确的主治病证，是腧穴的主要组成部分。

2. 奇穴　指未归属于十四经穴范围，但有固定名称和位置的经验效穴，统称“经外奇穴”，简称“奇穴”。奇穴是在“阿是穴”的基础上发展起来的，这类腧穴的主治范围比较单一，多数对某些病证有特殊疗效，如百劳穴治瘰疬，四缝穴治小儿疳积等。

3. 阿是穴　又称天应穴、不定穴等，是以压痛或其他反应点作为刺灸的部位，既不是经穴，又不是奇穴，而是按压痛点取穴。这类穴既无具体名称，又无固定位置，多位于病变附近，也可在与病变距离较远处。阿是穴无一定数目。

单 元 测 试

1. 腧穴的分类是
A. 十四经穴、奇穴、特定穴
B. 十四经穴、奇穴、阿是穴
C. 十二经穴、奇穴、特定穴
D. 十二经穴、奇穴、阿是穴
E. 十二经穴、奇穴、五输穴
答案： B
（2~3题共用备选答案）
A. 无固定位置
B. 无固定名称
C. 又称为压痛点
D. 又称为天应穴
E. 多数对某些病证有特殊疗效
2. 有关奇穴，叙述正确的是
答案： E
3. 有关阿是穴，叙述不正确的是
答案： E

第四单元　腧穴的主治特点和规律

知识点概要

一、主治特点

1. 近治作用　指腧穴都能治疗其所在部位及邻近脏腑、组织、器官的病证。这是所有腧穴主治作用所具有的共同特点，即“腧穴所在，主治所在”。

2. 远治作用　指某些腧穴不仅能治局部病证，而且能治本经循行所到达的远隔部位的脏腑、组织、器官的病证。具有远治作用的腧穴，主要指十二经脉在四肢肘、膝关节以下的经穴，即“经脉所过，主治所及”。

3. 特殊作用　指某些腧穴具有双向的良性调整作用和相对的特异性治疗作用。所谓双向的良性调整作用，指同一腧穴对机体不同的病理状态，可以起到两种相反而有效的治疗作用。

二、主治规律

腧穴具有分经主治的规律。分经主治规律即某一经脉所属的经穴均可治疗该经循行部位及其相应脏腑的病证。同一经脉的不同经穴，可以治疗本经相同的病证。

单元测试

（1~2题共用备选答案）
A. 睛明治疗眼病
B. 下脘治疗胃痛
C. 大椎退热
D. 合谷治疗五官病
E. 听宫治疗耳鸣
1. 属于腧穴特殊作用的是
答案：C
2. 属于腧穴远治作用的是
答案：D

第五单元　腧穴的定位方法

知识点概要

一、骨度分寸定位法

部　位	起止点	折量寸	度量法
头面部	**前发际正中至后发际正中**	12	直寸
	眉间（印堂）至前发际正中	3	直寸
	两额角发际（头维）之间	9	横寸
	耳后两乳突（完骨）之间	9	横寸
胸腹胁部	胸骨上窝（天突）至剑胸结合中点（歧骨）	9	直寸
	剑胸联合中点（歧骨）至脐中	8	直寸
	脐中至耻骨联合上缘（曲骨）	5	直寸
	两肩胛骨喙突内侧缘之间	12	横寸
	两乳头之间	8	横寸
	腋窝顶点至第11肋游离端（章门）	12	直寸
背腰部	肩胛骨内侧缘至后正中线	3	横寸
上肢部	腋前、后纹头至肘横纹（平尺骨鹰嘴）	9	直寸
	肘横纹（平尺骨鹰嘴）至腕掌（背）侧远端横纹	12	直寸
下肢部	耻骨联合上缘至髌底	18	直寸
	髌底至髌尖	2	直寸
	髌尖（膝中）至内踝尖	15	直寸
	胫骨内侧髁下方阴陵泉至内踝尖	13	直寸
	股骨大转子至腘横纹（平髌尖）	19	直寸
	臀沟至腘横纹	14	直寸
	腘横纹（平髌尖）至外踝尖	16	直寸
	内踝尖至足底	3	直寸

二、体表解剖标志定位法

1. 固定标志　指各部位由骨节、肌肉所形成的突起、凹陷及五官轮廓、发际、指（趾）甲、乳头、肚脐等，是在自然姿势下可见的标志，可以借助这些标志确定腧穴的位置。

2. 活动标志　指各部的关节、肌肉、肌腱、皮肤随着活动而出现的空隙、凹陷、皱纹、尖端等，是在活动姿势下才会出现的标志，据此亦可确定腧穴的位置。

三、手指同身寸取穴法

1. 中指同身寸　以患者的中指中节桡侧两端纹头（拇指、中指屈曲成环形）之间的距离作为1寸。

2. 拇指同身寸　以患者拇指指间关节的宽度作为1寸。

3. 横指同身寸（一夫法）　患者的食、中、无名、小指四指并拢，以中指中节横纹为准，其四指的宽度作为3寸。四指相并名曰“一夫”，用横指同身寸量取腧穴，又名“一夫法”。

单元测试

1. 耳后两乳突之间的骨度分寸是
A. 4寸
B. 6寸
C. 8寸
D. 9寸
E. 12寸
答案：D

2. 下列各项中，叙述错误的是
A. 股骨大转子至腘横纹19寸
B. 耻骨联合上缘至股骨内上髁上缘18寸
C. 腘横纹至外踝尖16寸
D. 两肩胛骨喙突内侧缘之间12寸
E. 胫骨内侧髁下方至内踝尖12寸
答案：E

（3~4题共用备选答案）
A. 13寸
B. 14寸
C. 16寸
D. 18寸
E. 19寸

3. 腘横纹至外踝尖的骨度分寸是
答案：C

4. 股骨大转子至腘横纹的骨度分寸是
答案：E

（5~6题共用备选答案）
A. 6寸
B. 8寸
C. 9寸
D. 12寸
E. 13寸

5. 前额两发角（头维）之间的骨度分寸是
答案：C

6. 前发际正中至后发际正中的骨度分寸是
答案：D

第六单元　手太阴肺经、穴

知识点概要

一、主治概要

主治病证	具体表现
胸、肺、咽喉部与肺脏有关病证	咳嗽，气喘，咽喉肿痛，咯血，胸痛等
经脉循行部位的其他病证	肩背痛，肘臂挛痛，手腕痛等

二、常用腧穴的定位和主治要点

1. 尺泽

【定位】在肘区，肘横纹上，肱二头肌腱桡侧缘凹陷中。

【主治】**①咳嗽、气喘、咯血、咽喉肿痛等肺系实热性病证。②肘臂挛痛。③急性吐泻、中暑、小儿惊风等急症。**

2. 太渊

【定位】**在腕前区，桡骨茎突与舟状骨之间，拇长展肌腱尺侧凹陷中。**

【主治】①咳嗽、气喘、咽痛、胸痛等肺系疾患。②无脉症。③腕臂痛。

3. 列缺

【定位】在前臂，腕掌侧远端横纹上1.5寸，拇短伸肌腱和拇长展肌腱之间，拇长展肌腱沟的凹陷中。简便取穴法：两手虎口自然平直交叉，一手食指按在另一手桡骨茎突上，指尖下凹陷中是穴。

【主治】①咳嗽、气喘、咽喉肿痛等肺系病证。②头痛、齿痛、项强、口眼歪斜等头面部疾患。③手腕痛。

4. 鱼际

【定位】在手外侧，第1掌骨桡侧中点赤白肉际处。

【主治】**①咳嗽、咯血、咽干、咽喉肿痛、失音等肺系热性病证。②掌中热。③小儿疳积。**

5. 少商

【定位】在手指，拇指末节桡侧，指甲根角侧上方0.1寸（指寸）。

【主治】**①咽喉肿痛、鼻衄等肺系实热证。②高热，昏迷，癫狂。③指肿，麻木。**

单元测试

1. 既治疗咳嗽、气喘，又治疗头项疾患的是
A. 中府
B. 尺泽
C. 列缺
D. 太渊
E. 少商
答案：C

2. 不属于尺泽穴主治病证的是
A. 咯血、咽痛
B. 咳嗽、气喘
C. 急性吐泻
D. 中暑、小儿惊风
E. 齿痛、口眼歪斜
答案：E

3. 肘横纹中，肱二头肌腱桡侧凹陷中的腧穴是
A. 尺泽
B. 曲泽
C. 少海
D. 小海
E. 曲池
答案：A

（4~5题共用备选答案）
A. 大陵
B. 太渊
C. 阳溪
D. 鱼际
E. 阳池

4. 在腕前区，桡骨茎突与舟状骨之间，拇长展肌腱尺侧凹陷中的穴位是
答案：B

5. 在手外侧，第1掌骨桡侧中点赤白肉际处的穴位是
答案：D

第七单元　手阳明大肠经、穴

知识点概要

一、主治概要

主治病证	具体表现
头面五官病	齿痛，咽喉肿痛，鼻衄，口眼歪斜，耳聋等
热病	-

续 表

主治病证	具体表现
神志病	昏迷，眩晕，癫狂等
肠胃病	腹胀，腹痛，肠鸣，泄泻等
皮肤病	瘾疹、痤疮、神经性皮炎等
经脉循行部位的其他病证	手臂酸痛，半身不遂，手臂麻木等

二、常用腧穴的定位和主治要点

1. 商阳

【定位】在手指，食指末节桡侧，指甲根角侧上方0.1寸（指寸）。

【主治】①齿痛、咽喉肿痛等五官疾患。②热病、**昏迷**等热证、急症。③手指麻木。

2. 合谷

【定位】在手背，**第2掌骨桡侧的中点处**。简便取穴法：以一手的拇指指间关节横纹，放在另一手拇、食指之间的指蹼缘上，当拇指尖下是穴。

【主治】①头痛、目赤肿痛、鼻衄、齿痛、口眼歪斜、耳聋等头面五官诸疾。②**发热恶寒**等外感病证。③热病无汗或**多汗**。④**经闭**、**滞产**等妇产科病证。⑤上肢疼痛、不遂。⑥牙拔除术、甲状腺手术等口面五官及颈部手术针麻常用穴。

3. 手三里

【定位】在前臂，阳溪穴与曲池穴连线上，**肘横纹下2寸处**。

【主治】肩臂痛麻、上肢不遂等上肢病证。

4. 曲池

【定位】在肘区，屈肘成直角，在**尺泽与肱骨外上髁连线中点凹陷处**。

【主治】①手臂痹痛、上肢不遂等上肢病证。②热病。③眩晕。④腹痛、吐泻等肠胃病证。⑤咽喉肿痛、齿痛、目赤肿痛等五官热性病证。⑥**瘾疹**、**湿疹**、**瘰疬**等皮外科疾患。⑦**癫狂**。

5. 臂臑

【定位】在臂部，曲池上7寸，三角肌前缘处。

【主治】①肩臂疼痛。②瘰疬。

6. 迎香

【定位】在面部，鼻翼外缘中点旁，鼻唇沟中。

【主治】①鼻塞、鼽衄等鼻病。②口歪、面痒等面部病证。③**胆道蛔虫症**。

单元测试

1. 下列各项中，不属于手阳明大肠经腧穴的主治病证的是

A. 热病

B. 神志病

C. 皮肤病

D. 胸胁病

E. 头面五官疾患

答案：D

2. 下列腧穴中，可以治疗胆道蛔虫症的是

A. 商阳

B. 合谷

C. 阳溪

D. 手三里

E. 迎香

答案：E

3. 手三里位于阳溪穴与曲池穴连线上，曲池穴下

A. 5寸

B. 4寸

C. 3寸

D. 2寸

E. 1寸

答案：D

4. 治疗滞产，应首选

A. 合谷
B. 太冲
C. 足三里
D. 血海
E. 至阴
答案： A

第八单元 足阳明胃经、穴

知识点概要

一、主治概要

主治病证	具体表现
胃肠病	食欲不振，胃痛，呕吐，噎膈，腹胀，泄泻，痢疾，便秘等
头面五官病	目赤痛痒，目翳，眼睑瞤动
神志病	癫狂
热病	-
皮肤病	瘾疹、痤疮、神经性皮炎等
经脉循行部位的其他病证	下肢痿痹，转筋

二、常用腧穴的定位和主治要点

1. 地仓
【定位】在面部，口角旁约0.4寸（指寸）。
【主治】口歪、流涎、面痛等局部病证。
2. 颊车
【定位】在面部，下颌角前上方一横指（中指），闭口咬紧牙时咬肌隆起，放松时按之凹陷处。
【主治】齿痛、牙关不利、颊肿、口角歪斜等局部病证。
3. 下关
【定位】在面部，颧弓下缘中央与下颌切迹之间凹陷中。
【主治】①牙关不利、面痛、齿痛、口眼歪斜等面口病证。②耳聋、耳鸣、聤耳等耳疾。
4. 头维
【定位】在头部，当额角发际直上0.5寸，头正中线旁开4.5寸。
【主治】头痛、眩晕、目痛、迎风流泪等头目病证。
5. 天枢
【定位】在腹部，**横平脐中**，前正中线旁开**2寸**。
【主治】①腹痛、腹胀、便秘、腹泻、痢疾等胃肠病证。②**月经不调、痛经**等妇科疾患。
6. 归来
【定位】在下腹部，脐中下4寸，前正中线旁开2寸。
【主治】①小腹痛，疝气。②**月经不调、带下、阴挺、闭经**等妇科病证。
7. 足三里
【定位】在小腿外侧，**犊鼻下3寸**，胫骨前嵴外1横指处，犊鼻与解溪连线上。
【主治】①胃痛、呕吐、噎膈、腹胀、腹泻、痢疾、便秘等胃肠病证。②下肢痿痹。③心悸、眩晕、癫狂等神志病。④**乳痈、肠痈**等外科疾患。⑤**虚劳诸证**，为**强壮保健要穴**。
8. 上巨虚
【定位】在小腿外侧，犊鼻下6寸，犊鼻与解溪连线上。

【主治】①肠鸣、腹痛、腹泻、便秘、肠痈等胃肠病证。②下肢痿痹。

9. 丰隆

【定位】在小腿外侧，**外踝尖上 8 寸**，胫骨前肌外缘；条口旁开 1 寸。

【主治】①头痛、眩晕、癫狂。②**咳嗽**、**痰多**等痰饮病证。③下肢痿痹。④腹胀，便秘。

10. 内庭

【定位】在足背，**第 2、3 趾间**，趾蹼缘后方赤白肉际处。

【主治】①**齿痛**、**咽喉肿痛**、**鼻衄**等五官热性病证。②热病。③胃病吐酸、腹泻、痢疾、便秘等肠胃病证。④足背肿痛，跖趾关节痛。

单元测试

1. 头维穴所属的经脉是

A. 足少阳胆经

B. 足阳明胃经

C. 足太阳膀胱经

D. 手阳明大肠经

E. 手少阳三焦经

答案：B

2. 在小腿外侧，外踝尖上 8 寸，胫骨前肌外缘；条口旁开 1 寸处的穴位是

A. 丰隆

B. 地机

C. 解溪

D. 上巨虚

E. 下巨虚

答案：A

3. 以下各项中，不属于天枢穴主治病证的是

A. 疝气

B. 痛经

C. 月经不调

D. 腹痛、腹胀

E. 便秘、腹泻

答案：A

4. 可治疗齿痛、牙关不利、颊肿、口角歪斜等病证的腧穴是

A. 四白

B. 承泣

C. 地仓

D. 颊车

E. 头维

答案：D

5. 位于足背第 2、3 趾间，趾蹼缘后方赤白肉际处的腧穴是

A. 内庭

B. 行间

C. 侠溪

D. 太白

E. 然谷

答案：A

（6~7 题共用备选答案）

A. 足三里

B. 上巨虚

C. 下巨虚

D. 条口

E. 丰隆

6. 用于强壮保健的要穴是

答案：A

7. 治疗痰饮病证的要穴是

答案：E

第九单元 足太阴脾经、穴

知识点概要

一、主治概要

主治病证	具体表现
脾胃病	胃痛，呕吐，腹痛，泄泻，便秘等

续 表

主治病证	具体表现
妇科病	月经过多，崩漏等
前阴病	阴挺，不孕，遗精，阳痿等
经脉循行部位的其他病证	下肢痿痹，胸胁痛等

二、常用腧穴的定位和主治要点

1. 隐白

【定位】在足趾，大趾末节内侧，趾甲根角侧后方 0.1 寸（指寸）。

【主治】①月经过多、崩漏等妇科病。②癫狂，多梦。

2. 公孙

【定位】在跖区，第 1 跖骨基底部的前下方赤白肉际处。

【主治】①胃痛、呕吐、腹痛、腹泻、痢疾等脾胃肠腑病证。②心烦、失眠、狂证等神志病证。③**逆气里急、气上冲心（奔豚气）**等冲脉病证。

3. 三阴交

【定位】在小腿内侧，**内踝尖上 3 寸**，胫骨内侧缘后际。

【主治】①肠鸣腹胀、腹泻等脾胃病证。②**月经不调**、**带下**、**阴挺**、**不孕**、**滞产**等妇产科病证。③**遗精**、**阳痿**、**遗尿**等生殖泌尿系统疾患。④心悸，失眠，眩晕。⑤下肢痿痹。⑥阴虚诸证。⑦**湿疹，荨麻疹**。

4. 阴陵泉

【定位】在小腿内侧，**胫骨内侧髁下缘与胫骨内侧缘之间的凹陷中**。

【主治】①**腹胀**、**腹泻**、**水肿**、**黄疸**等脾湿证。②小便不利、遗尿、尿失禁等泌尿系统疾患。③膝痛、下肢痿痹等下肢病证。④阴部痛、痛经、带下、遗精等妇科和男科病证。

5. 血海

【定位】在股前区，**髌底内侧端上 2 寸**，股内侧肌隆起处。简便取穴法：患者屈膝，医者以左手掌心按于患者右膝髌骨上缘，第 2~5 指向上伸直，拇指约呈 45°斜置，拇指尖下是穴。

【主治】①月经不调，痛经，经闭，崩漏。②**瘾疹，湿疹，丹毒，皮肤瘙痒**。

单元测试

1. 在足趾，大趾末节内侧，趾甲根角侧后方 0.1 寸的穴位是

A. 隐白

B. 大敦

C. 厉兑

D. 至阴

E. 足临泣

答案： A

2. 下列各项中，不属于三阴交穴主治病证的是

A. 脾胃虚弱证

B. 妇产科病证

C. 生殖泌尿系统病证

D. 心悸、失眠

E. 阳虚诸证

答案： E

3. 位于小腿内侧，胫骨内侧髁下缘与胫骨内侧缘之间的凹陷中的腧穴是

A. 曲泉

B. 地机

C. 阴陵泉

D. 足三里

E. 阴陵泉

答案： E

4. 下列哪项不属足太阴经的主治范围

A. 妇科病

B. 口舌病

C. 前阴病

D. 肾脏病

E. 脾胃病

答案： D

（5~6 题共用备选答案）
A. 隐白
B. 公孙
C. 地机
D. 三阴交
E. 阴陵泉
5. 善治水湿病证的腧穴是
答案：E
6. 善治慢性出血证的腧穴是
答案：A
（7~8 题共用备选答案）
A. 血海
B. 阴陵泉
C. 三阴交
D. 悬钟
E. 地机
7. 位于小腿内侧，内踝尖上 3 寸，胫骨内侧缘后际的腧穴是
答案：C
8. 位于股前区，髌底内侧端上 2 寸，股内侧肌隆起处的腧穴是
答案：A

第十单元　手少阴心经、穴

知识点概要

一、主治概要

主治病证	具体表现
心、胸、神志病	心痛，心悸，癫狂痫等
经脉循行部位的其他病证	肩臂疼痛，胁肋疼痛，腕臂痛等

二、常用腧穴的定位和主治要点

1. 少海
【定位】在肘前区，**横平肘横纹，肱骨内上髁前缘**。
【主治】①心痛、癔症等心病、神志病。②肘臂挛痛，臂麻手颤。③**瘰疬**。
2. 阴郄
【定位】在前臂前区，腕掌侧远端横纹上 0.5 寸，尺侧腕屈肌腱的桡侧缘。
【主治】①心痛、惊悸等心病。②**吐血，衄血**。
3. 通里
【定位】在前臂前区，**腕掌侧远端横纹上 1 寸**，尺侧腕屈肌腱的桡侧缘。
【主治】①心悸、怔忡等心病。②**舌强不语，暴喑**。③腕臂痛。
4. 神门
【定位】在腕前区，**腕掌侧远端横纹尺侧端，尺侧腕屈肌腱的桡侧凹陷处**。
【主治】心痛、心烦、惊悸、怔忡、健忘、失眠、痴呆、癫狂痫等心与神志病证。
5. 少冲
【定位】在手指，小指末节桡侧，指甲根角侧上方 0.1 寸（指寸）。
【主治】①心悸、心痛、癫狂、昏迷等心与神志病证。②**热病**。

单元测试

1. 在手指，小指末节桡侧，指甲根角侧上方 0.1 寸的腧穴是

A. 少冲
B. 少府
C. 少泽
D. 少商
E. 中冲
答案：A
2. 腕横纹尺侧端，尺侧腕屈肌腱桡侧凹陷中的腧穴是
A. 神门
B. 大陵
C. 列缺
D. 太渊
E. 内关
答案：A
（3~4 题共用备选答案）
A. 极泉
B. 少海
C. 通里
D. 阴郄
E. 少冲
3. 常用于治疗心痛、昏迷、热病的腧穴是
答案：E
4. 常用于治疗吐血、衄血等血证的腧穴是
答案：D
（5~6 题共用备选答案）
A. 少海
B. 神门
C. 通里
D. 少府
E. 阴郄
5. 腕横纹上 0.5 寸，尺侧腕屈肌腱的桡侧缘的腧穴是
答案：E
6. 腕横纹上 1 寸，尺侧腕屈肌腱的桡侧缘的腧穴是
答案：C

第十一单元　手太阳小肠经、穴

知识点概要

一、主治概要

主治病证	具体表现
头面五官病	头痛，目翳，咽喉肿痛等
热病	-
神志病	昏迷，发热，疟疾等
经脉循行部位的其他病证	项背强痛，腰背痛，手指及肘臂挛痛等

二、常用腧穴的定位和主治要点

1. 少泽
【定位】在手指，小指末节尺侧，指甲根角侧上方 0.1 寸（指寸）。
【主治】①**乳痈、乳汁少**等乳疾。②昏迷、热病等急症、热证。③头痛、目翳、咽喉肿痛等头面五官病证。
2. 后溪
【定位】在手内侧，**第 5 掌指关节尺侧近端赤白肉际凹陷中**。
【主治】①头项强痛、腰背痛、手指及肘臂挛痛等痛证。②癫狂痫。
3. 养老
【定位】在前臂后区，腕背横纹上 1 寸，尺骨头桡侧凹陷中。
【主治】①目视不明，头痛。②**肩、背、肘、臂酸痛，急性腰痛**等痛证。
4. 天宗
【定位】在肩胛区，肩胛冈中点与肩胛骨下角连线上 1/3 与下 2/3 交点凹陷中。
【主治】①肩胛疼痛、肩背部损伤等局部病证。②**乳痈**。③**气喘**。

5. 听宫

【定位】在面部，**耳屏正中与下颌骨髁突之间的凹陷中**。

【主治】①耳鸣、耳聋、聤耳等耳疾。②齿痛。③癫狂痫。

单元测试

1. 在面部，耳屏正中与下颌骨髁突之间的凹陷中的腧穴是

A. 后溪

B. 听宫

C. 养老

D. 阳池

E. 支正

答案：B

2. 养老穴的主治病证是

A. 目视不明

B. 疣症

C. 乳痈

D. 疟疾

E. 聤耳

答案：A

3. 可治疗热病、头痛、咽喉肿痛的腧穴是

A. 后溪

B. 少泽

C. 养老

D. 支正

E. 听宫

答案：B

第十二单元　足太阳膀胱经、穴

知识点概要

一、主治概要

主治病证	具体表现
脏腑病证	十二脏腑及其相关组织器官病证
神志病	癫、狂、痫等
头面五官病	头痛、鼻塞、鼻衄等
经脉循行部位的其他病证	项、背、腰、下肢病证等

二、常用腧穴的定位和主治要点

1. 睛明

【定位】在面部，目内眦内上方眶内侧壁凹陷中。

【主治】①目赤肿痛、流泪、视物不明、目眩、近视、夜盲、色盲等目疾。②**急性腰扭伤，坐骨神经痛**。

2. 攒竹

【定位】在面部，眉头凹陷中，额切迹处。

【主治】①头痛，眉棱骨痛。②眼睑瞤动、眼睑下垂、口眼歪斜、目视不明、流泪、目赤肿痛等眼疾。③**呃逆**。④**急性腰扭伤**。

3. 天柱

【定位】在颈后区，横平第2颈椎棘突上际，斜方肌外缘凹陷中。

【主治】①**后头痛、项强、肩背痛**。②眩晕，咽喉肿痛，鼻塞，目赤肿痛，近视。

4. 肺俞

【定位】在脊柱区，**第3胸椎棘突下**，后正中线旁开1.5寸。

【主治】①咳嗽、气喘、咯血等肺疾。②**骨蒸潮热**、**盗汗**等阴虚病证。③皮肤瘙痒、瘾疹等皮肤病。

5. 心俞

【定位】在脊柱区，第5胸椎棘突下，后正中线旁开1.5寸。

【主治】①心痛、惊悸、失眠、健忘、癫痫、盗汗等心与神志病证。②**盗汗**，遗精。

6. 膈俞

【定位】在脊柱区，**第7胸椎棘突下**，后正中线旁开1.5寸。

【主治】①**呕吐**、**呃逆**、**气喘**等上逆之证。②贫血、吐血、便血等血证。③**瘾疹**、**皮肤瘙痒**等皮肤病证。

7. 肝俞

【定位】在脊柱区，第9胸椎棘突下，后正中线旁开1.5寸。

【主治】①黄疸、胁痛等肝胆病证。②目赤、目视不明、目眩、夜盲、迎风流泪等目疾。③癫狂痫。④脊背痛。

8. 脾俞

【定位】在脊柱区，第11胸椎棘突下，后正中线旁开1.5寸。

【主治】①腹胀、纳呆、呕吐、腹泻、痢疾、便血、水肿等脾胃肠腑病证。②多食善饥，身体消瘦。③背痛。

9. 肾俞

【定位】在脊柱区，**第2腰椎棘突下**，后正中线旁开1.5寸。

【主治】①头晕、耳鸣、耳聋等肾虚病证。②遗尿、遗精、阳痿、早泄、不育等泌尿生殖系疾患。③**月经不调**、**带下**、**不孕**等妇科病证。④腰痛。⑤慢性腹泻。

10. 大肠俞

【定位】在脊柱区，第4腰椎棘突下，后正中线旁开1.5寸。

【主治】①腰腿痛。②腹胀、腹泻、便秘等胃肠病证。

11. 次髎

【定位】在骶区，**正对第2骶后孔中**。

【主治】①**月经不调**、**痛经**、**带下**等妇科病证。②小便不利。③**遗精**、**疝气**等男科病证。④腰骶痛，下肢痿痹。

12. 委中

【定位】在膝后区，腘横纹中点。

【主治】①腰背痛、下肢痿痹等腰及下肢病证。②**腹痛**、**急性吐泻**等急症。③小便不利，遗尿。④**丹毒**，皮肤瘙痒，疔疮。

13. 承山

【定位】在小腿后区，腓肠肌两肌腹与肌腱交角处。

【主治】①腰腿拘急、疼痛。②**痔疾**，便秘。

14. 昆仑

【定位】在踝区，外踝尖与跟腱之间的凹陷中。

【主治】①**后头痛**，**项强**，**腰骶疼痛**，**足踝肿痛**。②癫痫。③**滞产**。

15. 申脉

【定位】在踝区，**外踝尖直下，外踝下缘与跟骨之间凹陷中**。

【主治】①**头痛**，**眩晕**。②癫狂痫、失眠等神志疾患。③腰腿酸痛。

16. 至阴

【定位】在足趾，小趾末节外侧，趾甲根角侧后方0.1寸（指寸）。

【主治】①**胎位不正**，**滞产**。②头痛，目痛，鼻塞，鼻衄。

◆ **提醒**：治疗胎位不正的首选腧穴为至阴。

单元测试

1. 下列腧穴中，常用于治疗呃逆的是
A. 睛明
B. 攒竹
C. 承泣
D. 四白
E. 印堂
答案：B
2. 治疗痔疾常取的腧穴是
A. 天枢
B. 委阳
C. 承山
D. 申脉
E. 昆仑
答案：C
3. 常用于治疗皮肤瘙痒等皮肤病证的腧穴是
A. 心俞
B. 肝俞
C. 脾俞
D. 肾俞
E. 膈俞
答案：E
（4~5 题共用备选答案）
A. 在脊柱区，第 3 胸椎棘突下，后正中线旁开 1.5 寸
B. 在脊柱区，第 5 胸椎棘突下，后正中线旁开 1.5 寸
C. 在脊柱区，第 6 胸椎棘突下，后正中线旁开 1.5 寸
D. 在脊柱区，第 7 胸椎棘突下，后正中线旁开 1.5 寸
E. 在脊柱区，第 9 胸椎棘突下，后正中线旁开 1.5 寸
4. 心俞穴的定位是
答案：B
5. 肝俞穴的定位是
答案：E
（6~7 题共用备选答案）
A. 滞产
B. 痛经
C. 丹毒
D. 呃逆
E. 便秘
6. 次髎穴的主治病证是
答案：B
7. 委中穴的主治病证是
答案：C

第十三单元　足少阴肾经、穴

知识点概要

一、主治概要

主治病证	具体表现
头和五官病	头痛，目眩，咽喉肿痛，齿痛，耳聋，耳鸣等
妇科病，前阴病	月经不调，遗精，阳痿，小便频数等
经脉循行部位的其他病证	下肢厥冷，内踝肿痛等

二、常用腧穴的定位和主治要点

1. 涌泉

【定位】在足底，屈足卷趾时足心最凹陷中。约当足底第 2、3 趾蹼缘与足跟连线的前 1/3 与后 2/3 交点凹陷中。

【主治】①**昏厥**、**中暑**、**小儿惊风**、**癫狂痫**、**头痛**、**头晕**、**目眩**、**失眠**等急症及神志病证。②**咯血**、**咽喉肿痛**、**喉痹**、**失音**等肺系病证。③大便难，小便不利。④**奔豚气**。⑤足心热。

2. 照海

【定位】在踝区，**内踝尖下1寸**，内踝下缘边际凹陷中。

【主治】①**癫痫**、**失眠**等精神、神志病证。②咽喉干痛、目赤肿痛等五官热性病证。③月经不调、痛经、带下、阴挺、阴痒等妇科病证。④小便频数，癃闭。

3. 太溪

【定位】在踝区，**内踝尖与跟腱之间的凹陷中**。

【主治】①头痛、目眩、失眠、健忘、遗精、阳痿等肾虚证。②咽喉肿痛、齿痛、耳鸣、耳聋等阴虚性五官病证。③**咳嗽**、**气喘**、**咯血**、**胸痛**等肺系疾患。④消渴，小便频数，便秘。⑤月经不调。⑥腰脊痛，下肢厥冷，内踝肿痛。

4. 复溜

【定位】在小腿内侧，**太溪穴上2寸**，当跟腱的前缘。

【主治】①水肿、**腹胀**、**腹泻**等胃肠病证。②水肿、汗证（盗汗、无汗或多汗）等津液输布失调病证。③腰脊强痛，下肢痿痹。

5. 阴谷

【定位】在膝后区，腘横纹上，腘窝内侧，半腱肌肌腱外侧缘。

【主治】①阳痿，月经不调，崩漏，疝气，阴中痛，癃闭。②膝股内侧痛。

单元测试

1. 下列腧穴中，治疗汗证首选的是

A. 复溜

B. 然谷

C. 太溪

D. 阴谷

E. 大钟

答案： A

2. 下列各项中，不属于照海穴主治病证的是

A. 失眠、癫痫

B. 呕吐涎沫、吐舌

C. 月经不调、带下

D. 小便频数、癃闭

E. 咽喉干痛、目赤肿痛

答案： B

3. 属足少阴肾经的腧穴是

A. 血海

B. 少海

C. 小海

D. 照海

E. 气海

答案： D

第十四单元　手厥阴心包经、穴

知识点概要

一、主治概要

主治病证	具体表现
心胸、神志病	心痛，心悸，心烦，胸闷，癫狂痫等
胃腑病证	胃痛，呕吐等
经脉循行部位的其他病证	上臂内侧痛，肘臂挛麻，腕痛，掌中热等

二、常用腧穴的定位和主治要点

1. 曲泽

【定位】在肘前区，**肘横纹上，肱二头肌腱的尺侧缘凹陷中**。

【主治】①心痛、心悸、善惊等心系病证。②胃痛、呕血、呕吐等胃腑热性病证。③**热病，中暑**。④肘臂挛痛，上肢颤动。

2. 郄门

【定位】在前臂前区，腕掌侧远端横纹上5寸，掌长肌腱与桡侧腕屈肌腱之间。

【主治】①心痛、心悸、心烦胸痛等心胸病证。②咳血、呕血、衄血等热性出血证。③**疔疮**。④癫痫。

3. 内关

【定位】在前臂前区，**腕掌侧远端横纹上2寸，掌长肌腱与桡侧腕屈肌腱之间**。

【主治】①心痛、胸闷、心动过速或过缓等心系病证。②胃痛、呕吐、呃逆等胃腑病证。③**中风**，偏瘫，**眩晕**，偏头痛。④失眠、郁证、癫狂痫等神志病证。⑤肘臂挛痛。

4. 劳宫

【定位】在掌区，横平第三掌指关节近端，第2、3掌骨之间偏于第3掌骨。简便取穴法：自然握拳，中指尖下是穴。

【主治】①**中风昏迷**、**中暑**等急症。②心痛、烦闷、癫狂痫等心与神志疾患。③口疮，口臭。

单元测试

1. 在肘前区，肘横纹上，肱二头肌腱的尺侧缘凹陷中的腧穴是

A. 少海
B. 小海
C. 曲泽
D. 曲池
E. 尺泽

答案：C

（2~3题共用备选答案）

A. 内关
B. 劳宫
C. 间使
D. 外关
E. 曲泽

2. 善于治疗心痛、烦闷、口疮、口臭的腧穴是

答案：B

3. 善于治疗胃痛、呕血、呕吐、暑热病的腧穴是

答案：E

第十五单元　手少阳三焦经、穴

知识点概要

一、主治概要

主治病证	具体表现
头面五官病	头、目、耳、颊、咽喉病等
热病	–
胸胁病	–
经脉循行部位的其他病证	肩臂外侧痛，上肢挛急、麻木、不遂等

二、常用腧穴的定位和主治要点

1. 中渚

【定位】在手背，第4、5掌骨间，第4掌指关节近端凹陷中。

【主治】①头痛、耳鸣、耳聋、目赤、喉痹等头面五官病证。②肩背肘臂酸痛，手指不能屈伸。

2. 支沟

【定位】在前臂后区，**腕背侧远端横纹上3寸**，尺骨与桡骨间隙中点。

【主治】①**便秘**。②耳鸣，耳聋，**暴喑**。③**胁肋疼痛**。

3. 外关

【定位】在前臂后区，**腕背侧远端横纹上2寸**，尺骨与桡骨间隙中点。

【主治】①热病。②头痛、目赤肿痛、耳鸣、耳聋等头面五官病证。③**瘰疬，胁肋痛**。④上肢痿痹不遂。

4. 肩髎

【定位】在三角肌区，**肩峰角与肱骨大结节两骨间凹陷中**。

【主治】①肩臂挛痛不遂。②**风疹**。

5. 翳风

【定位】在颈部，耳垂后方，乳突下端前方凹陷中。

【主治】①耳鸣、耳聋等耳疾。②口眼歪斜、牙关紧闭、颊肿等面、口病证。③**瘰疬**。

6. 丝竹空

【定位】在面部，眉梢凹陷处。

【主治】①**癫痫**。②头痛、眩晕、目赤肿痛、眼睑瞤动等头目病证。③齿痛。

单元测试

1. 下列腧穴中，治疗便秘效果较好的是

A. 关冲

B. 中渚

C. 阳池

D. 支沟

E. 外关

答案：D

2. 下列腧穴中，属于手少阳三焦经的是

A. 肩髎

B. 巨髎

C. 次髎

D. 颧髎

E. 瞳子髎

答案：A

3. 位于颈部，耳垂后方，乳突下端前方凹陷中的腧穴是

A. 角孙

B. 翳风

C. 翳明

D. 牵正

E. 头临泣

答案：B

4. 翳风穴位于

A. 胸锁乳突肌后缘，平下颌角处

B. 乳突前下方与下颌角之间的凹陷中

C. 乳突后下方凹陷中

D. 胸锁乳突肌与斜方肌上端之间的凹陷中

E. 后发际正中直上0.5寸，旁开1.3寸，当斜方肌外缘凹陷中

答案：B

第十六单元　足少阳胆经、穴

知识点概要

一、主治概要

主治病证	具体表现
头面五官病	侧头、目、耳、咽喉病等
肝胆病	黄疸、口苦、胁痛等

续 表

主治病证	具体表现
热病	-
神志病	癫狂等
胸胁病	-
经脉循行部位的其他病证	下肢痹痛、麻木、不遂等

二、常用腧穴的定位和主治要点

1. 听会

【定位】在面部，**耳屏间切迹与下颌骨髁突之间的凹陷中**。

【主治】①耳鸣、耳聋、聤耳等耳疾。②齿痛，口歪，面痛。

◆ **提醒：**耳门、听宫、听会所属的经脉分别是手少阳三焦经、手太阳小肠经、足少阳胆经。

2. 阳白

【定位】在头部，眉上1寸，瞳孔直上。

【主治】①头痛，眩晕。②眼睑瞤动，眼睑下垂，口眼歪斜。③目赤肿痛、视物模糊等目疾。

3. 风池

【定位】在颈后区，枕骨之下，胸锁乳突肌上端与斜方肌上端之间的凹陷中。

【主治】①头痛、眩晕、失眠、中风、癫痫、耳鸣、耳聋等内风所致的病证。②**感冒**、**热病**、**口眼歪斜**等外风所致的病证。③**目赤肿痛**、**视物不明**、**鼻塞**、**鼽衄**、**咽痛**等五官病证。④颈项强痛。

4. 环跳

【定位】在臀部，股骨大转子最凸点与骶管裂孔连线的外1/3与内2/3交点处。

【主治】①腰腿痛、下肢痿痹、半身不遂等腰腿疾患。②**风疹**。

5. 风市

【定位】在股部，髌底上7寸；直立垂手，掌心贴于大腿时，中指尖所指凹陷中，髂胫束后缘。

【主治】①下肢痿痹、麻木，半身不遂。②**遍身瘙痒**。

6. 阳陵泉

【定位】**在小腿外侧，腓骨小头前下方凹陷中**。

【主治】①黄疸、胁痛、口苦、呕吐、吞酸等肝胆及胃病证。②膝肿痛，下肢痿痹、麻木。③小儿惊风。

7. 悬钟

【定位】在小腿外侧，**外踝尖上3寸**，腓骨前缘。

【主治】①**痴呆**、**中风**、**半身不遂**等髓海不足疾患。②颈项强痛，胸胁满痛，下肢痿痹，脚气。

8. 丘墟

【定位】在踝区，外踝的前下方，趾长伸肌腱的外侧凹陷中。

【主治】①目赤肿痛、目生翳膜等目疾。②下肢痿痹，颈项痛，腋下肿，胸胁痛，外踝肿痛，足内翻，足下垂。③**疟疾**。

9. 足临泣

【定位】在足背，第4、5跖骨底结合部的前方，第5趾长伸肌腱外侧凹陷中。

【主治】①偏头痛、目赤肿痛、胁肋疼痛、足跗疼痛等痛证。②**月经不调**，**乳痈**。③**瘰疬**。④疟疾。

单元测试

1. 不属于足少阳胆经的腧穴是

A. 风市

B. 风门
C. 风池
D. 足临泣
E. 头临泣
答案： B
2. 下列各项中，不属于阳陵泉主治病证的是
A. 黄疸、胁痛、口苦
B. 腹泻、水肿、小便不利
C. 呕吐、吞酸
D. 膝肿痛、下肢痿痹
E. 小儿惊风
答案： B
3. 位于头部，眉上1寸，瞳孔直上的腧穴是
A. 承泣
B. 阳白
C. 睛明
D. 四白
E. 隐白
答案： B
（4~5题共用备选答案）
A. 在足背，第4、5趾间，趾蹼缘后方赤白肉际处
B. 在踝区，外踝的前下方，趾长伸肌腱的外侧凹陷中
C. 在小腿外侧，外踝尖上3寸，腓骨前缘
D. 在足趾，第4趾末节外侧，趾甲根角侧后方0.1寸
E. 在足背，第4、5跖骨底结合部的前方，第5趾长伸肌腱外侧凹陷中
4. 丘墟穴的定位是
答案： B
5. 悬钟穴的定位是
答案： C

第十七单元　足厥阴肝经、穴

知识点概要

一、主治概要

主治病证	具体表现
肝胆病	黄疸，胸胁胀痛，呕逆及肝风内动所致的中风、头痛、眩晕、惊风等
妇科病、前阴病	月经不调、痛经、崩漏、带下、遗尿、小便不利等
经脉循行部位的其他病证	下肢痹痛、麻木、不遂等

二、常用腧穴的定位和主治要点

1. 大敦
【定位】在足趾，足大趾末节外侧，趾甲根角侧后方0.1寸（指寸）。
【主治】①疝气，少腹痛。②遗尿、癃闭、五淋、尿血等泌尿系病证。③月经不调、崩漏、缩阴、阴中痛、阴挺等月经病及前阴病证。④**癫痫，善寐**。
2. 行间
【定位】在足背，**第1、2趾间**，趾蹼缘后方赤白肉际处。
【主治】①中风、癫痫、头痛、目眩、目赤肿痛、青盲、口歪等肝经风热病证。②月经不调、痛经、闭经、崩漏、带下等妇科经带病证。③阴中痛，疝气。④遗尿、癃闭、五淋等泌尿系病证。
3. 太冲
【定位】在足背，**第1、2跖骨间，跖骨底结合部前方凹陷中，或触及动脉搏动**。
【主治】①中风、癫狂痫、小儿惊风、头痛、眩晕、耳鸣、目赤肿痛、口歪、咽痛等肝经风热病证。②月经不调、痛经、经闭、崩漏、带下、难产等妇科病证。③黄疸、胁痛、腹胀、呕逆等肝胃病证。④癃闭，遗尿。⑤下肢痿痹，足跗肿痛。
4. 期门
【定位】在胸部，第6肋间隙，前正中线旁开4寸。

【主治】①胸胁胀痛、呕吐、吞酸、呃逆、腹胀、腹泻等肝胃病证。②**奔豚气**。③**乳痛**。

单元测试

1. 期门的定位是
A. 在胸部，第5肋间隙，前正中线旁开4寸
B. 在胸部，第6肋间隙，前正中线旁开4寸
C. 在胸部，第7肋间隙，前正中线旁开4寸
D. 第11肋游离端下际
E. 侧腰部，第12肋游离端下际处
答案：B

2. 治疗癃闭、遗尿的穴位是
A. 太冲
B. 大陵
C. 神门
D. 内关
E. 阴郄
答案：A

第十八单元 督脉经、穴

知识点概要

一、主治概要

主治病证	具体表现
脏腑病	五脏六腑相关病证
神志病	失眠、健忘、癫痫、昏迷、发热、中暑、惊厥等
热病	–
头面五官病	头痛，眩晕，口、齿、鼻、目等疾患
经脉循行部位的其他病证	头项、脊背、腰骶疼痛，下肢痿痹等

二、常用腧穴的定位和主治要点

1. 腰阳关
【定位】在脊柱区，**第4腰椎棘突下凹陷中**，后正中线上。
【主治】①腰骶疼痛，下肢痿痹。②**月经不调、赤白带下**等妇科病证。③遗精、阳痿等男科病证。
2. 大椎
【定位】在脊柱区，第7颈椎棘突下凹陷中，后正中线上。
【主治】①**热病**、疟疾、恶寒发热、咳嗽、气喘等外感病证。②**骨蒸潮热**。③癫狂痫证、小儿惊风等神志病证。④项强，脊痛。⑤**风疹，痤疮**。
3. 哑门
【定位】在颈后区，**第2颈椎棘突上际凹陷中，后正中线上**。
【主治】①**暴喑，舌强不语**。②癫狂病、癔症等神志病证。③头痛，颈项强痛。
4. 百会
【定位】在头部，前发际正中直上5寸。
【主治】①痴呆、中风、失语、瘛疭、失眠、健忘、癫狂痫证、癔症等神志病证。②头风、头痛、眩晕、耳鸣等头面病证。③**脱肛、阴挺、胃下垂、肾下垂**等气失固摄而致的下陷性病证。
5. 神庭
【定位】在头部，前发际正中直上0.5寸。

【主治】①癫狂痫，不寐，惊悸。②头痛，眩晕，目赤，目翳，鼻渊，鼻衄。

6. 水沟

【定位】在面部，人中沟的上 1/3 与下 2/3 交界点处。

【主治】①**昏迷**、**晕厥**、**中风**、**中暑**、**休克**、**呼吸衰竭**等急危重症，为急救要穴之一。②癔症、癫狂痫、急慢惊风等神志病证。③鼻塞、鼻衄、面肿、口歪、齿痛、牙关紧闭等面鼻口部病证。④**闪挫腰痛**。

7. 印堂

【定位】在头部，两眉毛内侧端中间的凹陷中。

【主治】①不寐，健忘，痴呆，**痫病**，**小儿惊风**。②头痛，眩晕，鼻渊，鼻鼽，鼻衄。

单元测试

1. 下列各项中，不属于大椎穴主治病证的是

A. 热病、疟疾

B. 项强、脊痛

C. 癫狂、惊风

D. 痢疾、脱肛

E. 风疹、痤疮

答案：D

2. 位于颈后区，第 2 颈椎棘突上际凹陷中，后正中线上的腧穴是

A. 风府

B. 哑门

C. 天柱

D. 大椎

E. 安眠

答案：B

第十九单元　任脉经、穴

知识点概要

一、主治概要

主治病证	具体表现
脏腑病	腹部、胸部相关内脏病
妇科病、前阴病	月经不调，痛经，崩漏，带下，遗精，阳痿，小便不利，遗尿等
颈及面口病	瘿气，梅核气，咽喉肿痛，暴喑，口歪，齿痛等
神志病	癫痫，失眠等
虚证	部分腧穴有强壮作用，主治虚劳、虚脱等证
胸腹局部病证	-

二、常用腧穴的定位和主治要点

1. 中极

【定位】在下腹部，**脐中下 4 寸**，前正中线上。

【主治】①遗尿、小便不利、癃闭等泌尿系病证。②遗精、阳痿、不育等男科病证。③月经不调、崩漏、阴挺、阴痒、不孕、产后恶露不止、带下等妇科病证。

2. 关元

【定位】在下腹部，**脐中下 3 寸**，前正中线上。

【主治】①中风脱证、虚劳冷惫、羸瘦无力等元气虚损病证。②少腹疼痛，疝气。③腹泻、痢疾、脱肛、

便血等肠腑病证。④五淋、尿血、尿闭、尿频等泌尿系病证。⑤遗精、阳痿、早泄、白浊等男科病。⑥月经不调、痛经、经闭、崩漏、带下、阴挺、恶露不尽、胞衣不下等妇科病证。⑦**保健灸常用穴**。

3. 气海

【定位】在下腹部，脐中下1.5寸，前正中线上。

【主治】①虚脱、形体羸瘦、脏气衰惫、乏力等气虚病证。②水谷不化、绕脐疼痛、腹泻、痢疾、便秘等肠腑病证。③小便不利、遗尿等泌尿系病证。④遗精、阳痿、疝气。⑤月经不调、痛经、经闭、崩漏、带下、阴挺、产后恶露不止、胞衣不下等妇科病证。⑥**保健灸常用穴**。

4. 神阙

【定位】在脐区，脐中央。

【主治】①虚脱、中风脱证等元阳暴脱。②腹痛、腹胀、腹泻、痢疾、便秘、脱肛等肠腑病证。③水肿，小便不利。④**保健灸常用穴**。

5. 中脘

【定位】在上腹部，**脐中上4寸**，前正中线上。

【主治】①胃痛、腹胀、纳呆、呕吐、吞酸、呃逆、小儿疳疾等脾胃病证。②**黄疸**。③癫狂痫、**脏躁**、失眠等神志病。

6. 膻中

【定位】在胸部，横平第4肋间隙，前正中线上。

【主治】①**咳嗽**、**气喘**、**胸闷**、**心痛**、**噎膈**、**呃逆**等胸中气机不畅的病证。②产后乳少、乳痈、乳癖等胸乳病证。

7. 廉泉

【定位】在颈前区，喉结上方，舌骨上缘凹陷中，前正中线上。

【主治】中风失语、暴喑、吞咽困难、舌缓流涎、舌下肿痛、口舌生疮、喉痹等咽喉口舌病证。

8. 承浆

【定位】在面部，颏唇沟的正中凹陷处。

【主治】①口歪、齿龈肿痛、流涎、面肿等口面部病证。②**暴喑**。③癫痫。

单元测试

1. 气海穴的定位是在下腹部，前正中线上
A. 脐中下0.5寸
B. 脐中下1寸
C. 脐中下1.5寸
D. 脐中下2寸
E. 脐中下2.5寸
答案： C

2. 位于面部，颏唇沟的正中凹陷处的腧穴是
A. 承浆
B. 迎香
C. 廉泉
D. 地仓
E. 牵正
答案： A

3. 不属于神阙穴主治病证的是
A. 虚脱、中风脱证
B. 便秘、脱肛
C. 水肿、小便不利
D. 身体虚弱
E. 食谷不化
答案： E

（4~5题共用备选答案）
A. 下脘
B. 建里
C. 中极
D. 气海
E. 关元

4. 善于治疗形体羸瘦、脏气衰惫、乏力等气虚病证的腧穴是
答案： D

5. 善于治疗遗尿、小便不利、癃闭等泌尿系病证的腧穴是
答案： C

（6~7题共用备选答案）
A. 中脘
B. 建里
C. 中极
D. 上脘

E. 关元

6. 位于前正中线上，脐上 4 寸的腧穴是

答案：A

7. 位于前正中线上，脐下 3 寸的腧穴是

答案：E

第二十单元　常用奇穴

知识点概要

常用腧穴的定位和主治要点

1. 四神聪

【定位】在头部，百会前后左右各旁开 1 寸，共 4 穴。

【主治】①头痛，眩晕。②失眠、健忘、癫痫等神志病证。

2. 太阳

【定位】在头部，当眉梢与目外眦之间，向后约一横指的凹陷处。

【主治】①头痛。②目疾。③面瘫，面痛。

3. 夹脊

【定位】在脊柱区，第 1 胸椎至第 5 腰椎棘突下两侧，后正中线旁开 0.5 寸，每侧 17 穴。

【主治】上胸部的穴位治疗心肺、上肢疾病，下胸部的穴位治疗胃肠疾病，腰部的穴位治疗腰腹及下肢疾病。

4. 十宣

【定位】在手指，十指尖端，距指甲游离缘 0.1 寸（指寸），左右共 10 穴。

【主治】①**昏迷**。②癫痫。③高热，咽喉肿痛。④手指麻木。

5. 四缝

【定位】在手指，第 2~5 指掌面的近侧指间关节横纹的中央，一手 4 穴。

【主治】①**小儿疳积**。②百日咳。

6. 阑尾

【定位】在小腿前侧上部，当犊鼻下 5 寸，胫骨前缘旁开一横指。

【主治】①急慢性阑尾炎。②下肢痿痹。

7. 胆囊

【定位】在小腿外侧，腓骨小头直下 2 寸。

【主治】①急慢性胆囊炎、胆石症、胆道蛔虫症等胆腑病证。②下肢痿痹。

8. 膝眼

【定位】屈膝，在髌韧带两侧凹陷处，在内侧的称为内膝眼（犊鼻），在外侧的称为外膝眼。

【主治】①膝痛，腿痛。②脚气。

单元测试

1. 夹脊穴位于脊柱区，后正中线旁开 0.5 寸

A. 第 1 颈椎至第 12 胸椎棘突下两侧

B. 第 7 颈椎至第 5 腰椎棘突下两侧

C. 第 1 胸椎至第 5 腰椎棘突下两侧

D. 第 1 胸椎至第 12 胸椎棘突下两侧

E. 第 1 胸椎至骶管裂孔棘突下两侧

答案：C

2. 胆囊穴位于小腿外侧，腓骨小头直下

A. 1 寸

B. 1.5 寸

C. 2 寸

D. 2.5 寸

E. 3 寸

答案：C

3. 不属于十宣穴主治病证的是
A. 昏迷
B. 癫痫
C. 高热
D. 手指麻木
E. 牙松龈痛
答案：E

4. 下列病证中，不属于四神聪穴主治病证的是
A. 头痛，眩晕
B. 失眠，健忘
C. 癫痫
D. 目疾
E. 脱肛
答案：E

第二十一单元　毫针刺法

知识点概要

一、针刺准备

体位

1. 仰卧位　适宜于取头、面、胸、腹部腧穴和上、下肢部分腧穴。
2. 侧卧位　适宜于取身体侧面少阳经腧穴和上、下肢的部分腧穴。
3. 俯卧位　适宜于取头、项、脊背、腰骶部腧穴和下肢背侧及上肢部分腧穴。
4. 仰靠坐位　适宜于取前头、颜面和颈前等部位的腧穴。
5. 俯伏坐位　适宜于取后头和项、背部的腧穴。
6. 侧伏坐位　适宜于取头部的一侧、面颊及耳前后部位的腧穴。

二、进针方法

常用的双手进针法有以下 4 种。

进针手法	操作方法	适用范围
指切进针法（爪切进针法）	用押手拇指或食指端切按在腧穴位置的旁边，刺手持针，紧靠手指甲面将针刺入腧穴	**短针的进针**
夹持进针法（骈指进针法）	用押手拇、食二指持捏消毒干棉球，夹住针身下端，将针尖固定在所刺腧穴的皮肤表面位置，刺手捻动针柄，将针刺入腧穴	**长针的进针**
舒张进针法	用押手拇、食二指将针刺入腧穴部位的皮肤向两侧撑开，使皮肤绷紧，刺手持针，使针从押手拇、食二指的中间刺入	**皮肤松弛部位的腧穴**
提捏进针法	用押手拇、食二指将针刺入腧穴部位的皮肤提起，刺手持针，从捏起皮肤的上端将针刺入	**皮肉浅薄部位的腧穴**，如印堂穴

三、针刺角度

针刺角度一般分直刺、斜刺、平刺 3 种。

角　度	操作方法	适用范围
直刺	针身与皮肤表面呈 90° 刺入	人体大部分腧穴
斜刺	针身与皮肤表面约呈 45° 刺入	**肌肉浅薄处或内有重要脏器，或不宜直刺、深刺的腧穴**
平刺（横刺、沿皮刺）	针身与皮肤表面呈约 15° 或沿皮以更小的角度刺入	**皮薄肉少部位的腧穴**，如头部的腧穴等

四、行针与得气

1. 行针的基本手法

基本手法	操作方法
提插法	将针刺入腧穴一定深度后，施以上提下插的操作手法。针由浅层向下刺入深层的操作谓之插，从深层向上引退至浅层的谓之提，如此反复地上下呈纵向运动的行针手法，即为提插法。提插幅度的大小、层次的变化、频率的快慢和操作时间的长短，应根据患者的体质、病情、腧穴部位和针刺目的等灵活掌握。行针时提插的幅度大，频率快，刺激量就大；反之，提插的幅度小，频率慢，刺激量就小
捻转法	将针刺入腧穴一定深度后，施向前向后捻转动作使针在腧穴内反复前后来回旋转行针手法。捻转角度的大小、频率的快慢、时间的长短等，需根据患者的体质、病情、腧穴的部位、针刺目的等具体情况而定。捻转角度大，频率快，用力重，其刺激量就大；反之，刺激量就小

2. 得气的概念与临床意义

（1）概念：古称“气至”，近称“针感”，是指毫针刺入腧穴一定深度后，施以提插或捻转等行针手法，使针刺部位获得“经气”感应，谓之得气。

1）当针刺得气时，患者的针刺部位有酸、麻、胀、重等自觉反应，有时可出现局部的热、凉、痒、痛、蚁行等感觉，或呈现沿着一定的方向和部位传导和扩散现象。少数患者还会出现循经性肌肤瞤动、震颤等反应，有的还可见到针刺腧穴部位的循经性皮疹带或红、白线状现象。

2）当患者有自觉反应的同时，医者的刺手亦能体会到针下沉紧、涩滞或针体颤动等反应。若针刺后未得气，则患者无任何特殊感觉或反应，医者刺手亦感觉到针下空松、虚滑。

（2）临床意义：得气是施行针刺产生治疗作用的关键，是判断患者经气盛衰、取穴准确与否的依据，是施行守气、行气和补泻手法的基础，得气与否、气至的迟速，不仅关系针刺的治疗效果，而且可以借此窥测疾病的预后。

五、针刺补泻

补泻手法		操作方法
捻转补泻	补法	针下得气后，**捻转角度小，用力轻，频率慢，操作时间短，结合拇指向前、食指向后**（左转用力为主）
	泻法	针下得气后，**捻转角度大，用力重，频率快，操作时间长，结合拇指向后、食指向前**（右转用力为主）
提插补泻	补法	针下得气后，**先浅后深，重插轻提，提插幅度小，频率慢，操作时间短**
	泻法	针下得气后，**先深后浅，轻插重提，提插幅度大，频率快，操作时间长**
平补平泻		进针得气后，施行均匀的提插、捻转手法

◆ **提醒：**捻转补泻、提插补泻的补、泻法操作要点较容易混淆，考生须注意区分。还考点常在 A_1 型题中考查。

六、针刺异常情况与注意事项

1. 晕针的表现、处理与预防

（1）症状：患者突然出现**精神疲倦、头晕目眩，面色苍白，恶心欲吐，多汗、心慌、四肢发冷，血压下降，脉象沉细，甚则神志昏迷，扑倒在地，唇甲青紫，二便失禁，脉微细欲绝。**

（2）处理：**立即停止针刺，将针全部起出。**使患者平卧，注意保暖，轻者仰卧片刻，给饮温开水或糖水后，即可恢复正常。重者在上述处理基础上，可刺**人中、素髎、内关、足三里、灸百会、关元、气海**等穴，即可恢复。若仍不省人事，呼吸细微，脉细弱者，应配合其他治疗或采用急救措施。

（3）预防：对初次接受针刺治疗或精神过度紧张，身体虚弱者，应先做好解释安抚，消除对针刺的顾虑和恐惧，同时选择舒适的体位，最好采用卧位，选穴宜少，手法要轻；若饥饿、疲劳、大渴时，应在进食、休息、饮水后再行针刺；医者在针刺治疗过程中，要精神专一，注意观察病人的神色，询问病人的感觉，一旦有不适等晕针先兆，可及早采取处理措施，防患于未然。

2. 针刺注意事项

（1）特殊生理状态的针刺注意事项

1）过于饥饿、疲劳，精神过于紧张者不宜立即进行针刺。

2）年老体弱、针刺耐受程度差、初次针刺者，应使用卧位针刺，且不宜强刺激。

3）妇女行经时，若非为了调经，三阴交、合谷、昆仑、至阴等一些通经活血的腧穴应慎刺。

（2）妊娠妇女、小儿针刺时的注意事项

1）妊娠妇女：妇女怀孕3个月者，不宜针刺小腹部的腧穴；若怀孕3个月以上者，腹部、腰骶部腧穴也不宜针刺。三阴交、合谷、昆仑、至阴等腧穴，在怀孕期亦应予禁刺，此外，怀孕期需要针刺治疗者，应注意精简针刺穴位、不宜使用强刺激手法。习惯性流产的孕妇则应慎用针刺。

2）小儿：小儿囟门未合时，头项部的腧穴一般不宜针刺。对于不能合作的小儿，针刺时宜采用速针法，不宜留针。

（3）颈项、眼区、胸胁腹背等部位腧穴的针刺注意事项

1）颈项部位腧穴：针刺颈部的天突穴时，应注意针刺角度、方向和深度，避免刺伤气管、主动脉弓，针刺人迎穴要使用押手拨开颈总动脉、缓慢进针。针刺项部的风府、哑门等腧穴，要注意掌握针刺角度方向和深度，不宜大幅度的提插、捻转，以免刺伤延髓。

2）眼区腧穴：针刺眼区的睛明、承泣、上明、球后等腧穴，应注意针刺的方向、角度、深度，缓慢进针，仔细体察针下感觉，避免使用大幅度提插、捻转手法。出针时动作轻柔，出针后按压针孔以防止或减少出血。

3）胸胁、腰背部位腧穴：对胸、胁、腰、背脏腑所居之处的腧穴，不宜直刺、深刺，肝脾肿大、肺气肿患者更应注意。如刺胸、背、腋、胁、缺盆等部位的腧穴，若直刺过深，都有伤及肺脏的可能，使空气进入胸膜腔，导致创伤性气胸，轻者出现胸痛、胸闷、心慌、呼吸不畅，甚则呼吸困难唇甲发绀、出汗、血压下降等症。对此症应及时采取治疗措施。因此，医者在进行针刺过程中精神必须高度集中，令患者选择适当的体位，严格掌握进针的深度、角度，以防止事故的发生。

4）腹部腧穴：上腹部近胸部的腧穴不宜深刺或向上斜刺，以免刺伤胃、肝或心脏。针刺下腹部腧穴时，应了解患者膀胱充盈状况，如有尿潴留时要掌握适当的针刺方向、角度、深度等，避免误伤膀胱。对于妇女，应注意询问其怀孕情况。

（4）不宜针刺的疾病

1）常有自发性出血或损伤后出血不止的患者，不宜针刺。

2）皮肤有感染、溃疡、瘢痕或肿瘤的部位，不宜针刺。

单元测试

1. 下列腧穴中，不适宜俯卧位针刺的是

A. 天柱

B. 天枢

C. 天宗

D. 风门

E. 风市

答案：B

2. 下列各组腧穴中，宜取仰卧位的是

A. 攒竹、命门、昆仑

B. 血海、照海、臑俞

C. 气海、大包、阳陵泉

D. 隐白、次髎、中极

E. 天柱、委中、申脉

答案：C

3. 适用于皮肤松弛部位腧穴的进针方法是

A. 单手进针法

B. 舒张进针法

C. 提捏进针法

D. 夹持进针法

E. 指切进针法

答案：B

4. 属于行针基本手法的是

A. 循法
B. 弹法
C. 刮法
D. 提插法
E. 震颤法
答案：D
5. 属于捻转补法操作的是
A. 针下得气后，捻转角度小，用力轻，频率慢
B. 针下得气后，捻转角度大，用力重，频率快
C. 进针时针尖迎着经脉循行来的方向刺入
D. 进针时针尖随着经脉循行去的方向刺入
E. 出针时摇大针孔而不按压
答案：A
6. 有关留针的叙述，不正确的是
A. 留针是指将针刺入腧穴行针施术后，使针留置穴内
B. 留针的目的是为了加强针刺的作用
C. 一般病证可留针 10~20 分钟
D. 顽固性疼痛不可以久留针
E. 留针与否应根据患者具体病情而定
答案：D
7. 有关晕针处理方法的叙述，不正确的是
A. 立即停止针刺，将针全部起出
B. 使患者平卧，头部抬高
C. 宽衣解带，注意保暖
D. 予以饮温开水或糖水
E. 重者可刺人中、素髎、内关、足三里等穴
答案：B
（8~9 题共用备选答案）
A. 短针
B. 长针
C. 皮肤松弛部位的腧穴
D. 皮肤紧张部位的腧穴
E. 皮肉浅薄部位的腧穴
8. 指切进针法适宜于
答案：A
9. 舒张进针法适宜于
答案：C

第二十二单元 常用灸法

知识点概要

一、灸法的作用

1. 温经散寒。
2. 扶阳固脱。
3. 消瘀散结。
4. 防病保健。

二、灸法的种类及适应范围

1. 艾炷灸

艾炷灸		操作要点	适应证
直接灸	瘢痕灸（化脓灸）	施灸时先将所灸腧穴部位涂以少量的大蒜汁，以增加黏附和刺激作用，然后将艾炷置于腧穴上，用火点燃艾炷施灸。每壮艾炷必须燃尽，除去灰烬后，方可继续易炷再灸，待规定壮数灸完为止。施灸时由于艾火烧灼皮肤，因此可产生剧痛，此时可用手在施灸腧穴周围轻轻拍打，借以缓解疼痛。在正常情况下，灸后 1 周左右，施灸部位化脓形成灸疮，5~6 周灸疮自行痊愈，结痂脱落后而留下瘢痕	哮喘、肺痨、瘰疬等慢性顽疾
	无瘢痕灸（非化脓灸）	施灸时先在所灸腧穴部位涂以少量的凡士林，以使艾炷便于黏附，然后将艾炷置于腧穴上点燃施灸，当艾炷燃剩 2/5~1/4 而患者感到微有灼痛时，即可易炷再灸，待将规定壮数灸完为止。一般应灸至局部皮肤出现红晕而不起泡为度	虚寒性疾患

续 表

艾炷灸		操作要点	适应证
间接灸	隔姜灸	将鲜姜切成直径2~3cm、厚0.2~0.3cm的薄片，中间以针刺数孔，置于应灸的腧穴部位或患处，再将艾炷放在姜片上点燃施灸。当艾炷燃尽，再易炷施灸。灸完所规定的壮数，一般6~9壮，以使皮肤红润而不起泡为度	因寒而致的呕吐、腹痛以及风寒痹痛等
	隔蒜灸	用鲜大蒜头，切成厚0.2~0.3cm的薄片，中间以针刺数孔（捣蒜如泥亦可），置于应灸腧穴或患处，然后将艾炷放在蒜片上，点燃施灸。待艾炷燃尽，易炷再灸，直至灸完规定的壮数，一般5~7壮	瘰疬、肺痨及初起的肿疡等
	隔盐灸	用干燥的食盐（以青盐为佳）填敷于脐部，或于盐上再置一薄姜片，上置大艾炷施灸，一般灸5~9壮	伤寒阴证或吐泻并作、中风脱证等
	隔附子饼灸	将附子研成粉末，用酒调和做成直径约3cm、厚约0.8cm的附子饼，中间以针刺数孔，放在应灸腧穴或患处，上面再放艾炷施灸，直至灸完所规定壮数为止	命门火衰而致的阳痿、早泄或疮疡久溃不敛等

2. 艾条灸

艾条灸	操作方法	适应证
温和灸	施灸时将艾条的一端点燃，对准应灸的腧穴部位或患处，距皮肤2~3cm，进行熏烤，使患者局部有温热感而无灼痛为宜。一般每处灸5~10分钟，至皮肤出现红晕为度。对于昏厥、局部知觉迟钝的患者，医者可将中、食二指分张，置于施灸部位的两侧，这样可以通过医者手指的感觉来测知患者局部的受热程度，以便随时调节施灸的距离和防止烫伤	慢性病
雀啄灸	施灸时，将艾条点燃的一端对施灸部位的皮肤，并不固定在一定的距离，而是像雀啄食般的一上一下施灸，以给施灸局部一个变量的刺激	急性病
回旋灸	施灸时，艾卷点燃的一端与施灸部位的皮肤虽然保持一定的距离，但不固定，而是向左右方向移动或反复旋转地施灸	急性病

3. 温针灸

（1）操作方法：将针刺入腧穴得气后并给予适当补泻手法而留针时，将纯净细软的艾绒捏在针尾上，或用艾条一段长约2cm，插在针柄上，点燃施灸。待艾绒或艾条烧完后除去灰烬，将针取出。

（2）适应证：用于既需要留针而又适宜用艾灸的病证。

单元测试

1. 下列各项中，不属于灸法治疗作用的是
A. 温经散寒
B. 扶阳固脱
C. 开窍泻热
D. 消瘀散结
E. 防病保健
答案：C

2. 属于间接灸的是
A. 无瘢痕灸
B. 隔附子饼灸
C. 蒜泥灸
D. 太乙神灸
E. 温灸器灸
答案：B

3. 属于艾炷灸的是
A. 温针灸
B. 隔盐灸
C. 回旋灸
D. 温和灸
E. 蒜泥灸
答案：B

4. 瘢痕灸治疗的病证是
A. 肺痨瘰疬
B. 虚寒病证
C. 风寒痹痛
D. 阳痿早泄

E. 疮疡久溃不敛
答案：A
5. 化脓灸属于
A. 直接灸
B. 间接灸
C. 温和灸
D. 回旋灸
E. 实按灸
答案：A
（6~7 题共用备选答案）
A. 瘰疬、初起的肿疡
B. 哮喘、肺痨、瘰疬
C. 吐泻并作、中风脱证
D. 因寒而致的呕吐、腹痛
E. 命门火衰而致的阳痿、早泄
6. 隔蒜灸的适应证是
答案：A
7. 隔姜灸的适应证是
答案：D

第二十三单元　其他针法

知识点概要

一、电针法

1. 电针常用输出波形和作用特点

波　型	特　点	适用范围
疏密波	疏波、密波自动交替出现	常用于止血、扭挫伤、关节周围炎、气血运行障碍、坐骨神经痛、面瘫、肌无力、局部冻伤等
断续波	有节律地时断、时续自动出现	痿证、瘫痪等
连续波	单个脉冲采用不同方式组合而形成	痿证和各种肌肉关节、韧带、肌腱的损伤等

2. 操作方法

（1）配穴处方：电针法的处方配穴与针刺法相同。一般选用其中的主穴，配相应的辅穴。多选同侧肢体的穴位配对，以 1~3 对穴位为宜。

（2）电针方法：针刺入穴位有得气感应后，将输出电位器调至于“0”位，将两根导线连接在两个配对的针柄上（或负极接主穴，正极接配穴），然后打开电源开关，选择波型，慢慢调至适宜的输出电流量。通电时间一般在 5~20 分钟。当达到预定时间后，先将输出电位器调至“0”位，然后关闭电源开关，取下导线，最后出针。

（3）电流的刺激强度：当电流开到一定强度时，患者有麻、刺感，这时的电流强度为“感觉阈”。若将电流强度继续增加至患者局部开始出现刺痛感时，此时的电流强度称为“痛阈”。一般情况下，应在感觉阈和痛阈之间调节适宜的刺激强度。强度以患者能耐受的强度为宜。

3. 适应范围　常用于各种痛证、痹证和心、胃、肠、胆、膀胱、子宫等器官的功能失调，以及癫狂和肌肉、韧带、关节的损伤性疾病等，并可用于针刺麻醉。

二、三棱针法

1. 三棱针刺法和作用特点

针刺方法	操作方法	适用范围
点刺法	针刺前，在预定针刺部位上下用押手拇食指向针刺处推按，使血液积聚于针刺部位，继之用2%碘酒棉球消毒，再用75%酒精棉球脱碘，或用安尔碘局部消毒。针刺时，押手拇、食、中三指捏紧被刺部位，右手持针，用刺手拇、食两指捏住针柄，中指指腹紧靠针身下端，针尖露出2~5mm。对准已消毒的部位，刺入2~5mm深，随即将针迅速退出，轻轻挤压针孔周围，使出血少许，然后用消毒棉球按压针孔	多用于指、趾末端的十宣、十二井穴和耳尖及头面部的攒竹、上星、太阳等穴
散刺法（豹纹刺）	是对病变局部周围进行点刺的一种方法。根据病变部位大小的不同，可刺10~20针，由病变外缘环形向中心点刺	**多用于局部瘀血、血肿或水肿、顽癣等**
刺络法	先用带子或橡皮管，结扎在针刺部位上端（近心端），然后迅速消毒。针刺时左手拇指压在被针刺部位下端，右手持三棱针对准针刺部位的静脉，刺入脉中（2~3mm），立即将针退出，使其流出少量血液，也可轻轻按压静脉上端，以助瘀血外出。出血停止后，再用消毒棉球按压针孔	**多用于曲泽、委中等穴，治疗急性吐泻、疼痛、中暑、发热等**
挑刺法	用左手按压施术部位两侧，或捏起皮肤，使皮肤固定，右手持针迅速刺入皮肤1~2mm，随即将针身倾斜挑破皮肤，使之出少量血液或少量黏液。也有再刺入2~5mm深，将针身倾斜并使针尖轻轻挑起，挑断皮下部分纤维组织，然后出针，覆盖敷料	常用于肩周炎、胃痛、颈椎综合征、失眠、支气管哮喘、血管神经性头痛等

2. 适应范围　各种**实证**、**热证**、**瘀血**、**疼痛**等均可应用。较常用于某些**急症和慢性病**，如昏厥、高热、中暑、中风闭证、咽喉肿痛、目赤肿痛、顽癣、疖痈初起、扭挫伤、疳证、痔疮、顽痹、头痛、丹毒、指（趾）麻木等。

单元测试

1. 治疗痿证、瘫痪宜选用的电针波型是
A. 疏密波
B. 断续波
C. 锯齿波
D. 密波
E. 疏波
答案：B

2. 下列各项中，不属于三棱针操作方法的是
A. 点刺法
B. 散刺法
C. 透刺法
D. 刺络法
E. 挑刺法
答案：C

3. 三棱针散刺法治疗的病证是
A. 昏厥
B. 中暑
C. 发热
D. 局限性顽癣
E. 急性吐泻
答案：D

（4~5题共用备选答案）
A. 十宣、井穴
B. 曲泽、委中
C. 肺俞、胃俞
D. 合谷、太冲
E. 列缺、照海

4. 三棱针刺络法常取的腧穴是
答案：B

5. 三棱针点刺法常取的腧穴是
答案：A

第二十四单元　针灸治疗

知识点概要

一、针灸处方

1. 选穴原则

选穴原则	概　　念	适用范围	例　　证
近部选穴	指选取病痛所在部位或邻近部位的腧穴，体现了“腧穴所在，主治所在”的治疗规律	适用于几乎所有病证，更多用于治疗体表部位较明显、病变范围较局限者	眼病取睛明，耳病取听宫，鼻病取迎香，胃痛取中脘，膝痛取膝眼
远部选穴	指选取距离病痛较远处部位的腧穴，体现了“经脉所过，主治所及”的治疗规律	脏腑病、头面、五官、躯干疾患	胃痛选足阳明胃经的足三里，腰背痛选足太阳膀胱经的委中，上牙痛选足阳明胃经的内庭，下牙痛选手阳明大肠经的合谷
辨证选穴	根据疾病的证候特点，分析病因病机而辨证选取穴位的方法	许多病证无明显局限的病变部位，而呈现全身症状，因无法辨病位，不能应用上述按部位选穴的方法，此时，就需辨证选穴	肾阴不足导致的虚热选肾俞、太溪，心肾不交导致的失眠选心俞、肾俞
对症选穴	针对疾病的个别突出的症状而选取穴位，又称为“经验选穴”	个别突出的症状	发热取大椎，痰多取丰隆，哮喘取定喘，虫证取百虫窝，落枕取外劳宫，腰痛取腰痛点，面瘫取牵正，目赤取耳尖

2. 配穴方法

（1）按部配穴

配穴方法	概　　念	例　　证
远近配穴法	以病变部位为依据，在病变附近和远部同时选穴配伍组成处方的方法	眼病以局部的睛明、邻近的风池、远端的光明相配；痔疮以局部的长强、下肢的承山相配；痛经以局部的关元、远端的三阴交相配
上下配穴法	将腰部以上腧穴和腰部以下腧穴配合应用的方法。八脉交会穴的配对应用即属于上下配穴法	头项强痛，上取大椎、下配昆仑；胸腹满闷，上取内关、下配公孙；子宫脱垂，上取百会，下配气海等。如胃脘痛可上取内关，下取足三里；咽痛上取鱼际、下取太溪
前后配穴法	将人体前部和后部的腧穴配合应用的方法，主要指将胸腹部和背腰部的腧穴配合应用，又称“腹背阴阳配穴法”。俞募配穴属于前后配穴法	肺病前取中府，后取肺俞；心胸疾病前取巨阙，后取心俞；胃脘疼痛，前取中脘、梁门，后取胃俞、筋缩；腰痛前取天枢，后取肾俞；脊柱强痛，前取水沟，后取脊中等
左右配穴法	将人体左侧和右侧的腧穴配合应用的方法。左右配穴法既可以左右同取，也可以左病取右、右病取左	胃痛可选用双侧足三里、梁丘穴；右侧面瘫取右侧的地仓、颊车和左侧合谷；左侧偏头痛取左侧的太阳和右侧的外关

（2）按经配穴

配穴方法	概　　念	例　　证
本经配穴法	指某一脏腑、经脉发生病变时，即遵循“不盛不虚，以经取之”的治疗原则，选用本经脉的腧穴配伍组成处方的方法	胆经郁热导致的少阳头痛，可取率谷、风池、侠溪；胃火循经上扰的牙痛，可取颊车、内庭；咳嗽可取中府、太渊；急性胃痛取足三里、梁丘
表里经配穴法	以脏腑、经脉的阴阳表里配合关系为依据的配穴方法。当某一脏腑经脉发生疾病时，取本经和其相表里经脉的腧穴配合组成处方。原络配穴法是表里经配穴法在临床上的具体运用	风热袭肺导致的感冒咳嗽，可选肺经的尺泽和大肠经的曲池、合谷；胃痛取三阴交、足三里；肝病取期门、太冲配阳陵泉
同名经配穴法	将手足同名经的腧穴相互配合组成处方的方法	阳明头痛取手阳明经的合谷配足阳明经的内庭；太阳头痛取手太阳经的后溪配足太阳经的昆仑；失眠、多梦，取手少阴经的神门配足少阴经的太溪

◆ **提醒：**考生可根据选穴原则、配穴方法的例证来进一步理解、掌握相关概念。

二、特定穴

1. 五输穴　指十二经脉肘膝关节以下，被称为井、荥、输、经、合的五个腧穴。《灵枢·九针十二原》：**“所出为井、所溜为荥、所注为输、所行为经、所入为合。”**五输穴不仅有经脉归属，而且具有自身的五行属性，《灵枢·本输》指出阴经井穴属木，阳经井穴属金，以此类推。《难经·六十八难》：**“井主心下满，荥主身热，输主体重节痛，经主喘咳寒热，合主逆气而泄。”**

2. 原穴、络穴

（1）原穴：原穴分布在腕、踝关节附近的十二经上。阴经五脏之原穴，与五输穴中的输穴为同一穴，即阴经的输穴与原穴为同一穴，阳经则除输穴外，还有一个原穴。原穴可用于诊断和治疗脏腑疾病。

（2）络穴：十二经的络穴都位于肘膝关节以下，任脉之络穴鸠尾散于腹，督脉之络穴长强散于头上，脾之大络大包穴布于胸胁，共十五穴，故称为“十五络穴”。络穴除可治疗本经脉的病证、本络脉的虚实病证外，还能治疗其相表里之经的病证。

3. 背俞穴、募穴

（1）背俞穴：是脏腑之气输注于背腰部的腧穴。分布于背腰部的膀胱经第1侧线上，大体依脏腑所处位置的高低而上下排列，五脏六腑（加上心包）各有一相应的背俞穴，共十二个，依据脏腑的名称来命名。**脏病多选其背俞穴治疗**。

（2）募穴：是脏腑之气结聚于胸腹部的腧穴。分布在胸腹部相关经脉上，又称为“腹募穴”和“前募穴”。多位于脏腑附近的部位。五脏六腑（加上心包）各有一相应的募穴，共十二个。**腑病多选其募穴治疗**。

4. 八脉交会穴　指与奇经八脉相通的十二经脉在四肢部的八个腧穴，原称“交经八穴”“流注八穴”和“八脉八穴”。均分布于肘膝以下，包括**公孙、内关、后溪、申脉、足临泣、外关、列缺、照海**。八脉交会穴配伍及主治病证如下。

穴　名	主　治	相配合主治
公孙	冲脉病证	心、胸、胃疾病
内关	阴维脉病证	
后溪	督脉病证	目内眦、颈项、耳、肩部疾病
申脉	阳跷脉病证	
足临泣	带脉病证	目锐眦、耳后、颊、颈、肩部疾病
外关	阳维脉病证	
列缺	任脉病证	肺系、咽喉、胸膈疾病
照海	阴跷脉病证	

5. 八会穴　指脏、腑、气、血、筋、脉、骨、髓等精气所会聚的腧穴。**脏会章门，腑会中脘，气会膻中，血会膈俞，筋会阳陵泉，脉会太渊，骨会大杼，髓会绝骨**。八会穴对于各自所会的脏、腑、气、血、筋、脉、骨、髓相关的病证有特殊的治疗作用。

6. 郄穴　十二经脉和奇经八脉中的阴跷脉、阳跷脉、阴维脉、阳维脉之经气深聚的部位称为郄穴。多用于治疗本经循行部位及所属脏腑的**急性病证**。

◆ **提醒：**络穴除可治疗本经脉的病证、本络脉的虚实病证外，还能治疗其相表里之经的病证。郄穴多用于治疗急症。

单元测试

1. 下列各项中，属于近部选穴的是
A. 头痛取膈俞
B. 脱肛取百会
C. 咳嗽取列缺
D. 鼻病选迎香
E. 鼻病选合谷
答案：D
2. 下列各项中，不属于对症选穴的是
A. 落枕取外劳宫
B. 目赤取耳尖
C. 发热取大椎
D. 痛经取次髎
E. 肝阳上亢者取太冲
答案：E
3. 下列各项中，属于远部选穴的是
A. 面瘫选风池
B. 胃痛选中脘
C. 耳聋选听宫
D. 扭伤取阿是穴
E. 头痛选至阴
答案：E
4. 下列各项中，属于表里经配穴的是
A. 咳嗽取尺泽、鱼际
B. 感冒取列缺、合谷
C. 膝痛取阳陵泉、阴陵泉
D. 胃痛取中脘、内庭
E. 痛经取地机、隐白
答案：B
5. 在五输穴中，合穴主要治疗
A. 心下满
B. 身热
C. 体重节痛
D. 喘咳寒热
E. 逆气而泄
答案：E
（6~7 题共用备选答案）
A. 头痛取率谷、太冲
B. 头痛取头维、丰隆
C. 牙痛取合谷、内庭
D. 腰痛取命门、肾俞
E. 腹泻取天枢、尺泽
6. 属于本经配穴的是
答案：B
7. 属于同名经配穴的是
答案：C
（8~9 题共用备选答案）
A. 慢性病证
B. 五脏病证
C. 六腑病证
D. 急性病证
E. 表里经脉病证
8. 络穴主治的是
答案：E
9. 下合穴主治的是
答案：C

第二十五单元　头面躯体病证

知识点概要

一、头痛

1. 辨证要点
（1）根据疼痛部位进行经络辨证

部　位	经络辨证
枕部痛或下连于项	太阳头痛
额痛或兼眉棱、鼻根部痛	阳明头痛
两侧头部疼痛	少阳头痛
巅顶痛或连于目系	厥阴头痛

（2）外感头痛和内伤头痛

1）外感头痛：主症为头痛较急，痛无休止，外感表证明显。

证　候	表　现
风寒头痛	头痛连及项背，兼恶风畏寒，苔薄白，脉浮紧
风热头痛	头痛而胀，兼发热，苔黄，脉浮数
风湿头痛	头痛如裹，兼肢体困重，苔白腻，脉濡

2）内伤头痛：主症为头痛反复发作，时轻时重，常伴头晕，遇劳或情志刺激而发作、加重。

证　候	表　现
肝阳上亢头痛	头胀痛、跳痛、掣痛或两侧、巅顶作痛，兼心烦易怒、口苦、脉弦
痰浊头痛	头痛昏蒙，兼胸闷脘胀，苔白腻，脉滑
瘀血头痛	头痛迁延日久，或头部有外伤史，痛处固定不移，舌紫暗，脉细涩
血虚头痛	头空痛、昏痛，兼神疲无力，面色不华，舌淡苔白，脉细弱

2. 治法　调和气血，通络止痛。根据头痛部位循经取穴和取阿是穴为主。

3. 处方

（1）主穴：百会、太阳、风池、阿是穴、合谷。

（2）配穴：**太阳头痛配天柱、后溪、昆仑；阳明头痛配印堂、内庭；少阳头痛配率谷、外关、足临泣；厥阴头痛配四神聪、太冲、内关。风寒头痛配风门、列缺；风热头痛配曲池、大椎；风湿头痛配头维、阴陵泉；肝阳上亢头痛配太溪、太冲；痰浊头痛配中脘、丰隆；瘀血头痛配血海、膈俞；血虚头痛配脾俞、足三里。**

4. 治疗操作　毫针虚补实泻法。寒证加灸；瘀血头痛可在阿是穴点刺出血。头痛剧烈者，阿是穴可采用强刺激和久留针。

二、落枕

1. 辨证要点

（1）根据疼痛部位进行经络辨证

疼痛部位	经络辨证
项背部强痛，低头加重，项背部压痛明显	督脉与太阳经证
颈肩部疼痛，头部歪向患侧，颈肩部压痛明显	少阳经证

（2）根据临床表现辨证

临床表现	证　型
有明显的感受风寒史，颈项疼痛重着，或伴恶寒发热、头痛	风寒袭络
颈项部刺痛，固定不移，且有明显的夜卧姿势不当或颈项外伤史	气滞血瘀

2. 治法　疏经活络，调和气血。取局部阿是穴和手太阳、足少阳经穴为主。

3. 处方

（1）主穴：**外劳宫、天柱、阿是穴、后溪、悬钟。**

（2）配穴：病在督脉、太阳经者配大椎、束骨；病在少阳经配风池、肩井。风寒袭络配风池、合谷；气滞血瘀配内关、合谷。肩痛配肩髃；背痛配天宗。

4. 治疗操作　毫针泻法。先刺远端外劳宫、后溪、悬钟，持续捻转，嘱患者慢慢活动颈部，一般颈项疼痛立即缓解，再针刺局部腧穴。风寒袭络者可局部配合艾灸，气滞血瘀者可局部配合三棱针点刺放血。

三、漏肩风

1. 辨证要点

（1）根据疼痛部位进行经络辨证

疼痛部位	经络辨证
疼痛以肩前外部为主	手阳明经证
疼痛以肩外侧为主者	手少阳经证
疼痛以肩后部为主	手太阳经证
疼痛以肩前部为主者	手太阴经证

（2）根据临床表现辨证

临床表现	证　型
有明显感受风寒史、遇风痛增	外邪内侵
肩部有外伤或劳作过度史、疼痛拒按	气滞血瘀
肩部以酸痛为主，劳累加重，或伴眩晕乏力	气血虚弱

2. 治法　通经活络，舒筋止痛。取局部穴位为主，配合循经远端取穴。

3. 处方

（1）主穴：**肩髃、肩髎、肩贞、阿是穴、阳陵泉、条口透承山**。

（2）配穴：手阳明经证配合谷；手少阳经证配外关；手太阳经证配后溪；手太阴经证配列缺；外邪内侵配合谷、风池；气滞血瘀配内关、膈俞；气血虚弱配足三里、气海。

4. 治疗操作　毫针泻法或平补平泻。先刺远端穴，行针后让患者运动肩关节。局部穴可加灸法。

四、腰痛

1. 辨证要点

（1）根据疼痛部位进行经络辨证

疼痛部位	经络辨证
疼痛在腰脊中部	督脉病证
疼痛在腰脊两侧	足太阳经证

（2）根据临床表现辨证

临床表现	证　型
腰部冷痛重着，或拘挛不可俯仰，有明显腰部受寒史	寒湿腰痛
腰部刺痛，痛有定处，腰部有明显损伤或陈伤史	瘀血腰痛
腰痛起病缓慢，隐隐作痛，反复发作	肾虚腰痛

2. 治法　通经止痛。**取局部阿是穴及足太阳经穴为主**。

3. 处方

（1）主穴：**大肠俞、阿是穴、委中**。

（2）配穴：督脉病证配后溪；足太阳经证配申脉；腰椎病变配腰夹脊。**寒湿腰痛配命门、腰阳关**；瘀血腰痛配膈俞、次髎；肾虚腰痛配肾俞、太溪。

4. 治疗操作　毫针虚补实泻法。寒湿腰痛或肾虚腰痛加灸法；瘀血腰痛阿是穴用刺络拔罐；痛势较急者委中点刺放血。

五、痹证

1. 辨证要点　主症为关节肌肉疼痛，屈伸不利。

临床表现	证　型
痛无定处，舌质淡，苔薄白，脉浮	行痹
疼痛剧烈，痛有定处，遇寒痛剧，苔薄白，脉弦紧	痛痹
疼痛重着，或肿胀麻木，苔白腻，脉濡缓	着痹
红肿热痛，舌红，苔黄燥，脉滑数	热痹

2. 治法　通络止痛。以局部穴位为主，配合循经取穴及辨证选穴。

3. 处方

（1）主穴：阿是穴、局部经穴。

（2）配穴：**行痹配膈俞、血海；痛痹配肾俞、关元；着痹配阴陵泉、足三里；热痹配大椎、曲池**。另可根据疼痛的部位循经配穴。

4. 治疗操作　毫针泻法或平补平泻。痛痹、着痹者加灸法。大椎、曲池可点刺放血，局部腧穴可加拔罐法。

单元测试

1. 治疗太阳头痛应配用的是
A. 天柱、后溪、昆仑
B. 率谷、外关、足临泣
C. 印堂、内庭、偏历
D. 太冲、内关、四神聪
E. 血海、膈俞、内关
答案：A

2. 针灸治疗腰痛的主穴是
A. 阿是穴、肾俞、太溪
B. 腰眼、委中、太溪
C. 阿是穴、大肠俞、委中
D. 阿是穴、背俞穴、太溪
E. 肾俞、昆仑、委中
答案：C

3. 辨证为痛痹者，治疗应加用
A. 肾俞、关元
B. 大椎、曲池
C. 肝俞、太冲
D. 膈俞、血海
E. 阴陵泉、足三里
答案：A

4. 辨证为热痹者，治疗应加用
A. 肝俞、太冲
B. 膈俞、血海
C. 肾俞、关元
D. 大椎、曲池
E. 合谷、内庭
答案：D

5. 治疗落枕的主穴是
A. 天柱、肩井、天髎、肩贞、合谷
B. 天柱、养老、后溪、阳池、合谷
C. 阿是穴、外关、天髎、肩井、合谷
D. 阿是穴、外劳宫、后溪、悬钟、天柱
E. 后溪、外劳宫、外关、束骨、昆仑
答案：D

6. 与漏肩风相关的经脉是
A. 手三阳、足太阳
B. 手三阴、手太阳
C. 手三阳、手太阴
D. 手三阴、足少阳
E. 手三阴、足阳明
答案：C

7. 患者，男，48岁。头胀痛近2年，时作时止，伴目眩易怒，面赤口苦，舌红苔黄，脉弦数。治疗除取主穴外，还应选用
A. 头维、内庭、三阴交
B. 血海、风池、足三里
C. 风池、列缺、太阳

D. 太溪、侠溪、太冲
E. 丰隆、太阳、风门
答案：D

8. 患者腰部冷痛重着，拘挛不可俯仰，舌淡，苔白，脉紧，针灸治疗除阿是穴、大肠俞、委中外。还应选取
A. 膈俞、次髎
B. 命门、腰阳关
C. 肾俞、足三里
D. 肾俞、太溪
E. 悬钟、申脉
答案：B

9. 患者肘关节肌肉酸痛重着不移 2 个月，伴有肿胀，肌肤麻木不仁，阴雨天加重，苔白腻，脉濡缓。针灸治疗除主穴外，应加取
A. 膈俞、血海
B. 曲池、尺泽
C. 曲池、大椎
D. 肾俞、关元
E. 足三里、阴陵泉
答案：E

10. 患者因夜吹风扇，晨起出现右颈项痛，转动受限，并向同侧肩部放射。针灸治疗除主穴外，宜选取
A. 血海、膈俞、肩髃
B. 合谷、曲池、大椎
C. 风池、内关、肩井
D. 风池、合谷、肩髃
E. 大椎、束骨、天宗
答案：D

（11～12 题共用备选答案）
A. 风池、合谷
B. 大椎、束骨
C. 内关、合谷
D. 风池、肩井
E. 血海、肩井
11. 风寒袭络型落枕，除主穴外应配用
答案：A
12. 气血瘀滞型落枕，除主穴外应配用
答案：C

（13～14 题共用备选答案）
A. 风门、列缺
B. 印堂、内庭
C. 曲池、大椎
D. 太溪、太冲
E. 中脘、丰隆
13. 治疗风寒头痛宜取
答案：A
14. 治疗风热头痛宜取
答案：C

第二十六单元　内科病证

知识点概要

一、中风

1. 辨证要点
（1）中经络：主症为意识清楚，半身不遂，口角歪斜，语言不利。

临床表现	证　型
兼见面红目赤，眩晕头痛，口苦，舌红或绛，苔黄，脉弦有力	肝阳暴亢
兼肢体麻木或手足拘急，头晕目眩，苔腻，脉弦滑	风痰阻络
兼口黏痰多，腹胀便秘，舌红，苔黄腻或灰黑，脉弦滑大	痰热腑实
兼肢体软弱，偏身麻木，面色淡白，气短乏力，舌暗，苔白腻，脉细涩	气虚血瘀
兼肢体麻木，手足拘挛，眩晕耳鸣，舌红，苔少，脉细数	阴虚风动

（2）中脏腑：主症为突然昏仆，不省人事，或神志恍惚、嗜睡，兼见半身不遂，口角歪斜。

临床表现	证　型
神昏，牙关紧闭，口噤不开，两手握固，肢体强痉，大小便闭	闭证
昏不知人，目合口开，四肢瘫软，手撒肢冷，汗多，二便自遗，脉微细欲绝	脱证

2. 治法

（1）中经络：疏通经络，醒脑调神。**取督脉、手厥阴及足太阴经穴为主。**

（2）中脏腑：闭证：平肝息风，醒脑开窍。**取督脉、手厥阴和十二井穴为主。**脱证：回阳固脱。以任脉经穴为主。

3. 处方

（1）中经络

1）主穴：**水沟、内关、三阴交、极泉、尺泽、委中。**

2）配穴：**肝阳暴亢配太冲、太溪；风痰阻络配丰隆、合谷；痰热腑实配曲池、内庭、丰隆；气虚血瘀配气海、血海、足三里；阴虚风动配太溪、风池。上肢不遂配肩髃、曲池、手三里、合谷；下肢不遂配环跳、足三里、风市、阳陵泉、悬钟、太冲。病侧肢体屈曲拘挛者，肘部配曲泽，腕部配大陵，膝部配曲泉，踝部配太溪；足内翻配丘墟透照海；足外翻配太溪、中封；足下垂配解溪。口角歪斜配地仓、颊车、合谷、太冲；语言謇涩配廉泉、通里、哑门；吞咽困难配廉泉、金津、玉液。**

（2）中脏腑

1）闭证：水沟、十二井、太冲、丰隆、劳宫。

2）脱证：关元、神阙。

4. 治疗操作　水沟向上方斜刺，用雀啄法，以眼球湿润为度；内关用泻法；三阴交用补法；刺极泉时，在原穴位置下1寸心经上取穴，避开动脉，直刺进针，用提插泻法，以患者上肢有麻胀感和抽动感为度；尺泽、委中直刺，用提插法使肢体有抽动感。十二井穴用三棱针点刺出血；太冲、丰隆、劳宫用泻法；神阙用隔盐灸，关元用大艾炷灸，至四肢转温为止。

◆ **提醒：**针灸治疗前须注意辨证，中经络与中脏腑的区别主要是有无神志异常。

二、眩晕

1. 辨证要点　主症为头晕目眩，视物旋转。轻者如坐车船，飘摇不定，闭目少顷即可复常；重者两眼昏花缭乱，视物不明，旋摇不止，难以站立，昏昏欲倒，甚则跌仆。

临床表现	证　型
兼见面红目赤，目胀耳鸣，烦躁易怒，舌红，苔黄，脉弦数	肝阳上亢
兼头重如裹，视物旋转，舌淡，苔白腻，脉弦滑	痰湿中阻
兼目眩，面白或萎黄，神倦乏力，舌淡，苔薄白，脉弱	气血两虚
眩晕久作不已，兼少寐健忘，耳鸣，腰酸膝软，舌红，脉弦细	肾精不足

2. 治法

（1）实证：平肝潜阳，化痰定眩。取足少阳、足厥阴经穴及督脉穴为主。

（2）虚证：益气养血，填精定眩。以督脉穴和相应背俞穴为主。

3. 处方

	主　穴	配　穴
实证	百会、风池、太冲、内关	肝阳上亢配行间、侠溪、太溪；**痰湿中阻配头维、中脘、丰隆**
虚证	**百会、风池、肝俞、肾俞、足三里**	气血两虚配气海、脾俞、胃俞；肾精不足配太溪、悬钟、三阴交

4. 治疗操作　实证毫针用泻法，虚证百会、风池用平补平泻法，余穴用补法，可灸。

三、面瘫

1. 辨证要点　主症以口眼歪斜为特点。

临床表现	证　型
发病初期，面部有受凉史，舌淡，苔薄白，脉浮紧	风寒外袭
发病初期，继发于风热感冒或其他头面部炎症性、病毒性疾病，舌红，苔薄黄，脉浮数	风热侵袭
恢复期或病程较长者，兼见肢体困倦无力，舌淡，苔白，脉沉细	气血不足

2. 治法　**祛风通络，疏调经筋。取局部穴、手足阳明经穴为主。**

3. 处方

(1) 主穴：**攒竹、阳白、四白、颧髎、颊车、地仓、合谷、太冲。**

(2) 配穴：**风寒外袭配风池、风府；风热侵袭配外关、关冲；气血不足配足三里、气海。**眼睑闭合不全配鱼腰、丝竹空、申脉；鼻唇沟变浅配迎香；人中沟歪斜配水沟；颏唇沟歪斜配承浆；乳突部疼痛配翳风；舌麻、味觉减退配廉泉。

4. 治疗操作　面部腧穴均行平补平泻法，恢复期可加灸法。**发病初期，面部腧穴手法不宜过重，针刺不宜过深**，肢体远端腧穴行泻法且手法宜重；恢复期，足三里行补法，合谷、太冲行平补平泻法。

四、不寐

1. 辨证要点　主症为经常不能获得正常睡眠。轻者入寐困难或寐而易醒，醒后不寐；重者彻夜难眠。

临床表现	证　型
兼多梦易醒，心悸健忘，舌淡，苔薄白，脉细弱	心脾两虚
心烦不寐，或时寐时醒，手足心热，颧红潮热，舌红，苔少，脉细数	心肾不交
夜寐多梦，易惊善恐，舌淡，苔薄，脉弦细	心胆气虚
难以入睡，急躁易怒，舌红，苔黄，脉弦数	肝火扰神
眠而不安，胸闷脘痞，舌红，苔黄腻，脉滑数	脾胃不和

2. 治法　**舒脑宁心，安神利眠。取督脉、手少阴穴为主。**

3. 处方

(1) 主穴：**百会、安眠、神门、三阴交、照海、申脉。**

(2) 配穴：心脾两虚配心俞、脾俞；心肾不交配太溪、肾俞；**心胆气虚配心俞、胆俞**；肝火扰神配行间、侠溪；脾胃不和配足三里、内关。噩梦多配厉兑、隐白；头晕配风池、悬钟；重症不寐配夹脊、四神聪。

4. 治疗操作　毫针平补平泻，照海用补法，申脉用泻法。配穴则虚补实泻，心胆气虚者可配合灸法。

五、感冒

1. 辨证要点　主症为恶寒发热、鼻塞流涕、咳嗽、头痛、周身酸楚不适。

临床表现	证　型
恶寒重，发热轻或不发热，无汗，喷嚏，苔薄白，脉浮紧	风寒感冒
微恶风寒，发热重，浊涕，痰稠或黄，咽喉肿痛，苔薄黄，脉浮数	风热感冒
头痛如裹，胸闷纳呆	夹湿
汗出不解，心烦口渴	夹暑

2. 治法　祛风解表。取手太阴、手阳明经穴及督脉穴为主。

3. 处方

(1) 主穴：**列缺、合谷、风池、大椎、太阳。**

（2）配穴：风寒感冒配风门、肺俞；风热感冒配曲池、尺泽；夹湿配阴陵泉；夹暑配委中。体虚感冒配足三里，咽喉疼痛配少商、商阳。

4. 治疗操作　主穴以毫针泻法，风寒感冒可加灸法，风热感冒大椎可行刺络拔罐法；配穴中足三里用补法，尺泽、委中、少商、商阳可点刺出血。

六、哮喘

1. 辨证要点

（1）实证：主症为病程短，或当发作期，哮喘声高气粗，呼吸深长有余，呼出为快，体质较强，脉象有力。

临床表现	证　型
喉中哮鸣如水鸡声，痰多，色白，稀薄或多泡沫，伴风寒表证，苔薄白，脉浮紧	风寒外袭
喉中痰鸣如吼，胸高气粗，痰色黄或白，黏着稠厚，伴口渴，便秘，舌红，苔黄腻，脉滑数	痰热阻肺

（2）虚证：主症为病程长，反复发作或当缓解期，哮喘声低气怯，气息短促，深吸为快，体质虚弱，脉弱无力。

临床表现	证　型
喘促气短，动则加剧，喉中痰鸣，痰稀，神疲，汗出，舌淡，苔白，脉细弱	肺气虚
气息短促，呼多吸少，动则喘甚，耳鸣，腰膝酸软，舌淡，苔薄白，脉沉细	肾气虚

2. 治法

（1）实证：祛邪肃肺，化痰平喘。取手太阴经穴及相应背俞穴为主。

（2）虚证：补益肺肾，止哮平喘。取相应背俞穴及手太阴、足少阴经穴为主。

3. 处方

	主　穴	配　穴
实证	**列缺、尺泽、肺俞、中府、定喘**	风寒外袭配风门、合谷；痰热阻肺配丰隆、曲池；喘甚者配天突
虚证	肺俞、膏肓、肾俞、太渊、太溪、足三里、定喘	肺气虚配气海；肾气虚配关元

4. 治疗操作　毫针常规刺，实证用泻法，虚证用补法，风寒及肺肾气虚者可酌加灸或拔罐法。

七、胃痛

1. 辨证要点　实证病势较急，痛势较剧，痛处拒按，食后痛增。虚证病势较缓，痛势较轻，痛处喜按，空腹痛甚。

	临床表现	证　型
实证	胃痛暴作，恶寒喜暖，口不渴，或喜热饮，舌淡苔薄白，脉弦紧	寒邪客胃
	胃脘胀满疼痛，嗳腐吞酸，或呕吐不消化食物，吐后或矢气后痛减，苔厚腻，脉滑	饮食伤胃
	胃脘胀痛，痛连两胁，每因情志因素而诱发或加重，嗳气泛酸，喜太息，苔薄白，脉弦	肝气犯胃
	胃痛如刺，痛有定处，或有呕血便黑，舌质紫暗或有瘀斑，脉涩	瘀血停胃
虚证	胃脘隐痛喜暖，泛吐清水，神疲肢倦，手足不温，大便溏薄，舌淡苔白，脉虚弱或迟缓	脾胃虚寒
	胃脘灼热隐痛，似饥而不欲食，口燥咽干，大便干结，舌红少津，脉细数	胃阴不足

2. 治法　和胃止痛。取胃的募穴、足阳明经穴为主。

3. 处方

（1）主穴：**中脘、足三里、内关**。

（2）配穴：**寒邪客胃配胃俞；饮食伤胃配梁门、下脘；肝气犯胃配期门、太冲；瘀血停胃配膈俞、三阴交；脾胃虚寒配关元、脾俞、胃俞；胃阴不足配胃俞、三阴交、内庭**。

4. 治疗操作　根据虚实证候进行相应毫针补泻，寒邪客胃、脾胃虚寒者宜加用灸法。疼痛发作时可适当加强刺激，持续运针 1~3 分钟，中脘等局部穴以捻转为主，中等强度刺激。

八、呕吐

1. 辨证要点　实证一般发病急，呕吐量多，吐出物多酸臭味。虚证一般病程较长，发病较缓，时作时止，吐出物不多，腐臭味不甚。

	临床表现	证　型
实证	呕吐清水或稀涎，食久乃吐，舌淡，苔薄白，脉迟	寒邪客胃
	呕吐酸苦热臭，食入即吐，舌红，苔薄黄，脉数	热邪内蕴
	因暴饮暴食而呕吐酸腐，脘腹胀满，嗳气厌食，苔厚腻，脉滑实	饮食停滞
	呕吐多因情志不畅而发作，嗳气吞酸，胸胁胀满，脉弦	肝气犯胃
	呕吐清水痰涎，脘痞纳呆，头眩心悸，苔白腻，脉滑	痰饮内停
虚证	饮食稍有不慎即发呕吐，时作时止，面色无华，少气懒言，纳呆便溏，舌淡苔薄，脉弱	脾胃虚寒

2. 治法　和胃理气，降逆止呕。取胃的募穴及足阳明、手厥阴经穴为主。

3. 处方

（1）主穴：**中脘、足三里、内关**。

（2）配穴：寒邪客胃配上脘、胃俞；热邪内蕴配合谷、金津、玉液；饮食停滞配梁门、天枢；肝气犯胃配期门、太冲；**痰饮内停配丰隆、公孙**；脾胃虚寒配脾俞、胃俞。

4. 治疗操作　主穴毫针平补平泻法。寒气客胃或脾胃虚寒者宜配合灸法，热邪内蕴者金津、玉液点刺出血。

九、泄泻

1. 辨证要点

（1）急性泄泻：主症为发病势急，病程短，泄泻次数多，多属实证。

临床表现	证　型
大便清稀或如水样，腹痛肠鸣，身寒喜温，苔白滑，脉濡缓	寒湿内盛
泻下急迫，或泻而不爽，黄褐臭秽，肛门灼热，舌红，苔黄腻，脉濡数	肠腑湿热
泻下恶臭，腹痛肠鸣，泻后痛减，嗳腐吞酸，脘腹胀满，不思饮食，舌苔垢浊或厚腻，脉滑	食滞肠胃

（2）慢性泄泻：主症为发病势缓，病程较长，便泻次数较少，呈间歇性发作，多为虚证或虚实夹杂。

临床表现	证　型
大便时溏时泻，迁延反复，稍进油腻食物则便次增多，面黄神疲，舌淡苔白，脉细弱	脾气虚弱
黎明前脐腹作痛，肠鸣即泻，完谷不化，泻后则安，腹部喜暖，腰膝酸软，舌淡苔白，脉沉细	肾阳虚衰
泄泻肠鸣，腹痛攻窜，矢气频作，胸胁胀闷，嗳气食少，每因情志因素而发作或加重，舌淡，脉弦	肝气乘脾

2. 治法

（1）急性泄泻：除湿导滞，通调腑气。取足阳明、足太阴经穴为主。

（2）慢性泄泻：健脾温肾，固本止泻。取任脉、足阳明、足太阴经穴为主。

3. 处方

泄泻	主穴	配穴
急性泄泻	天枢、上巨虚、阴陵泉、水分	寒湿内盛配神阙；肠腑湿热配内庭、曲池；食滞肠胃配中脘；泻下脓血配曲池、三阴交、内庭
慢性泄泻	**神阙、天枢、足三里、公孙**	**脾气虚弱配脾俞、太白**；肾阳虚衰配肾俞、关元；肝气乘脾配肝俞、太冲；久泻虚陷者配百会

4. 治疗操作　神阙穴用隔盐灸或隔姜灸，其他腧穴常规针刺；寒湿及脾虚、肾虚证针灸并用（肾阳虚衰者可用隔附子饼灸）。

十、便秘

1. 辨证要点　主症为大便秘结不通，排便艰涩难解。

临床表现	证型
大便干结，腹胀腹痛，口干口臭，小便短赤，舌红，苔黄燥，脉滑数	热秘
欲便不得，或便而不爽，腹中胀痛，胸胁痞满，舌苔薄腻，脉弦	气秘
大便艰涩，腹部拘急冷痛，畏寒喜暖，小便清长，舌淡苔白，脉沉迟	冷秘
虽有便意，但排出不畅，便质不干硬，临厕努挣乏力，舌淡苔薄，脉细弱	虚秘

2. 治法　理肠通便。取大肠的背俞穴、募穴及下合穴为主。

3. 处方

（1）主穴：天枢、大肠俞、上巨虚、支沟。

（2）配穴：热秘配合谷、曲池；气秘配太冲、中脘；冷秘配神阙、关元；虚秘配足三里、脾俞、气海，兼阴伤津亏者加照海、太溪。

4. 治疗操作　毫针实泻虚补。冷秘、虚秘宜配合灸法。

单元测试

1. 治疗眩晕实证的主穴是

A. 风池、百会、太阳、列缺

B. 风池、头维、太阳、百会

C. 风池、百会、内关、太冲

D. 风池、百会、肝俞、肾俞

E. 百会、内关、后溪、水沟

答案： C

2. 与面瘫主要相关的是

A. 手阳明、足阳明经筋

B. 手阳明、足太阳经筋

C. 足少阳、足太阳经筋

D. 手阳明、足厥阴经筋

E. 手少阳、足太阳经筋

答案： A

3. 治疗急性泄泻的主穴是

A. 神阙、天枢、足三里、公孙

B. 中脘、内关、足三里、合谷

C. 天枢、上巨虚、阴陵泉、水分

D. 天枢、下脘、上巨虚、关元

E. 中脘、天枢、足三里、三阴交

答案： C

4. 治疗便秘气滞证，除选取主穴外，应加用的腧穴是

A. 脾俞、胃俞

B. 气海、神阙

C. 关元、命门

D. 合谷、曲池

E. 中脘、太冲

答案： E

5. 治疗中风闭证，除选太冲、劳宫穴外，还应选
A. 水沟、中冲、风池
B. 水沟、十二井穴、丰隆
C. 下关、颊车、合谷
D. 中冲、太冲、丰隆
E. 丰隆、涌泉、大椎
答案：B
6. 治疗饮食停滞型胃痛，除主穴外，还应加用
A. 三阴交、内庭
B. 膈俞、胃俞
C. 胃俞、脾俞
D. 下脘、梁门
E. 气海、关元
答案：D
7. 患者，男，52 岁。呕吐清水，胃部不适，喜热畏寒，身倦，便溏，小便可，舌苔白，脉迟。治疗除取主穴外，应加用的腧穴是
A. 上脘、胃俞
B. 肝俞、太冲
C. 肾俞、太溪
D. 脾俞、丘墟
E. 胃俞、血海
答案：A
8. 患者，男，55 岁。突然出现右半身活动不利，舌强语謇，兼眩晕头痛，烦躁，舌红，苔黄，脉弦而有力。针灸治疗除主穴外，应加用
A. 丰隆、合谷
B. 曲池、内庭
C. 太冲、太溪
D. 足三里、气海
E. 太溪、风池
答案：C
9. 患者，女，58 岁。2 天前受凉后出现右侧面部肌肉板滞，额纹消失，眼裂变大，鼻唇沟变浅，口角歪向左侧，舌淡，苔薄白，脉浮紧。治疗除面部穴位、合谷外，还应取
A. 外关、关冲
B. 风府、风池
C. 太冲、曲池
D. 列缺、风池
E. 内庭、足三里
答案：B
10. 患者，男，60 岁。寐而易醒，头晕耳鸣，腰膝酸软，五心烦热，舌红，脉细数。除主穴外，还应选取
A. 行间、侠溪
B. 心俞、脾俞
C. 心俞、胆俞
D. 太溪、肾俞
E. 足三里、内关
答案：D
11. 患者，女，49 岁。哮喘多年，喘促气短，动则喘甚，汗出肢冷，舌淡，脉沉细。治疗除手太阴经穴外，还应选取的是
A. 足太阴、任脉穴
B. 足太阴、足少阴经穴
C. 足厥阴、督脉穴
D. 足少阴、背俞穴
E. 足少阴、督脉穴
答案：D
（12~13 题共用备选答案）
A. 太冲、太溪
B. 丰隆、合谷
C. 曲池、丰隆、内庭
D. 足三里、气海、血海
E. 太溪、风池
12. 治疗中经络之痰热腑实证，应配用
答案：C
13. 治疗中经络之阴虚风动证，应配用
答案：E
（14~15 题共用备选答案）
A. 阴陵泉
B. 太冲
C. 委中
D. 尺泽
E. 足三里
14. 治疗感冒夹暑者，宜加用
答案：C
15. 治疗体虚感冒者，宜加用
答案：E
（16~17 题共用备选答案）
A. 阴谷、关元
B. 气海、膻中
C. 丰隆、曲池
D. 天突、神阙
E. 风门、合谷
16. 治疗哮喘风寒外袭者，除主穴外，宜配用
答案：E
17. 治疗哮喘痰热阻肺者，除主穴外，宜配用
答案：C

第二十七单元　妇儿科病证

知识点概要

一、痛经

1. 辨证要点　疼痛发于经前或经行之初，以绞痛、灼痛、刺痛为主，疼痛拒按，月经量少，质稠，行而不畅，血色紫暗有块，块下痛缓者，为实证；月经将净或经后始作痛者，以隐痛、坠痛为主，喜按喜揉，量少色淡或色暗者，为虚证。

临床表现	证　型
经前或经期小腹胀痛拒按，经血量少，行而不畅，血色紫暗有块，块下痛缓，伴有乳房胀痛，舌质紫暗或有瘀点，脉弦	气滞血瘀
小腹冷痛拒按，得热痛减，量少色暗，面色青白，肢冷畏寒，舌暗苔白，脉沉紧	寒凝血瘀
小腹隐痛喜按，月经量少色淡，面色无华，舌淡，脉细无力	气血虚弱
经后小腹绵绵作痛，月经色暗量少，伴腰骶酸痛，头晕耳鸣，舌淡红苔薄，脉沉细	肾气亏损

2. 治法

(1) 实证：**行气活血，调经止痛。取任脉、足太阴经穴为主。**

(2) 虚证：调补气血，温养冲任。取任脉、足太阴、足阳明经穴为主。

3. 处方

	主　穴	配　穴
实证	**中极、次髎、地机、三阴交**	气滞血瘀配太冲、血海；寒凝血瘀配关元、归来
虚证	**关元、足三里、三阴交**	**气血虚弱配气海、脾俞**；肾气亏损配太溪、肾俞

4. 治疗操作

(1) 实证：毫针泻法，寒凝者加艾灸。

(2) 虚证：毫针补法，可加灸。

二、崩漏

1. 辨证要点　经血非时暴下，量多势急，经血色红质稠者，多为实证；经血久崩久漏，淋沥难尽，经血色淡质稀者，多为虚证。

临床表现	证　型
月经量多，色鲜红或深红，质稠，舌红，脉数	血热
月经时多时少，色紫暗有块，舌暗，脉弦或涩	血瘀
出血量多，色紫红而黏腻，兼带下量多，苔黄腻，脉濡数	湿热
血色正常或有血块，兼时叹息，小腹胀痛，苔薄，脉弦	气郁
月经量多，色淡质稀，苔白，脉沉弱	脾虚
经血色淡质清，兼腰酸肢冷，舌淡，苔薄，脉沉细	肾虚

2. 治法

(1) 实证：清热利湿，固经止血。取任脉、足太阴经穴为主。

（2）虚证：健脾补肾，固冲止血。取任脉及足太阴、足阳明经穴为主。

3. 处方

	主 穴	配 穴
实证	**关元、三阴交、隐白**	**血热配中极、血海；血瘀配血海、膈俞；湿热配中极、阴陵泉；气郁配膻中、太冲**
虚证	气海、三阴交、肾俞、足三里	脾虚配百会、脾俞；肾虚配肾俞、太溪

4. 治疗操作

（1）实证：毫针刺，关元用平补平泻法，其余穴位用泻法，隐白艾炷灸。

（2）虚证：毫针补法，可灸。

三、缺乳

1. 辨证要点 产后乳少，乳房松软不胀，或乳腺细小者，多属虚证；产后乳少，乳房胀满而痛，乳腺胀硬，或乳房虽松软，但躯体肥盛者，多属实证。

临床表现	证 型
乳少汁稀，兼面色少华，倦怠乏力	气血虚弱
乳少汁稠，兼胸胁胀满，情志抑郁	肝郁气滞

2. 治法 调理气血，疏通乳络。取足阳明经、任脉穴为主。

3. 处方

（1）主穴：**乳根、膻中、少泽**。

（2）配穴：气血虚弱配足三里、脾俞、胃俞；**肝郁气滞配太冲、内关**。

4. 治疗操作 乳根针尖向乳基底部横刺至双乳微胀为佳；膻中向两侧乳房横刺0.5~1寸；少泽点刺出血或浅刺。气血不足者可加灸。

四、遗尿

1. 辨证要点

临床表现	证 型
睡中经常遗尿，多则一夜数次，醒后方觉，兼神疲乏力，面色苍白，肢凉怕冷，舌淡	肾气不足
睡后遗尿，少气懒言，食欲不振，大便溏薄，自汗出，舌淡，苔薄，脉细无力	脾肺气虚
遗出之尿，量少味臊，性情急躁，面赤唇红，或夜间咬牙，唇红，苔黄，脉数有力	肝经郁热

2. 治法 调理膀胱，温肾健脾。取任脉、足太阴经穴及膀胱的背俞穴、募穴为主。

3. 处方

（1）主穴：**关元、中极、膀胱俞、三阴交**。

（2）配穴：**肾气不足配肾俞、命门、太溪；脾肺气虚配肺俞、气海、足三里；肝经郁热配行间、阳陵泉。夜梦多配百会、神门**。

4. 治疗操作 毫针补法或平补平泻法，可灸。下腹部穴位针尖向下斜刺，以针感达到前阴部为佳。

单元测试

1. 针灸治疗气血不足型痛经应主取的是

A. 带脉、中极、阴陵泉

B. 三阴交、足三里、次髎

C. 足三里、肝俞、脾俞

D. 三阴交、足三里、关元
E. 关元、三阴交、肾俞
答案：D
2. 与崩漏的发生密切相关的经脉是
A. 肝经、肾经
B. 肝经、脾经
C. 任脉、带脉
D. 任脉、冲脉
E. 任脉、督脉
答案：D
3. 针灸治疗缺乳，应选取的腧穴是
A. 乳根、膻中、少泽
B. 乳根、太冲、足三里
C. 乳根、内关、期门
D. 膻中、少泽、太冲
E. 肝俞、膻中、少泽
答案：A
4. 治疗遗尿伴夜梦多，除主穴外，应加
A. 肾俞、内关
B. 肾俞、肺俞
C. 肺俞、足三里
D. 百会、神门
E. 脾俞、内关
答案：D
5. 患者，女，26 岁。每至经期出现腹痛，痛势绵绵，月经色淡，量少，伴面色苍白，倦怠无力，舌淡，脉细弱。治疗除三阴交、关元、足三里外，宜选取
A. 太冲、血海
B. 关元、归来
C. 太冲、气海
D. 太溪、肾俞
E. 气海、脾俞
答案：E
6. 患者，女，36 岁。经血淋沥不净 30 天，血色淡，质稀薄，伴面色萎黄，神疲肢倦，舌淡，苔白，脉沉细无力。除气海、三阴交、足三里、肾俞外，应加取
A. 肾俞、太溪
B. 然谷、太溪
C. 百会、脾俞
D. 隐白、血海
E. 隐白、地机
答案：C
7. 患者，女，26 岁。产后乳少，乳房胀满疼痛，胸胁胀闷，舌红，苔薄黄，脉弦。除乳根、膻中、少泽外，应加取
A. 太冲、内关
B. 外关、肝俞
C. 膈俞、期门
D. 中脘、天枢、期门
E. 足三里、脾俞、胃俞
答案：A
（8~9 题共用备选答案）
A. 中极、血海
B. 膈俞、血海
C. 中极、阴陵泉
D. 阴陵泉、太冲
E. 膻中、太冲
8. 治疗湿热型崩漏，宜配用
答案：C
9. 治疗气郁型崩漏，宜配用
答案：E
（10~11 题共用备选答案）
A. 肾俞、命门、太溪
B. 行间、阳陵泉
C. 四神聪、列缺
D. 肺俞、气海、足三里
E. 百会、命门、阴陵泉
10. 遗尿脾肺气虚者，宜加用
答案：D
11. 遗尿肾气不足者，宜加用
答案：A

第二十八单元　皮外骨伤、五官科病证

知识点概要

一、瘾疹

1. 辨证要点　瘾疹起病急骤，皮肤突发瘙痒不止，可见大小不等、形状各异的风团，融合成片或孤立散在，淡红或白色，边界清楚，此伏彼起，一日之内可发作数次者，病情较急；反复发作，缠绵不愈，风团时多时少时无者，病情较缓。

临床表现	证　型
风团色红，灼热剧痒，遇热加重，舌红，苔薄黄，脉浮数	风热犯表
风团色白，遇风寒加重，舌淡，苔薄白，脉浮紧	风寒束表
风团色红，脘腹疼痛，恶心呕吐，舌红，苔黄腻，脉滑数	胃肠积热
风疹反复发作，午后或夜间加剧，口干，舌红，少苔，脉细数无力	血虚风燥

2. 治法　疏风和营。**取手阳明、足太阴经穴为主**。

3. 处方

（1）主穴：**曲池、合谷、血海、膈俞、三阴交**。

（2）配穴：**风热犯表配大椎、风门；风寒束表配风门、肺俞**；胃肠积热配天枢、足三里；血虚风燥配脾俞、足三里。呼吸困难配天突，恶心呕吐配内关。

4. 治疗操作　毫针泻法。膈俞可点刺出血。风寒束表者可灸，血虚风燥者只针不灸。

二、蛇串疮

1. 辨证要点　初起时患部皮肤灼热刺痛、发红，继则出现簇集性粟粒大小丘状疱疹，多呈带状排列，多发生于身体一侧，以腰、胁部最为常见。疱疹消失后部分病人可遗留疼痛，可持续数月或更久。

临床表现	证　型
皮损鲜红，疱壁紧张，灼热刺痛，兼口苦，烦躁易怒，苔黄，脉弦滑数	肝胆火盛
皮损色淡，疱壁松弛，兼胸脘痞满，纳差，舌红，苔黄腻，脉濡数	脾胃湿热
皮疹消退后局部仍疼痛不止，或见有色素沉着，兼心烦不寐，舌紫暗，苔薄白，脉弦细	瘀血阻络

2. 治法　泻火解毒、清热利湿。取局部阿是穴及相应夹脊穴为主。

3. 处方

（1）主穴：局部阿是穴、夹脊穴。

（2）配穴：**肝胆火盛配行间、侠溪**；脾胃湿热配阴陵泉、内庭；瘀血阻络配血海、三阴交。便秘配天枢；心烦配神门。

4. 治疗操作　毫针泻法，强刺激。皮损局部阿是穴用围针法，即在疱疹带的头、尾各刺一针，两旁则根据疱疹带的大小选取数点，向疱疹带中央沿皮平刺。

三、扭伤

1. 辨证要点

临床表现	证　型
新伤疼痛肿胀，活动不利	气滞血瘀
陈伤，遇天气变化反复发作	寒湿侵袭，瘀血阻络

2. 治法　祛瘀消肿，舒筋通络。取扭伤局部腧穴为主。

3. 处方

（1）主穴：阿是穴、局部腧穴。

部　位	穴　位
腰部	阿是穴、大肠俞、腰痛点、委中
颈部	阿是穴、风池、绝骨、后溪

续 表

部 位	穴 位
肩部	阿是穴、肩髃、肩髎、肩贞
肘部	阿是穴、曲池、小海、天井
腕部	阿是穴、阳溪、阳池、阳谷
髋部	阿是穴、环跳、秩边、居髎
膝部	阿是穴、膝眼、膝阳关、梁丘
踝部	阿是穴、申脉、解溪、丘墟

（2）配穴：①根据病位配合循经远端腧穴：急性腰扭伤，督脉病证配水沟或后溪，足本阳经筋病证配昆仑或后溪，手阳明经筋病证配手三里或三间。②根据病位在其上下循经邻近取穴：如膝内侧扭伤，病在足太阴脾经，可在扭伤部位其上取血海，其下取阴陵泉。③根据手足同名经配穴法进行配穴：踝关节与腕关节对应，膝关节与肘关节对应，髋关节与肩关节对应。例如，踝关节外侧昆仑穴、申脉穴处扭伤，病在足太阳经，可在对侧腕关节手太阳经养老穴、阳谷穴处寻找最明显的压痛的穴位针刺；再如，膝关节内上方扭伤，病在足太阴经，可在对侧手太阴经尺泽穴处寻找最明显的压痛点针刺；以此类推。

4. 治疗操作　毫针泻法。陈旧性损伤留针加灸法，或用温针灸。针灸对急性扭伤者，常先针刺远端穴位，并令患者同时活动患部，常有针入痛止之效。

四、目赤肿痛

1. 辨证要点　主症为目赤肿痛，羞明，流泪，眵多。

临床表现	证 型
起病较急，目睛红赤灼热，痒痛皆作，眵多清稀或黄黏，苔薄白或微黄，脉浮数	外感风热
起病稍缓，病初眼有异物感，视物不清，继而目赤肿痛，眵多胶结，兼口苦咽干，苔黄，脉弦数	肝胆火盛

2. 治法　疏风散热，消肿止痛。以近部取穴及手阳明、足厥阴经穴为主。

3. 处方

（1）主穴：睛明、太阳、风池、合谷、太冲。

（2）配穴：外感风热配少商、外关；肝胆火盛配行间、侠溪。

4. 治疗操作　毫针泻法，太阳、少商点刺出血。

五、耳鸣耳聋

1. 辨证要点

（1）实证：主症为暴病耳聋，或耳中觉胀，耳鸣如潮，鸣声隆隆不断，按之不减。

临床表现	证 型
兼耳闷胀，畏寒，发热，舌红，苔薄，脉浮数	外感风邪
兼头胀，面赤，咽干，脉弦	肝胆火盛
兼耳内憋气感明显，胸闷痰多，苔黄腻，脉弦滑	痰火郁结

（2）虚证：主症为久病耳聋，耳鸣如蝉，时作时止，劳累则加剧，按之鸣声减弱。

临床表现	证　型
兼头晕，遗精，带下，腰膝酸软，脉虚细	肾精亏损
兼神疲乏力，食少腹胀，便溏，脉细弱	脾胃虚弱

2. 治法

（1）实证：疏风泻火，通络开窍。取局部穴及手足少阳经穴为主。

（2）虚证：补肾养窍。取局部穴及足少阴经穴为主。

3. 处方

	主　穴	配　穴
实证	**听会、翳风、中渚、侠溪**	外感风邪配外关、合谷；**肝胆火盛配行间、丘墟**；痰火郁结配丰隆、阴陵泉
虚证	**听宫、翳风、太溪、肾俞**	**脾胃虚弱配气海、足三里**

4. 治疗操作　听会、听宫、翳风的针感宜向耳底或耳周传导为佳，余穴常规针刺，虚证可加灸。

六、咽喉肿痛

1. 辨证要点　主症为咽喉部红肿疼痛、吞咽不适。

临床表现	证　型
兼发热，汗出，头痛，咳嗽，舌质红，苔薄白或微黄，脉浮数	外感风热
兼吞咽困难，高热，口渴喜饮，大便秘结，小便黄赤，舌红，苔黄，脉数有力	肺胃热盛
兼咽干微肿，疼痛以午后或入夜尤甚，或咽部异物感，手足心热，舌红，少苔，脉细数	阴虚火旺

2. 治法

（1）实证：清热利咽，消肿止痛。取手太阴、手足阳明经穴为主。

（2）虚证：滋阴降火，利咽止痛。取足少阴经穴为主。

3. 处方

	主　穴	配　穴
实证	少商、合谷、尺泽、关冲	外感风热配风池、外关；肺胃热盛配内庭、鱼际
虚证	**太溪、照海、列缺、鱼际**	-

4. 治疗操作　实证用泻法，少商、关冲点刺出血；虚证用补法或平补平泻法，列缺、照海行针时可配合做吞咽动作。

七、牙痛

1. 辨证要点　主症为牙齿疼痛。

临床表现	证　型
起病急，牙痛甚而龈肿，伴形寒身热，脉浮数	风火牙痛
牙痛剧烈，齿龈红肿或出脓血，口臭，口渴，便秘，舌红，苔黄燥，脉洪数	胃火牙痛
起病较缓，牙痛隐作，时作时止，牙龈微红肿或见萎缩，齿浮动，舌红，少苔，脉细数	虚火牙痛

2. 治法 祛风泻火，通络止痛。取手、足阳明经穴为主。

3. 处方

（1）主穴：合谷、颊车、下关。

（2）配穴：**风火牙痛配外关、风池；胃火牙痛配内庭、二间**；虚火牙痛配太溪、行间。

4. 治疗操作 毫针泻法，或平补平泻。循经远取可左右交叉刺，合谷持续行针 1~2 分钟。虚火牙痛者，太溪可用补法。

单元测试

1. 治疗瘾疹的主穴是

A. 曲池、合谷、血海、膈俞、三阴交

B. 曲池、太冲、大椎、风池、中脘

C. 大椎、太冲、血海、内庭、三阴交

D. 血海、内庭、气海、天枢、足三里

E. 外关、风池、大椎、膈俞、三阴交

答案： A

2. 目赤肿痛属外感风热者，可配用

A. 少商、外关

B. 列缺、上星

C. 行间、侠溪

D. 血海、膈俞

E. 列缺、照海

答案： A

3. 治疗耳聋实证，应主选的是

A. 足少阴、手太阳经穴

B. 足少阳、手少阳经穴

C. 足少阴、手少阴经穴

D. 足少阳、手少阴经穴

E. 足少阴、手少阳经穴

答案： B

4. 治疗牙痛的主穴是

A. 合谷、地仓、上关

B. 合谷、颊车、上关

C. 太冲、地仓、下关

D. 合谷、颊车、下关

E. 外关、颊车、下关

答案： D

5. 患者，男，65 岁。耳中如蝉鸣，时作时止，按之鸣声减弱，听力亦下降，同时伴神疲乏力，食少腹胀，便溏，脉细弱。治疗宜在听宫、翳风、太溪、肾俞基础上，加用

A. 行间、丘墟

B. 外关、合谷

C. 丰隆、阴陵泉

D. 气海、足三里

E. 肾俞、肝俞

答案： D

6. 患者，男，67 岁。初起眼有异物感，视物不清，继而目赤肿痛，羞明，流泪，眵多，口苦咽干，苔黄，脉弦数。治疗除主穴外，还应选取

A. 少商、外关

B. 侠溪、行间

C. 太冲、外关

D. 合谷、太冲

E. 太阳、行间

答案： B

7. 患者，女，31 岁。右侧牙痛 3 天，龈肿，痛剧，伴口臭，口渴，大便 3 日未行，舌苔黄，脉洪。治疗除取颊车、下关穴外，还应加

A. 外关、风池

B. 太溪、行间

C. 中渚、养老

D. 合谷、内庭

E. 太冲、曲池

答案： D

8. 患者，女，20 岁。食海鲜后皮肤出现大小不等、形状不一的风团，高起皮肤，边界清楚，色红，瘙痒，伴恶心，肠鸣泄泻，舌红，苔黄腻，脉滑数。除主穴外，应加取

A. 大椎、风门

B. 足三里、天枢

C. 风门、肺俞

D. 足三里、脾俞

E. 三阴交、风池

答案： B

9. 患者，男，38 岁。胁部皮肤灼热疼痛 2 天后患部皮肤出现簇集粟粒大小丘状疱疹，呈带状排列，疱壁紧张，口苦，心烦，脉弦数。治疗本病除局部阿是穴、夹脊外，宜选取

A. 神门、大陵

B. 合谷、列缺

C. 血海、三阴交

D. 阴陵泉、内庭

E. 行间、侠溪

答案： E

（10~11 题共用备选答案）

A. 申脉、丘墟、解溪

B. 膝眼、梁丘、膝阳关

C. 曲池、小海、天井
D. 阳溪、阳池、阳谷
E. 环跳、秩边、居髎
10. 治疗肘部扭伤，除阿是穴外，宜选用
答案：C
11. 治疗髋部扭伤，除阿是穴外，宜选用
答案：E
（12~13 题共用备选答案）
A. 肾俞、太溪
B. 太溪、行间
C. 内庭、二间
D. 外关、风池
E. 大杼、束骨
12. 治疗胃火牙痛，宜加用
答案：C
13. 治疗阴虚牙痛，宜加用
答案：B
（14~15 题共用备选答案）
A. 足阳明、足厥阴经
B. 足太阴、足太阳经
C. 手阳明、足阳明经
D. 手阳明、足太阴经
E. 局部穴、相应夹脊穴
14. 针灸治疗瘾疹，应主选的经穴是
答案：D
15. 针灸治疗蛇串疮，应主选的经穴是
答案：E
（16~17 题共用备选答案）
A. 内庭、鱼际
B. 风池、外关
C. 列缺、照海
D. 太溪、鱼际
E. 行间、侠溪
16. 治疗咽喉肿痛外感风热证，应配用的腧穴是
答案：B
17. 治疗咽喉肿痛肺胃热盛证，应配用的腧穴是
答案：A